btb

BURHAN SÖNMEZ

STEIN UND SCHATTEN

Roman

Aus dem Türkischen
von Sabine Adatepe

btb

»Unter all den Dingen, deren Kenntnis
dem Menschen verborgen blieb,
ist nichts unbegreiflicher als des Menschen Herz.«

Homer

»Der Tod ist ein Mysterium und muss es ewig bleiben.«

Gilgamesch-Epos

MERKEZ-EFENDI-FRIEDHOF

ISTANBUL, 1984

Avdo grübelte, wie er den Grabstein des Toten gestalten sollte, der sieben Namen trug und heute beerdigt worden war. Er nahm einen tiefen Zug von seiner Zigarette und trank Tee in kleinen Schlucken. Die Finger mit der Zigarette streckte er aus, als spräche er mit jemandem, und sagte sich, der Grabstein dieses Mannes muss schwarz sein, und genau in der Mitte soll er ein rundes Loch haben. Schaut man von der einen Seite hindurch, soll man auf der anderen das Nichts sehen. Das Nichts muss wachsen, muss tiefer werden, je länger man hinschaut. Der Tote war einst Soldat gewesen. Als man ihn beim Militäreinsatz in Dersim verwundet und bewusstlos am Ufer des Euphrat fand, hatte er das Gedächtnis verloren. Die Soldaten, die ihn fanden, erklärten, er heiße Haydar, sei beim Angriff der Banden der kurdischen Zaza verwundet worden und müsse wieder in seine Einheit aufgenommen werden. Unverzüglich kehrte Haydar ins Glied zurück, und machte beim Marsch in der Hitze, auf dem die aus ihren Dörfern geholten Zaza barfüßig deportiert wurden, ausgiebig Gebrauch von der Peitsche. Verspürte er auch hin und wieder Schwindel und fühlte sich wie ins Nichts gestürzt, zweifelte er weder an sich noch an dem, was er tat.

Als die Einheit das Hauptquartier in Dersim erreichte, die Hälfte der Deportierten waren als Leichen auf der Strecke geblieben, erkannte ihn ein blinder alter Mann unter den Gefangenen an seiner Stimme. Was ist nur aus dir geworden, fragte der Alte und berichtete von Haydars Vergangenheit. Sie stammten aus demselben Dorf. Sein Name lautete gar nicht Haydar, sondern Ali. Im Zuge der Deportation sei er auf der Flucht vor den Soldaten niedergeschossen worden und am Ufer des Euphrat liegengeblieben. Als die Soldaten, die ihn fanden, feststellten, dass er das Gedächtnis verloren hatte, hätten sie ihm eine neue Vergangenheit und Zukunft verpasst und behauptet, er sei Soldat. Als der Soldat von dieser anderen Identität erfuhr, desertierte er von seiner Einheit und floh gen Süden ins mesopotamische Tiefland. Mesopotamien lehrte ihn, dass er keine wahre Identität hatte. Du bist weder Haydar noch Ali, denn du entsinnst dich weder der Kindheit des einen noch des anderen. Wer sich aber nicht an seine Kindheit erinnert, kann sich selbst nicht kennen. Wem willst du glauben, dem blinden Alten oder den Soldaten? So zog er weiter, wanderte bis an sein Lebensende umher. Er beobachtete die Sterne, stellte sich Gott anheim, las in der Hoffnung auf einen Ausweg jedes Buch, das ihm unterkam. Vierzig Jahre lang war er durch Jerusalem, Kairo, Kreta, Athen, Rom und Istanbul gestreift und hatte sich an jedem Ort einen neuen Glauben und einen neuen Namen zugelegt. Als man ihn an diesem Tag zu Grabe trug, lagen ein verblichenes Halstuch und ein Zettel mit sieben Namen darauf auf seinem Sarg: Ali, Haydar, Isa, Musa, Muhammet, Yunus, Adem. Die letzte Woche hatte er im Bett verbracht. Dem Nachbarn, der ihn in seinem Zimmer voller Bücher und Wein besuchte, hinterließ er eine Tasche und einen Brief, die dem Grabsteinmetz Meister Avdo übergeben werden sollten.

Als sich des Nachts der Friedhof leerte, es ringsum still wurde und Nebel sich auf das diesseitige Ufer Istanbuls legte, öffnete Avdo den Umschlag:

»Avdo. In deine Obhut gebe ich meinen Grabstein. Etliche Religionen nahm ich an, ebenso dutzende Namen. Am Ende blieb mir kein einziger Glaube. Trotz all der Namen blieb mir auch von ihnen keiner. Dich lernte ich kennen, als du ein kleiner Junge warst und mit deiner wohlklingenden Stimme sangst. Dein Name ist mir in Erinnerung, Avdo, doch wie ich damals hieß, weiß ich nicht mehr. Vielleicht erinnerst du dich daran. Durch Zufall erfuhr ich letztes Jahr, dass du hier auf diesem Friedhof lebst. Mir kam zu Ohren, was dir widerfahren war. Ich suchte dich nicht auf, um dich herum gab es ja bereits genug Tote. Es hieß, du fertigst für jeden den Grabstein, der zu seiner Seele passt. Gestalte auch einen für mich. Folgendes soll mein Grabstein dem Universum sagen: Das einzig Schlechte an Gott ist, dass es ihn nicht gibt. In diesem Sinn sollst du meinen Grabstein anfertigen. In den Umschlag stecke ich Geld für deine Auslagen und für die Lieder, die du als Kind gesungen hast. Und in meiner Tasche sind ein paar Dinge, die dir womöglich nützlich sind.«

Avdo seufzte, las den Brief ein zweites Mal, legte ihn dann auf den Umschlag. Er musterte den Nebel, der über die Gräber waberte, und fragte sich, welche Stimmen in dieser Nacht von dort kommen würden. In nebligen Nächten vernahm er mitunter Stimmen aus seiner Kindheit, manchmal aber auch das Seufzen der Toten. Als er den Brief las, war ihm, als beobachtete ihn seine barfüßige Kindheit aus dem Nebel heraus. Nur wenige Schritte entfernt stand sie da wie die geduldigen Zypressen. Sie bewegte sich sacht, machte Schritte, wo sie hintrat, knisterten die dürren Reiser. Bei jedem Knistern wurden Stimmen aus seiner Kindheit lebendig. Stimmen, die lachten, sangen, riefen, faserten durcheinander und schwebten, ungeachtet der Seufzer der Toten, fröhlich über den Friedhof. Frohen Herzens spürte Avdo, wie die Stimmen näher kamen. Er lehnte sich zurück und lauschte der Nacht. Er entsann sich seiner Kindheit, wusste also, wer er war, kannte zumindest seinen Namen. Er war nicht wie der Mann mit den sieben Namen. Was er all die Jahre erlebt hatte, lag in den geschützten Truhen seines Geistes bewahrt. Er entsann sich noch der ältesten Melodien, hatte sämtliche Liedtexte im Kopf. Ihm kam eines der Lieder in den Sinn, die er auf Plätzen und Märkten gesungen hatte, dank derer er sich hatte satt essen können. Leise, damit sein Hund, der ihm zu Füßen lag, nicht erwachte, begann er zu singen. *Heba etme bir günümü ey canan / Bir gün bir ömürlük uzundur / Dara atma fer ömrümü ey canan / Bir ömür bir günlük uzundur.* (Verschwende nicht einen meiner Tage, Geliebte / Ein Tag ist so lang wie ein Leben / Verachte nicht mein munteres Leben, Geliebte / Ein Leben ist so lang wie ein Tag.) Sang er am Fuß kalter Mauern, traten Frauen aus den Häusern, um dem Jungen mit der Schmachtstimme den Kopf zu tätscheln. Brot gaben sie ihm, heiße Milch, mitunter ließen sie ihn auch in ihren Häusern nächtigen. Er freute sich, wie jedes Waisenkind nahm er Zuflucht zu den zärtlichen Händen, dem traulichen Atem der Frauen. Den schönsten Schlaf genoss er in ihren Häusern. Er träumte, die Frau im Haus wäre seine Mutter, beim Einschlafen hoffte er, sein Traum wäre wahr geworden, wenn er am nächsten Morgen erwachte. Jene Nächte waren so lang wie ein Leben. Schlug er am Morgen die Augen auf und erblickte die Mutter der Familie, schaute er sie voller Liebe an und erzählte ihr, was er in der Nacht geträumt hatte. Im Traum habe ein alter Mann auf einem Friedhof Steine behauen, der habe ihn vor der Kälte geschützt und ihm erlaubt, mit seinem Hund zu spielen, auch der alte Mann sehne sich nach seiner Mutter, die er nie gesehen hatte.

Wer war wessen Traum, träumte der alte Avdo seine Kindheit oder träumte seine Kindheit ihn? Die Sache glich der Verwirrung des Toten mit den sieben Namen, dem Leben, das er geführt hatte, ohne von sich selbst zu wissen. So ist das Leben, dachte Avdo, wie sonderbar. Er nippte am Tee und zog erneut an der Zigarette. Als er den Rauch in die Luft blies, bröckelte die Asche von der Zigarette auf den Tisch. Er fand sie schön. Leicht und grau im Nebellicht. Er beugte sich vor, pustete und beobachtete, wie die Asche aufflog und sich über die Gräber verteilte. Als die Kinderstimmen entschwebten, fiel ihm auf, wie still es ringsum geworden war. Auch die Geräusche der Autos, die von der Straße neben dem Friedhof herüberlärmten und die Nacht wie ein Panzer umschlossen, waren verstummt. Als der Nebel dichter wurde, schlichen die Autos nur noch oder die ganze Stadt hatte sich nach Hause verzogen.

Strenger Winter setzte ein. Im Radio hieß es, die kommende Nacht wäre die längste des Jahres. Um Mitternacht würde sich der Nebel heben und gegen Morgen Schneefall einsetzen. In Weiß gehüllt schlief die Stadt ein, morgen würde sie im Weißen erwachen. Wenn sich Sturm hinter den Schnee setzte und die Straßen einschneiten, gäbe es ein paar Tage schulfrei, darüber würden sich die Kinder freuen. Schön und gut, wenn die Kinder sich freuten, aber was sollte aus den Obdachlosen und Straßenkötern werden? Sie würden sich an Hauswände schmiegen oder in den Ruinen der

Stadtmauer Zuflucht suchen und auf den letzten Atemhauch gefasst sein, den das Schicksal ihnen zugedacht hatte. Hätten die Obdachlosen Glück, würde man ihren Leichnam finden und auf dem Armenfriedhof begraben, wäre ihr Glück noch ein Quäntchen größer, würden sie als Zahl im Radio oder in der Zeitung vorkommen. In Istanbul wurde die Anzahl der bei Schneesturm Erfrorenen in den Nachrichten genannt, die Hunde waren nicht einmal eine Erwähnung als Zahl wert, ihre Kadaver wurden zum Verrotten auf dem Müll entsorgt. Es war schwer, mit der Kälte in Istanbul zurechtzukommen, mit dem klammen Frostwetter, das vom Meer aufzog und durch Mark und Bein drang. Dach und Wände von Avdos Hütte waren intakt, sein Feuer loderte. In solchen Nächten ließ er die Lampe draußen brennen, wie ein Leuchtfeuer gab sie Obdachlosen Zeichen, wies ihnen den Weg zu ihm. Er hätte gern gesehen, wenn auch sein Hund ein Zeichen gegeben, geheult und die Straßenköter eingeladen hätte. Doch der lag lang ausgestreckt unter dem Tisch und schlief satt in seiner sicheren Welt. Seit einer Stunde hatte er sich nicht geregt. Er wurde alt. In letzter Zeit legte er sich bei jeder Gelegenheit hin, verzog sich tagsüber in die Höhle, die er hinter dem Haus gegraben hatte und döste dort stundenlang. Er fraß ohne Appetit, ließ sogar hin und wieder den geliebten Kleiebrei halb stehen.

Auch Avdo wurde alt. Er merkte es weniger daran, dass sein Bart ergraute und ihm Zähne ausfielen, als vielmehr am schnell frierenden Rücken. Seine Handgelenke hatten die gewohnte Kraft, bei der Arbeit war er den ganzen Tag auf den Beinen, schleppte Steine und Marmor. Über seinen hünenhaften Körper konnte er nicht klagen, doch seit einer Weile fror da eine Stelle mitten auf seinem Rücken, als hätte Eis sie berührt. Im Herbstwind war es ihm zuerst aufgefallen, im Dezember dann begann er, Kälte zu meiden. Das Feuer im Kohleofen neben dem Tisch reichte aus, den Tee aufzuwärmen, ihn aber hielt es nicht mehr warm, er stopfte sich eine Wolldecke in den Rücken, wenn er hier saß.

Beim ersten Morgenlicht pflegte er zu erwachen, werkelte dann den Tag über an den Steinen im Werkhof hinter dem Haus und machte erst bei Sonnenuntergang Feierabend. Dann klopfte er sich den Dreck ab, wusch sich den Staub von Gesicht und Händen, setzte sich an seinen Tisch auf der Veranda, aß, trank Tee und hörte Radio. Er spähte zu den Gräbern hinüber, um die Seelen der frisch Begrabenen zu sehen, zu verstehen und in ihrer Traurigkeit eine Gestalt zu erspüren, den Grabstein, den er am nächsten Morgen für sie anfertigen würde, begann er nachts im Geist zu formen. Versonnen kniff er die Augen zusammen und überließ sich den Träumen, wobei ihm die Nacht nicht lang genug war. Ihm war, als bliebe die Zeit stehen. Musterte er die Zypressen, die fürsorglich die Gräber bestanden, spürte er die Schlaffee auf sich zukommen, nachdem sie die Kinder des Viertels zu Bett gebracht hatte. Er hob den Kopf, wenn die Eule im Türbe-Grabmal im Westen des Friedhofs rief, spähte hinüber und versuchte abzuschätzen, wo und wie alt der Vogel sein mochte. Die Stimme der Eule, die in einer verborgenen Nische in der Türbe des Merkez Efendi hauste, dem der Friedhof seinen Namen verdankte, war so majestätisch und kräftig, dass, wer sie hörte, wohl glauben mochte, der Vogel lebte auf diesem Friedhof schon seit jenen Zeiten, da das Grabmal hier errichtet worden war. Ob warm, ob kalt, sie rief zu jeder Jahreszeit. Weder schlief sie noch starb sie, sie lebte mit ihren Schwingen am Himmel schwebend wie die zur Ewigkeit verdammten Seelen.

Als der Nebel die Stadt in Stille gehüllt hatte und auch das

Rauschen der Autos von der nahen Autobahn her verstummt war, meinte Avdo, den Ruf der Eule zu hören. Er hob den Teekessel vom Kohleofen, füllte sein Glas. Dann zog er sich die Ecken der Wolldecke in seinem Rücken über die Schultern. Er machte es sich auf dem Sofa bequem und lehnte sich ans Kissen. Drei Löffel Zucker hatte er in den Tee gehäuft und rührte um, anschließend lieh er sein Ohr der weißen Finsternis. Nacht bedeutete nicht Stille, sondern destillierte Geräusche. Während sich am Tag die Geräusche vermischten und zu Lärm kumulierten, trat nachts jedes Geräusch in der ihm eigenen Reinheit hervor. Die Lieder der Kindheit, das Seufzen der Seelen, der Ruf der Eule. Im Lärm des Tages waren sie nicht zu hören. Ebenso wenig wie Leid und Sehnsucht. Erst wenn man des Nachts allein mit sich war, empfand man das reine Weh. Das Plätschern des Brunnens beim Judasbaum mochte in der Finsternis an alte Wehklagen gemahnen und Trauer um die vor vielen Jahren verlorene Geliebte das Herz ergreifen. Bei Tag ließ sich die Bürde leicht tragen, nachts aber konnte man glauben, wahrhaft allein zu sein.

Auch die Seelen, deren Seufzer jetzt durch den Nebel waberten, glaubten des Nachts, allein auf der Welt zu sein. Jeden Morgen erwachten sie mit Hoffnung, vermeinten, die Sonne ginge für sie auf, trösteten sich bei den Schritten der Besucher, die an ihnen vorüber zu anderen Gräbern unterwegs waren, mit tausenderlei Phantasien. Der Lärm der Welt lenkte sie ab, sie vergaßen Zeit und Schicksal. Bis es Abend wurde. Mengten sich in der Abenddämmerung Partikel der Dunkelheit in die Lichtstrahlen, überfiel sie ein Schauder, und voller Befremden erkannten sie, wo sie waren. Dann wurden sie traurig und fürchteten sich. Wen könnten sie um Hilfe bitten? Außer der Eule, die hin und wieder rief, dem betagten Hund und Avdo war niemand da. Nur bei ihnen konnten sie auf Gehör hoffen, wenn sie ihr Leid in den Himmel riefen.

Avdo lenkte den Blick zum Schwarm der in den Gräbern seufzenden Seelen hinüber. Ach Gott, seufzten die Seelen, woher kommt unsere Hoffnung, wenn es dich nicht gibt? Gott! Mit ein wenig Lust und ein wenig Verzweiflung hast du uns in dieser ungewissen Welt allein gelassen.

Avdo lachte. Dachte: die armen Toten.

Wo man geboren wurde, konnte man sich nicht aussuchen, den Ort, an dem man starb, aber durchaus. Das mochten die Friedhofsbewohner begreifen, nachdem sie gestorben waren. Ein Leben lang waren sie ihren Wünschen hinterhergelaufen, Zeit zum Nachdenken darüber, wo sie sterben würden, hatten sie nicht. Fanden sie sich dann unversehens in eine Grube gesperrt wieder, klagten sie erbärmlich. Avdo aber hatte sich wohl überlegt, wo er sterben würde. Im Nichts, das, endlos lang, eine Nacht lang andauerte. Vor vielen Jahren. Hier hatte er sich niedergelassen und beschlossen, hier auch zu sterben. Neben dem Grab unter dem Judasbaum hatte er eine Grabstelle für sich vorbereitet und einen namenlosen Stein darauf gesetzt. Avdos glatten, glänzenden, geduldigen Stein. Kam seine letzte Stunde, würde er sich dort neben die Frau legen, die im Grab nebenan auf ihn wartete. Wenn in einer stillen Nacht von einem Ende des Himmels zum anderen eine silberne Sternschnuppe fiel. In einer langen, finsteren Nacht. Gott!

Nachdem Avdo sich hier niedergelassen, die verfallene Hütte restauriert und im Werkhof, den er dahinter einrichtete, mit der Steinmetzarbeit begonnen hatte, war er der nächtlichen Stimmen gewahr geworden. Nicht bloß die Toten und die Blätter hatten Stimmen, auch die Sterne. Überzeugt davon, dass jeder sie verstünde, wollte er die Stimmen, die er hier vernahm, mit anderen teilen. Doch wenn er Friedhofsbesuchern vom Klagen der Seelen sprach, stellte er überrascht fest, dass sie ihn herablassend musterten und meinten, er wäre verrückt. Bald kam er zu dem Schluss, dass die Menschen außerstande waren, die Wahrheit zu verstehen. Die Wahrheit glich der Liebe, zunächst musste man sie spüren, dann verstehen, so beschloss er zu schweigen. Was ihn bewegte, teilte er einzig mit dem Welpen, den er auf dem Friedhof gefunden hatte. Zehn Jahre waren darüber vergangen, er hatte auch den Hund, den er vor dem Tod gerettet und aufgezogen hatte, an die Stimmen der Nacht gewöhnt. Beim Essen hockten sie Seite an Seite. Er war ihm vertrauensvoll zugetan. Erkrankte er, bezog er nicht aus Medikamenten Kraft, sondern daraus, dass der Hund sich ihm zu Füßen legte und behaglich brummte. Mehr als alles andere betrübte ihn, dass der Hund alt wurde. Was sollte er ohne ihn tun? Avdo richtete sich auf, spähte vom Sofa zum Hund hinunter, der seit einer Stunde schlummerte, betrachtete ihn liebevoll, streichelte dem unter dem Tisch liegenden Tier den Hals. »Nicht dass du mir stirbst, Toteve«, sagte er zu ihm. »Was soll ich tun, wenn du stirbst?« Er wollte noch etwas sagen, als er den Hund röcheln hörte. Also schwieg er und lauschte. Er hoffte auf einen Trost, doch es kam kein weiterer Laut.

Er schaltete das Radio ein. Zwei Moderatoren, eine Frau und ein Mann, plauderten. Sie sprachen vom Nebel, davon, dass der Fährverkehr eingestellt worden war, von den Schneewolken, die vom Balkan her nach Istanbul zogen. Heute Nacht und morgen sollte man am besten zu Hause bleiben, sich auf das warme Sofa setzen und den Winter genießen, empfahlen sie. Man sollte einen Film aus dem Videoregal holen oder ein Buch vom Bücherbord und es sich gemütlich machen. Freunde des Alkohols könnten eine kleine Flasche Rakı öffnen, ein wenig Schafskäse, etwas Knabberkram dazustellen. Sanfte Musik sollte die Nacht begleiten. Das hätten die hart arbeitenden Istanbuler sich wohl verdient. Sosehr man in diesen schweren Zeiten unseres Landes verpflichtet sei, hart zu arbeiten, gebe es auch ein Recht auf Erholung. Den ersten Song der Sendung widmeten sie allen Istanbuler Bürgern, die es verdient hatten auszuruhen. Als einer der Bürger, die das Geschenk gern annahmen, stellte Avdo das Radio einen Tick lauter. Nach seiner Herkunft gefragt, bekundete er, sich als Istanbuler zu verstehen, weil er in Istanbul sterben werde. Von einem Besucher hatte er gehört, die eigentlichen Besitzer dieser Stadt seien die Bäume. Die byzantinischen Zypressen, die hier schon gestanden hatten, als die Osmanen die Stadt eroberten, wuchsen noch immer hier und nahmen sich der Gräber an. Avdo fühlte sich wie einer dieser Bäume.

Als das Lied endete, verlas die Moderatorin den Nachrichtenüberblick. Der Dollar war über vierhundertdreißig Lira gestiegen; bei einem Gefecht im Bezirk Eruh waren sieben Separatisten gefangen genommen worden; der Bildungsminister hatte erklärt, in der Ministerialabteilung für Leibesübungen werde ein Gebetsraum eingerichtet; die Mitglieder einer Bande, die eine Briefkastenfirma gegründet und mehrere hundert Personen mit dem Versprechen betrogen hatten, Arbeiter ins Ausland zu schicken, waren verhaftet worden; Lose für die Silvester-Ziehung der Lotterie wurden auf dem Schwarzmarkt gehandelt, weil sie im Handumdrehen ausverkauft waren; ein Spieler von Yoncaspor, der beim Spiel Beşiktaş gegen Yoncaspor die rote Karte gesehen hatte, war dem Schiedsrichter an die Kehle gegangen. Der Terrorist Mehmet Ali Ağca – der vor fünf Jahren in Istanbul den

Journalisten Abdi İpekçi ermordet und nach seiner Flucht aus der Haft im Vatikan einen Anschlag auf Papst Johannes Paul II. verübt und ihn dabei verletzt hatte – habe in seinem ersten Interview im Gefängnis in Italien unterstrichen, dass er türkischer Nationalist sei, aber geschwiegen, als er gefragt wurde, wer hinter den Taten stecke. In der Debatte, ob Mädchen und Jungen zusammen die Schulbank drücken sollten, war eine neue Umfrage veröffentlicht worden, bei der sich über neunzig Prozent der Schülerinnen und Schüler für gemischte Klassen ausgesprochen hatten. Nach den Nachrichten erzählte der männliche Moderator eine schlüpfrige Anekdote, über die beide laut lachten. Es folgte ein Tanzlied.

Avdo hielt seine frierenden Hände ans Feuer. Seine Fingerspitzen berührten den Ziegelstein auf dem Ofen, er war warm geworden. Mit der Feuerzange stocherte er in der Ofenglut. Dann goss er sich ein Glas Tee ein. Das wievielte mochte es sein? Abend für Abend trank er eine Kanne Tee mit einer Handvoll Zucker, anschließend ging er klaglos schlafen. Die Kraft, die ihn am nächsten Tag speisen und lebendig halten würde, bezog er nicht aus dem, was er aß, sondern aus dem gezuckerten Tee. Aus diesem Grund sagte er auch allen, die den Lohn für den Grabstein zahlten, er verdiene nicht sein Brot damit, sondern seinen Tee und Zucker.

Sein Blick fiel auf die Tasche des siebennamigen Toten, die er gewissermaßen geerbt hatte und die seit dem Abend auf dem Tisch lag, er zog sie heran und stellte sie sich auf den Schoß. Der Grabstein für diesen Mann muss aus geädertem schwarzem Marmor sein, dachte er, die schmalen Linien auf der Oberfläche des Marmors sollen an den Strom der Sterne am Nachthimmel erinnern. Der schwarze Marmor von Akşehir wäre gerade recht, auch wenn er schwer zu bearbeiten war. Die Adern auf der schwarzen Oberfläche hinterließen weiße Spuren wie verglühende Sternschnuppen. Und das runde Loch, das er in die Mitte zu setzen gedachte, würde sich wie ein Höllenschlund öffnen, sich weiten und Neugier wecken. Womöglich existierte in der ewigen Finsternis auch eine Ewigkeit für den Menschen. Jene, die fragten, ob denn jemals einer, der hinübergegangen war, wiedergekommen sei, würden fortan vielleicht sagen, keiner der gegangen ist, wollte je zurückkehren. Wollten die Lebenden nicht sterben, wollten die Toten womöglich gar nicht wieder lebendig werden. Wenn es Gott gab, gab es den Tod nicht. Gab es aber Gott nicht, würde der Tod zur einzigen Wahrheit werden. Die Antwort lag im Schoß des Todes, wer wusste das schon? Der Tote mit den sieben Namen war jetzt drüben und hatte, was er ein Leben lang gesucht hatte, endlich dort gefunden. Davon wäre überzeugt, wer seinen Grabstein sah.

Das schwarze Leder der Tasche war abgewetzt, stellenweise aufgeplatzt und voller Kratzer. Avdo ließ seine schwieligen Hände über die Tasche gleiten und dachte, es muss die Farbe der Tasche gewesen sein, die ihn auf den schwarzen Marmor gebracht hatte. Die von einer Vielzahl feiner Spuren gezeichnete Tasche war zwei Spann breit. Von oben führte ein Riemen herunter, der in die mittige Schnalle geführt wurde. Als Avdo den Zeigefinger über den Riemen hinuntergleiten ließ und auf die Zunge des Steckschlosses drückte, sprang es ohne Schlüssel auf. Er lüpfte den Verschluss, hielt kurz inne, als ihm ein moderiger Geruch in die Nase stieg, senkte dann die Hand hinein. In der Tasche steckte ein Heft. Und in der Innentasche fanden sich ein Füller und eine Flöte.

Avdo nahm sich das in Leder gebundene Heft vor, drehte und wendete es, blätterte es auf. Die Seitenränder waren abgegriffen, die Tinte der Schrift verblasst. Die letzten Seiten waren leer. Schnell war Avdo klar, dass es sich um ein Tagebuch handelte. Hier und dort waren Zeilen durchgestrichen, an den Rändern fanden sich später angefügte Notizen. Die Seiten waren mit ameisengleichen Buchstaben beschrieben und im schummrigen Licht kaum zu lesen. Er schlug eine zufällige Seite auf, verengte die Augen zu Schlitzen und versuchte zu lesen, da ließ ihn ein Knistern im Nebel stocken. Er hob den Kopf und starrte ins weiße Nichts.

Was war das gewesen, die unruhig wispernden Seelen oder die unbekümmerten Träume der Kindheit? Oder war es der Ast eines alten byzantinischen Baumes, der Jahrhunderte ausgeharrt hatte und jetzt auf ein frisches Grab gefallen war? Avdo lauschte in die Nacht hinaus, hörte aber nichts außer dem Plätschern des Brunnens. Den Brunnen durfte er nicht vergessen. Wenn es gegen Morgen Frost gäbe, würde alles gefrieren, die Wasserrohre würden einfrieren und platzen. Bevor er sich schlafen legte, musste er den Hahn am Brunnen abstellen und, je nach Wetterlage, nötigenfalls ein paar Tage geschlossen halten. Es täte dem Brunnen gut, wenn das tagein tagaus fließende Wasser ein wenig stillstand. Auch der Brunnen hatte ein Recht auf Erholung. »Auch er ist ein Bürger Istanbuls«, sagte Avdo mit ernstem Blick zum Radio, als könnten ihn die beiden Moderatoren hören.

Kurz setzte das Geräusch des Brunnens aus, dann plätscherte er weiter. Entweder war ein Tier durch den Wasserstrahl gehuscht oder, was bei diesem Wetter unwahrscheinlich war, jemand trank Wasser am Brunnen.

Toteve erwachte, hob den Kopf und knurrte ein paarmal. Grundlos tauchte der Hund nie aus dem Tiefschlaf auf. Da war jemand am Brunnen.

Avdo schaltete das Radio aus, wartete ein Weilchen, ob er etwas hörte, rief dann ins Nichts hinein:

»Hey! Ist da jemand?«

Keine Antwort.

Avdo legte das Tagebuch zurück in die Tasche. Ihm war mittlerweile klar, dass er den Grabstein für den Siebennamigen nicht anfertigen konnte, solange er nicht gelesen hatte, was im Tagebuch stand. Weder schwarzer Marmor noch der in den Marmor zu meißelnde Höllenschlund, womöglich brauchte es für diesen Toten einen ganz anderen Stein. Nur nichts überstürzen. Er musste das Tagebuch Tropfen für Tropfen destillierend lesen und in langen Nächten in seiner Vorstellung zunächst eine Seele, dann einen Grabstein entstehen lassen.

Toteve erhob sich, bellte wütend und fletschte die Zähne. Avdo berührte seinen Hals. »Ist gut«, sagte er, »sei still, ein Obdachloser kommt uns besuchen.«

Avdo ließ den, der da im Nebel harrte, seine Stimme hören und wies ihm die Richtung, in der er sich befand. Dann rief er ihn noch einmal an.

»Hey! Du da am Brunnen! Auch wenn du nicht zu sehen bist, weiß ich doch, dass du da bist. Komm her, sonst erfrierst du noch in der Kälte. Mein Hund tut dir nichts. Komm ans Ofenfeuer.«

Das Wasser aus dem Brunnen plätscherte mit seinem kristallenen Geräusch weiter durch die Zypressen. In mond- und sternenlosen Nächten ohne Vögel und ohne Windhauch wurde der Brunnen zum einzigen Besitzer des Friedhofs. Breitete sich von Zeit zu Zeit auch Nebel aus und verdichtete sich, war es doch das Plätschern, das über die Zeit herrschte und mitten auf dem Friedhof selbst den Tod vergessen machte. Auf das nächste Knacken lauschend, klappte

Avdo seine Tabakdose auf und drehte zwei Zigaretten. Eine davon entzündete er an der Glut im Ofen. Den ersten Zug inhalierte er.

»Ich habe Zigaretten, nun komm schon, ich hab dir auch eine gedreht.«

Die Stille dauerte fort und Avdo war beinahe geneigt zu glauben, er habe sich geirrt.

Oder waren es Grabräuber? Seit dem letzten Jahr waren Schatzsucher auf dem Friedhof unterwegs, wer weiß, woher sie gekommen waren, anhand seltsamer Karten schaufelten sie auf Schatzsuche die Gräber unbekannter Besitzer auf. Der Imam der Moschee hatte einige dingfest machen lassen, doch die zielstrebigen Hasardeure gingen inzwischen mit Plastikschaufeln statt Spaten zu Werke, um keinen Lärm zu machen, und scharrten gar mit Händen in der Erde. Und seit sich Gerüchte verbreiteten, aus einigen Gräbern seien goldene Pokale und alte Münzen geholt worden, kamen immer mehr. Zuletzt hatten sie ihr Interesse auf den Brunnen gerichtet. Es ging das Gerücht, den Brunnen hätte ein christlicher Heiliger angelegt, der noch vor der Osmanenzeit hier gelebt hatte, Apostel hätten das Wasser gesegnet und unter den mit Inschriften im alten Alphabet übersäten Marmorplatten lägen Smaragde und kostbare Juwelen versteckt. Avdo hatte es verdrossen, davon zu hören. Vor zwei Monaten hatte Toteves Gebell ihn in einer mondlosen Nacht auf Schatzsucher am Brunnen aufmerksam gemacht, er hatte sie verjagt und laut hinter ihnen her geschimpft.

Ob sie wiedergekommen waren?

Avdo schickte sich an aufzustehen, da zeigte sich ein Schemen im Nebel. Der sah kaum nach einem lebendigen Menschen aus, eher nach einem Toten, der mit Mühe dem Grab entstiegen war, es geschafft hatte, hierherzulaufen, und sich nun kaum noch auf den Beinen hielt. Gleich einem Leichentuch schlotterten ihm die Kleider bis übers Knie, die Arme schlenkerten wie lange Knochen zu beiden Seiten. Es war ein junges Mädchen, völlig verdreckt, ein Fuß unbeschuht, mühsam schleppte sie sich heran. Wirr war ihr Haar, die Lippen aufgesprungen.

Ein paar Schritte kam sie näher, blieb aber in einiger Entfernung vom Haus stehen. Den Kopf zur Seite geneigt, harrte sie dort. Vielleicht scheute sie sich, ungebeten das Haus zu betreten, oder ihr fehlte die Kraft zum Weitergehen. Avdo trat zu ihr und legte ihr die Wolldecke, in die gehüllt er dagesessen hatte, um die Schultern. Er nahm ihren Arm, stützte den schmächtigen Körper und führte sie langsam auf die Veranda, darauf bedacht, ihr nicht wehzutun, als wäre sie verwundet. Dort setzte er sie auf das Sofa, zog ihr den einzigen Schuh aus, holte einen Lappen, kniete sich hin und reinigte dem Mädchen die Füße. Er merkte, dass ihre Füße verfroren waren wie zwei Eiszapfen, und als er sie rieb, um sie aufzuwärmen, spürte sie seine klobigen Finger gar nicht. Das Mädchen gab keinen Laut von sich, sie mochte wer weiß wie lange durch die Kälte gelaufen sein, die Arme hatte sie über der Brust verschränkt und zitterte.

»Das wird so nichts«, befand Avdo. Er fasste sie unter den Armen, um ihr beim Aufstehen zu helfen. Sie rührte sich nicht, wie leblos. Mit Schwung hob Avdo sie in seine Arme und trug sie ins Haus. An einer Wand des Raums stand das Bett, gegenüber ein langes Sofa. Er legte das Mädchen auf das Bett und deckte sie zu. Mit dem Handtuch, das am Fußende des Bettes gelegen hatte, kehrte er auf die Veranda zurück. Er wickelte den Ziegelstein, der neben dem Teekessel auf dem Ofen heiß geworden war, in das Handtuch. Noch durch die doppelte Lage Handtuch war die Hitze des Steins zu spüren. Er stapfte ins Zimmer zurück, hob die Bettdecke an, legte dem Mädchen den Stein unter die Knie, und deckte sie wieder zu.

»Wenn es draußen kalt ist, wärme ich den Ziegelstein am Feuer und lege ihn mir ins Bett, der hält bis zum Morgen warm.«

Avdo tappte zum Ofen in der Ecke dem Eingang gegenüber. Er öffnete eine der beiden Türen des trutzigen Küchenofens, legte Holz nach und schürte die Glut.

»Gleich wird's hier warm wie im Hamam.«

Er nahm den Topf, der auf dem Fußboden stand, und setzte ihn auf den Ofen. Der Küchenofen war die Heizung im Haus, diese Ecke war offensichtlich die Küche. Ein Regal an der Wand trug ein paar Gläser, Teller und Töpfe. Auf der Truhe daneben waren kleine Beutel mit Lebensmitteln aufgereiht. Avdo nahm einen Löffel vom Regal, öffnete den Deckel des Topfes und lugte hinein.

»Die hab ich gestern Abend gekocht. Tarhana-Suppe. Sie soll schön heiß werden. Wenn ich friere, esse ich Suppe, die belebt. Sie wird auch dir Kraft geben. Wärst du nur früher hergekommen, statt in der Kälte auszuharren.«

Avdo schaute nach dem Feuer im Ofen und stocherte mit dem Schürhaken darin herum. Als er sich umdrehte, sah er, dass sich das Mädchen auf die Seite gerollt, die Beine angezogen und sich zusammengekauert hatte. Den Ziegelstein presste sie sich auf den Bauch. Das war also ihre Schwachstelle, nicht die nackten Beine wollte sie als Erstes warm kriegen, sondern den Bauch. Ihr Blick schweifte durch den Raum. Sie betrachtete das Foto an der Wand, die Truhe in der Ecke, das Geschirr auf dem Regal. Riesengroß waren

 ihre Augen, entweder waren sie immer so oder wirkten jetzt

besonders groß, weil ihr Gesicht schmal geworden war. Sie zog die Nase hoch und hustete schwach.

»Geht es dir gut?«, fragte Avdo.

»Ja«, hauchte das Mädchen.

»Es wird dir noch besser gehen«, versprach Avdo. »Iss etwas und ruh dich aus. Dann wird auch deine Stimme kräftiger. Meine Suppe hat schon viele wieder auf die Beine gebracht. Jetzt probierst du sie.«

Avdo half ihr auf, sie lehnte sich an die Wand, er stopfte ihr ein Kissen in den Rücken. Zurück beim Ofen lüpfte er den Topfdeckel und beäugte den Dampf. Er füllte einen Teller mit Suppe und setzte sich damit auf den Bettrand. Den Teller hielt er, den Löffel gab er dem Mädchen. Doch er rutschte ihr aus der Hand und fiel auf die Decke.

Etliche Obdachlose hatte Avdo schon beherbergt, sein Essen mit vielen Armen geteilt. Zum ersten Mal aber sah er jemanden, der krank war und derart schmächtig.

»Wann hast du zuletzt was gegessen?«, wollte er wissen.

Das Mädchen hob den Blick und sagte: »Hab die Tage nicht gezählt.«

Avdo nahm den Löffel, tauchte ihn in die Suppe und führte ihn zum Mund des Mädchens. Die Hälfte schluckte sie, die andere Hälfte kleckerte ihr von den Lippen. Er wischte ihr mit dem Handtuch den Mund ab.

Beim nächsten Mal füllte er nur wenig auf den Löffel und schob ihn ihr behutsamer zwischen die Lippen.

»Geht doch.«

Nach mehreren Löffeln entspannte sich die Miene des Mädchens. Ihre eisige Haut wurde weicher. Wenn sie aß und sich ausruhte, wäre sie in zwei Tagen auf den Beinen. Aber die blauen Flecke am Hals und die Schnitte an ihrem Arm würden länger brauchen, um zu heilen. Von wie vielen Tagen die Wunden auch stammen mochten, sie würden nach dem Abheilen Narben hinterlassen.

»Wann hast du zuletzt in einem warmen Bett geschlafen?«

Diesmal antwortete sie Avdo, ohne ihn anzuschauen. »Hab die Wochen nicht gezählt.«

Unwillkürlich musste Avdo lachen. Sein Lachen verwunderte das Mädchen, ihre Blicke trafen sich. Er wurde ernst. »Ich lach nur so«, sagte er, »gib nichts darauf.«

Das Mädchen wandte den Blick ab.

Avdo füllte nun wieder mehr auf den Löffel.

Der Kern des Lebens lag auf diesem Löffel, steckte im glühenden Ofen und im weichen Bett. Nur davon träumten die, die hungrig auf der Straße lebten, und doch war es zu viel. Untätig hingen sie herum, träumten wenig, häuften aber umso mehr Verletzungen an. Sie erzählten einander ihre Träume, fragten sich aber nicht nach ihren Wunden. Auch Avdo würde nicht fragen. Jetzt kam es auf die heiße Tarhana-Suppe an, sie war stark gewürzt und mit reichlich Fett gekocht.

»Schmeckt dir meine Suppe?«

»Mhm.«

»Iss auf, ich geb dir noch einen Teller.«

Das Mädchen atmete schon regelmäßiger. Sie hob die Hand zur Stirn und strich sich das Haar zurück, das machte Hoffnung, vielleicht könnte sie beim zweiten Teller den Löffel schon selber halten.

»Hier verletzt dich niemand«, erklärte Avdo. »Verstehst du? Du kennst mich nicht, bist im Dunkeln zufällig hergekommen, aber hier in der Gegend kennt mich jeder und vertraut mir. Vertrau auch du mir. Wenn du die Suppe gegessen hast, schläfst du. Ich leg mich aufs Sofa da drüben. Wenn du etwas brauchst, rufst du mich.«

Das Mädchen nickte. Was hätte sie mit ihrem geschundenen Körper anderes tun sollen als zu vertrauen, was könnte ihr noch Schlimmeres zustoßen?

»Kann ich ein bisschen Wasser haben?« Sie versuchte aufzustehen.

»Warte, ich bring's dir.« Avdo schenkte ein Glas Wasser aus der Karaffe ein, die auf der Truhe stand, und trug es zu ihr hinüber. »Ich stell die Karaffe dicht an den Ofen, damit das Wasser nicht kalt wird. Es ist lauwarm, genau richtig zum Trinken.«

Mühsam und in kleinen Schlucken schaffte das Mädchen ein halbes Glas. Austrinken konnte sie es nicht, schob behutsam Avdos Hand mit dem Glas von sich.

»Danke.«

»Iss noch Suppe.«

»Kann ich Pause machen? Nach all den Tagen wieder essen strengt an.«

»Gut, verschnauf du nur.«

Avdo richtete das Kissen in ihrem Rücken, setzte sie auf.

»Ich bin Avdo.« Ohne eine Antwort abzuwarten, fuhr er fort: »Ich hatte Tee aufgesetzt, der steht auf dem Kohleofen draußen, magst du ein Glas?«

»Gern.«

Während er in die Küchenecke stapfte, deutete er auf seinen Hund, der sich neben den Ofen gelegt hatte. »Dieser ständig schlafende Hund hier heißt Toteve. Er wacht nur auf, wenn er einen fremden Geruch schnuppert. Siehst du, dich hat er gleich akzeptiert.«

Avdo wählte ein großes Glas mit Henkel, nahm es aus dem Regal und steckte einen Teelöffel hinein. Ohne Toteve aufzustören, öffnete er die Tür. Als er einen Fuß nach draußen setzte, hörte er das Mädchen wispern.

»Reyhan.«

Avdo blieb stehen und sah in die nun noch einmal so groß scheinenden Augen des Mädchens. Draußen plätscherte das Brunnenwasser über den weißen Marmor, tröstete die ruhelosen Toten und schickte sie in den Schlaf zurück, durch die offene Tür drang nächtliche Eiseskälte herein. Abends hatte er gefröstelt, doch jetzt tat Avdo die Kälte gut. »Reyhan also«, sagte er.

Die Glut im Kohleoffen glomm. Avdo blieb auf der Veranda stehen und sprach mit dem Feuer, wie er es als Kind gelernt hatte und häufig tat. Heißt es nicht, sagte er, die Vergangenheit der Alten und die Zukunft der Jungen ist lang? Was ist aus der langen Zukunft der Jungen geworden? Sogar ich hab mich am Faden der Zeit zum Alter entlanggehangelt, doch für diese jungen Leute ist das Heute so ungewiss wie das Morgen. Noch wenn sie leben, sind sie wie tot, ist der Zeitfaden zwischen ihren Fingern drauf und dran zu zerreißen. Bald übersteigt die Anzahl junger Toter hier auf dem Friedhof noch die der Alten.

Avdo prüfte mit der Hand am Teekessel, ob er heiß war. Dann goss er Tee in das Glas, gab drei Löffel Zucker dazu und rührte um. Das Mädchen kann es brauchen, meinte er und mischte einen weiteren Löffel Zucker darunter.

Als er den Raum betrat, sah er, dass sie eingeschlafen war. Ihr Kopf war auf die Seite gefallen, die Finger, die die Bettdecke umklammerten, entspannt. Sie atmete tief. Aus einer Wunde am rechten Rand der Lippe sickerte Blut. Avdo stellte das Glas ab und ging zu ihr. Mit dem Handtuch tupfte er das Blut ab. Sie spürte es gar nicht, zuckte nicht einmal mit der Wimper. Avdo richtete ihr das Kissen und schob behutsam ihren Kopf darauf. Die Haare, die ihr in die Stirn gefallen waren, strich er beiseite. Ihre Hände steckte er unter die

Decke und schob ihr wieder den Ziegel unter die Knie. Dann deckte er sie gut zu.

Es ging gegen Mitternacht. Avdo trat aus dem Haus, um den Teekessel zu leeren. Mit Sand löschte er das Feuer im Ofen. Dann nahm er die Tasche vom Tisch und ging wieder ins Haus. Im Zimmer legte er eine Bettdecke aufs Sofa und streckte sich voll bekleidet darauf aus, nachdem er das Licht gelöscht hatte. Das Feuer des Küchenofens sickerte durch schmale Spalten und warf Lichtflecken an die Decke. Avdo lauschte den Geräuschen im Raum und fühlte sich glücklich. Das Feuer knisterte, Toteve atmete rasselnd neben dem Ofen, zwei Armlängen entfernt beruhigten sich die Atemzüge des schlafenden Mädchens, als sei sie in einen Traum versunken. Der Widerschein des Feuers an der Decke flackerte und ließ Sterne am Zimmerhimmel funkeln. Während sich über eine Seite der Decke die Nacht schob, kündigte sich auf der anderen der Morgen an.

Avdo zog die Decke über die Brust. Er lauschte dem Atem des Mädchens und schlief ein.

Während sie schliefen, wanderte das Plätschern des Brunnenwassers sieben Mal über den Friedhof. Vom Meer her kam Wind auf und zerzauste die Zweige der hoch gewachsenen Zypressen. Winterschlaf haltende Würmer regten sich in den Tiefen der Gräber. Die letzten Vögel schlüpften in die Lücken der ziegelgedeckten Dächer. Der Rauch aus den Schornsteinen ließ nach. Raureif überzog die Steine. Behäbig senkte sich der Nachthimmel, der Friedhof, die den Friedhof umgebende Stadt, das die Stadt umgebende Meer changierten auf ein und demselben Bild von Blau zu Weiß und von Weiß zu Schwarz. Das Feuer im Ofen verdämmerte. Da hob Toteve den Kopf und spähte umher.

Als Toteve knurrte, schlug Avdo sogleich die Augen auf. Er

setzte sich auf, schaute zu dem Mädchen hinüber, es schlief. Im Schummerlicht, das von der Lampe draußen ins Zimmer fiel, wirkten ihre Züge wie ein blasses Puppengesicht.

»Still, Toteve«, sagte Avdo. »Du weckst noch das Mädchen.«

Doch Toteve gehorchte nicht, er knurrte weiter.

Avdo schlüpfte in seine Schuhe, öffnete die Tür und trat hinaus, Toteve auf den Fersen.

Der Nebel hatte sich gelichtet. Der Brunnen war zu sehen. Avdo horchte auf das Plätschern und ihm fiel ein, dass er vergessen hatte, den Hahn zuzudrehen. Schimpfend stapfte er neben das Haus, hob eine Klappe im Boden, schloss das Ventil und kehrte auf die Veranda zurück.

»Siehst du, Toteve, alles ist ruhig.«

Von Ferne, vom Meer her klang Bellen herüber. Toteve knurrte.

»Ist es das?«, fragte Avdo. »Hast du mich geweckt, weil ein Kumpel von dir bellt?«

Toteve bellte ein paarmal. Der andere Hund antwortete.

»Ist gut jetzt, das reicht, gleich wacht das Mädchen auf.«

Da kam die Stimme des Mädchens von der Türschwelle.

»Sie kommen.«

»Was?« Avdo erschrak, als er sie sah. »Es ist eiskalt draußen, geh rasch wieder ins Bett.«

Er führte das Mädchen ins Zimmer, setzte sie aufs Bett. Dann wurde ihm klar, dass sie diesmal nicht vor Kälte zitterte, sondern vor Angst.

»Warum bist du aufgestanden? Leg dich hin, du musst dich ausruhen.«

»Sie kommen, das ist ihr Hund, sie haben meine Spur gefunden«, sagte das Mädchen.

»Wer kommt?«

 »Soldaten, Polizisten …«

Ihre Lippen bebten, Tränen stiegen ihr in die Augen.

Avdo zögerte, überlegte, was er sagen sollte. »Warum? Hast du etwas gestohlen? Oder jemanden getötet?«

»So etwas habe ich nicht getan.«

»Was wollen sie dann?«

»Sie fragen mich nach Leuten, die ich nicht kenne, nach Dingen, die ich nicht weiß.«

Avdo schossen allerlei Möglichkeiten durch den Kopf, er konnte sich für keine entscheiden, so blieb ihm nichts anderes übrig, als das Mädchen zu beruhigen.

»Reyhan«, zum ersten Mal sprach er sie mit Namen an, »verzweifle doch nicht gleich. Es gibt Gesetz und Ordnung. Wenn du etwas Falsches getan hast, kommst du schlimmstenfalls ins Gefängnis. Das ist nicht viel schlechter als das Leben draußen.«

»Ich halte das nicht mehr aus.«

»Wenn das die sind, die da kommen, also Männer des Gesetzes, wie du gesagt hast, dann tun sie nichts Böses.«

»Nein, lebend kriegen die mich nicht zu fassen.«

»Warum fürchtest du dich so sehr?«

»Ich sterbe lieber …«

»Beruhig dich.«

»Tagelang, wochenlang war ich in ihren Händen, als abends der Nebel aufzog, konnte ich fliehen. Na, das war's dann wohl.«

»Ich rede mit ihnen, ich finde eine Lösung.«

»Wo ist das Messer?« Reyhan stand auf und wandte sich zur Küchenecke.

»Was für ein Messer?« Avdo packte sie an den Schultern und zwang sie, sich wieder hinzusetzen.

»Gib mir ein Messer.«

»Was kannst du mit einem Messer gegen sie ausrichten?«

»Ich bring mich um, gib mir das Messer.«

»Was redest du da, was soll das?«

»Lebendig kriegen die mich nicht.«

»Vielleicht täuschst du dich, vielleicht verfolgt dich gar keiner. Da bellt nur irgendein Straßenköter.«

»Das ist der Spürhund, er kommt immer näher.«

Gemeinsam horchten sie nach draußen. Die Laute des Hundes näherten sich allmählich, zwischen den Gräbern hindurch, an den Bäumen und Steinen entlang, die ihren Geruch aufgenommen hatten.

»Ich kenne dich nicht, Mädchen«, sagte Avdo, »aber ich werde dir helfen. Setz deine Flucht fort. Wer auch immer da kommt, ich halte sie auf, wenn sie hier sind, damit du Zeit gewinnst.«

»Die erwischen mich.«

»Wenn du die Straße neben dem Friedhof überquerst, verbirgst du dich in den Mauern der alten Burg. In den Hohlgängen dort findet dich keiner.«

»Der Hund spürt mich auf. In diesem Zustand komme ich nicht weit. Gib mir ein Messer.«

Wieder versuchte Reyhan aufzustehen, um in die Küchenecke zu kommen. Doch Avdo hielt sie an den Schultern zurück.

»Halt«, sagte er, »warte, lass mich nachdenken.«

Notgedrungen wartete Reyhan. Sie schmeckte ihre salzigen Tränen, wischte das erneut aus der Verletzung an der Lippe sickernde Blut mit dem Finger ab und wartete. »Avdo«, sagte sie und ihre Stimme zitterte, »Avdo …«

Die Augen zu Schlitzen verengt, zerbrach Avdo sich den Kopf, um einen Ausweg zu finden. Dass Reyhan ihn zweimal beim Namen nannte, hörte er gar nicht. Wie zu sich selbst murmelte er. »Ja, es gibt eine Lösung, das könnte gehen.«

»Avdo«, sagte Reyhan erneut, »ich bin absichtlich zu dir gekommen.«

»Absichtlich? Was soll das heißen?«

»Ich war schon früher hier auf dem Friedhof, da hab ich Elif besucht, Elif, die unter dem Judasbaum begraben liegt. Ich kannte deinen Namen, dein Gesicht hab ich bei dem Besuch damals zum ersten Mal gesehen.«

»Elif?« Avdo kniff die Augen zusammen.

»Ich bin gezwungenermaßen hergekommen«, sagte Reyhan. »Ich kann nirgendwohin, sonst hätte ich dich nicht belästigt.«

»Woher kennst du Elif?«

»Sie ist meine Tante.«

Avdo wollte etwas sagen, die Zunge gehorchte ihm nicht. Namen und Gesichter von vor vielen Jahren, manche beinahe vergessen, wirbelten ihm durch den Kopf. »Wenn Elif deine Tante ist …«, fing er an, verstummte aber sogleich wieder.

»Ich sage die Wahrheit.«

»Deine Mutter … Ja, ich erinnere mich.«

»Ich habe niemanden mehr in dieser Stadt.«

»Ich verstehe, zu mir zu kommen, war eine gute Idee, aber …«

»Ich bin notgedrungen gekommen.«

Toteve unterbrach das Gespräch mit wütendem Kläffen vor der Tür.

Weinend umklammerte Reyhan Avdos Hände. »Bitte, liefere mich denen nicht lebend aus«, bat sie, »ich flehe dich an.«

Avdo umfasste ihre Hände und sprach entschlossen: »Die kommen näher, wir haben keine Zeit zum Reden. Ich verstecke dich hinten.«

»Verstecken? Wie denn?«

»Da ist ein gutes Versteck, los komm!«

»Der Hund spürt mich auf.«

»Nein, das kann er nicht, glaub mir.«

»Wie soll das gehen?«

»Komm, ich zeig's dir, schnell!«

Reyhan konnte nur unter Schluchzern sprechen. »Aber gibt mir das Messer, damit ich es benutzen kann, wenn sie mich finden.«

»Ich gebe es dir unter einer Bedingung. Du musst ganz ruhig sein und tun, was ich sage.«

»Ja.«

Avdo holte ein Brotmesser vom Regal in der Ecke und drückte es Reyhan in die Hand. Dann legte er seine Hände auf ihre schmalen Finger.

»Ich will, dass du mir versprichst, bis zur letzten Sekunde zu warten und das Messer nicht zu benutzten, ja?«

»Versprochen.« Reyhans Augen waren blutrot.

Avdo hüllte Reyhan in die Wolldecke, nahm sie auf den Arm und eilte hinaus. Er löschte die Lampe, die die Veranda beleuchtete. Als er hinter das Haus hastete, befahl er Toteve leise:

»Toteve, komm her! Toteve!«

Er passierte Felsbrocken, die darauf warteten, behauen zu werden, halb fertige Grabsteine und den Werkhof, auf dem er untertags arbeitete. Zehn Schritte weiter blieb er vor einem nicht sonderlich hohen Hügel stehen. Er wies auf ein Loch am Saum des Hügels.

»Das ist Toteves Höhle. Sie ist so schmal, dass nur ein Hund hineinpasst. Du bist schmal, du kannst hineinschlüpfen.«

 Reyhan zweifelte. »Die finden mich hier.«

»Nein«, sagte Avdo. »Wenn du drin bist, setze ich Toteve davor. Die werden denken, ihr Hund sei Toteve auf der Spur. Du musst drinnen nur ganz still warten.«

»Ist das Loch nicht zu klein?«

»Hinten ist eine Biegung, keine Sorge, es ist tief genug für euch beide.«

»Gut, was bleibt mir anderes übrig.«

»Los dann, schnell.«

Reyhan kauerte sich auf den Boden, steckte die Füße in das Loch, krabbelte rückwärts, schob sich dann immer weiter hinein. Nur ihr Kopf und das Messer in ihrer Hand waren noch draußen, da sagte sie: »Avdo, ich will dir etwas sagen.«

»Später, jetzt ist keine Zeit dafür.«

»Ich muss es sagen, für alle Fälle.«

»Geht es um Elif?«

»Nein, um mich.«

»Dann sag es, ich höre.«

»Ich glaube«, Reyhan zögerte, »ich glaube, ich bin schwanger.«

Avdos Hände blieben in der Schwebe hängen, er kniff die Augen zusammen, schwankte, ob er etwas sagen sollte. Er strich Reyhan übers Haar, schob sie dann an den Schultern behutsam weiter nach hinten. Er beobachtete, wie sie mit feuchten Augen hineinglitt und in der kleinen Öffnung der Höhle verschwand.

Sogleich packte er Toteve, der hinter ihm abgewartet hatte, am Nacken und zog ihn vor. »Jetzt du, mein Junge, du bist dran, ab in die Höhle mit dir.«

Toteve kam seiner liebsten Gewohnheit nach, kroch in den Höhleneingang und legte sich hin. Er streckte die Vorderläufe nach draußen und hängte seine lange Zunge darüber.

»Brav, brav«, lobte Avdo, »warte hier, bleib hier liegen.« Er streute Toteve eine Handvoll Trockenfleisch hin, das er eingesteckt hatte, als er das Messer aus der Küchenecke geholt hatte.

Leichter Schneefall setzte ein, noch vor Tagesanbruch wäre alles weiß.

Avdo kehrte zum Haus zurück. Er verriegelte die Tür. Dann räumte er das Sofa auf, auf dem er geschlafen hatte, packte die Decke weg. Er zog Pullover und Hose aus und schlüpfte in Unterhemd und langer Unterhose ins Bett. Den Ziegelstein, der von dem Mädchen noch dalag, packte er sich auf den Bauch, wie sie es getan hatte.

Seit dem Abend war nur das Plätschern vom Brunnen zu hören gewesen, jetzt aber, als sich gegen Ende der Nacht der Nebel lichtete, schallten Hundegebell und Rufe von Männern über den Friedhof. Schritt für Schritt kamen sie näher. Sie richteten ihre Taschenlampen nach oben und spähten ins Geäst der Bäume. Jedes Grab, an dem der Hund stockte, suchten sie ab und wiesen einander die Richtung.

»Chef, hier steht eine Hütte, scheint bewohnt zu sein!« Der Ruf klang aufgeregt.

»Setzt den Hund darauf an!«, kam barsch die Antwort. »Zwei Leute gleich auf die Rückseite!«

Der Hund lief erst zum Brunnen, umkreiste ihn, wandte sich dann entschlossen zum Haus. Er sprang auf die Veranda, schnüffelte am Sofa, wieselte nach links und rechts, blieb schließlich vor der Tür stehen. Er rieb die Nase an der Schwelle, atmete heftig. Der Laut seines dampfenden Atems drang zu Avdo herein. Geduldig harrte Avdo aus, krampfte die Hände um den Saum der Bettdecke. So bange war ihm lange nicht zumute gewesen, vielleicht hätte er selbst ein Messer zur Hand nehmen sollen?

Ein Tritt gegen die Tür und der Riegel sprang auf, die Tür schlug gegen die Wand.

»Was ist los?« Avdo sprang auf. Angesichts der hereindrängenden Gewehre und Pistolen rührte er sich im Lichtkegel der Taschenlampen nicht weiter.

»Hände hoch!«

»Bleib da stehen!«

»Keine Bewegung!«

»Ist ja gut, ich beweg mich nicht.«

Sie schalteten das Licht ein und schauten sich hektisch um.

»Wer ist in dem Zimmer da hinten?«

»Niemand, das ist das Bad.«

»Schaut nach!«

Kaum hatten sie die Tür zum Badezimmer aufgerissen, schlossen sie sie auch schon wieder. Sie spähten unter das Bett und in die Truhe. Sie durchwühlten den Stapel mit den Wolldecken und der Bettdecke am Kopfende des Sofas.

Es waren mehr als zehn Männer. Die meisten trugen Soldatenuniform, drei auch Zivil. Die Soldaten hatten Gewehre dabei, die in Zivil Pistolen. Die Befehle gab einer der Zivilen. Die anderen sprachen ihn mit »Chef« an, er war entweder von der Polizei oder vom Geheimdienst.

Der Chef lief auf die Veranda hinaus, inspizierte Sofa, Ofen und Tisch. Als er den Hund weiter drinnen herumschnüffeln sah, kam er zurück. Er marschierte in die Ecke, in der die Truhe stand, musterte die Lebensmittelbeutel und Scherben von Karaffe und Teeglas, die beim Öffnen zu Boden gefallen waren. Eine dünne Glasscherbe hob er auf.

Er neigte den Kopf seitwärts und fixierte Avdo. »War das ein Teeglas?«

»Ja.«

»Das Glas war voll, stimmt's? Hier ist Tee verschüttet.«

Avdo zögerte kurz, doch nach einem Blick auf den Boden blieb ihm keine Wahl. »Ja.«

»Nenn mich Chef, wenn du mit mir redest!«

»Ja, Chef!«

»Man nennt mich Chef Kobra. Merk dir das!«

»Alles klar, Chef.«

»Du hast Tee eingeschenkt und das Glas hier abgestellt, oder?«

»Ich hab den letzten Tee aus dem Kessel ins Glas gegossen, weil ich dachte, ich trink ihn noch, aber der war schon bitter, da hab ich ihn stehengelassen, hatte sowieso viel getrunken heute Abend.«

Der Chef zwirbelte seinen kräftigen, rötlichen Schnauzer und wühlte zugleich mit der Fußspitze in den Glasscherben. »Auf dem Tisch draußen hab ich auch ein Glas gesehen. Zu wie vielen wart ihr heute Abend hier?«

Diese Frage kam unerwartet, Avdo gab eine Antwort, die der Wahrheit am nächsten kam: »Manchmal kommen Obdachlose vorbei, bitten um Brot. Einer von denen war hier, er hat Tee getrunken und ist wieder weg.«

»In dieser Kälte ist er weggegangen? Während drinnen ein Küchenofen steht und draußen ein Kohleofen?«

»Man weiß nie, was sie tun, Chef, es ist nie klar, wann sie kommen und wann sie gehen. Vielleicht haben ihn Freunde an der Mauer erwartet. Die schlafen drüben in den Mauern jenseits der Straße. Sie kommen oft zu mir rüber.«

Während er redete, stieg Avdo in Hose und Schuhe.

»Hier steht ein benutzter Teller«, stellte der Chef fest.

»Ein Suppenteller.«

»Ich sehe keinen zweiten. Hast du dem Obdachlosen keine Suppe gegeben?«

»Doch. Das ist sein Teller. Ich hatte schon gegessen, bevor er kam, und meinen Teller gespült und weggeräumt.«

»Der Mann hat hier also gegessen, Tee getrunken und ist wieder abgehauen.«

»Er hat auch ein bisschen Brot mitgenommen.«

»Wer war das?«

»Weiß ich nicht, sie nennen ihre Namen nicht. Und wenn doch, vergesse ich sie.«

Der Chef packte grob Avdos Arm. »Hier wird nicht vergessen!« Seine Stimme klang, als knirschte er mit den Zähnen. »Wenn ich eine Frage stelle, vergisst du gefälligst nicht die Antwort!«

»Okay.«

»Verstanden?«

»Ja.«

»Wie heiße ich?«

»Chef Kobra.«

»Genau so, nicht die Namen vergessen.«

»Mach ich, Chef.«

»Wie heißt du?«

»Avdo.«

»Ich frage noch einmal, Avdo, wer war das, der hier war?«

»Einer, den sie Stromer nennen, Chef, seinen richtigen Namen hat er nie genannt. Die kennen sich alle nur bei Spitznamen. Warum sollte ich es nicht sagen, wenn ich wüsste, wie er heißt.«

»Wer ist dieser Stromer?«

»Einer von den Obdachlosen, die in den Mauern untergekrochen sind.«

»Kommt der oft her?«

»Mal kommt er, mal kommen andere. Jeder kennt mein Haus.«

»Haus nennst du diese Hütte?«

»Ist eben ein Armenhaus ...«

»War heute Abend sonst noch jemand hier?«

»Chef! Yavaş läuft nach hinten«, rief ein Soldat durch die Tür herein und alle wandten sich ihm zu.

Yavaş war der Name ihres Hundes. Jeden Millimeter im Haus hatte er beschnüffelt, die Decken, das Geschirr, dann war er mit der Nase am Boden zielstrebig hinausgelaufen und von der Veranda seitlich abgebogen. So wenig ihn die Nacht über der Nebel gekümmert hatte, so wenig störte ihn jetzt der sanft fallende Schnee.

»Los!« Der Chef stieß Avdo gegen den Arm. »Geh vor!«

Avdo schnappte sich seinen Mantel und stapfte nach draußen.

Yavaş voran, dahinter der Reihe nach die Soldaten, die Männer in Zivil, Avdo und der Chef, bewegten sie sich in Kolonne voran. Vorbei an den Steinen und dem Werkhof gelangten sie an die dunkelste Stelle des Friedhofs. Als Yavaş innehielt, blieben alle stehen. Sie richteten die Taschenlampen nach vorn.

Da stand Yavaş und beäugte Toteve, der ein paar Meter vor ihm im Eingang seiner Höhle lag.

Toteve glich einem behauenen Felsbrocken. Mit starrem Blick fixierte er die Gruppe vor sich, bemüht vorauszusehen, was Yavaş vorhatte. Beide Hunde hatten die Zähne gefletscht. Knurrend schätzten sie einander ab. Blieben sie noch länger im Schnee stehen, der immer stärker fiel, würde sich dieser auf Toteves grauen Kopf und das zimtfarbene Fell von Yavaş legen und beide weiß färben. Yavaş zögerte nicht länger, über den Boden schnüffelnd näherte er sich der Höhle. Einen Schritt vor Toteve blieb er stehen.

 »Blödes Vieh!«, schimpfte der Chef. »Bist du dem Geruch

dieses räudigen Köters gefolgt, hast du uns deshalb hierher geführt?«

Im folgenden Moment kurzer Stille erklang von fern der Ruf der Eule. Avdo wandte den Blick in die Richtung, wo die Türbe stand. Dort hockte der erhabene Herr der Nacht, über die er mit seinem dumpfen Ruf wachte. Vom Brunnen kam kein Plätschern, die Erde der Gräber war von Schneeflocken bedeckt. Auf das kleine Haus im Norden des Friedhofs senkte sich herbe Stille. Die Eule nahm auch dieses Haus in ihre Obhut. Lange Nächte, Jahreszeiten und Epochen lagen unter ihren Fittichen. Die Flecke auf ihrem Federkleid waren Spuren der Zeit. In ihrer Zeit existierten weder die Launen der Lebenden noch die der Toten. Sie war hier, wenn sonst niemand hier war, und sie würde noch hier sein, wenn alle fort wären. Mit diesem Gewicht rief die Eule lange, hängte ihre Stimme an das weiße Tuch des Himmels.

Yavaş reckte den Hals und knurrte angespannt. Mit dem rechten Hinterbein scharrte er im Schnee, der dünn auf dem Boden lag. Er zögerte und war gleichzeitig zum Angriff bereit. Er stellte den Schwanz auf. Sein Geifer tropfte auf den Boden. Wieder scharrte er im Schnee. Toteve spürte die Gefahr und handelte schneller als der andere. Mit kräftigem Bellen sprang er auf. Als er in voller Größe dastand, klappte er das Maul wie der Blitz auf und zu, und schlug seine Zähne Yavaş, der nicht wusste, was er tun sollte, in die Nase. Dann umkreiste er ihn einmal und warf sich flink, wie man es bei seinem Alter nicht erwartet hätte, von einer Seite auf die andere. Er biss Yavaş unters Kinn und in den Hals und zwang ihn, sich von der Höhle zu entfernen. Yavaş trat zurück, wurde leiser, drehte sich um und zog den Schwanz ein. Sein Röcheln verriet, dass er Schmerzen hatte. Er leckte sich das aus der Nase fließende Blut ab. Mit gesenktem Kopf blieb er an Ort und Stelle stehen und leckte weiter über seine Nase.

Avdo lachte, hob aber sogleich die Hand vor den Mund, um das Lachen zu verdecken. Verlegen blickte er sich um. »Ich lache nur so, Chef, geben Sie nichts darauf.«

Die Augen des Chefs blitzten im Schein der Taschenlampen, seine Mundwinkel zuckten. Er drehte sich zur Seite und knallte Avdo mit dem Handrücken eine Ohrfeige ins Gesicht. Das hatte Avdo nicht erwartet. Er taumelte zurück, hielt sich nur mit Mühe auf den Beinen. Ihm wurde schummerig. Abwehrend hob er eine Hand, wartete auf einen neuen Schlag, legte die andere auf die Stirn. So blieb er stehen, bis der Schwindelanfall vorüber war. Dann tastete er Augen und Nase ab, stellte fest, dass er aus der Nase blutete, und wischte mit dem Mantelärmel das Blut ab. Dann hob er den Kopf.

»Chef«, hob er an, »ich lache, ohne es zu wollen, ich kann nichts dafür.«

»Gut«, gab der Chef zurück und zwirbelte seinen Schnauzer. »Das Blut von Yavaş gegen deins.«

»Ja.« Avdo war einverstanden, anstelle von Toteve zu bluten.

Der Chef zog den wollenen Schal um seinen Hals fest und stellte den Mantelkragen auf. Offensichtlich fror er. Eine Hand schob er in die Tasche des Mantels. »Ich frag noch einmal«, sagte er verdrossen, »wer war heute Abend hier?«

»Wie gesagt, der Mann, den sie Stromer nennen, war hier. Wenn du willst, geh ich zu den Mauern rüber und mache ihn ausfindig.«

»Den brauche ich nicht.«

Die Soldaten hatten es aufgegeben, darauf zu hoffen, dass Yavaş sie führen würde, und kundschafteten nun selbst die

Umgebung aus. Sie richteten den Strahl ihrer Taschenlampen zwischen die Marmorblöcke, die darauf warteten, bearbeitet zu werden, und in den Schnee, der in großen Flocken fiel. Allem Anschein nach hatten sie keine Hoffnung mehr, vergewisserten sich nur noch ein letztes Mal.

»Ich suche jemand anderen«, fuhr der Chef fort.

»Einen von den Obdachlosen drüben?«, fragte Avdo entspannt, sehr wohl wissend, dass sie nicht nach einem Obdachlosen suchten.

»Ich suche ein junges Mädchen«, gab der Chef Auskunft. »Sie ist uns heute Abend weggelaufen.«

»Ein Mädchen?«

»Hast du so jemanden gesehen?«

»Hier? Chef, was sollte ein junges Mädchen hier wohl abends zu suchen haben?«

»Womöglich hat sie sich irgendwo auf dem Friedhof versteckt. Vielleicht hast du einen Schatten gesehen, und sei es von ferne.«

»Die ganze Nacht war Nebel. Da war unmöglich etwas zu sehen.«

»Und dein Hund, hat der nicht was gerochen, hat er nicht plötzlich gebellt?«

»Nein, Chef, den Hund hab ich gar nicht gesehen, der hat die ganze Nacht in seinem Loch gelegen.«

»Was machst du eigentlich hier auf dem Friedhof? Da du geschlafen hast, bist du nicht der Nachtwächter. Bist du ein Gärtner?«

»Ich bin Grabsteinmetz, ich fertige die Steine an, die an den Gräbern der Toten aufgestellt werden. Das hier ist mein Werkhof.«

Ein Knurren ließ sie herumfahren. Toteve war vorgesprungen und schnappte nach der Hand vom Chef. Der konnte die

Hand im letzten Augenblick in Sicherheit bringen. Auf der Stelle ging Avdo dazwischen, breitete beide Arme aus und hielt Toteve auf. »Zurück!«, rief er. »Zurück!« Angst lag in seiner Stimme. Er kniete sich hin und umschlang Toteves Hals. Sanft streichelte er ihm den Kopf, wartete, bis der Hund wieder ruhig atmete. Dann packte er ihn am Hals, führte ihn zur Höhle und nötigte ihn, sich im Eingang niederzulassen. Mit freundlichen Lauten redete er auf ihn ein: »Vouu vouu.« Das waren Laute, die Toteve liebte, seit er klein war. Avdo streichelte seine Nase, seinen Hals, kraulte ihm die Stirn, blieb bei ihm, bis er sicher war, dass er sich nicht vom Fleck rühren würde. Dann stand er auf, ging langsam zurück, bemüht, in der Dunkelheit zu verbergen, wie beunruhigt er war.

»Mein Hund ist auf der Straße aufgewachsen, Chef«, erklärte er. »Er ist ein bisschen aggressiv. Darum auch hat er euren Hund verletzt. Der ist gut erzogen, der kann nicht kämpfen.«

»Der kann nicht kämpfen?« Verwunderung lag in der Frage des Chefs und Feindseligkeit.

»Also, ich wollte sagen, als er sich so zurückgezogen hat …« Avdo bereute, suchte nach passenden Worten, wohl wissend, dass alles, was er sagen würde, falsch verstanden werden würde. Ihm schauderte, als er sah, dass der Chef ihn ohne jeden Wimpernschlag anstarrte.

»Was hast du gesagt?«

»Ich meine, mein Hund ist aggressiv, ist bösartig …«

»Mein Hund muss nicht kämpfen können«, dozierte der Chef. »Der soll mich nur zu der Person führen, die ich suche. Kämpfen tu ich an seiner Stelle.«

»Klar, so sollte ein echter Hund auch sein, der soll einer Spur folgen, soll führen …«, stotterte Avdo.

 Der Chef näherte seine Fratze Avdos Gesicht. »Anstelle

meines Hundes kämpfe ich«, wiederholte er und betonte jedes Wort.

»Selbstverständlich, Chef.«

Der Chef näherte seinen Mund Avdos Nase und bleckte wie ein Hund die Zähne. Er blies ihm seinen Atem ins Gesicht. Beinahe wären seine Zähne spitz und seine Zunge lang geworden. Gemächlich zog er die Pistole aus der Tasche und hob sie in die Luft.

»Siehst du die?«

Verdattert sah Avdo die Pistole an. »Ja.«

Der Chef richtete die Pistole auf Toteve und fragte erneut: »Siehst du sie auch jetzt?«

»Sicher sehe ich sie, Chef, aber …«

»Dann guck genau hin.«

Avdo stellte sich vor die Pistole und schaute ihn mit flehendem Blick in die Augen. »Bitte … bitte nicht …«

Der Fausthieb vom Chef war diesmal so heftig, dass es Avdo von den Füßen riss, er ging wie ein Klotz zu Boden. Kurz schwanden ihm die Sinne, danach wusste er nicht, was geschehen war. Er merkte, dass er nicht aufstehen konnte, grub trotzdem die Hände in den Schnee und stemmte sich hoch. Doch der Chef ließ ihn nicht, stellte ihm den Fuß auf den Kopf. Er schrabbte den Stiefel mit der stollenbesetzten Sohle weiter nach unten, drückte sie Avdo auf den Nacken und sorgte dafür, dass er sich nicht bewegen, ja, kaum noch atmen konnte.

Dann wandte der Chef sich erneut Toteve zu und gab, als er sah, dass der Hund sich anschickte, ihn anzuspringen, eine Reihe von Schüssen ab. Aus dem Pistolenlauf streuten Funken in die Finsternis. Es donnerte wie bei Gewitter. Ringsum spritzte Schnee auf. Bei jedem Mal zog der Chef den Abzug kräftiger. Er wütete, als hätte er einen rasenden Gegner vor sich, ein großes Heer. All seine Wut und die Erschöpfung von der Nacht schoss er auf das Tier ab, das längst tot war. Er feuerte bis zur letzten Kugel.

Toteves Blut plätscherte wie das Wasser aus dem Brunnen, breitete sich aus, erreichte Avdos Hände. Als Avdo das warme Blut an den frierenden Fingern spürte, versuchte er, den Kopf zu drehen und zu Toteve zu schauen, doch vergebens. Schneeflocken füllten ihm den Mund. Als Toteves warmes Blut anschließend auch seine Handgelenke erreichte, spürte Avdo den Tod am eigenen Puls. Der Tod strömte ihm durch die Pulsadern in die Augen, sie füllten sich mit Tränen.

Der Chef ersetzte das geleerte Magazin durch ein volles und lud durch. Dann nahm er den Fuß von Avdos Hals, ging in die Knie und beugte sich über ihn. Mit zusammengebissenen Zähnen sagte er etwas. Was er sagte, hörte Avdo nicht, denn ihm dröhnten die Ohren. Ihm saß das Geräusch im Ohr, das Toteve von sich gegeben hatte, als ihn die erste Kugel in die Stirn traf. Er hatte ihn vor zwölf Jahren als Welpen gefunden, so klein, dass er in eine Hand passte, und nur Haut und Knochen. Auch damals hatte er einen leisen Laut von sich gegeben, wie ein Flehen. »Vouuu.«

Als der Chef mit Hund und Männern abzog, fiel der Schnee in größeren Flocken und war dabei, den Friedhof in einen weißen Garten zu verwandeln. Erde und Himmel vereinten sich. Die Zweige bogen sich unter der Last. Als die Zeit der Lebenden und der Toten zu Weiß mutierte, lag endlich auch Toteves rotes Blut unter einer weißen Decke. Avdos Ohren dröhnten, von fern erklangen die Stimmen seiner Kindheit. Wo war er jetzt, wie alt war er? Welche Jahreszeit herrschte? Auf dem Boden welcher Stadt lag er, steckte in welcher Einsamkeit? Die Zeit der Vergangenheit war durchgesickert, hatte sich auf ihn gesenkt und umhüllte sanft seinen Körper. Er überließ sich dem Schweigen jener Zeit, bis aus der einzigen Ecke der Nacht, in der es noch Lebenszeichen gab, wieder der Ruf der Eule ertönte. Da hob er den Kopf und wischte sich mit der Hand den Schnee vom Gesicht. Auf dem Friedhof, der nun ganz ohne Licht war, sah er wenige Schritte entfernt die Gestalt seines leblos daliegenden Hundes. Es war die längste Nacht des Jahres. Und Avdo entsann sich, wo und in welcher Zeit er sich befand.

CASINO PARIS

ISTANBUL, 1965

Samstagabend, das Casino Paris war voll. Die weißen Tischdecken, die roten Vasen und frischen Blumen leuchteten bunt im Licht der Kristalllüster. Das Saz-Ensemble hatte seinen Platz auf der Bühne eingenommen, zwei Schritte hinter dem Ständer mit dem Mikrofon, das auf die Sänger wartete. Erst sollte eine Sängerin, dann ein männlicher Sänger den Gästen heitere Lieder darbieten und die Bühne vorwärmen, anschließend würde eine Gruppe Tänzer in Begleitung von Tanzmusik den Staub der Bühne aufwirbeln. Auf ihren Auftritt würde, im Verbund mit verstärktem Alkoholausschank, eine Gruppe mit Pop- und Rockmusik folgen, danach würde die Bühnenbeleuchtung gedimmt werden und die Tänzerin des Abends den Saal mit Zimbeln an den Fingern zum Kochen bringen. Ging es dann gegen Mitternacht und hätten alle genug getrunken und sich bereits prächtig amüsiert, bräuchten die Seelen ein wenig Ruhe und Zärtlichkeit, würde Perihan Sultan in ihrem schillernden Glitzerkleid auftreten, die Solistin des Casinos, die Bühne abschreiten, als liefe sie über Wasser, und den Saal im Sturm erorbern. Vom ersten Lied an würde sie jeden betören, die ihr gereichten Blumen am Bühnenrand aufreihen, und ihren

Bewunderern, die sie namentlich kannte, mit Kusshänden zu den jeweiligen Tischen den Kopf verdrehen.

Es war noch Zeit bis zu ihrem Auftritt, Perihan Sultan saß im Salon im Obergeschoss, verspeiste einen Dürüm, trank Ayran dazu und berichtete Yüksel, ihrer rechten Hand, von den Ereignissen des Tages.

»Seyrani, hab ich gesagt, du bist stark und zäh und auf niemanden angewiesen. Aber ich? Ohne dich bin ich nichts, wenn du ein paar Tage nicht ins Casino kommst, wenn ich irgendwo an den dicht besetzten Tischen dein Gesicht vergeblich suche, glaube ich, die Welt geht unter. Nicht für andere, nur für mich geht die Welt unter. Alle werden leben, die Lichter werden funkeln, Leute werden lachen, nur für mich geht das Licht aus und ist alles zu Ende. Verstehst du? Ich werde eingehen wie der Rauch dieser Zigarette verfliegt. Du hast viele Freunde, Seyrani, und noch mehr Feinde. Ich weiß, warum du so viele Feinde hast, es laufen viele feige Kerle herum, die ertragen dich nicht, sind neidisch auf dich, betrügen dich hinterrücks. Es ist richtig, dass du dich schützt, dass du vorsichtig bist, du hast ja auch viel zu tun, ich höre, was du so machst, aber denk auch an mich. Die Sehnsucht nach dir, das Warten auf dich bis in den frühen Morgen mit einem Glas nach dem anderen macht mich fertig. Und kommst du nicht, vermisse ich dich umso mehr, mein Herz verbrennt wie Wachs. Habe ich das schön gesagt, es verbrennt wie Kerzenwachs. Vor zwei Wochen hab ich dich zuletzt gesehen, dann bist du verschwunden. Du schickst jeden Tag einen deiner Männer, lässt fragen, wie es mir geht, es macht mich glücklich, deinen Namen zu hören und zu erfahren, dass es dir gut geht. Letzte Woche, haben sie gesagt, hast du ein Lokal in Yenikapı aufgemischt, du bist ein Held, aber was, wenn dir etwas zustößt, Seyrani, um

Gottes willen, was sollte ich ohne dich tun? Perihan Sultan singt Lieder voller Sehnsucht, heißt es. Wie auch nicht? Ich singe sie vor lauter Sehnsucht, seufze vor Kummer. Gestern kam Canip der Kiffer, mit fünf seiner Männer, die Türsteher haben ihn nicht reingelassen. Sie haben rumgebrüllt, wir suchen Seyrani, um mit ihm abzurechnen, haben sie gesagt, wir nehmen Perihan Sultan den Mann, haben sie gesagt. Als sie abzogen, haben sie am Eingang noch das gläserne Schild mit dem Eiffelturm darauf zertrümmert. Du hast ihre Dealerhöhle kaputt gemacht, heißt es, das Lokal in Yenikapı soll ihnen gehört haben, stimmt das, wenn ja, hast du das gut gemacht, wenn nicht, reicht den Leuten das Gerücht. Sorg für deinen Schutz, Seyrani, lass mich nicht ohne dich sein. Und, weißt du, ab jetzt musst du dich noch besser schützen. So hab ich geredet und ihm schmachtend in die Augen geblickt. Als er das sah, ist er aufgestanden und hat zu seinen Männern an der Tür rübergelinst. Deren Gesichter waren nicht auf uns gerichtet, sondern nach draußen. Seyrani drückte seine Kippe im Aschenbecher aus. Dann nahm er meine Hand, sagte, meine Sultanin, ach, Yüksel Abla, mir wäre fast das Herz aus dem Hals gesprungen, meine Sultanin, hat er gesagt, ich lebe auf dieser Welt nicht, um mich zu beschützen, sondern dich. Niemand darf dir ein Haar krümmen. Ich, hat er gesagt, ich hab gestern Abend beobachtet, wie Canip der Kiffer am Eingang zum Casino vertrieben wurde, als er in den Nebenstraßen verschwand, bin ich ihm nach, hab ihm Kugeln hinterhergeschickt und einen seiner Männer niedergestreckt. Ach, Yüksel Abla, hast du das gewusst? Seyrani, hab ich gesagt, das haben sie mir gar nicht erzählt. Ich musste weinen und Seyrani wischte mir die Tränen von der Wange. Lass gut sein, meine Sultanin, hat er gesagt, das ist Pillepalle, bald ist alles geregelt, sorg dich nicht, hat er gesagt. Jetzt sorge ich mich nur umso mehr um dich, hab ich gesagt. Vom Weinen bebte mir die Stimme. Seyrani blickte mir tief in die Augen und fragte, hast du mir sonst noch was zu sagen? Da wäre ich fast in Ohnmacht gefallen, Yüksel Abla. Ich nahm all meinen Mut zusammen und sagte, ja, ich will dir noch etwas sagen. Ich zog es in die Länge, genau wie die Mädchen im Film, wie Türkan Şoray mit den Augen zwinkerte, letzte Woche, in dem Film *Schwarze Augen*, genau so. Seyrani grinste unter seinem Schnurrbart. Da hab ich mich getraut. Seyrani, sagte ich, ich trage dein Kind unterm Herzen. Er stockte. Als ich schon dachte, man kennt sich ja nicht aus mit den Männern in dieser Welt, was, wenn er mir nicht glaubt, nahm er meine Hand, hob sie an die Lippen und küsste sie. Da hab ich mich gehenlassen, warf mich ihm an den Hals, sein dunkelblaues Jackett wurde pitschnass von meinen Tränen. Seyrani, hab ich gesagt, die Zeit ohne dich hat die Tränenquelle in mir überschäumen lassen, Kummerströme fließen mir durchs Herz. Hab ich das schön gesagt, Abla, die Tränenquelle, die Kummerströme, ich sprach, als würde ich ein Lied singen, herzzerreißend. Seyrani streichelte mein Haar und küsste mich auf die Stirn. Von jetzt an, sagte er, musst du gut achtgeben auf dich, lauf nicht zu viel herum, tritt nicht mehr so viel auf, hat er gesagt, was die Bühne angeht, sprech ich mit Kalender Bey. Wie du willst, hab ich gesagt. Yüksel Abla soll künftig abends nicht nach Hause gehen, sondern bei dir schlafen, hat er gesagt. Wie du willst, hab ich gesagt. Wenn es ein Junge wird, nennen wir ihn nach meinem Vater, hat er gesagt. Da konnte ich nicht sagen, wie du willst, besprich das mit Kalender Bey, hab ich gesagt. Er zog die rechte Augenbraue hoch und sah mich an. Als Yüksel Abla heute erfuhr, dass ich schwanger bin, hab ich gesagt, da ist sie gleich zu Kalender Bey und hat's ihm erzählt, dabei wollte ich, dass du es als Erster erfährst, das hab ich ihr krummgenommen. Das hab ich zu ihm gesagt, Abla, was hätte ich sonst sagen sollen. Dann, hab ich gesagt, kam Kalender Bey gleich angerannt und fragte, ob ich irgendetwas brauche. Als er erfuhr, dass ich dich heute sehen würde, ließ er dich grüßen, sag Seyrani, hat er gesagt, wenn er einen Sohn bekommt, soll er ihm meinen Namen geben. Das hab ich zweimal wiederholt. Das muss Seyrani entscheiden, hab ich gesagt. Seyrani, mein Held, Vater meines Kindes, das entscheidest du. Da grinste Seyrani noch breiter. Kalender Bey können wir ja nicht enttäuschen, hat er gesagt, er ist ja wie ein Vater zu uns, er hat uns bei der Hand genommen und auf die Füße gestellt, erst hat er mich aus dem Sumpf geholt, dann dich. Mein Mädel, Yüksel Abla, ich bin so glücklich, aber ich konnte Seyrani nicht fragen, und was, wenn es ein Mädchen wird? Darf ich sie dann nach meiner Mutter nennen? Ich nenne sie Reyhan. Was meinst du, Abla, wäre das nicht schön?«

»Das wäre schön«, stimmte Yüksel zu. »Iss langsam, Mädchen, du erstickst noch.«

»Ich werd gar nicht satt, Abla, das meiste von dem, was ich esse, schluckt das Baby in meinem Bauch, da bleibt nichts für mich übrig. Bestell mir noch einen Dürüm.«

»Du gehst gleich auf die Bühne, wenn du so viel isst, kriegst du einen dicken Bauch, warte doch, bis das Programm zu Ende ist.«

»Ah, Abla, willst du, dass ich vor Hunger ohnmächtig umfalle auf der Bühne? Mir knurrt der Magen, bei Gott.«

»Gut, gut, seit einer Woche bist du nicht sattzukriegen, wenn das so weiter geht, wiegst du bald hundert Kilo.«

»Nein, sicher nicht, das meiste isst das Baby.«

Yüksel Abla lief zur Tür und rief hinaus: »Fadime! Fadime, komm her!«

Ein Mädchen hastete die Treppe herauf. »Ja, Abla?«

Fadime war ein Mädchen von zwölf Jahren, das tagsüber den Passanten draußen und abends den Gästen drinnen Blumen verkaufte. So sorgte sie für ihren kranken Vater und den kleinen Bruder. Mittags kam sie mit dem Korb voller Blumen aus Tarlabaşı und arbeitete bis Mitternacht. Die Gäste wussten das und bezahlten weit mehr für die Blumen als verlangt. Die Geschichten aller Mädchen, die in den Gassen von Beyoğlu Blumen verkauften, ähnelten einander. Die Gäste zahlten gern für ihre Geschichten. Und Perihan Sultan erzählte in ihren Liedern von den Sorgen dieser Mädchen und dem Kummer großherziger Gäste.

»Hol uns noch zwei Dürüm, Fadime, hier ist das Geld. Und kauf auch einen für dich.«

»Ich hab gerade erst gegessen, Abla.«

»Macht nichts, dann nimmst du ihn mit nach Hause.«

»Danke, Abla.«

»Hol auch Ayran.«

Auf dem Weg zum Sessel zurück hielt Yüksel kurz vor dem Bodenspiegel inne, musterte sich und richtete ihre Frisur. Sie spreizte ein Bein ab und hob den Rock über die Schenkel. »Sag mal, hab ich zugenommen?«

»Ach was, Abla, du bist eine schlanke Frau. Hier in Beyoğlu könntest du keine schönere Frau finden, und gäbst du Gold dafür.«

»Davon scheinst nur du zu wissen, sonst sieht es keiner. Ich bin schon über dreißig.«

»Nanu, gibt es etwas Neues? Erzähl!«

»Was soll schon sein, ich zähle die Tage, bis schüchterne Männer sich endlich mal trauen, ach was, nicht die Tage, die

Wochen, die Monate zähle ich. Heute bin ich aus dem Haus und zur Haltestelle gegangen, wollte in das erste Dolmuş in der Reihe steigen, da sah ich mittendrin mit seinem gelben Dolmuş den Mann aus deinem Dorf, Muzaffer, ich wollte ihn ignorieren, aber das Gelb lässt sich ja nicht übersehen, an der ganzen Haltestelle lässt sich ja sonst niemand den Wagen gelb spritzen, als er sah, dass ich hingucke, kam er gleich an. Er nahm mir die Tüte ab und trug sie zu seinem Dolmuş, bevor ich etwas sagen konnte. Also habe ich mich neben ihn gesetzt, Meter um Meter ging es voran, der morgendliche Andrang war schon vorüber, drei Kleinbusse standen noch vor uns. Hey Mann, wenn du den Mut hast, mir die Tüte abzunehmen, warum traust du dich dann nicht, mich anzusprechen? Wenn ich nichts sage, sitzen wir stumm da. Ich fragte nach seiner Mutter, die alte Frau ist ja allein. Wie soll's ihr schon gehen, gab Muzaffer zurück, sie bemüht sich so gut es geht, mit ihren Rheumaschmerzen zurechtzukommen. Muzaffer hat ein gutes Herz, ich weiß, aber ein gutes Herz ist ja nicht genug. Soll ich ihm vielleicht sagen: Nimm mich, ich kümmere mich um deine alte Mutter, muss etwa ich ihm die Worte in den Mund legen? Na, er hat mich nach dem Haus gefragt, so ging es weiter. Er hatte gehört, dass ich mit meinem Ex wieder wegen dem Grundbuch vor Gericht war, verflucht, wie schnell jeder alles über jeden verbreitet. Im letzten Prozess war mir die Wohnung zugesprochen worden, doch der Mann gab sich nicht zufrieden und zog vor die nächste Instanz. Davon erzählte ich, unbarmherzig verstrich die Zeit, da hab ich gesagt, Muzaffer, ich bin jetzt dreißig, aber diese Sache mit dem Grundbuch bin ich immer noch nicht los. Dass ich schon zweiunddreißig bin, hab ich nicht gesagt, aber ihn an sein Alter erinnert, du bist auch schon über dreißig, hab ich gesagt. Ich bin vierunddreißig geworden, sagte er. Oh, dachte ich, er ist zwei Jahre älter als ich. Natürlich weiß ich, wie alt er ist, zehn Jahre älter als du. Genau das hat er auch gesagt, ich bin zehn Jahre älter als Perihan Sultan, sagte er, ich erinnere mich daran, wie sie geboren wurde, ich kam gerade vom Milchholen aus dem Stall, sagte er, da riefen sie in den Gärten, das Baby ist da, im Dorf hieß sie nicht Perihan Sultan, da hieß sie Ipek. Okay, ich fuhr ihm über den Mund, im Dorf hieß sie anders, aber hier ist sie Perihan Sultan, die Ipek aus dem Dorf ist tot, hab ich gesagt, hier ist sie eine Künstlerin. Das hab ich gut gesagt, nicht wahr? Er ist schüchtern, war gleich still und wurde rot. Seine grünen Augen blickten melancholisch. Wie gern ihr Dorfleute vom Dorf redet. Gut, dass ihr ein Dorf habt, als würde sich die Welt ums Dorf drehen, das hab ich zu Muzaffer gesagt. Es gibt nur eines an eurem Dorf, an das zu erinnern sich lohnt, hab ich gesagt, und das ist, dass die Menschen reinen Herzens sind. Das weiß ich von Perihan Sultan, hab ich gesagt, es sollte ja nicht so offen sein, aber er hat wohl verstanden, dass ich ihn meinte. Er stimmte mir zu, deshalb hat sie ja so eine schöne Stimme, hat er gesagt, sie kommt ihr direkt aus dem rührseligen Herzen, wenn sie als Kind sang, liefen die Leute zusammen. Als vom Dorf die Rede war, sagte er, er fahre nächste Woche dorthin, habe einen Käufer für das letzte Grundstück gefunden, das will er verkaufen, dann kommt er wieder. Kannst du dich um meine Mutter kümmern, wenn ich nicht da bin, fragte er. Mach ich, sagte ich, wie könnte ich nicht, wenn du es möchtest, Muzaffer. Na, dann waren wir an der Reihe, Fahrgäste stiegen ein, er fuhr los. Muzaffer hörte auf, mit mir zu reden, als wären die Fahrgäste Verwandte, die nachher Gerede über uns verbreiten. Den ganzen Weg summte er die Lieder von der Kassette mit, die er eingelegt hatte, hin und wieder warf er mir einen Blick zu und lächelte. Ich war zufrieden. Dieser Mann, an dessen Seite ich unterwegs saß und mit dem ich gemeinsam Musik hörte, hat einen Platz in meinem Herzen, ich schwör's. Aber er weiß nichts davon, als gäbe es für ihn nur seine Mutter und seinen Minibus, als würde er so von dieser Welt gehen. So läuft das nicht. Nächste Woche besuche ich seine Mutter und setze ihr den Floh ins Ohr. Wo würde sie eine bessere Schwiegertochter finden als mich?«

»Eine bessere finden als dich?«, hakte Perihan Sultan ein. »Abla, warum lädst du Muzaffer nicht mal hierher ein? Er soll mal abends ins Casino kommen, als unser Gast. Ich hab ihn schon lange nicht gesehen.«

»Wirklich? Der traut sich ja nicht mal in die Gassen von Beyoğlu, ganz zu schweigen vom Casino.«

»Bedräng ihn nicht zu doll, er war auch im Dorf schon so, ein stiller Kerl für sich. Wegen seiner Schüchternheit hat er nie geheiratet. Lade ihn ein, er soll herkommen, sag ihm, Perihan Sultan will mit dir reden.«

»Was willst du mit ihm reden?«

»Sag ihm, er soll herkommen, bevor er ins Dorf fährt.«

»Willst du von mir sprechen?«

»Das tu ich, wenn du es erlaubst, aber du lässt es ja nicht zu, wie oft hab ich es dir schon angeboten.«

»Nein, auf keinen Fall, ich regle die Sache schon selbst. Zur Not quartiere ich mich bei seiner Mutter ein.«

»Das wäre das Beste.« Perihan Sultan lachte, dann horchte sie mit einem Ohr auf die Geräusche von unten. »Hah«, sagte sie, »die verrückten Jungs spielen schon. Ist das Pop oder Rock, was finden die Leute nur an dieser Musik, mir ist das schleierhaft.«

»Ich mag sie, das sind gute Jungs, sie sind harmlos, auch wenn sie ein bisschen abgedreht sind. Und sie mögen dich.

Dank Perihan Sultan wird das Casino voll, sagen sie, dadurch verdienen auch wir unser Brot.«

»Ich mag sie auch, aber ihre Musik ist schon speziell. Hör nur, hörst du, die legen noch das Casino in Trümmer.«

»Du hast nicht weitergeredet, Mädchen, was willst du Muzaffer sagen?«

»Es ist mir heute eingefallen, ich überlege, Nachricht ins Dorf zu schicken, damit meine große Schwester Elif herkommt. Ich weiß nicht, ob sie sich traut, aber sie soll endlich wissen, wo und wie ich lebe, wenn sie will, soll sie herkommen. Ich erwarte ein Kind, wenn sie kommt, leben wir alle zusammen.«

»Das ist eine schöne Idee, aber ich weiß nicht, ob deine Schwester sich nach all der Zeit damit anfreunden kann.«

»Das weiß ich auch nicht, aber ich will ihr eine Nachricht schicken. Sag Muzaffer, Perihan Sultan will wegen Elif mit dir reden. Und ich schreib einen Brief, den soll er meiner Schwester heimlich zustecken, wenn er im Dorf ist.«

DORF KONAK GÖRMEZ

HAYMANA-EBENE, 1958

Vierzig Tage nach Kara Aghas Tod, als die Erde auf seinem Grab reichlich vom Regen durchtränkt war und sich gut gesetzt hatte, riefen sie Meister Avdo, der seit einem Jahr durch die Dörfer der Ebene zog und Grabsteine anfertigte. Die beiden Söhne Kara Aghas drückten Meister Avdo eine Cumhuriyet-Goldmünze in die Hand und sagten, er bekäme nach getaner Arbeit drei weitere, wenn der Grabstein für ihren Vater prächtiger werde als der, den er für den Vater der verfeindeten Familie gefertigt hatte. Sie führten Avdo am nahen Bach entlang und durch die Hügel und zeigten ihm verschiedene Steine, unter denen er einen wählen sollte. Als Avdo den vom Regen an der südlichen Böschung aus der Erde gewaschenen glänzenden Marmor erblickte, war er wie geblendet und erklärte, seit langem sei ihm kein derart herrliches Teil mehr untergekommen. Sechs Taue banden sie um den Marmorblock und ließen ihn von sechs Pferden ziehen, geduldig erneuerten sie die unterwegs immer wieder reißenden Taue und brachten den Stein endlich ins Dorf. Alte, Junge und Kinder scharten sich neugierig um den Marmor. Die Alten berichteten, früher sei solch glatter bearbeiteter Marmor häufig zu finden gewesen, die Leute aus Dörfern des Clans hätten die Blöcke der Reihe nach abtransportiert und in den Fundamenten ihrer Häuser oder von Moscheen und Brunnen verbaut. Felsbrocken gab es reichlich in der Ebene, einen Marmorsteinbruch aber nicht. Die behauenen Steine stammten aus osmanischer Zeit, der Marmor aber aus noch älteren Zeiten, die Byzantiner hatten ihn für ihre Bauten von Ferne herbeigeschafft, als sie hier herrschten. Auch dieser Block sei höchstwahrscheinlich von Byzantinern geglättet und so behauen worden, dass er kreisrund wurde, merkwürdig nur, dass er keine Inschrift trug. Vielleicht auf der anderen Seite? Mit der Kraft der Pferde richteten sie den Stein noch einmal auf und reinigten die von Dreck, Moos und Gewürm überzogene Unterseite mit viel Wasser. Als auf der der Sonne abgewandten Front ein tief eingraviertes Kreuz zum Vorschein kam, das Jahrhunderte verborgen gewesen war, staunten sie und erschraken zugleich. Rings um das Kreuz standen Wörter in einem vergessenen Alphabet. Sie hofften, dass ein Schatz läge, wo sie einen so prachtvollen Stein gefunden hatten. Als sich aber kein Schatz fand, war die zweite Möglichkeit ein Fluch. Die Alten bedrängten Kara Aghas Söhne, sie sollten den Stein an den Fundort zurücktransportieren, um kein Unglück über das Dorf zu bringen. Wo hätte man je gesehen, dass am Grab eines Muslims ein christliches Kreuz aufgestellt worden war?

Doch Meister Avdo widersprach. Er fragte die Männer, die einzig anlässlich des Militärdienstes aus dem Dorf herauskamen und die Chance hatten, eine Großstadt zu sehen, ob einer von ihnen den Wehrdienst in Istanbul geleistet hätte. Nun gut, dann vielleicht in Trabzon? Einer trat vor, sagte, er sei der Vaterlandspflicht in Trabzon nachgekommen, das sei die schönste Stadt der Türkei – eine andere hatte er nie gesehen. Danach gefragt, gab er Auskunft, dass er die Fatih-

Moschee im Bezirk Ortahisar kenne, dort selbstverständlich an einem freien Tag gebetet habe. Den Rest erzählte Avdo. Der Bau war nicht als Moschee, sondern als Kirche errichtet worden. Dort waren einst die christlichen Kaiser gekrönt und eben dort auch bestattet worden. Als Sultan Mehmed der Eroberer die Stadt einnahm, wandelte er die Kirche in eine Moschee um, genau wie er es zuvor mit der Hagia Sophia in Istanbul gehalten hatte. Avdo gab weitere Beispiele aus anderen Städten, erklärte, er habe an vielen Orten gesehen, dass man aus dem Marmor der Christen islamische Gebetsnischen machte. Die Dörfler lauschten Avdos Worten aufmerksam, beneideten ihn auch darum, so weit entfernte Orte gesehen zu haben. Bis Avdo ihnen verkündete, ihr eigenes Dorf sei ein christliches Dorf. Das verrate sein Name. Wie viele andere sei auch der Clan in diesem Dorf vor rund zweihundert Jahren aus dem Osten gekommen und habe, als er sich hier ansiedelte, den alten Namen des Dorfes übernommen, der Bedeutung nach aber verhunzt. Konak Görmez, ›Sieht kein Herrenhaus‹ also, sei doch kein Name für ein Dorf! Ursprünglich stamme das Wort aus der Sprache der Byzantiner: Konakormas. Mit der Zeit habe es sich verändert. Im Palandöken-Gebirge in Erzurum habe er einen Berg gesehen, der ebenfalls Konak Görmez hieß, berichtete Avdo.

Verdrossen erklärten die Alten, es liege an den Registern der osmanischen Zeit, dass der offizielle türkische Name des Dorfes Konak Görmez laute, in der Ebene kenne aber jeder das Dorf unter dem kurdischen Namen ihres Clans Shekhan, das reiche ihnen. Avdo aber fuhr beharrlich fort, der Name der Ebene, auf der sie lebten, Haymana, stamme von den christlichen Armeniern, die Eigenbezeichnung der Armenier sei Hay, da wurde es der Menge, die ihm lauschte, zu bunt.

Avdo solle aufhören, sie zu demütigen, schimpften sie. Statt die Herkunft ihres Dorfes solle er lieber seine eigene Herkunft hinterfragen. Erst vor einem Jahr sei er aufgetaucht, wo er zuvor gelebt habe, woher er stamme, hätten sie nicht erfahren, beschwerten sie sich. Wie konnte es sein, dass ein Steinmetz so weit herumkomme und so viele Sprachen spreche? Avdo führte aus, er habe keine Heimat, er sei als Waise aufgewachsen, seit der Kindheit sei er überall, wo er hinkam, einer neuen Sprache begegnet, auf diese Weise habe er Kurdisch, Türkisch, Arabisch, Armenisch, Aramäisch und Griechisch gelernt.

In den folgenden Tagen polierte Avdo auf dem Friedhof den Marmorblock, oft schauten Kinder vorbei. Marmor polierte man am besten mit Marmor. Tat man das mit der nötigen Geduld, wurde er spiegelblank. Früher wiesen die Meister ihre Lehrjungen beim Polieren an: Putz so lange, bis du dein Gesicht im Marmor siehst! Die Kinder schauten Avdos geduldigen Händen zu und unterhielten sich dabei mit den Rätseln, die er ihnen aufgab. Die Alten dagegen murrten, es sei zu bezweifeln, dass dieser Fremde, der zum Freitagsgebet nicht in die Moschee kam, überhaupt ein Muslim sei, womöglich floss Blut der Ungläubigen in seinen Adern – hatte er nicht selbst gestanden, seine Eltern nicht zu kennen? – und hielten sich fern. Sie waren zwar einverstanden gewesen, dass er das christliche Kreuz entfernte, den Marmorblock neu gestaltete und ihn an Kara Aghas Grab aufstellte, verstörende neue Geschichten wollten sie aus seinem Schandmaul aber nicht hören. Die Frauen im Dorf aber musterten den hochgewachsenen jungen Mann von weitem und lauschten, wenn sie einschliefen, mit einem Ohr den Liedern, die er abends auf dem Dach sang, auf dem er nächtigte.

Wusch Avdo sich bei Sonnenuntergang am Brunnen den

Staub vom Gesicht und aus dem Haar, traten die Mädchen beiseite und warteten, bis er fertig war, bevor sie ihre Krüge füllten. Sahen die jungen Frauen ihn anschließend davonstapfen, spürten sie, dass der Zauber eines Fremden stärker war als sämtliche Geheimnisse des Dorfes. Aus diesem Zauber erträumte jede sich einen Weg für sich und stellte sich vor, wie der Fremde, wenn er sich irgendwann aus dem Dorf verabschiedete, gerade sie mitnehmen würde.

Trotz der verstohlenen Blicke etlicher ungebundener Mädchen, verlor Avdo sein Herz an eines, das bereits verlobt war. Tag für Tag wartete er, dass Elif an den Brunnen käme, brachte das indigoblau getünchte Haus in Erfahrung, in dem sie wohnte, sang abends seine Lieder, sobald in ihrem Haus das Licht ausging. Die Zeit zwischen Wachen und Schlafen, wenn die Lichter erloschen, war die Zeit der Einsamkeit und der Fantasie. Daheim wartete Elif darauf, dass Mutter, Vater und Schwester einschliefen, dann setzte sie sich auf, ordnete ihr Haar, in das blaue Perlen hineingeflochten waren, und träumte sich in Avdos, gleich einem Windhauch durchs Dorf ziehende Lieder hinein. *Tanda gelsem al gül versem ey canan / Bir gül bir ömürlük uzundur / Al rengi kandandır desem ey canan / Bir ömür bir güllük uzundur.* (Käme ich im Morgengrauen und reichte dir eine rote Rose, Geliebte / Eine Rose ist so lang wie ein Leben / Sagte ich, das Rot ist vom Blut, Geliebte / Ein Leben ist so lang wie eine Rose.) Bei jedem Lied spürte Elif, dass der Fremde beim Abschied aus dem Dorf nicht nur die Cumhuriyet-Münze mitnähme, dass sein betörender Schatten vielmehr auch sie umfangen und er sie eines Nachts, wenn das Dorf schlief, hinter sich in den Sattel heben und heimlich davonreiten würde. Und bei jedem Lied fürchtete sie sich davor.

DORF KONAK GÖRMEZ

HAYMANA-EBENE, 1958

Kara Agha besaß ein dreistöckiges Herrenhaus, drei Herden und drei Hirten. Das Gebäude erhob sich majestätisch am oberen Ende des Hofs, die Hütten der Hirten lagen neben den Heuschobern am unteren Ende. Baki, der Sohn des Oberhirten, war zwölf, hatte er seine Arbeit im Stall erledigt, verbrachte er seine Zeit bei Meister Avdo, der den Grabstein für Kara Agha anfertigte. Avdo erzählte ihm von der Seele des Marmors, lehrte ihn, den Meißel zu führen, und brachte ihm obendrein Lesen und Schreiben bei. Im Gegenzug holte Baki kühles Trinkwasser vom Brunnen, wenn die Sonne am höchsten stand, oder pflückte grüne Pflaumen von den Bäumen an der Weggabelung. Als sich die Arbeit am Grabstein von Tag zu Tag länger hinzog, rühmten die Dörfler die Feinheit dieser Kunst und die Geduld des Handwerkers, was aber tatsächlich dahintersteckte, wusste nur Baki. Da ihm die Aufgabe zufiel, Avdos Briefe Elif zu überbringen, ahnte er, dass sein Meister länger im Dorf verweilen würde, und freute sich.

Elifs schriftliche Antwort trug Baki am nächsten Tag zu Avdo und beobachtete gespannt, wie dessen Miene beim Lesen spielte. Die Sonne stand längst nicht im Zenit, noch herrschte keine glühende Hitze. Doch Avdo schickte Baki zum Brunnen: »Hol kaltes Wasser.« Nachdem er getrunken und sich den Rest des Wassers über den Kopf geschüttet hatte, teilte er den Inhalt des Briefes Baki, seinem einzigen Freund im Dorf, mit. Ich bin verlobt, schrieb Elif. Liebe mich nicht, liebe eine andere, sagte sie. Wenn du eine willst, die mir ähnelt, ist da meine Schwester Ipek, sie ist sechzehn und ungebunden. Viele haben um ihre Hand angehalten, bisher hat sie zu keinem Ja gesagt, wenn du willst, sagt sie es zu dir. Ich kann sie überreden, wenn du das Dorf verlässt, läuft sie heimlich davon und geht mit dir. Ihre Stimme ist so schön wie deine, sie berührt einen im Herzen, ihr werdet zusammen glücklich sein. Liebe nicht mich, liebe sie, schrieb Elif.

»Baki«, fragte Avdo, »mit wem ist Elif verlobt?«

»Mit unserem kleinen Agha.«

»Wer ist das?«

»Die beiden Söhne von Kara Agha kennst du, es gibt noch einen jüngeren, er ist jetzt beim Militär.«

»Ihr Verlobter ist also beim Militär.«

»Elif wartet auf ihn, er heißt Mikail, er ist verrückt, alle im Dorf haben Angst vor ihm. Und er schlägt uns.«

»Er schlägt euch?«

»Ja, einmal hat er meinen Vater geschlagen.«

»So einer ist das also …«

»Papa konnte nichts dafür. Nachts war der Wolf gekommen und hatte ein Schaf aus der Herde geholt. Deshalb schlug er Papa. Wäre Kara Agha nicht böse geworden und hätte ihn gestoppt, hätte er noch weiter geprügelt.«

Bakis Stimme zitterte, weil er traurig war, aber auch ein wenig vor Furcht.

»Du hast Angst vor ihm, stimmt's?«, fragte Avdo.

»Dass er mich prügelt, ist nicht schlimm, aber ich habe Angst, dass er Papa schlägt.«

Avdo legte Baki die Hand auf die Schulter. »Nimm dir das nicht zu Herzen«, sagte er. »Solche Dinge erleben wir alle, aber mit ein bisschen Geduld geht alles vorbei. Als Waisenkind habe ich viel Prügel eingesteckt, aber schau nur, jetzt sitze ich auf diesem Marmor und unterhalte mich mit einem Freund wie dir. Das heißt, alles geht vorüber.«

»Wenn Mikail vom Militär kommt, wird er richtig wütend werden.«

»Warum das?«

»Er weiß noch nicht, dass sein Vater gestorben ist. Sie haben ihn nicht benachrichtigt, damit er in der Fremde nicht traurig sein muss. Er war der Lieblingssohn seines Vaters. Und auch er liebte seinen Vater und hörte auf ihn. Jetzt gibt es niemanden mehr, der Mikails Wut zügeln könnte.«

»Wann kommt er vom Militär heim?«

»Das weiß ich nicht.«

Ein paar Tage wartete Avdo ab, dann schrieb er einen zweiten Brief. Mit dem Brief unter seinem Unterhemd lief Baki nach Hause auf die andere Seite des Bachs, da sah er Elif mit ihrer Schwester Ipek im Tandır-Ofen Gözleme backen. Er wollte ungesehen umkehren, doch Elif hatte ihn bemerkt, rief ihn herein und bot ihm zu essen an. Sie nahm ein gares Gözleme vom Blech, strich Butter darauf und setzte es ihm vor.

»Kluger Junge«, sagte sie, »der Duft von frischen Gözleme hat dich angelockt, nicht wahr?«

Baki nickte, ohne den Mund, der noch voll vom ersten Biss war, zu öffnen.

Es ist schwer, die Erwachsenen zu verstehen, dachte Baki, würde auch er so werden, wenn er groß war? Elif war hübsch,

Ipek auch, er sah da keinen Unterschied. Wenn Meister Avdo die eine liebte, warum dann nicht auch die andere? Mit Ipek wäre sein Wunsch erfüllt, er würde sein Leben lang glücklich sein. Ipek war eine harte Nuss, sie wies ab, wer um ihre Hand anhielt, schob vor, dass ihre ältere Schwester noch unverheiratet sei. Hätte sie einen Liebsten, wäre sie längst mit ihm durchgebrannt. Da sie noch hier war, wartete sie also auf ihr Glück, darum pries Elif sie vor Avdo. Frauen waren vermutlich klüger als Männer. Ob nun Elif oder Ipek, Baki hätte sich in beide verlieben können, da waren erwachsene Männer wirklich schwer zu verstehen.

»Mädchen!«, rief von draußen Mutter Reyhan, »kann mal eine herkommen und mir helfen?«

Elif schickte ihre Schwester hinaus. »Ipek, geh und hilf Mama, ich mach das hier schon allein.«

Als sie allein vor dem Ofen saßen, zog Baki den Brief hervor und reichte ihn Elif. Ein Auge an der Tür, überflog Elif den Brief und warf ihn, kaum fertig, ins Feuer. Sie griff nach dem Schürhaken und wühlte im Feuer, damit es aufloderte. Dann drehte sie sich zu Baki um, der hatte das Gözleme verzehrt, sie setzte ihm ein zweites vor.

»Iss dich nur richtig satt«, sagte sie.

»Danke, Elif Abla.« Baki nahm den ersten Bissen vom frischen Gözleme.

»Der Mann scheint verrückt zu sein«, sagte Elif.

»Mein Meister ist ein guter Mann«, erwiderte Baki.

»Dein Meister? Woher soll der dein Meister sein?«

»Er lehrt mich, Steine zu bearbeiten, und bringt mir Lesen und Schreiben bei. Als er gehört hat, dass meine Aghas mich nicht zur Schule schicken, hat er gesagt, nimm's nicht schwer, das bring ich dir bei. Und ich gehe ihm zur Hand.«

 »Ihr helft euch also gegenseitig, Briefe überbringen gehört wohl auch dazu.« Elif stocherte im Feuer und verteilte kräftig die Asche des Briefes.

»Was hat mein Meister dir geschrieben?«, fragte Baki.

»Solche Dinge weißt du besser gar nicht«, entgegnete Elif. »Es wird sowieso keine Briefe mehr geben.«

»Warum nicht?«

»Was hab ich denn mit einem fremden Mann zu schaffen, bald kommt mein Verlobter heim, dann halten wir Hochzeit. Sag dem Mann, der dein Meister sein soll, er soll dich nicht noch einmal herschicken.«

»Wirst du ihm denn nicht antworten?«

»Nein, das werde ich nicht, wie gesagt, und komm du auch nicht wieder her.«

»Nie wieder?«

»Selbstverständlich kannst du zu uns in Haus kommen, ich wollte sagen, komm nicht wieder mit einem Brief von dem Mann her, klar?«

Baki blieb stumm. Er schaute zu, wie Elif ihr geblümtes Tuch vom Hals nahm, auf den Boden breitete und Gözleme hineinlegte.

»Hier, nimm die Gözleme«, sagte sie. »Bring sie deinem Meister, ist doch ein Fremder, er soll was Warmes zu essen bekommen.«

Froh griff Baki nach dem Tuch mit den eingewickelten Gözleme und wandte sich zur Tür. Auf der Schwelle hielt er inne und nestelte ein doppelt verknotetes Taschentuch aus der Hosentasche. »Das hätte ich fast vergessen, mein Meister schickt dir auch das.«

»Was ist das?«

»Keine Ahnung, der Meister hat etwas hineingelegt und zugeknotet, ohne es mir zu zeigen.«

Von draußen kamen Stimmen.

Elif nahm das verknotete Taschentuch, barg es im Ausschnitt und bedeutete Baki zu gehen.

Baki schlüpfte hinaus, sauste am Bach entlang, am Brunnen und am Friedhof vorbei und brachte seinem Meister die Gözleme.

»Was ist das denn?«, fragte Avdo, als er das warme Tuch entgegennahm.

»Elif Abla hat gesagt, sie wird dir keinen Brief mehr schreiben, sie wartet auf ihren Verlobten. Anstelle des Briefs hat sie Gözleme geschickt.«

Avdo legte das Tuch auf den Boden, öffnete es und musterte die gebutterten Gözleme.

MERKEZ-EFENDI-FRIEDHOF

ISTANBUL, 1985

Als die erste Kältewelle abgeflaut und die Silvesternacht überstanden war, begann das Eis in Istanbul zu schmelzen und die Niedergeschlagenheit der Menschen wich der Hoffnung, das neue Jahr würde womöglich Türen ins Leben öffnen. Man wusste wohl, dass die im Radio und auf der Straße verbreitete Zuversicht nicht lange anhalten würde, doch Hoffen war eine Sucht, man kam schwer davon los. Auch Chef Kobra hegte, als er am helllichten Tag auftauchte, eine Hoffnung, die er nicht aufgeben mochte.

Auf dem Friedhof wimmelte es von Besuchern, deren erster Gedanke im neuen Jahr ihren Liebsten galt, sie waren gekommen, um Wasser auf die Erde ihrer Gräber zu gießen, damit die Seelen sie das ganze Jahr hindurch begleiteten. Achtsam, um auf dem Eis nicht auszugleiten, gingen sie umher. Avdo sah einen in Richtung Werkhof laufen und dachte, er käme, um einen Grabstein für einen neuen Toten in Auftrag zu geben. Als er die Augen zusammenkniff und genauer hinschaute, erkannte er Chef Kobra, wunderte sich allerdings, dass der Mann allein kam, statt mit Hund und Soldaten im Gefolge.

»Mann Mann, Meister Avdo«, rief der Chef euphorisch, »was bist du für einer und wir hatten keine Ahnung davon.«

Avdo spähte zu den weiter entfernt stehenden Bäumen hinüber, vielleicht durchsuchten die Soldaten die Umgebung und kamen erst allmählich näher. Doch alles wirkte ruhig.

Der Chef hatte ein Paket in der Hand, mit der anderen ordnete er sein Haar.

»Ich hab mir gesagt, ich besuch mal den Meister, unser Kennenlernen war ja ein bisschen unglücklich, ich geh zu ihm und mach es wieder gut.«

Avdo legte Klüpfel und Meißel auf den Block, den er soeben bearbeitete, und wartete, dass der Chef näher trat.

»Zu Diensten, Chef.«

»Ich dachte mir, Meister Avdo knurrt der Magen, wir essen zusammen Mittag, also hab ich das hier besorgt.«

Der Chef setzte das Paket auf den marmornen Tisch in der Hofmitte, schlug das alte Zeitungspapier auseinander und nahm zwei Ayran und zwei Döner im Fladen heraus. Einen reichte er Avdo.

In der großen Blechschale in der Tischmitte brannte Feuer, es diente Avdo tagsüber als Ofen, froren seine Hände allzusehr und wurden steif, warf er Holz aufs Feuer und wärmte sich auf. Jetzt legte Avdo ein, zwei Scheite nach und musterte den Chef.

»Dein Job ist auch nicht einfach«, fing der Chef an, »den ganzen Tag meißelst du und schwingst den Hammer.«

»Wir nennen das nicht Hammer, sondern Klüpfel«, erläuterte Avdo mit Blick auf das Werkzeug aus Maulbeerholz.

»Wie auch immer das heißt, dafür braucht es Meisterschaft. Nicht jeder kann diesen Job machen, alle Achtung! Allerdings ist auch mein Job nicht gerade leicht, da gibt's ganz andere Schwierigkeiten, manchmal irren wir uns, wir tun alles, um den Staat und die Nation zu schützen, aber wir verhalten uns nicht immer richtig, wie soll man das ahnen, manchmal kränken wir ungewollt unschuldige Leute. Ich hab dich an dem Abend neulich geschlagen, das ist mir nicht wieder aus dem Kopf gegangen, da hab ich einen großen Fehler gemacht, hab ich mir gesagt, wie dreist war das gegenüber einem untadeligen Mann. Ich wohne mit meiner älteren Schwester zusammen, sie ist gelähmt, ich kümmere mich um sie, Abla, hab ich gesagt, ich hab einem braven Mann Unrecht getan, wäre mir doch die Hand abgefallen, hab ich gesagt, dieser verdammte Beruf!«

Der Chef biss in seinen Fladen und trank Ayran. Als er sah, dass Avdo dastand und ihn anstarrte, sagte er: »Na komm, Essen lässt man nicht warten, du brauchst Kraft, fang an.«

»Danke«, sagte Avdo heiser, bevor auch er in den Fladen biss.

»Wo war ich gleich, ach ja, meine Abla hat gesagt, geh zu ihm, was auch immer du falsch gemacht hast, geh zu dem Mann und mach es wieder gut. Sie ist eine fromme Frau, ihr Gesicht strahlt, genau wie deins, wenn es menschlich ist, Fehler zu machen, dann ist es ebenso menschlich, den Fehler wieder auszubügeln, hat sie gesagt. Meine Schwester weiß, wie schwer mein Beruf ist, von klein auf hat sie mich zur Schule geschickt, hat sich um meine Ausbildung gekümmert und mich dahin gebracht, wo ich heute bin. Deine Arbeit ist nicht leicht, hat sie gesagt, das weiß ja nicht jeder, deine Aufgabe ist schwer und gesegnet zugleich, such diesen Mann bei der ersten Gelegenheit auf und erzähl ihm, unter welchen Bedingungen du arbeitest. Auch er ist ein Kind dieses Landes, er wird dich verstehen, hat sie gesagt, um der Nächte willen, die du schlaflos verbringst, um deiner Jugend willen, die du vergeudest, damit jeder in diesem Land in Frieden leben kann, wird er dich verstehen.«

Avdo wartete ab, er war gespannt, worauf der Chef hinauswollte.

»In deinem Gesicht ist nichts mehr zu sehen«, stellte der Chef fest. »Das beruhigt mich ein bisschen. Ich möchte, dass du mich verstehst. Als ich eben zum Friedhof kam, erklang der Gebetsruf, da nahm ich rasch die Waschungen vor und ging in die Moschee. Ich hab gebetet und mich an Merkez Efendi gewendet, den Schutzherrn der Moschee, damit du mir verzeihst, ich hab gebetet, damit mir diese Schuld nicht in mein Sündenregister eingetragen wird. Ich hab viel zu tun, da bleibt kaum Zeit für das Gebet, ich wohne nur zwei Minuten von der Ortaköy-Moschee entfernt, du wirst es nicht glauben, ich schaffe es nicht einmal, in die prachtvolle Moschee zu gehen, aber hier ging ich hin und hab gebetet, da siehst du, wie leid es mir wegen dir tut. Ich habe gebetet, dass Gott mir vergibt und auch du …«

»Keine Sorge«, unterbrach Avdo ihn. »Ich bin ein Mensch, ich vergebe dir, ich hoffe, auch mein Hund vergibt dir.«

»Was hat der Hund damit zu tun?«

»Auch er war ein Geschöpf, er war alt, womöglich wäre er bald gestorben, aber er hat gelitten, ich hoffe, auch er vergibt dir, sein Segen ist seine Sache.«

»Wie soll ein Hund denn einen Segen geben?« Der Chef grinste höhnisch. »Es ist nun einmal geschehen, ich denke nicht an den Hund, sondern an dich, verstehst du, heute Abend berichte ich meiner Schwester davon. Ich werd sagen, ich war bei dir und als ich dein Gesicht bei Tageslicht sah, wurde mir klar, dass du ein guter Mann bist.«

»Alles Gute für deine Schwester, Chef, hoffentlich wird sie gesund.«

»Leider gibt es keine Heilung für sie, seit drei Jahren ist sie bettlägerig. Bete für sie, wenn du in die Moschee gehst.«

Avdo zögerte, überlegte, wie er reagieren sollte, sprach aus, was ihm auf der Zunge lag: »Ich gehe nicht in die Moschee. Aber ich bete für deine Schwester.«

Der Chef stellte den Ayran-Becher auf den Tisch und wischte mit dem Handrücken über den Schnauzer, dessen Spitzen feucht geworden waren. »Du gehst nicht in die Moschee?«, fragte er erstaunt. »In deinem Alter, mit diesem Bart, na sowas, obendrein steht die Moschee gleich hier vor deinen Füßen.«

»Ich weiß auch nicht, wie das kam«, erklärte Avdo. »Irgendwie hat es angefangen und so geht es weiter.«

»Du bist kein Alevit, warum gehst du nicht in die Moschee, das ist mir wirklich unbegreiflich.«

»Ich bin kein Alevit«, bestätigte Avdo, dann überlegte er, wie der Chef auf diesen Gedanken gekommen war. »Tatsächlich bin ich ohne Eltern aufgewachsen, ich weiß nicht, was ich bin.«

»Ah, so ist das also.« Der Chef nickte bedeutungsvoll.

»Wäre ich Alevit, würde man mich nicht auf dem Friedhof beschäftigen.«

»Da hast du recht, es wäre unangebracht, wenn ein Alevit die Grabsteine für Sunniten herstellt.«

»Denkst auch du so?«

»Na, du weißt ja, man sagt, das Brot von Aleviten ist ungenießbar.«

»Ach, essen Sunniten nur sunnitisches Brot? Viele Moscheen in dieser Stadt wurden von christlichen Architekten erbaut, auch die Ortaköy-Moschee, wusstest du das nicht? Man betet in Moscheen, die Christen errichtet haben, aber ein Grabstein, den ein alevitischer Meister angefertigt hat, ist nicht akzeptabel …«

»Ich verstehe nichts von solchen Dingen«, entgegnete

der Chef selbstbewusst. »Ich will jedenfalls nicht, dass ein Alevit meinen Grabstein herstellt, die stehen doch ganz vorn in der Reihe der Vaterlandsfeinde. Wenn du wüsstest, mit was für Menschen wir in unserem Job konfrontiert sind, mit was für Leuten wir uns abgeben. Egal, wärst du Alevit, würde das in deiner Akte stehen, ich hab nichts dergleichen gesehen.«

»Was für eine Akte?«

Der Chef zögerte, als hätte er das Thema zu früh angesprochen, fuhr dann aber fort: »Ich war neugierig, wollte wissen, was das für ein Mann ist, bevor ich herkam, da bin ich zur Behörde gegangen und hab mir deine Akte angeguckt. Um ehrlich zu sein, hab ich ganz schön gestaunt. Du hast ja einiges mitgemacht …«

Avdo taxierte die Miene des Chefs, versuchte abzuschätzen, was er wie genau wusste.

»Chef«, sagte er dann, als wäre es ihm egal, »mir sind ein paar Dinge passiert, wie sie jedem passieren.«

»Nein, nicht wie bei jedem, Meister Avdo, das hab ich in deiner Akte gesehen. Seine Liebste nicht bekommen können, mit dem Tod zu tun haben, jahrelang hinter Gittern sitzen, das ist nicht wenig, gar nicht wenig.«

Wozu stocherte der Mann darin herum, warum war er hergekommen und brachte diese Dinge aufs Tapet? War er von der Polizei oder vom Geheimdienst, Avdo konnte nicht direkt fragen, was kam der her und erinnerte ihn an die Vergangenheit?

»Das ist alles lange her«, sagte er schwach.

»Dein Name interessiert mich, Avdo, ein komischer Name, den hab ich noch nie gehört, in deiner Akte steht nichts dazu.«

 »Ich weiß selber nicht, wer mir diesen Namen gab und

warum.« Avdo verstummte, wollte so schnell wie möglich das Thema wechseln. »Chef, ihr habt jemanden gesucht, ihr wart da einer Person auf der Spur, habt ihr sie erwischt?«

Der Chef hielt seine Hände ans Feuer. Als könnte er etwas in den Flammen lesen, neigte er den Kopf zur Blechschale. »Das wärmt schön«, sagte er, »sonst würdest du es nicht den ganzen Tag hier aushalten.«

»Ja, das macht es erträglich. Holz hab ich genug, was ich von verdorrten Bäumen gesammelt habe, reicht über den Winter.«

Der Chef zog seine Zigarettenschachtel aus der Tasche, fingerte eine heraus und bot auch Avdo eine an. »Marlboro, ohne Filter«, sagte er. »Ware, die uns bei Razzien in die Hände fällt, ich lass dir die Schachtel da, du hast genug Winterholz, ich hab genug Zigaretten auf Lager, um über den Winter zu kommen.«

Er legte die Schachtel auf den Tisch.

»Danke«, sagte Avdo.

»Sie ist uns entwischt«, sagte der Chef. »Das Mädchen, nach dem wir in der Nacht neulich gesucht haben, hat sich in Luft aufgelöst, wir haben keine Spur von ihr gefunden.«

»Istanbul ist riesig, Chef, wer darin eintaucht, verschwindet, wie sollst du jemanden finden, der nicht gefunden werden will?«

»Gut gesprochen, jemand, der nicht gefunden werden will, genau das ist mein Job, Leute finden, die nicht gefunden werden wollen, und unseren Staat vor Unheil bewahren.«

»Gott helfe euch, euer Job ist schwer.«

»Jeden Morgen, wenn ich aus dem Haus gehe, betet meine Schwester dafür, dass ich gesund heimkehre. Ihre Gebete halten mich bis heute am Leben, wie oft bin ich dem Tod schon von der Schippe gesprungen. An meiner Seite hat es eine ganze Reihe Kollegen erwischt, mich hat das Schicksal beschützt.«

»Ist das Mädchen denn auch eine von denen, also ist sie gefährlich, hat sie was mit großen Verbrechen zu tun?«

»Wenn es um das Wohl unseres Staates geht, ist jede Straftat ernst und groß, aber dieses Mädchen ist nicht wie die anderen. Hör mal, wer könnte der Polizei derart gewieft entwischen?«

»Da sie euch entwischt ist, muss sie wohl wirklich gefährlich sein.«

»Wir haben sämtliche Adressen kontrolliert, an denen sie sein könnte, haben Personen vernommen, die sie kennt, aber keine Spur von ihr. Als wäre sie in einem der Gräber hier vergraben.«

»Chef, war sie verletzt? Nicht dass sie in einem Versteck gestorben ist …«

»Gott behüte!«, rutschte es dem Chef heraus, in seiner Stimme schwang Sorge mit. »Also, was ich sagen wollte, wir brauchen sie lebendig, sie hat Informationen, die wir brauchen. Die sind ja nicht auszurotten. Das Militärregime hat es in den letzten Jahren geschafft, in zahllose Höhlen einzudringen, zahllose Verräter auszuheben, viele Verräter wurden hingerichtet, Tausende sind im Gefängnis, und doch kommen immer wieder neue nach, komplizierte Sache, das sind Strohmänner von ausländischen Kräften. Sie wissen, dass sie nicht siegen können, darum geht es ihnen auch gar nicht, sie wollen Unruhe stiften im Land.«

Der Chef sprach mit Nachdruck wie ein Sprecher im Radio.

Avdo wählte einen bestätigenden Ton für seine Antwort: »Chef, dank jungen Männern wie dir können wir in Frieden leben.«

Der Chef lächelte zufrieden. »Wären bloß alle jungen Männer wie ich. Wir haben uns unserem Volk verschrieben. Guck mal, ich bin bald über das Heiratsalter hinaus, vor lauter Arbeit finde ich keine Zeit, mir ein Leben aufzubauen.«

»Du bist noch jung, das kommt schon noch, eines Tages erfüllt sich dein Wunsch, du findest eine wie dieses durchgebrannte Mädchen, also ich meine vom Alter her, ein junges Mädchen, wollte ich sagen.«

»Ich verstehe, natürlich, eine wie sie ...« Der Chef verstummte, ging nah ans Feuer heran. Sein Blick verlor sich. Eine Weile starrte er ins knisternde Feuer, in die blauen Flammen, Kummer legte sich auf seine Miene, was auch immer ihm durch den Kopf gehen mochte.

»Das ist Bestimmung«, beschied Avdo. »Wer weiß, wann und wo du sie triffst.«

»Du hast recht, du bist ein erfahrener Mann.«

»Von irgendwoher beobachtet dich dein Schicksal und wartet auf die Zeit, die dir bestimmt ist.«

Der Chef nickte. Der Kummer auf seinen Zügen strahlte, als wollte er dort ewig verharren, in seine Augen und seine Stimme aus. »Das Mädchen«, fing er an, »versteckt sich irgendwo, bloß wo, die Flüchtige, meine ich, Meister Avdo, sie war nicht hier, nachdem wir abgezogen sind, oder? Du hättest uns doch Bescheid gesagt, wenn sie hergekommen wäre ...«

»Selbstverständlich hätte ich Bescheid gegeben, Chef, solche Leute sollen mir vom Leib bleiben.«

»In der Nacht damals«, sagte der Chef schmeichelnd, »warst du uns vielleicht böse, weil ein paar unerfreuliche Dinge geschehen sind, hab ich gedacht, vielleicht hattest du Angst, und scheust dich deshalb, uns zu benachrichtigen ...«

»Das ist etwas anderes, Chef, einen Flüchtigen zu beschützten, ist etwas völlig anderes, ich bin klug genug, das nicht durcheinander zu bringen. Ich habe jahrelang gesessen, das weißt du ja, ich hab keine Lust, in meinem Alter noch mal hinter Gitter zu kommen.«

»Das hab ich mir auch gedacht. Als ich deine Akte heute Morgen las, hab ich mir gesagt, der Mann hat gesunden Menschenverstand, das ist einer, der mich verstehen wird.«

Avdo legte einen Holzscheit nach, hielt seine Hände ans Feuer.

»Hat das Mädchen denn keine Familie?«, fragte er. »Haben die sich denn nicht um sie gekümmert und sie davon abgehalten, einen falschen Weg einzuschlagen?«

»Ihr Vater und auch ihre Mutter sind gestorben, als sie noch klein war, das heißt, sie wurden ermordet. Das Mädchen war allein. Es ist nicht verwunderlich, dass jemand mit so einem Leben, vom Weg abkommt und in falsche Dinge verwickelt wird.«

»Das tut mir leid«, gab Avdo zurück.

»Ja, das ist traurig, wenn ich sie finde, werde ich ihr helfen, sich ein neues Leben aufzubauen, das heißt, im Namen des Staates werden wir ihr helfen.«

»Chef, auch ich bin ohne Eltern aufgewachsen. Hätte ich eine Familie gehabt, hätte ich mein Leben ordentlicher geführt und mich von vielen Problemen ferngehalten. Alleinsein ist nicht einfach.«

»Das verstehe ich, das ist natürlich schwer, es sieht aber nicht so aus, als wäre das Mädchen viel allein gewesen, sie hat sich einer anarchistischen Organisation angeschlossen, die hat sie als ihre Familie betrachtet.«

»Schlimm«, klagte Avdo. »Was für Leben es gibt! Wie heißt sie denn? Also, wenn das erlaubt ist …«

»Warum nicht, es stand ja sogar in der Zeitung, Reyhan heißt sie.«

»Reyhan«, wiederholte Avdo interessiert.

»Kommt dir der Name bekannt vor?«

»Nein, von so einer hab ich nicht gehört.«

»Ihre Mutter war die Arabesk-Sängerin Perihan Sultan, die hat erst in Etablissements gearbeitet und trat, als sie berühmt wurde, in Casinos auf. Was ist der nicht alles passiert, sie kam bei einem bewaffneten Anschlag ums Leben. Jahre vor der Mutter war schon die Tante ermordet worden. Ich hab's im Archiv gesehen, die Zeitungen haben sich darüber das Maul zerrissen. Erinnerst du dich?«

Avdo wich dem Blick des Chefs aus.

»Hier auf dem Friedhof hab ich kaum Gelegenheit zum Zeitunglesen. Ich habe ein Radio, das höre ich und kriege mit, was da gesagt wird. An das, was du erwähnst, erinnere ich mich nicht. Chef, könnt ihr nicht ein Foto von dem Mädchen vergrößern und aushängen, dann würdet ihr sie schneller finden.«

»Sie hat sich sehr verändert, sie sieht nicht mehr so aus wie auf den Fotos, die wir von ihr haben«, erklärte der Chef. »Sie sieht viel jünger aus, zwanzig ist sie, aber man würde sie für fünfzehn halten.«

»Sie sieht also jünger aus.«

»Sie hat abgenommen, vor lauter Magerkeit ist sie viel kleiner geworden, wie ein Kind.«

»Wirklich?« Avdo wandte dem Chef das Gesicht zu.

»Ja, warum?«

»Ich weiß nicht«, Avdo wurde lebendig, »ich hatte nur eine Idee.«

Der Chef zog die Hände vom Feuer. »Gibt es etwas, das ich wissen sollte?«

»Vielleicht täusche ich mich, aber du hast ja gesagt, das Mädchen wirkt wie ein Kind …«

»Ja, was ist los, nun rede schon!«, forderte der Chef mit großen Augen.

»Du hast an dem Abend von einem jungen Mädchen gesprochen, einer flüchtigen Straftäterin, die gefährlich ist, ihr wart mit einem Trupp Soldaten hinter einem einzigen Mädchen her, da habe ich mir eine große, kräftige Person vorgestellt. Wer so gefährlich ist, ist stramm und kräftig, was weiß ich, man stellt sich das so vor. Deine Beschreibung jetzt ergibt aber ein ganz anderes Bild.«

»Was denn für eins? Hast du sie etwa gesehen?« Der Chef war mit seiner Geduld am Ende.

»Nein, aber Straßenkinder im Teenageralter leben in Gruppen zusammen, die schlafen drüben in der Stadtmauer. Wenn das Mädchen, von dem du redest, so jung aussieht, hat sie sich vielleicht einer von den Gruppen dort angeschlossen.«

»Du hast recht, Meister Avdo!«, rief der Chef. »Wir haben in der Nacht damals auch bei den Mauern gesucht, aber als die Obdachlosen die Soldaten sahen, haben sie sich aus dem Staub gemacht, wir haben niemanden angetroffen.«

»Chef, ich könnte mich auch irren …«

»Wenn ich jetzt ohne Soldaten in Uniform allein hingehe, laufen sie nicht vor mir weg, von einigen könnte ich Informationen bekommen und erfahren, ob eine Neue dazugestoßen ist.«

»Soll ich mitkommen?«, fragte Avdo zögernd. »Es gibt eine Menge Verstecke in den Mauergängen, wo sie sich verbergen, ich kenne mich da aus.«

»Du nimmst mir das Wort aus dem Mund, Meister Avdo, hättest du es nicht gesagt, hätte ich es verlangt. Du bist ein erfahrener Mann, solche Leute wie dich braucht unser Staat. Als ich heute Morgen deine Akte las, hab ich dich genau kennengelernt, zwischen den Zeilen der Berichte hab ich gespürt, wie scharf dein Verstand ist. Ich hatte ein komisches Gefühl heute. Ich wusste nicht, was geschehen würde, was für ein Glück, mein Gebet ist erhört worden. Gut, dass ich auf meine Schwester gehört hab, gut, dass ich dich besucht hab, komm, verlieren wir keine Zeit.«

Der Chef wandte sich in die Richtung, aus der er gekommen war, doch Avdo deutete in die entgegengesetzte Richtung. »Gehen wir hier lang«, sagte er. »Da ist eine Spalte in der Mauer, durch einen Einsturz, von da aus kommen wir auf die Straße und können auf die andere Seite rüber. Aber erst muss ich das Feuer löschen. Nicht dass Wind aufkommt und die Flammen in die Bäume treibt. Besser ist besser.«

»Beeil dich«, mahnte der Chef.

Avdo schöpfte zwei Handvoll Schnee, streute sie auf das Feuer und löschte die Flammen. Dann schnürte er seine Stiefel fest zu, band sich einen Schal um den Hals und knöpfte seinen Mantel zu.

»Gehen wir, Chef.«

MARDIN

MESOPOTAMISCHE EBENE, 1939

In der Marktgasse von Mardin, gesäumt von Kupferschmieden, Kichererbsenröstereien und Spiegelmachern, die mit der Schlangenkönigin Shahmeran verzierte Brautspiegel feilboten, sang ein schmalgesichtiger Junge seine Lieder. Er war so schmächtig und klein, dass ihn niemand bemerkt hätte, würde seine Stimme nicht ebenso gellend klingen wie die Hämmer der Kupferschmiede. Zwei Tage lang hatte er an derselben Stelle gesessen, zur Stunde, da sich die morgendliche Kühle der mesopotamischen Ebene verzog, war er auch am dritten Tag wieder dort. Er hielt einen Laib Brot im Schoß, ein heiliges Brot, das nach dem ersten Weizen schmeckte, der vor Jahrtausenden hier angebaut worden war, und sich Tag für Tag erneuerte. Legte er in seinem Gesang eine Pause ein, riss er ein Stück Brot ab, steckte es in den Mund und schaute den Passanten auf die Gummilatschen und den Eseln auf die staubigen Hufe.

Die Bauern mit ihren bronzefarbenen Gesichtern, die früh aus den Dörfern in die Stadt kamen und in die Marktgassen strömten, liefen mit dem Gefühl, in seiner Stimme den gesegneten Atem eines Engels zu hören, an ihm vorüber und nahmen sich vor, dem Jungen ein opulentes Almosen zu geben, wenn sie den Tag ebenso gut zu Ende brächten, wie sie ihn begonnen hatten. In den Gassen herrschte Hochbetrieb, Gefeilsche und Handel füllten ihre Ohren, und wenn die Sonne die uralte Ebene von einem zum anderen Ende durchmessen hatte und im Sumpf der Geschichte versank, beeilten die Bauern sich, in ihre Dörfer heimzukehren. Den Jungen hatten sie vergessen. Wenn der Junge den Kopf hob und seine traurigen Lieder in unterschiedlichen Sprachen zum Himmel hinauf sang, der vom Tag zur Nacht die Decke wechselte, schwang sich seine Stimme gleich einem Vogel empor, bekam Flügel und schwebte in der Gasse über den Köpfen von Alten und Kindern und einem jungen Mann in zerschlissenen Hosen. Als dieser junge Mann, der stets morgens an ihm vorüberging, nun innehielt und auf ihn zutrat, unterbrach der Junge sein Lied. Dem Mann hing eine Tasche an der Schulter und in der Hand trug er eine Flöte. Die andere Hand barg geröstete Kichererbsen. Er setzte sich auf den Boden und streckte dem Jungen die Hand mit den Kichererbsen hin.

»Du hast eine schöne Stimme, Junge, sie sorgt dafür, dass du zu essen hast. Ich beobachte dich seit drei Tagen, wenn du zu singen anfängst, wird das Radio in dem Geschäft drüben ausgeschaltet, und alle lauschen deiner Stimme. Ich spiele Flöte in der Gasse dahinten, auch dort herrscht Gedränge, aber so viel Geld wie du bekomme ich nicht zusammen. Bist du allein?«

»Ich bin allein und ich bin neu in Mardin.«

»Du bist zu klein, um allein zu sein, wie alt bist du denn?«

»Zehn, vielleicht elf.«

»Du kennst dein Alter nicht, weil du seit eh und je auf der Straße lebst, stimmt's?«

»Ich weiß nicht, wann ich geboren wurde.«

»Weißt du denn, woher du stammst?«

»Auch das weiß ich nicht. Meine erste Erinnerung ist Urfa, da verlief ich mich in der Menge und weinte vor mich hin.«

»Auch ich kenne weder Ort noch Jahr meiner Geburt, genau wie du. Siehst du, wir sind beide wie vom Himmel gefallen auf der Welt.«

Sie hoben den Kopf und schauten in den Himmel, an dem die Sonne hinaufkletterte. Der Sommer war vorüber, noch ließ der Herbst sich nicht blicken, Mesopotamiens Himmel strahlte tiefblau.

»Wir können nicht vom Himmel gefallen sein, der ist sehr hoch, wären wir da runtergefallen, wären wir tot.«

»Ach Junge, vielleicht hatten wir Flügel am Rücken, und als wir auf der Erde ankamen, rissen sie ab. Beug dich mal vor, lass mich deinen Rücken sehen.« Im Handumdrehen hatte er den Kopf des Jungen nach vorn gedrückt und schob ihm am Rücken das Hemd hoch, um es gleich wieder herunterzuziehen. »Ja, ich hatte recht, auf deinem Rücken sind noch Spuren von den Wurzeln der Flügel zu sehen.«

»Spinnst du?«

»Hahaha, kommt dir das auch so vor? Keine Sorge, mein Verstand ist an Ort und Stelle.«

»Soll ich dir glauben?«

»Aber sicher. Mein Name ist Isa, das ist der Name des heiligen Jesus, glaub mir, wie heißt du denn?«

»Avdo.«

»Avdo, was für einen schönen Namen du hast.«

»Wie kann ein Name denn schön sein? Ist Isa etwa schön?«

»Wenn ein Name mich glücklich macht, dann finde ich, es ist ein schöner Name. Vorher hatte ich schon zwei andere Namen, Haydar und Ali. Denen habe ich zu verdanken, dass ich den Verstand verlor und vergaß, was ich wusste. Jetzt habe ich den Namen Isa angenommen.«

»Isa ist also gar nicht dein richtiger Name? Und dann sagst du, ich soll dir glauben!«

»Isa ist vielleicht nicht mein erster Name, ich habe ihn erst später angenommen, aber er ist mein richtiger Name.«

»Du bist verrückt, nicht wahr, sag die Wahrheit.«

»Hahaha, bei Gott, ich bin bei Verstand, bin gescheiter als die Verkäufer in dem Laden da drüben, verständiger als die Meister, die Muster in die Kupfertabletts hämmern. Ich bin weiter herumgekommen als sie alle, habe mehr Menschen kennengelernt als sie. Die Welt ist viel größer, als sie denken, ich werde auch noch andere Orte besuchen.«

»Warum, suchst auch du deine Mutter?«

»Ich suche niemanden. Du aber suchst offenbar nach deiner Mutter.«

»Ich erinnere mich an Mutter auf einem Marktplatz, sie hielt mich an der Hand. Und plötzlich stand ich allein in der Menge, Mutter hatte mich wohl verloren. Seit jenem Tag wandere ich in der Hoffnung umher, sie zu finden, ich ziehe von Stadt zu Stadt, denn vielleicht sucht auch sie mich überall.«

»Du wirst mir noch recht geben, Junge, eines Tages wirst du an die Schönheit von Namen glauben. Wenn du deine Mutter findest, wird ihr Name dir wie das schönste Wort auf der Welt vorkommen. Verstehst du? Das sind die Worte eines klugen Mannes.«

»Ich versuche zu verstehen.«

»Mit deiner Mutter wirst du auch das schönste Wort der Welt finden.«

»Aber ich kenne das schönste Wort ja schon …«

Isa stutzte und sah dem Jungen, der so selbstsicher redete, ins Gesicht. »Und welches Wort soll das sein?«, fragte er herablassend.

»Mutter.«

»Das soll es sein? Und ich hatte sonst was erwartet. Das ist doch kein Name.«

»Aber es ist schön, sag du es auch, dann verstehst du es.«

»Bin ich etwa ein Kind?«

»Wenn du nicht verrückt bist, kannst du es sagen. Los, sag's schon.«

Isa lächelte und sagte mit Blick auf den barfüßigen Jungen: »Mutter.«

»Noch mal«, forderte der Junge und Freude überzog seine Miene. »Sag es in allen Sprachen: Anne, Dayê, Emo, Umm, Mayrig, Mama.«

Isa wiederholte die Bezeichnungen, die der Junge genannt hatte, auf Türkisch, Kurdisch, Aramäisch, Arabisch, Armenisch und Griechisch:

»Anne, Dayê, Emo, Umm, Mayrig, Mama.«

»Du bist nicht verrückt.«

»Freut mich, dass du das eingesehen hast, Junge, jetzt können wir Freunde werden. Woher kannst du denn so viele Sprachen, so jung wie du bist?«

»Ich bin viel herumgekommen und rede mit allen.«

»Avdo, wo wohnst du, hast du einen Platz, wo du nachts schläfst?«

»Ich habe keinen Platz, ich suche mir einen Unterschlupf, rolle mich in einer Ecke zusammen. Hast du einen Schlafplatz?«

»Ja. Willst du mit mir kommen? Es ist nicht mein Zuhause, ich wohne beim Grabmacher Meister Josef, wenn du mitkommst, bekommst auch du einen Schlafplatz.«

»Gut, ich komme mit.«

»Nimm noch ein paar Kichererbsen.«

»Und du etwas Brot, es ist frisch.«

»Na dann her damit, von der Spitze.«

Der Junge knabberte frisch geröstete Kichererbsen und Isa ließ sich das am Morgen frisch aus dem Ofen geholte Brot schmecken, da hörten sie im Radio, das im Geschäft nebenan eingeschaltet worden war, die Nachrichten. Statt von lieblicher Stimme gesungene Lieder berichtete ein Sprecher mit tiefer Stimme, Deutschland habe Polen mit Krieg überzogen, und als Reaktion darauf hätten England und Frankreich ihrerseits Deutschland den Krieg erklärt. Avdo hatte noch nie von diesen Ländern gehört und war auch nie jemandem begegnet, der von dort hergekommen war.

»Die Länder sind wohl weit weg«, mutmaßte er.

Isa schwieg, er zerquetschte das Stück Brot in seiner Hand und richtete den Blick ins Leere.

Avdo spürte, dass etwas nicht stimmte, und beugte sich zu Isa. »Was ist los, hast du jemanden gesehen?«

»Es ist Krieg, Junge«, sagte er, auf einen Schlag missmutig. »Ich muss fort.«

»Was hat das denn mit dir zu tun? Jeden Tag streiten überall Leute miteinander.«

»Streiten tust du mit Menschen, die du kennst, im Krieg aber tötest du Menschen, die du gar nicht kennst.«

»Warum denn das?«

»Warum weiß ich auch nicht. Wenn jetzt jemand die Straße herunterkommt und in die Menge schießt, nicht genug damit, wenn er weiterläuft und auch die Leute in den anderen Straßen umbringt, noch immer nicht genug, wenn er die ganze Stadt tötet und dann in die Häuser der Toten geht, sich ihr Gold und ihre Mädchen nimmt und sich gut dabei fühlt, so etwas ist Krieg.«

»Das ist schlimm.«

»Sehr schlimm.«

»Warst du mal im Krieg?«

»Ja, einmal, und ich bin da geblieben. Dass ich jetzt hier bin, hat nichts zu sagen, der Mann, der in den Krieg zog, war ein anderer.«

»Du bist doch verrückt«, sagte Avdo zaudernd, »aber du sagst es mir nicht.«

»Mach dir keinen Kopf deshalb«, sagte Isa besorgt. »Und hör dir das Radio an, die haben wohl keine anderen Meldungen, dass die ununterbrochen vom Krieg reden. Eine Katastrophe. Ich muss gehen. Komm bei Sonnenuntergang zum Scheich-Zırrar-Friedhof, weißt du, wo der ist?«

»Ich kenne ein paar Friedhöfe, aber ich weiß nicht, wie sie heißen.«

»Hier die Straße runter, immer geradeaus, du läufst auf eine Moschee zu und hinter der Moschee siehst du dann den Friedhof. Aber geh nicht auf den Friedhof, halt dich an der Seite, am unteren Ende steht Meister Josefs Hütte. Wir sehen uns heute Abend.«

Isa stand auf, hastete los und verschwand in der Menge.

Der Abend kam früh. Als Mardin mit seinen Häusern auf den Terrassen, die sich die Berghänge hinaufzogen, den Gartenmauern aus gelbem Kalkstein, den flachen Dächern, die nachts die Sterne anzogen, und den Burgtürmen, die wie eine Krone oben auf den Gipfel gesetzt waren, wieder einmal einen müden Tag hinter sich ließ, wanderte Avdo durch die schmalen Gassen hinunter. Jede Gasse zog sich mit eigenem Ornament dahin, jedes Fenster schien den ganzen Himmel in sich hineinzuziehen. Die von Sternenlicht erfüllten Häuser erstrahlten wunderschön. Ohne der Schönheit gewahr zu werden, für ihn war die Welt überall gleich, fand Avdo erst die Moschee, dann den Friedhof und schließlich Meister Josefs Kate.

Meister Josef und Isa saßen ins Gespräch vertieft am steinernen Tisch vor der Hütte. Auf dem Tisch standen Speisen und eine Flasche Wein. Als nun auch Avdo da war, begannen sie zu essen.

»Avdo«, sagte Meister Josef, »Isa konnte gar nicht wieder aufhören, deine Stimme zu rühmen. Sing doch ein Lied, auf diesem Weg wollen wir uns kennenlernen.«

Avdo, der sang, solange er denken konnte, stimmte ein Lied an. Er war so hungrig, dass er ein kurzes wählte, um nicht länger warten zu müssen. Es war ein fröhliches Lied, das nicht von Trennung und Liebe, vom Tränenstrom handelte, der wie Blut floss, sondern vom Zueinanderfinden.

»Warum singst du keins der kummervollen Lieder, die du auf dem Markt zum Besten gibst«, klagte Isa, doch Meister Josef unterbrach ihn.

»Was willst du mit Kummer«, hielt er ihm entgegen, »Hör nur, wie schön der Junge gesungen hat. Bravo, mein Kind, deine Stimme ist ein Juwel, bravo.«

Avdo merkte, dass von der Fröhlichkeit, die Isa am Morgen besessen hatte, nichts geblieben war, seine Gesichtszüge, die sich beim Hören der Radionachrichten verspannt hatten, waren noch immer nicht wieder gelöst.

»Meister Josef«, sagte Isa, »Du würdest staunen, wenn du sehen könntest, wie Avdo mit seinem Gesang die Menge in den Marktgassen betört, wie er die Seelen der Passanten geradezu wie Zügel in die Hand nimmt und an sich zieht. Eine kräftige Stimme. Ich hoffe, sie kommt nicht zu Schaden.«

»Wie bitte?«, fragte Meister Josef. »Warum sollte sie Schaden nehmen?«

»Ich spiele Flöte, um Geld zu sammeln, ich wandere umher, wenn auch dieser Junge ungeborgen lebt wie ich …«

»Dein Herz hat sich heute wirklich in ein finsteres Gewässer verwandelt, Isa …«

Isa schwieg und senkte den Kopf. Er betrachtete die Erde zwischen seinen Füßen, dann hob er den Kopf.

»Du hast recht, Meister Josef. Mein Herz hat Finsternis befallen, und als ich die Radionachrichten hörte, hämmerte sich das Unglück auch dieses Jungen wie ein Nagel in mein Hirn.«

»Gräme dich nicht, sieh nur, heute Mittag traf der Junge dich, heute Abend schon hat er mich kennengelernt, es gibt auch ein Morgen, warten wir ab, was noch alles geschieht …«

»Ich bleibe nicht länger hier«, entgegnete Isa. »Der Meldung im Radio zufolge, ist das ein großer Krieg, der breitet sich rasch aus, ich gehe fort, bevor der Krieg herkommt. Der Einzige, den ich zurücklasse, bist du, mit dem Jungen sind es jetzt zwei.«

»Fachen wir erst einmal das Feuer an und wärmen unsere Hände, dabei reden wir über die Lage des Jungen und über deine Reise.«

»Ich zünde die Holzscheite an.« Isa ließ ein Zündholz aufflammen, entzündete einen Kienspan und schob ihn unter die trockenen Reiser.

»Wohin gehst du denn?«, fragte Avdo neugierig.

»Nach Jerusalem«, gab Isa Auskunft.

»In welcher Richtung liegt das, ist es sehr weit?«

»Es ist eine ferne Stadt, dort findest du alles, was du suchst, es soll eine Prophetenstadt sein.«

»Wenn du eine Prophetenstadt suchst, geh nach Urfa.«

»Urfa ist nah, ich aber werde weit fortgehen, an einen Ort, wo der Krieg nicht hingelangt.«

»Gehst du heute Abend los?«

»So schnell hab ich nicht gesagt, Junge, ich hab ein bisschen was zu tun, das muss ich erst erledigen, in ein paar Tagen mache ich mich auf den Weg.«

»Und ich«, warf Avdo schüchtern ein, »ich gebe dir das Geld, das ich gesammelt habe, wenn es dir nützt.«

»Hörst du, Meister Josef, der Junge hat ein goldenes Herz.«

Meister Josef sagte kein Wort, hielt nur seine Hände ans Feuer und richtete den Blick in die Flammen.

»Übrigens«, fuhr Isa fort, »bevor ich aufbreche, muss ich einen Brief schreiben und mit dem Stempel vom Postamt in Mardin nach Istanbul schicken.«

»Nach Istanbul?«, hakte Avdo nach.

»Ja, ich habe mir mit dem Brief viel Zeit gelassen, aber jetzt, wo der Krieg ausgebrochen ist, muss ich mich beeilen, damit er Istanbul noch erreicht, bevor der Krieg hier ist. Ich muss sie warnen.«

»Das Istanbul der Märchen, Wahnsinn, da hast du also Bekannte.«

»Noch habe ich keine Bekannten in Istanbul, aber bald.«

»An wen schreibst du dann den Brief?«

»An jemanden, den ich nicht kenne.«

Avdo riss die Augen auf.

»Du bist verrückt«, sagte er wieder, »aber du verheimlichst es mir.«

Meister Josef brach in Gelächter aus.

»Das gefällt mir«, sagte er. »Avdo, lass Isa, jetzt hör mir mal zu. Ich bin ein alter Mann, ich brauche einen Gehilfen, willst du mein Lehrling sein?«

Diese Frage hatte Avdo nicht erwartet, bevor er antwortete, sah er Isa an. Auf Isas Miene lebte die Freude, die er am Morgen gesehen hatte, wieder auf.

»Dein Lehrling sein? Meinst du das ernst?«, fragte er verdattert.

»Du hast es gehört, ich meine es ernst«, bestätigte Meister Josef.

»Und was soll ich tun?«

»Du hebst Gräber für die Toten aus und fertigst Grabsteine an.«

»Ist das einfach? Kann ich das lernen?«

»Ich war so alt und so groß wie du, als ich als Lehrling in diesem Beruf anfing. Ich habe es gelernt, dann kannst du es auch. Am Anfang fällt es schwer, aber du gewöhnst dich daran.«

»Ich will tun, was ich kann«, versprach Avdo aufgeregt.

»Du nimmst dich der Toten an. Dafür wirst du in den Himmel schauen, die Zeichen am Himmel beobachten und die Sterne lesen. Und auf die Grabsteine malst du die Sternbilder.«

»Wie soll ich denn die Sterne lesen?«

»Du bist ein gescheiter Junge, das lernst du schnell. Es ist so ähnlich wie ein Alphabet.«

»Aber ich kenne das Alphabet gar nicht.«

»Auch das wirst du lernen, ich helfe dir dabei.«

»Und werde ich auch schnell lernen, ein Haus zu bauen?«

»Was für ein Haus?«

»Ein Haus für mich.«

Meister Josef stockte. Er sah Avdo an, dann Isa und die Toten, die nebeneinander ausgestreckt lagen und ihnen zuhörten. »Ich will dir etwas sagen, Avdo«, fuhr er fort. »Wenn ich dir später die Befugnis zur Berufsausübung erteile, gibt es Bedingungen.«

»Sag nur, Meister, ich tu, was du sagst.«

Meister Josef blickte dem Jungen in die hoffnungsfrohen

Augen. »Hör gut zu«, fing er an, »wenn du Grabsteine anfertigst, musst du dich vom Häuserbauen fernhalten. Das ist die erste Bedingung, ein Grabsteinmetz baut keine Häuser.«

»Warum nicht?«

»Was wir tun, tun wir für die Toten, wenn wir ein Haus bauen, wird das ein Grab für die, die darin wohnen. Wir bauen keine Häuser, und Hausbauer machen keine Gräber, sonst trifft unsere Kunst ein Fluch. Verstehst du?«

»Darf ich auch kein Haus für mich selbst bauen?«

»Für dich selbst kannst du ein Haus bauen, nur so viel kann ich dir als dein Meister gestatten, aber du musst mir schwören, nur für dich selbst ein Haus zu bauen, für niemand anderen.«

»Wenn du es erlaubst, Meister, werde ich ein Haus für mich selbst bauen, aber nicht einen Stein in die Mauer für das Haus eines anderen legen, das schwöre ich.«

»Die Sache ist also geklärt, du bist Zeuge, Isa, nicht wahr? Kommen wir jetzt zu den anderen Bedingungen …«

»Gibt es noch mehr Bedingungen?«

»Selbstverständlich, ohne Bedingungen kann man keine Kunst erlernen. Also, wenn jemand Geld gibt, nimmst du es an, doch von jemandem, der kein Geld hat, wirst du keines verlangen, aber den Grabstein für ihn genauso schön fertigen.«

»Das ist wie beim Singen, wer Geld hat, gibt ein Almosen, wer keines hat, hört zu, ohne Almosen zu geben, für die singe ich aber ebenso schön.«

»Bravo, du verstehst genau, was ich meine. Eine weitere Bedingung ist, dass dein Haus auf dem Friedhof oder gleich daneben steht, und dass du deine Tür den Obdachlosen öffnest, die zum Schlafen auf den Friedhof kommen, und deine Mahlzeit mit ihnen teilst.«

»Das mache ich auch jetzt schon so, was ich erhalte, mein Geld, mein Brot teile ich mit anderen Bettlern.«

»Gut, das heißt, du wirst diesen Beruf im Nu begreifen und ein guter Meister werden. Komm, feiern wir unseren Vertrag. Auf meinen Lehrling Avdo!«

»Bekommt auch der Junge Wein?«, erhob Isa Einspruch.

»Warum denn nicht?«, sagte Meister Josef. »Wer Wasser trinken kann, kann auch Wasser aus dem heiligen Zamzam-Brunnen trinken, genauso gut wie Wein.«

Isa schwieg. Mit Meister Josef und Avdo gemeinsam hob auch er sein Glas.

»Zum Wohl!«

»Zum Wohl!«

Avdo hatte Mühe, den Wein zu schlucken, er verzog das Gesicht.

»Als Kind habe ich auf den Friedhöfen von Aramäern wie auch von Muslimen gelebt«, erzählte Meister Josef. »Dann stellte ich fest, dass das nicht von Vorteil ist, und bin neben den Friedhof gezogen. Als ich auf dem aramäischen Friedhof wohnte, ließen mich die Muslime keine Grabsteine anfertigen, und als ich auf dem islamischen Friedhof lebte, gaben mir die Aramäer keine Arbeit. Jetzt wohne ich auf keinem Friedhof mehr. Seht ihr, oberhalb des Friedhofs steht die Scheich-Zırrar-Moschee, am unteren Ende ist die Mor-Mihayel-Kirche zu sehen. Da meine Hütte zwischen beiden steht, kommen beide Gemeinden zu mir. Außerdem kann sich hier keiner in meinen Wein einmischen. Auch das ist wichtig.«

»Wein ist wichtig«, bestätigte Isa.

»Avdo«, sagte Meister Josef, »heute Abend haben wir deiner Stimme gelauscht und werden sie noch oft hören. Aber hast du auch schon einmal Isas Flöte gehört? Hast du ihm auf dem Markt gelauscht?«

»Nein, auf der Gasse, wo ich bettelte, hat er nicht gespielt, seine Flöte hab ich noch nie gehört.«

»Unser Isa ist heute Abend schwermütig, weil er die Nachricht vom Krieg gehört hat. Jetzt nimmt er seine Flöte aus dem Beutel und spielt uns schöne Melodien vor.«

Isa schob die Hand in seinen Beutel und zog die Flöte hervor. Mit dem Finger fuhr er sich über die Lippen, dann setzte er die Flöte an, schloss die Augen und fing zu spielen an. Das Himmelszelt erbebte, die Sterne regten sich. Die Flammen des Feuers changierten von Blau ins Gelbe. Die Flötenstimme mischte sich in den Geschmack des aramäischen Weins, flog in uralte Zeiten, sammelte Totenklagen aus der Epoche, da der Name der Stadt Izalla lautete, Lieder aus der Ära, da sie Mardia hieß, und Melodien aus Sprachen, derer sich niemand mehr entsann, und breitete sie über die rote Erde des Friedhofs hin. Avdo wandte Isa das Gesicht zu und war endlich überzeugt davon, dass dieser Mann, aus dessen Flöte betörende Klänge schlüpften wie Istanbuler Feen, nicht verrückt war.

MARDIN

MESOPOTAMISCHE EBENE, 1939

Avdo gab dem Stein vor sich eine schmale Form und glättete die Ränder, dabei freute er sich, nach tagelanger Arbeit zum ersten Mal einen Stein fertiggestellt zu haben, ohne dass er brach. Er pustete den Staub vom Stein und lief um ihn herum. Nach einem letzten Blick auf den Stein, der einer aus grauen Vorzeiten überlieferten leeren Tafel glich, rief er den Meister.

Meister Josef hatte ihn beobachtet, nun trat er näher, berührte die Ränder des Steins und strich mit der Hand über die Oberfläche, dann hob er ihn an und stellte ihn auf.

»Diesmal ist es gut, Avdo. Denk nicht an das Dutzend Steine, die du in einer Woche kaputt gemacht hast. Jetzt hast du ein gutes Werkstück geliefert, bei mir dauerte es einen Monat, bis mein erster flacher Stein fertig war. Das reicht für heute, morgen fängst du mit dem Muster an.«

»Meister«, wandte Avdo ein, »kann ich morgen nicht frei bekommen, ich will auf den Markt und singen. Ich würde gern ein bisschen Geld sammeln, um es Isa auf den Weg mitzugeben.«

»Mach dir keine Sorgen um Isa, ich gebe ihm Geld. Wenn du ihm aber auch selbst etwas geben willst, kannst du natürlich auf dem Markt singen.«

»Danke, Meister.«

»Geh jetzt und wasch dir die Hände, säubere auch dein Haar vom Staub. Heute Abend haben wir einen Gast, wir wollen das Mahl vorbereiten.«

»Wer kommt denn?«

»Meister Dikran, aus Urfa. Er wird ein paar Tage bei uns bleiben. Ich rühme mich meiner Kunst, Grabsteine anzufertigen, du wirst sehen, der wahre Künstler ist Meister Dikran. Das ist das Schöne an unserer Kunst, du wirst immer jemanden finden, der gut darin ist, den du verehrst. In unserem Beruf richtet sich der Lohn nach der Größe und Härte des Steins, also danach ob es sich um einen weiblichen oder männlichen Stein handelt, doch Meister Dikran wird nicht für den Stein, sondern für die Ornamente bezahlt. Die schwierigsten Ornamente arbeitet er so schön, die Schuppen, die Augen, die rosengleichen Lippen der Schlangenkönigin Shahmeran meißelt er so herrlich, dass du glaubst, er graviere nicht in Stein, sondern male mit dem Pinsel auf einem Spiegel. Auch du hast Talent, Avdo, der Wohlklang deiner Stimme und dass du in deinem Alter schon mehr Sprachen beherrschst als ich, ist ein Schatz, wenn du jetzt noch Steinmetzmeister wirst, kann dir keiner mehr das Wasser reichen.«

Meister Dikran kam, als der Vollmond hinter der Festung im Osten aufstieg. Sie brieten Fleisch über dem Feuer und legten allerlei Speisen dazu. Die Gläser füllten sie mit Rotwein. Den ersten Schluck tranken sie zu Ehren Meister Dikrans.

»Ich kenne Meister Dikran seit vierzig Jahren«, erzählte Meister Josef und sah Avdo und Isa an. »Man lernt viele Menschen kennen auf dieser Welt, manche mag man mehr, manche weniger. Und dann sind da die Freunde, das ist etwas anderes als Bekannte. Meister Dikran ist der einzige Freund, den ich habe. Ich schätze mich glücklich, einen Freund im Leben gefunden zu haben.«

»Auch ich schätze mich glücklich«, sagte Meister Dikran.

»Hoffentlich gewinne auch ich später einen Freund«, kam es von Isa.

»Du bist noch jung«, entgegnete Meister Dikran. »Du findest Freunde, wenn du in Jerusalem bleibst. Ich bin überrascht, dass du dich so plötzlich zum Aufbruch entschlossen hast. Als ich das letzte Mal hier war, hörte es sich so an, als wolltest du hierbleiben.«

»Das wollte ich auch«, bestätigte Isa. »Wäre der Krieg nicht ausgebrochen, würde ich nicht fortgehen.«

»Ich habe Verwandte in Jerusalem, such sie auf, wenn du da bist, sie werden dir helfen.«

»Danke, ich richte Grüße von dir aus. Wie soll ich mich mit ihnen verständigen? Ich kann kein Aramäisch.«

»Sie beherrschen alle Sprachen, die man in diesen Gegenden spricht. Ein Brief, den ich kürzlich von meinem Vetter erhielt, fing Aramäisch an, setzte sich auf Türkisch fort und endete auf Kurdisch. Ganz offensichtlich haben sie Sehnsucht nach Mardin. Sie sehnen sich nach der Vergangenheit. Unsere Vorfahren haben vor dreitausend Jahren die Stadt Ninive gegründet. Gott schickte den Propheten Jona nach Ninive, er sollte die Menschen warnen. Wir denken, Jona habe dort Assyrisch, Aramäisch oder Akkadisch gesprochen, doch der große osmanische Reiseschriftsteller Evliya Çelebi schreibt, der Prophet Jona habe mit dem Volk von Ninive Kurdisch gesprochen. Vielleicht stimmt, was er schreibt. Auch du kannst mit meinen Verwandten Kurdisch sprechen, wenn du magst.«

»Wie der Prophet Jona.«

»Genau.« Meister Dikran lächelte.

Mit kindlicher Neugier mischte sich Avdo ein. »Meister Dikran, hast auch du in Jerusalem gelebt?«

»Nein, ich war nie in Jerusalem, doch meine Verwandten flohen von hier und wurden in alle Welt verstreut, einige ließen sich dann dort nieder.«

»Warum sind sie denn geflohen?«

»Unwichtig«, tat Meister Dikran die Sache ab, als würde er dem Jungen von banalen Dingen sprechen, »früher gab es hier einen Krieg, na, und im Krieg werden Lebensläufe auf den Kopf gestellt. Familien, Städte, Staaten zerfallen. Und wenn der Krieg eines Tages zu Ende ist, ist nichts mehr, wie es war.«

»Warum fliehen wir denn nicht, wenn der Krieg kommt? Lasst uns packen und nach Jerusalem gehen, solange noch Zeit ist.«

Aller Augen richteten sich auf Avdo, weil er wie von unbekannten Monstern gesprochen hatte. Straßenkinder sind auf jeden Schrecken eingestellt, doch als spürte er, dass Krieg nicht den Schrecken glich, die er kannte, hielt er den Atem an, während er auf Antwort wartete.

»Es ist unsere Schuld«, sagte Meister Dikran. »Wir haben dich mit unnötigen Worten beunruhigt. Keine Sorge, hierher kommt der Krieg nicht. Was hat denn ein Krieg am Rande Europas mit uns zu tun? Isa hat nach einem Vorwand gesucht, um fortzugehen, er will umherwandern, um sein Gedächtnis wiederzuerlangen, ist es nicht so, Isa?«

Statt die Frage zu beantworten, sagte Isa: »Ich bin froh, dass du diese Woche gekommen bist, Meister Dikran, es hätte mir leidgetan abzureisen, ohne dir die Hand geküsst zu haben.«

»Viele sollen dir die Hand küssen. Nimm den Weg über

Damaskus, wenn du nach Jerusalem gehst, wie der Heilige Paulus, dort erlebt jeder seiner Erleuchtung, heißt es, ich hoffe, auch du findest dort Erleuchtung und dein Geist kommt zur Ruhe.«

Sie hoben ihre Gläser, als würden sie den Wein anbeten, und lauschten den Geschichten, die Meister Dikran vom Heiligen Paulus, von Damaskus und Jerusalem erzählte. Meister Dikran wirkte viel mehr wie ein unter freiem Himmel predigender Pfarrer denn wie ein Steinmetz. Er hob und senkte die Stimme und deutete immer wieder zu den Sternen hinauf. Seine Stimme trug ältere Spuren als die Runzeln in seinem Gesicht. Die Stimme war eintausend Jahre alt oder zweitausend, so alt wie die ersten Menschen, die in uralten Zeiten in der mesopotamischen Ebene Weizen aussäten.

»Meister Dikran«, sagte Isa in einer Gesprächspause, »Avdo hat heute seinen ersten Stein fertiggestellt, wenn er groß ist, wird er sein wie ihr und mit dem Feuer, den Sternen und den Steinen sprechen.«

Meister Dikran musterte den Stein, der in der Nähe stand und vom Feuerschein beleuchtet wurde.

»Gesundheit deinen Händen, Meister Avdo«, sagte er, den Jungen mit dieser Anrede auszeichnend, »Begeisterung ist der Schlüssel zum Schloss. Ich sehe, dass du über diesen Schlüssel verfügst, du wirst das Tor öffnen und den Garten betreten, in dem wir unser Leben verbringen. Darf ich deinem Stein ein paar Worte hinzufügen?«

»Bitte, Meister.« Avdo freute sich über die Anerkennung.

»Ich weiß nicht, was für ein Muster du morgen in den Stein gravieren wirst, das wird dein Meister dir sagen. Meister Josef ist der Großmeister von Schrift und Ornament. Ich dagegen will dir von Steinen ohne Ornament und ohne Inschrift erzählen. Hast du davon schon gehört?«

»Nein, davon hat mein Meister noch nie erzählt.«

»Auf dieser Welt hat jeder das Recht auf ein Grab, und jedes Grab hat das Recht auf einen Grabstein und jeder Grabstein hat ein Recht auf Ornament und Inschrift. Einzige Ausnahme davon sind Grabsteine für Henker. Für Henker gibt es keine Trauerfeier zur Beerdigung, ihre Körper werden heimlich des Nachts bestattet und am Grab wird ein rechteckiger Stein aufgestellt. Damit man nicht weiß, wer dort liegt, bleibt der Stein leer und wird schwarz angemalt. Unter einem schwarzen Grabstein ohne Ornament und ohne Inschrift zu liegen, verwies früher darauf, was für ein Leben man gelebt hatte.«

»Vielleicht lass ich den Stein heute Nacht lieber nicht ohne Inschrift«, sorgte sich Avdo angespannt. »Ich ritze eine Kerbe ein, dann ist er nicht ganz leer.«

»Das hat keine Eile, der Stein ist ja noch nicht an einem Grab aufgestellt, der kann vorerst so bleiben.«

In die Farben des Feuers versunken, Gelb, Blau und Rot, überlegte Avdo einen Augenblick lang. Auch wenn Meister Dikran sagte, der Stein könne so bleiben, galt es doch, sich zu beeilen. Morgen würde er zur selben Stunde aufstehen wie Toteve und sich an die Arbeit machen. Auf den Markt würde er am nächsten Tag gehen und Geld sammeln.

»Meister Dikran«, sagte er wie ein Schüler, der seine Lektion gelernt hat, »ich graviere morgen das Ornament in diesen Stein, ich lasse ihn nicht warten. Außerdem ist mein Stein weiß wie Muttermilch und nicht schwarz.«

»Das sehe ich, Meister Avdo, dein Stein ist weiß. Selbst wenn er tausend Jahre lang Sonne und Regen ausgesetzt ist, wird dieser Nahit-Stein nicht schwarz. Ich habe das nicht erzählt, um dich zu beunruhigen, vielmehr wollte ich, dass du es weißt, weil es dir in deinem langen Leben nützlich sein könnte. Triffst du einmal auf einen schwarzen Stein, erschrick nicht davor, du bist ein Meister, verzierst du den schwarzen Stein mit einem Ornament, wird er zum schönsten Grabstein der Welt.«

Während sie Wein tranken und plauderten, wanderte der Vollmond gemächlich voran, wie ein Alter, der weiße Nahit-Steine auf dem Rücken trug, und erreichte seinen höchsten Stand.

DORF KONAK GÖRMEZ

HAYMANA-EBENE, 1958

Die Gaslampen erloschen, die Häuser sanken in den Schlaf, der Himmel war von viel mehr Sternen übersät als ein Dreschplatz von Stroh. Stand die Venus noch am Himmel, oder war sie längst im Gefolge der Sonne im Dunkel hinter dem Hügel versunken? Elif saß auf dem Bett, löste ihren Zopf und kämmte Strähne für Strähne ihr Haar mit einem Kamm aus, den die Schlangenkönigin Shahmeran zierte. Ihre Augen streiften hin und wieder den Spiegel auf dem Kissen, sie blickte hinein, als könnte sie sich darin sehen, obwohl kein Licht im Zimmer brannte. Was tust du da, Elif, fragte der Spiegel, für wen löst du deine Zöpfe, für wen flichst du blaue Perlen ins Haar? Als Elif die Stimme vernahm, wandte sie den Blick vom Spiegel ab, richtete ihn auf die Schwester im Bett nebenan und horchte nach dem Atem der im Nebenzimmer schlafenden Eltern, der durch die offene Tür zu hören war.

Vor dem Spiegel lagen ein Messer, eine Cumhuriyet-Münze und ein Laib schimmliges Brot. Die Münze wollte Elif dem zurückschicken, dem sie gehörte, von dem verschimmelten Brot jeden Tag essen, und wenn sie durch das Gift nach drei Tagen noch nicht gestorben wäre, würde sie sich mit dem

Messer die Pulsadern aufschneiden. Das schimmelnde Brot war ihr eingefallen, weil sie sich vor dem Tod mit dem Messer fürchtete, nützte es etwas, würde sie ohne Schmerzen aus dem Leben scheiden.

Wie das mit dem Aufschneiden der Pulsadern war, hatte sie als Kind gesehen, als sie ihre Tante tot neben dem Ofen gefunden hatte. Die Tante war eine hübsche Frau und damals so alt gewesen wie Elif jetzt. Die Leute im Dorf sagten, als sie aus dem Nachbardorf als Braut hergekommen war, seien ihr die Dschinns von dort gefolgt, ein Jahr lang hätten sie ihren Verstand besetzt gehalten und sie dann in den Tod getrieben. Elif hatte die Tante heimlich weinen sehen und auch die blauen Flecke an Hals und Armen der jungen Frau bemerkt, sie konnte sich nicht vorstellen, dass dafür Dschinns verantwortlich waren. Sie dachte damals, der Onkel hätte sie misshandelt. Auch die zweite Frau des Onkels sah sie häufig weinen, da wurde ihr klar, dass die Dschinns nicht fort waren, sondern sich in diesem Dorf, in diesem Haus niedergelassen hatten. Und jetzt suchten sie Elif heim. Verwirrten sie, raubten ihr den Schlaf und flüsterten ihr ein, statt auf ihren Verlobten zu warten, der bald vom Militär heimkäme, sollte sie Hand an sich legen.

Sie benetzte den Kamm mit Lavendelöl und setzte seine Zinken in ihre Haarspitzen. Da ihr bereits der Kamm wehtat, würde sie die scharfe Schneide des Messers unmöglich aushalten. Zwei Tränen lösten sich aus ihren Augen, sie wischte sie mit Fingern fort und biss sich auf die Lippen, damit in der nächtlichen Stille niemand ihr Schluchzen hörte. Die Stunden, da alle schliefen und selbst die Hunde die Nacht verlassen hatten, liebte Elif früher besonders. Sie stand in der Morgendämmerung auf, arbeitete den ganzen Tag im Stall, am Ofen und im Garten und wartete auf den Moment, nachts für sich zu sein. War sie allein mit der Dunkelheit, träumte sie und betrat eine Welt, die bunt war wie ein hübsch besticktes Kleid. Sie stürmte durch diese Welt, warf sich schweißüberströmt ins Gras und wenn sie am nächsten Morgen mit der Sonne erwachte, machte sie sich erneut still an ihre Arbeit. Nun aber waren ihre nächtlichen Lieblingsstunden zu der Zeit geworden, die sie am meisten fürchtete. Gedanken wirbelten ihr durch den Kopf, Fragen häuften sich, unlösbare Knoten wurden geschlungen. Sie fand keinen Schlaf, stand morgens übermüdet auf. Auch kümmerte sie sich immer weniger darum, ihrer Schwester Ipek die Haare zu kämmen. Ipek schlief und träumte von irgendwelchen schönen Dingen. Sie hoffte, die Schwester würde ein ganz anderes Leben, ein langes Leben voller Liebe führen. Ihr würde sie den Kamm aus Widderhorn hinterlassen, vielleicht würde sie mit dem Mann, den sie liebte, ans Ziel ihrer Wünsche gelangen und ihre Haare mit Blick in einen Spiegel kämmen, den jener Mann ihr geschenkt hätte.

Früher lauschte Elif gern den Liebesgeschichten, die in den Dörfern der Ebene umgingen, und glaubte, der Kummer am Ende dieser Geschichten gelte nur für Mädchen in fernen Dörfern, nie wäre ihr in den Sinn gekommen, eines Tages selbst betroffen zu sein. Damals betrachtete sie den Himmel, ohne die Namen der Sterne zu kennen, und schlief zur gleichen Stunde wie alle anderen auch. Doch jene ruhigen Tage waren nun fern. Wem hätte sie ihr Herz ausschütten können, wer hätte sie verstanden? Sie nahm das Brot und roch daran, sie küsste es und flehte um einen Ausweg. Auch wenn es verschimmelt war, Brot war heilig und konnte Wunder bewirken. Noch einmal küsste sie das Brot, dann riss sie einen Brocken ab. Sie hielt den Brocken eine Weile mit spitzen Fingern, endlich schloss sie die Augen und steckte ihn in den Mund. Es schmeckte nicht schlecht, der Geschmack erinnerte an frischen Schafskäse. Sie kaute noch einen Bissen, der Geruch von Schimmel stieg ihr in die Nase. Sie schlug die Augen auf, musterte das Messer und die Münze. Sollte sie sie verfluchen oder doch Hoffnung hegen? Sie legte die Goldmünze auf den Handteller, küsste auch sie, als wäre sie etwas Heiliges, presste sie an die Brust. Nun flossen die Tränen erst recht.

Alle Gebete, die sie kannte, hatte sie schon durch. Mitten in der Nacht, wo die Häuser im Dorf von Träumen überschäumten, war sie mit einem Messer und einem Spiegel allein. Hals und Rücken trieften von Schweiß. Mit tränenverschleierten Augen versenkte sie sich in den Spiegel. In der Dunkelheit erblickte sie nichts als einen leeren Abgrund im Spiegel. Ihr Herz pochte, sie spürte, sie würde in den Spiegel stürzen, wenn sie sich nur ein wenig hinunterbeugte. Ihr Verstand flog auf und davon, sie konnte nicht mehr ausmachen, wo der Morgen begann und wo der Abend. Da waren die Dschinns, aus der tiefen Finsternis des Spiegels heraus beobachteten sie die Dschinns ihrer Tante. Elif wusste, dass sie ihrem Zauber erlegen war, und akzeptierte hilflos, dass sie ihrer Macht nichts entgegenzusetzen hatte. Sie wagte auch nicht, den Spiegel umzudrehen, denn die Rückseite trug die silbernen Spuren des Morgensterns. Beide waren gleich, die Dschinns und der Morgenstern, beide erregten dieselbe Furcht und nahmen Elif im einsamsten Moment der Nacht den Atem.

DORF KONAK GÖRMEZ

HAYMANA-EBENE, 1958

Aufgeregt ob der Nachricht kam Baki angerannt und stellte sich neben Avdo auf, der mit dem Grabstein beschäftigt war. »Meister«, stieß er hervor, »der kleine Agha hat einen Brief geschickt, an seinen Vater, er denkt ja, der lebt noch, im Brief steht, der Militärdienst ist fast zu Ende, er zählt die Tage, noch vor Monatsanfang kommt er, so Gott will, und küsst seine Hände. Seine beiden Brüder freuen sich sehr, sie haben gleich angefangen, alles vorzubereiten, und Anweisungen erteilt, die Hirten sollen Lämmer für das Opfer aussuchen, die Frauen sollen frischen Rahm und Joghurt zubereiten und das Obergeschoss im Herrenhaus putzen und herrichten.«

Was zeigte der Kalender? Da im Dorf die Tage nicht gezählt wurden, überlegte und rechnete Avdo und kam mühselig zu dem Schluss, dass es bis zum Monatsanfang noch eine Woche hin war. Der kleine Agha konnte praktisch jeden Tag eintreffen. Seine älteren Brüder warteten, sein Pferd und die Dienerschaft wartete, ob auch Elif auf ihn wartete? Avdo schleuderte Meißel und Klüpfel auf den Boden. Er setzte sich hin und zog das geblümte Tuch aus der Tasche, das Elif als Verpackung der Gözleme geschickt hatte. Vor ein paar Tagen hatte er das Tuch gewaschen und auf lila Schwertlilien getrocknet, jetzt zerknüllte er es mit beiden Händen. Es war leicht gewesen, er hatte nichts anderes getan, als zu warten, zu träumen und weiter zu warten. Irgendwie hatte er geglaubt, quasi bis an sein Lebensende im Dorf zu bleiben, jeden Tag am selben Grabstein zu werkeln, auf Elif zu warten, die aus dem Haus drüben zum Brunnen ging, mit ihren heimlichen Blicken glücklich zu sein, der Leben genannte Fluss würde bis in alle Ewigkeit auf diese Weise dahinströmen.

Er hob den Kopf. »Mein herzensguter Baki«, sagte er, »euer Dorf heißt ja Konak Görmez, damals erklärte ich den Alten, der Name habe nichts mit Konak, Herrenhaus, und Görmek, sehen, zu tun, sondern stamme von den Byzantinern her, und sie zürnten mir. Tatsächlich geht der Name noch in vorbyzantinische Zeiten zurück, sie gaben mir keine Gelegenheit, auch das zu erzählen. Ursprünglich bedeutet der Name Volk auf dem Gipfel des Landes der Muttergöttin. Schön, nicht wahr? Euer Clan hat sich aus weiter Ferne aufgemacht und ist mit tausend Hoffnungen hierhergekommen, doch nur zwei von euch haben die Seele der Muttergöttin aufgenommen, die seit Jahrtausenden hier anwesend ist, nur zwei Menschen haben ihren Edelmut aufgenommen, weißt du. Du bist der eine, Elif ist die andere. Das verstehen eure Alten nicht, die wütend auf mich sind, sie können nichts als beten und an den Weizen glauben. Ich will Elif von hier fortbringen, das ist mein Traum, hättest du keine Familie, würde ich auch dich mitnehmen und wäre dir ein Vater. Baki, du hast Glück, du hast einen Vater, und wenn ich morgen fortgehe, wirst du gut auf dich und deinen Vater achtgeben, hörst du, angesichts von Schwierigkeiten wirst du nicht verzweifeln und nicht die Augen vor der Zukunft verschließen, hast du mich verstanden?«

Baki wusste nicht, was er sagen sollte, mit leerem Blick starrte er vor sich hin. Sollte er sich freuen, einen Vater zu haben, oder traurig sein, weil sein Meister fortging?

»Gehst du, bevor der Grabstein fertig ist?«

»Der ist längst fertig, ich habe mir nur noch mit Kleinigkeiten die Zeit vertrieben«, gab Avdo zurück.

Die Zeit war zu Ende, da er an dem Stein winzige Verzierungen vornahm und sich mit deren Einzelheiten aufgehalten hatte. Der Grabstein, so prächtig wie anziehend, war schon lange bereit für den Toten, der unter der grauen Erde ungeduldig auf ihn wartete. Er wartete nur noch auf den Moment, da Avdo sich entschied. Dieser Tag war nun gekommen. Er würde mit den beiden Söhnen Kara Aghas sprechen, ankündigen, dass er den Stein morgen am Grab aufstellen würde, und sie auffordern, die versprochenen drei Cumhuriyet-Münzen bereitzuhalten. Er war als Fremder gekommen, hatte als Fremder hier gearbeitet und würde als Fremder seines Weges ziehen.

»Baki«, sagte Avdo, »du hast viel Gutes für mich getan, würdest du mir noch einen Gefallen tun?«

»Ich tu, was du willst.«

»Du gehst jetzt zu Elif und überbringst ihr meine letzte Nachricht.«

»Soll ich einen Brief überbringen?«

»Nein, ich werde keinen Brief schreiben, sag ihr nur, was ich dir sage, das reicht. Alles andere liegt bei ihr. Es ist in Ordnung, wenn sie nicht antwortet, das ist nicht wichtig, überbring ihr nur meine Worte, danach kommst du wieder her. Alles klar?«

»Ja, Meister.«

Avdo trug Baki seine Botschaft in zwei, drei Sätzen auf, machte es kurz. Er bat ihn, rasch hinzulaufen und ebenso rasch zurückzukommen. Als er sah, dass der Junge genauso nervös war wie er selbst, lächelte er.

»Wenn du wieder da bist, erzähle ich dir ein Märchen, einverstanden?«

»Wirklich? Welches denn?«

»Das Märchen vom Fuchs.«

»Ich lauf sofort zu Elif Abla.«

DORF KONAK GÖRMEZ

HAYMANA-EBENE, 1958

Heute, Mittag.
Avdo verabschiedete sich freundschaftlich von den Söhnen Kara Aghas und nahm dankend die weiteren drei Cumhuriyet-Goldmünzen an, die sie ihm gaben. Als er Baki umarmte, ließ er, ohne dass es jemand mitbekam, eine davon in dessen Tasche gleiten. »Keine Widerrede, du bist mein Gehilfe, der Taler ist dein Recht«, wisperte er. Ein letztes Mal ging er zum Brunnen, trank von dem kühlen Wasser, befeuchtete sich das Haar, hob den Kopf und spähte zum indigoblau getünchten Haus auf dem anderen Bachufer hinüber. Vor dem Haus war niemand zu sehen, weder Elif noch ihre Schwester, nicht einmal der Hund. Es war blank ringsum, wie ein Spiegelbild des wolkenlosen Himmels. Avdo saß auf und ritt langsam los, dabei wendete er den Kopf und schaute, ob zwischen den Bäumen oder hinter einer Mauer nicht jemand seinen Abschied beobachtete. Doch außer Baki war niemand zugegen, der Junge war auf ein Dach geklettert und beobachtete mit zusammengekniffenen Augen, wie sein Meister weit entfernt am Horizont verschwand, gleich einem traurigen Falken spähte er ihm hinterher.

Gestern.
Baki lief zu Elif und überbrachte ihr Avdos Nachricht. »Meister Avdo nimmt morgen Abschied vom Dorf, aber er reitet nicht weit, wenn es dunkel wird, kehrt er um und verbirgt sich im Mandelhain, dort wird er bis zum Morgengrauen auf dich warten. Elif soll keine Angst haben, hat er gesagt, sie soll zum Mandelhain kommen. Das sollte ich dir sagen.« Elif war mit Wäscheaufhängen beschäftigt. Sie gab Baki keine Antwort. Sie hängte einfach weiter die Wäsche, die sie gewaschen und auf den weißen Stein gebreitet hatte, auf die Leine. Jedes Stück schlug sie aus, glättete geduldig die Falten und reihte sorgfältig eines neben das andere. Scheinbar war im Dorf und auf der Welt gerade nichts wichtiger, nichts schöner als die lebendigen Farben und der frische Duft der Wäsche. Elif wandte nicht einmal den Kopf, um Baki anzublicken.

Heute, Nachmittag.
Avdo ritt aus dem Dorf nach Süden in das Schilfdickicht am Bach. Das Pferd ließ er auf der Wiese grasen, legte die Kleider ab und stieg in den Bach. Frösche quakten und Lerchen trillerten, als er sich reinigte. Als er aus dem Wasser stieg, sah er die Sonne sich zu den runden Gipfeln der Hügel hinunterneigen. Jenseits des Schilfgürtels erstreckten sich grün die Felder und trugen die gesegnete frohe Botschaft der nahen Ernte zu den Dörfern am Saum der Ebene. Auch Avdo wartete auf eine frohe Botschaft. Von Vorfreude erfüllt zog er sich an, ließ sein Pferd im Halbtrab gehen und erreichte bei Einbruch der Dämmerung den Mandelhain unterhalb des Dorfes. Die Mandelbäume raschelten munter, Avdo band sein Pferd an einen Stamm und schaute hinauf zu den Sternen, die sich wie Blütenstaub über den Himmel streuten.

Heute, Nacht.
Während der Monate April und Mai hatten sich die Dörfler daran gewöhnt, regelmäßig nach dem Abendgebet Avdos Liedern zu lauschen, heute nun war es still, als sie einschliefen. Als Avdos Marmorklänge tagsüber und Singen des Abends verstummten, kehrten die Leute im Dorf ebenso anstandslos zu ihrem vorherigen Dasein zurück, wie sie zuvor seine Anwesenheit akzeptiert hatten. Sie sorgten sich um das Wohl ihrer Schafe und Rinder und träumten von großem Ernteertrag. In dieser Nacht aber gab es manche, denen es nicht gelang, ins Vorher zurückzukehren. Nachdem die Hunde ihr Geheul eingestellt hatten und schlummerten und als nun die Nachtfeen die Gärten umfingen, schlich ein Schemen aus dem indigoblau getünchten Haus. Die Schultern von einem nachtfarbenen Umhang, der Kopf von einem nachtfarbenen Tuch verhüllt, huschte er lautlos über die barmherzige Erde und überquerte den Bach. Brunnen, Moschee und Friedhof ließ er hinter sich. Von Ferne hätte man den Schemen für die Nachtfee gehalten, so still und liebreizend bewegte er sich.

Heute, Morgen.
Von Pferden gezogen verfrachtete Avdo den Grabstein, den er für Kara Agha angefertigt hatte, an seinen Platz und stellte ihn auf. Dann trat er ein paar Schritte zurück und musterte den Stein gemeinsam mit den Alten, die ihn umringten, voller Bewunderung. »So etwas Schönes habe ich lange nicht gemacht«, sagte er. »In diesem Stein steckt eine Seele, die, wenn sie auch jetzt Bauer ist, früher Nomade war, die, wenn sie auch in die Ebene hinabsteigt, den Wind der Berge im Herzen trägt, und bei jedem Gebet und jedem Traum den Segen der Frommen und Heiligen und Muttergöttinnen verdient hat.«

Heute, Nacht.
Stundenlang lauschte Avdo auf die winzigen Geräusche der Nacht, endlich sah er Elif in der Dunkelheit auftauchen, er eilte auf sie zu und schloss sie in die Arme, hätte er sie losgelassen, wäre sie vor Aufregung umgekippt, er hielt sie eine Weile fest. Elif schmiegte sich in Avdos Arme, dann schlang sie vorsichtig ihre Arme um seine Taille und barg ihren Kopf an seiner Brust. Sie rang nach Atem. Avdo tat sein Bestes, ihren fliegenden Atem zu beruhigen. »Hab keine Angst, alles wird gut, wir gehen weit fort, fürchte dich nicht.« Er merkte nicht, dass seine Stimme schrill klang und seine Hände zitterten. Er nahm Elifs Hände zwischen seine, um sie zu wärmen. Noch keimte der Sommer nicht, die Nächte waren frisch. Avdo zog die Wolldecke vom Sattel seines Pferds und legte sie Elif um die Schultern. »Beruhige dich und wärm dich auf, dann gehen wir fort.« Zum ersten Mal gelang es nun auch Elif zu sprechen: »Nein, warten wir nicht länger, gehen wir sofort.« Sie umarmten einander noch einmal und spürten den Herzschlag des anderen. Gerade wollten sie aufsitzen, als sie im Mandelhain einen Ast brechen hörten. Avdo zog die Pistole aus dem Hosenbund und richtete sie in die Dunkelheit. Er war schon bereit zu schießen, da erklang eine leise Stimme: »Meister Avdo!«

MARDIN

MESOPOTAMISCHE EBENE, 1939

Als die Sonne hinter dem Horizont verschwand, verlief sich die Menge, die den lieben langen Tag lang fröhlich durch die Marktgassen gewuselt war, über die Stadt legte sich eine Decke aus Angst. Avdo war das gleich am ersten Tag in Mardin aufgefallen, tagsüber schauten die Menschen einem ins Gesicht, abends aber wichen sie den Blicken aus. Dann legten sie eine unsichtbare Maske an, beschleunigten ihre Schritte und machten sich für die Nacht bereit, von der man nie wissen konnte, was sie barg. Byzantinern, Sassaniden, Artukiden, Mongolen, seit Jahrhunderten hatten sich die Mardiner anderen Völkern geschlagen geben müssen, obwohl sie alle möglichen Sprachen beherrschten, scherzten und lachten, kam es mitunter vor, dass sie übereinander herfielen, als wäre ein Dämon in sie gefahren, und die uralte Erde in Blut tauchten. Waren die Toten begraben und war der Hass abgeflaut gleich einer Seuche, lebten sie wieder friedlich miteinander. Darum auch verglichen Reisende, die auf dem Rücken eisenbeschlagener Pferde aus den Wüsten im Süden herkamen, die unverputzten, schachtelgleichen Häuser mit einem großen Friedhof, der Tote aus tausend Jahren beherbergte. Doch wenn sie nach einer Nacht Schlaf entdeckten, welche Schönheit die ornamentverzierten Mauern, die edlen Türen und die wie silberne Spiegel sich in den Himmel öffnenden Fenster ausstrahlten, waren sie vom Zauber der Stadt betört.

Meister Josef saß mit Avdo am Feuer und erzählte euphorisch, bei jedem neuen Glas Wein sprach er ein neues Thema an.

»Die Bewohner der Häuser da oben fürchten die Toten, ich dagegen fürchte nicht die Toten, sondern die Bewohner der Häuser. Manchmal werden hier Leute begraben, das hält kein Herz aus, ein durch die Kugel des großen Bruders gestorbener Junge, eine seit drei Monaten verheiratete junge Frau, vom Ehemann totgeprügelt, ein der Blutrache zum Opfer gefallenes Baby. Und dann fragen sie mich: Meister Josef, warum gehst du nie auf den Markt, wieso hältst du dich von allen fern? Ich bin mir hier genug, Avdo, auch du verstehst es, dir genug zu sein, so bist du auf die Welt gekommen, sei dir sicher, das ist gar nicht schlecht, du wirst es später verstehen. Ich zünde abends ein Feuer an und rede mit den Flammen, es fehlt mir nicht am Wein, mein Hund Toteve ist bei mir, jetzt bist auch du da, was will ich mehr. Keine Sorge, auch an Besuchern wird es uns nicht fehlen. Erst gestern haben wir Isa nach Jerusalem verabschiedet, davor Meister Dikran nach Urfa. An ihrer Stelle werden wir andere Gäste haben.«

»Ich bin dir so dankbar, dass du mich aufgenommen hast.«

»Das ist nichts, wofür man dankbar ist, darauf trinkt man, auf, auf, heb deinen Becher.«

Avdo hob seinen Becher und stimmte in Meister Josefs frohe Stimmung ein, auf Rat seines Meisters nahm er nur einen kleinen Schluck. Jeder musste seiner Größe gemäß trinken, darauf hatten sie sich verständigt.

»Weißt du, warum wir abends ein Feuer entfachen?«, fuhr Meister Josef fort.

»Um uns aufzuwärmen.«

»Das gehört natürlich auch dazu, das Wetter wird schon herbstlich kühl. Wenn du mit Blick ins Feuer sprichst, kannst du nicht lügen, Avdo. Das Feuer ist die Wohnstätte der Wahrheit. Isa brauchte ich das gar nicht zu sagen, weißt du, er hat es selbst gespürt, als wir eines Abends am Feuer saßen, fing er von selbst zu erzählen an. Wie er verwundet wurde, wie er das Gedächtnis verlor, wie er Soldat war und sich dann vom Militär davonmachte. Er erinnert sich nicht an sein Leben davor, kennt seinen ursprünglichen Namen nicht. Hätte er das nicht am Feuer erzählt, hätte ich ihm nicht geglaubt, vielmehr gedacht, er ist verrückt.«

»Und was soll ich hier tun?«, fragte Avdo.

»Ich erzähle das nicht, damit du etwas tust. Gewöhne dich einfach daran, Zeit am Feuer zu verbringen, das genügt. Selbst wenn du nicht mit dem Feuer sprichst, spricht es mit dir. Das wirst du erfahren, wenn du älter bist. Auch am ersten Abend, als du herkamst, zündeten wir ein Feuer an, erinnerst du dich daran? Ich schaute ins Feuer, vertiefte mich in die Flammen, als ich darin las, dass du ein guter Junge bist, bat ich dich, mein Lehrling zu werden. Das Feuer hat mich nicht getäuscht, Avdo, du bist ein guter Junge.«

»Glaubst du, dass Isa Abi wiederkommt?«

»Isa der Verrückte?«

»Nenn ihn doch nicht verrückt.«

Als er Avdos sentimentalen Ton vernahm, lachte Meister Josef.

»Was ist los, Junge, du hast ihn zuerst ja selbst als verrückt bezeichnet, hast du deine Meinung geändert?«

»Isa Abi ist nicht verrückt, er ist ein guter Mensch.«

»Sicher, er hat ein reines Herz, unser edler Isa.« Meister Josef bekreuzigte sich.

»Als Isa Abi mich auf der Gasse sah, sprach er so freundlich mit mir, da war mir sofort klar, dass ich ihm vertrauen kann.«

»Er ist ein Gavsono. Er spürt, wenn jemand so ist wie er.«

»Was ist ein Gavsono?«, fragte Avdo.

»Ein aramäisches Wort.«

»Das habe ich noch nie gehört.«

»Vielleicht besser, dass du es nicht kennst«, sinnierte Meister Josef. »Gavsono heißt Flüchtling. So nennt man eine Person, die ihre Heimat verlassen muss und die es anderswohin verschlägt. Wie ein Blatt vor dem Wind. Seine Heimaterde verlieren bedeutet, das Gedächtnis zu verlieren. Isa hat es andersherum erlebt, erst verlor er das Gedächtnis, danach die Heimaterde, vom Wind lässt er sich hierhin und dorthin treiben.«

»Bin auch ich ein Gavsono, Meister?«

»Bisher warst du einer, ich hoffe, das ändert sich jetzt und du schlägst hier Wurzeln.«

»Wenn ein Gavsono sich ändern kann, ändert sich ja vielleicht auch Isa Abi und schlägt irgendwo Wurzeln.«

»Sicher, warum nicht. Wobei Meister Dikran sagt, wir werden alle als Gavsono geboren und finden unser Nest erst, wenn wir sterben. Seiner Meinung nach ist unser kleines Grab unsere eigentliche Heimaterde.«

»Vielleicht findet Isa Abi nicht den Ort, nach dem er sucht, und kehrt hierher zurück.«

»Isa mochte dich sehr. Einmal hörte ich, wie er am Feuer mit sich selbst sprach, er zählte die Namen aller Propheten auf und betete zu Jesus, Moses und Mohammed: Beschützt diesen Jungen, macht ihn nicht zu einem Schatten, wie ich einer bin. Wenn man am Leben verzweifelt, wird man zum Schatten, Isa glaubte, er sei ein Schatten. So ein Schatten besitzt nichts, er besteht nur aus einem Herz. Er litt, hoffte und war von Sehnsucht zerfressen. Und er wollte nicht, dass es dir ebenso ergeht. Er flehte das Feuer an und gab dich in die Obhut so vieler Propheten, da wird einer von ihnen wohl achtgeben auf dich.«

»An welchen Propheten soll ich denn glauben, Meister?«, fragte Avdo leise. »Jeder hat einen Propheten, die einen sagen Jesus, die anderen Mohammed, welcher ist meiner?«

Meister Josef nahm den Blick vom Feuer, sah Avdo an und strich ihm ruhig wie ein Vater übers Haar.

»Schau«, sagte er, »dort unten sind die Lichter der Mor-Mihayel-Kirche zu sehen, oben dagegen wird von der Scheich-Zırrar-Moschee zum Gebet gerufen. Du befindest dich zwischen beiden. Überstürze nichts, mit der Zeit wirst du es merken, dann wählst du einen passenden Propheten, oder auch nicht und lebst ohne.«

»Kann man denn ohne Propheten leben?«

»Selbstverständlich, lass dich bloß nicht von denen, die einen Propheten haben, täuschen, die meisten glauben eigentlich nur an sich selbst, verbergen das aber vor den anderen. Werd ein wenig älter, dann entscheidest du selbst. Ich erwarte nur zwei Dinge von dir, dass du ein guter Mensch bist und dass du fleißig bist. So gehört es sich für einen Menschen.«

»Du glaubst an den Propheten Jesus, aber du machst auch Grabsteine für Tote, die an andere Propheten geglaubt haben, wie kann das sein?«

»Die Lebenden sind manchmal gut, Avdo, die Toten aber sind bis in alle Ewigkeit gut, daran glaube ich und fertige den Grabstein an. Auch zu dir werden sie später kommen,

Menschen mit Religionen, von denen du nie gehört hast, werden dich um ein Grab bitten und um einen schönen Grabstein. Ob des Andenkens der Toten wirst du sie nicht zurückweisen.«

»Ich verstehe kein Wort«, bekannte Avdo. »Verwirrt mich das, weil ich noch klein bin?«

»Das liegt an meiner Sprache, ich rede wirr, mit der Zeit gewöhnst du dich daran. Schau, du gewöhnst dich an den Wein, ans Feuer, an die Toten, die uns nachts in ihren Gräbern zuhören.«

»Auch Isa Abi sprach ziemlich wirr, aber an ihn hab ich mich schnell gewöhnt.«

»Er ist verrückt, deshalb hast du dich rasch gewöhnt, bis du dich an mich gewöhnt hast, wird es etwas länger dauern.«

Meister Josef brach in schallendes Gelächter aus, sodass die Toten, die sie hörten, sich aus ihren Gräbern erhoben und auf die Stimme des alten Mannes und des Jungen, die am Feuer saßen, und auf das Knistern der Flammen lauschten, das sich unter die Stimmen mischte.

DORF KONAK GÖRMEZ

HAYMANA-EBENE, 1958

Heute, Morgen.
Baki stand früh auf. Zum Melken trieb er die Schafe zusammen, er wusste genau, wie jedes einzelne sich verhielt, stellte sie in einer Reihe auf und lenkte sie zu den Mädchen, die mit kupfernen Eimern warteten. Nach dem Melken legte er dem Esel seines Vaters den Packsattel auf den Rücken und hängte die mit Proviant gefüllten Kiepen darüber. Dann lief er zum Tandır-Ofen und setzte sich neben den Vater. »Wir bleiben heute Nacht draußen«, sagte Heyran, der Vater. »Die Herde soll sich verteilen und sattfressen, morgen sind wir zum Frühmelken zurück. Du übernachtest gern im Freien, Baki, willst du mitkommen?« Baki verspeiste das von der Mutter gebutterte Brot. »Ich habe heute zu tun«, entgegnete er. »Ich muss den Stall reinigen, eine Tränke ist kaputt, die muss ich reparieren, außerdem geht Meister Avdo heute fort, ich will ihn verabschieden.« »Ah, das ist es also«, sagte der Vater. »Dein Meister reist also ab, grüß ihn von mir, hörst du, er hat dir lesen und schreiben beigebracht, er ist ein guter Mann, möge seine Reise gesegnet sein.« Heyran, Kara Aghas Oberhirte, war ab und an in der Moschee gewesen und hatte sich geärgert, wenn er hörte, was die Männer über Meister

Avdo redeten, die Lügen, die über den Mann verbreitet wurden, der seinem Sohn lesen und schreiben gelehrt hatte, betrübten ihn, wortlos war er gegangen.

Gestern.

Avdo polierte den Grabstein und wiederholte ein letztes Mal, was er Baki seit zwei Monaten eingeschärft hatte: »Hör zu, ich gehe morgen fort. Vergiss nicht, was ich dir beigebracht habe, üb dich im Lesen und Schreiben, damit du vorankommst, lass dir von Freunden, die zur Schule gehen, Bücher geben und lies sie. Um Steine zu behauen, musst du deine Fingerfertigkeit üben, nimm dir alle möglichen Steine vor, bearbeite sie, forme sie. Marmor wie dieser ist zu schwer für dich, der kommt hier sowieso nicht vor, man nennt ihn männlichen Stein, der ist hart. Du hast gesehen, wie ich mich zwei Monate lang abgemüht habe, mit dem Zahneisen habe ich ihn von oben nach unten wie auch seitwärts immer wieder bossiert. In der Umgebung des Dorfes gibt es Steine, die sich leicht formen lassen, die Ebene ist voller Sedimentgestein. Diese sogenannten weiblichen Steine sind weicher als Marmor. Du musst genau wissen, welchen Stein du wählst, musst auf den ersten Blick sehen, ob er zu deiner Kraft passt. Wenn du weibliche Steine mit dem Zahneisen bearbeitest, darfst du nur von oben nach unten bossieren, als würdest du langes Haar kämmen, auf keinen Fall seitwärts, sonst gibt es an unvermuteter Stelle einen Riss und er ist kaputt. Siehst du den Stein an dem verfallenen Grab dort, das ist Tonstein, nimm den, hier gibt es viel davon und er ist leicht zu bearbeiten. Der darüber heißt Sandstein, der ist auch gut. Du musst deinen Stein lieben und ihn geduldig bearbeiten, je mehr du dich mit ihm beschäftigst, desto geschickter werden deine Hände. Drei

Dinge braucht ein fähiger Meister: Geduld, Leidenschaft und Vorstellungskraft. Außerdem brauchst du gutes Gerät. Ich habe immer Ersatz dabei, schau, das lasse ich dir hier. Zahnmeißel, der ist normalerweise aus Eisen, aber nimm du erst einmal einen aus Stahl, Winkelmaß, Senkblei, Schrifteisen, Wasserwaage, Meißel und natürlich den Klüpfel. Unsere Meister nannten den Klüpfel früher Külüng, das bedeutet Vorschlaghammer, der Berge löchern kann, der Name kommt von dem Schmiedehammer Ferhats, in der Legende schlug er ein Loch in den Berg, um zu seiner Geliebten zu gelangen. Und nun hat die Kraft meines Berge löchernden Vorschlaghammers nicht für Elifs Herz gereicht. Mein Meister in Mardin – Mardin ist die Stadt von Meister Josef, und Josef ist ein aramäischer Name, und Aramäer sind Menschen eines anderen Glaubens – wie auch immer, mein Meister jedenfalls hatte einen engen Freund, Meister Dikran, was waren das für gute Menschen damals. Kamen sie zusammen, musterten sie die Steine auf ganz eigene Weise, berührten und bearbeiteten sie auf ihre Art. Weißt du, was sie taten, sie bohrten ein Loch in einen Felsbrocken und setzten einen Pappelschössling hinein. Dann riefen sie Geduld und Zeit an und warteten. Wurzelte die Pappel, breiteten sich die Wurzeln aus, dann riss der Fels und zersprang. Das nannte Meister Josef das Gesetz des Lebens, etwas denkbar Weiches ist imstande, das härteste Ding zu sprengen. Seit zwei Monaten bin ich in eurem Dorf, wäre ich länger geblieben, hätte ich vielleicht einen Keimling in Elifs Herz pflanzen können und hätte das Glück gehabt, dass ein grüner Spross einen Riss in ihr verschlossenes Herz treibt und es öffnet. Es sollte nicht sein, das Schicksal ließ es nicht zu, und jetzt ist der letzte Tag da.«

Heute, Mittag.

Mit feuchten Augen beobachtete Baki, wie Avdo auf seinem Araber, um den ihn alle beneideten, langsam aus dem Dorf hinausritt, hin und wieder einen Blick zurück warf und hinten auf dem Sattel eine märchenhafte Welt mit sich nahm. Er stellte sich auf die Zehenspitzen, immer höher, und als er seinen Meister am Ende des Dorfes aus den Augen verlor, knickten ihm die Knie ein, Tränen rannen ihm aus den Augen. Er war allein, das Dorf, die ganze große Welt war leer. Die Mädchen hatten ihr Wasser geholt und in der Mittagshitze den Brunnen verlassen, die Männer waren zum Gebet in die Moschee gegangen. Niemand war da, der seinem Meister Lebwohl sagte und ihm freundschaftlich zum Abschied winkte. Warum nur war dieses Dorf so, was waren das bloß für Menschen? Wussten sie denn nicht, was Herzensgüte ist? Sie hatten Baki nicht zur Schule geschickt. Seinen Vater hatten sie vor seinen Augen geschlagen. Und tagtäglich hatten sie hinter dem Rücken seines Meisters geredet. Baki steckte die Hände in die Taschen, fingerte den glatten Cumhuriyet-Taler hervor. Mit Speichel feuchtete er ihn an und hielt das Gold ins Sonnenlicht. Er rieb ihn zwischen den Handflächen, spürte, dass er warm wurde, rieb weiter. Noch ein wenig und, so hoffte er, ein gewaltiger Dschinn würde aus dem funkelnden Gold auffahren, wie im Märchen von der Zauberlampe, und der Dschinn würde ihm jeden Wunsch erfüllen und ihn fortbringen aus dem Dorf.

Heute, Nacht.

Zwei Monate lang hatte sich das Dorf daran gewöhnt, mit Avdos Liedern, die an Wunden rührten, erst in Träume, dann in den Schlaf zu gleiten. Wie konnte es sein, dass es diese Gewohnheit einfach ablegte und zum Schlaf von früher zurückkehrte, als wäre nichts geschehen? Es war schwer, die Alten in diesem Dorf zu verstehen, die Aghas, die Frauen. Am wenigsten verstand er die Frauen, dachte Baki, als er vor die Tür ging, weil er nicht schlafen konnte, und die Dorfhäuser musterte, die ihm wie Gräber vorkamen. Warum nur liebte Elif Abla Meister Avdo nicht? Vielleicht würde er es verstehen, wenn er groß war, doch nein, da nicht einmal sein Meister es verstanden hatte, hatte es nichts mit Großsein zu tun. Hatte auch Elif Abla die nächtlichen Lieder im Handumdrehen vergessen und war wie das ganze Dorf einfach eingeschlafen? Das trieb Baki mächtig um, sogleich musste er Gewissheit haben. Er schlüpfte in seine Gummilatschen, sauste aus dem Hof, zwischen den Häusern hindurch zu Elifs Garten und hockte sich neben den Hund, der dort ausgestreckt lag. Damit er ihn nicht für einen Fremden hielte und anschlug, kraulte er ihm den Hals. Dann versteckte er sich zwischen den Bäumen und beobachtete die Fenster. Vielleicht würde er ein Licht oder einen Schatten am Fenster sehen, dann wüsste er, dass Elif nicht schlief, sondern an Meister Avdo dachte.

Heute, Morgen.
Als Avdo unter dem zustimmenden Gemurmel der Dörfler Kara Aghas Grabstein an seinen Platz stellte, spürte er, dass die Luft von Freude erfüllt war. Und die Freude der Dörfler rührte nicht daher, dass der Grabstein so schön war, vielmehr waren sie glücklich, weil der Fremde seine Arbeit endlich vollendet hatte und das Dorf verließ. Sie reagierten nicht, als Avdos Stimme bei seiner Ansprache am Grab wütend klang, sie schwiegen, als er vom Nomadentum sprach, das sie verachteten, und unbekannte Dinge wie die Muttergöttin erwähnte. Die Worte, die sie ihm in den ersten Tagen

ins Gesicht gesagt hatten, behielten sie nun für sich. Der Fremde, dessen Anwesenheit zwar rasch zur Gewohnheit geworden war, sie aber doch beunruhigt hatte, würde ja nun fortgehen.

Heute, Nacht.
Baki sah, wie am Fenster ein Schemen auftauchte, kurz darauf die Haustür aufging, derselbe Schemen durch den Garten huschte und sich nach Süden wandte. Als er Elif erkannte, von Kopf bis Fuß verhüllt, wusste er, wohin sie lief, und folgte ihr froh. Selbst die Hunde im Dorf schliefen, nur Elif und Baki waren auf den Beinen und verließen das Dorf, ohne dass die Nachtfeen es merkten. Bald aber gewahrte Baki, dass sie doch nicht allein waren. Er sah zwei Schatten, die Elif im Bach folgten, wie Verkünder einer Katastrophe hüllten sie sich in den Mantel der Dunkelheit. Es war zu erkennen, dass sie Flinten in den Händen hielten. Baki gab acht, weder sie noch Elif aus den Augen zu verlieren, und lief schneller. Er wusste, wohin sie unterwegs waren, sein Herz schlug schneller, als er laufen konnte. Am Mandelhain spähte er durch die Bäume, lief hin und her und hörte endlich Stimmen. Vorsichtig näherte er sich. Er zitterte, weil ein kalter Wind wehte, aber auch vor Furcht. Zu jeder anderen Zeit, hätte er sich wahnsinnig gefreut, seinen Meister und Elif zusammen zu sehen, jetzt konnte er nur flüstern: »Meister Avdo!« Er schlich näher. »Zwei Männer sind Elif Abla gefolgt, im Bach versteckt. Wahrscheinlich haben sie sie im Dunkeln verloren und suchen die Umgebung ab, sie können jeden Augenblick hier sein.«

MERKEZ-EFENDI-FRIEDHOF

ISTANBUL, 1965

Der Friedhof war das Zuhause der Bäume. Zypressen, Fichten, Kiefern wuchsen nebeneinander, begrünten diesen Garten zwischen Leben und Tod. Dank der Bäume kannten die Toten die oberirdische Welt und spürten Sonne, Wind und Schnee. Alle verließen den Friedhof, die Trauernden, die Vögel, nur die Bäume blieben. Wie die Sterne, die den Himmel bewachten. Als Avdo durch die Zypressen, Fichten und Kiefern ging, wünschte er sich, einer dieser Bäume zu sein und Frieden darin zu finden, ein Leben lang über ein Grab zu wachen. Er wäre glücklich, später einmal das Grab unter dem alleinstehenden Judasbaum zu bewachen. So hatten sie es beschrieben, Elifs Grab liegt im Norden, unter dem Judasbaum, hatten sie gesagt. Jahrelang hatte Avdo im Gefängnis nur eine mächtige Pappel gesehen, als er jetzt etwas entfernt den allein zwischen umgestürzten Grabsteinen stehenden Judasbaum erblickte, verlangsamte er seine Schritte.

Es gab keinen anderen Judasbaum, dies war der einzige auf dem Friedhof. So schlicht sich dieses Grab unter Hunderten alter Gräber ausnahm, so schlicht stand der Judasbaum im Gewimmel hunderter Zypressen. Wie früher nur der Kaiser eine purpurne Robe tragen durfte, weil Purpur zu byzantinischen Zeiten im alten Istanbul als edle Farbe galt, besaß auf diesem Friedhof nur Elif einen purpurnen Baum. Vom Judasbaum gefallene Blüten und sein schwereloser Schatten bedeckten ihr Grab. Avdo trat in den Schatten und blieb vor dem Grab stehen. Endlich hatte er Elif gefunden. Nichts und niemand stand mehr zwischen ihnen. Ein Baum, ein Schatten und Erde, sonst nichts. In dem einen Monat hatte sich die Erde auf dem Grab noch nicht gesetzt, lag noch hoch, offenbar hatte es im Frühjahr wenig geregnet. Die Erde wartete noch darauf, sich richtig zu setzen, zur Ruhe zu kommen. Avdo bückte sich und nahm eine Handvoll Erde vom Grab. Langsam umrundete er die Stätte. Siebenmal. Nach jeder Runde hielt er inne und schöpfte Atem, die Welt ringsum aber drehte sich weiter. Nach der letzten Runde blieb er am Kopfende des Grabes stehen. Die Erde ließ ihn an den Tod denken, der Judasbaum aber machte den Tod vergessen. Er hockte sich im Schneidersitz vor das Grab, ihm wurde klar, dass er zum ersten Mal, seit er ins Gefängnis gekommen war, auf dem nackten Erdboden saß.

Die Menschen fragten sich, warum ihnen etwas zustieß, dabei sollte man genau umgekehrt denken und fragen: Warum widerfährt gerade mir dies und jenes nicht? Avdo fragte sich, warum er lebte, obwohl er im Mandelhain hätte sterben sollen, warum er jetzt hier saß, obwohl er hätte hingerichtet werden sollen, warum aber Elif unter der Erde lag, statt hier neben ihm zu sitzen. Er grübelte gequält, warum das ihr und nicht ihm widerfahren war, und wusste, er würde niemals eine Antwort darauf finden. Er gehörte nicht zu jenen, die glaubten, es gebe für alles im Leben einen Grund, auch was ihm geschehen war, hatte ja keinen Grund, so war eben das Leben.

Avdo wandte den Kopf, sein Blick fiel nicht weit entfernt

auf eine alte Kate mit baufälligem Dach. Er stand auf und ging hin, schaute sich bei der Hütte um, ging hinter den Bau. Auf dem von Gestrüpp überwucherten Platz entdeckte er ein paar Felsblöcke und zum Behauen bereite Steine und dachte, dort musste einer wie er gelebt haben. Er wählte einen glatten Stein von mittlerer Größe, der war nicht allzu schwer. Mühelos trug er ihn unter den Judasbaum. Er hatte den Stein nicht für Elif ausgesucht, sondern für sich selbst. Neben Elifs Grab reservierte er eine Grabstätte, in die er hineinpassen würde, häufelte mit den Händen Erde darauf, damit kein anderer sie nähme. Den Stein setzte er ans Kopfende des Grabes, das er markiert hatte, als läge ein Toter darin. Der Stein trug keine Inschrift, doch darüber würde sich keine Gedanken machen, wer ihn anschaute, achtlos würde man vorübergehen.

Avdo legte sich auf die Erde und schloss die Augen. Der Tag war lang. Der Frühling warm. Besucher vergossen Tränen am Grab ihrer Toten, er aber schlief mit einer Ruhe, deren Ursache er nicht kannte. Als hätte er sein Leben lang darauf gewartet, hier zu ruhen. Sein Atem floss sanft, der Körper entspannte sich. Allmählich löste sich der Schmerz, den er seit einem Monat in der Brust trug, schmolz und sickerte durch seine Haut in den Boden. Als er bei Einbruch der Dunkelheit die Augen aufschlug, fühlte er sich leicht wie ein Schatten. Die Sonne ging unter, die Erde kühlte ab. Gleich nächtlichen Lampen überzogen die Sterne den Himmel. Als auch vom Meer her ein Frühlingshauch heranwehte, verstand Avdo, woher die Ruhe kam. Er hatte den Ort gefunden, an dem er sterben würde. Ihm wurde bewusst, dass er, während er sein Leben lang umhergewandert war, um seinen Platz im Leben zu finden, im Grunde nach dem Ort gesucht hatte, an dem er sterben würde. Nie zuvor hatte er daran gedacht, doch als er jetzt neben diesem Grab geschlafen hatte und mit Seelenfrieden aufgewacht war, wusste er es sicher. Hier war der Ort, an dem er sterben wollte, und hier würde er den Rest seines Lebens verbringen. Die Knoten in seinem Kopf waren gelöst. Wie sein Körper wurde auch sein Verstand leicht, und er lachte. Wie ein Röcheln klang sein Lachen und er lachte, bis ihm die Tränen kamen. Zum Glück war es Nacht, die Leute hatten ihre Toten dagelassen und waren gegangen, er war allein auf dem Friedhof. Nur der Ruf einer Eule war zu hören.

Dann hörte er Schritte. Avdo sah einen Schemen, der zwischen den Gräbern auf ihn zu kam.

»Selamün aleyküm«, sagte der Ankömmling.

»Aleyküm selam«, erwiderte Avdo den Gruß.

»Ich bin der Imam der Moschee, Eşref Hodscha nennen sie mich, abends gehe ich nach dem Gebet über den Friedhof, als ich deine Stimme hörte, das heißt, dein Lachen, da wollte ich mal Hallo sagen.«

»Mir ist etwas von früher eingefallen, da musste ich lachen.«

»Eine Erinnerung an jemanden hier auf dem Friedhof? Mein Beileid, zwei frische Gräber nebeneinander …«

»Danke. In einem der Gräber liegt die Frau, die ich liebe, das andere habe ich für mich reserviert.«

»Wozu die Eile, du bist jünger als ich, so früh sollte man nicht an die Erde denken.«

»Mein Platz soll feststehen. An wen muss ich mich wenden, um diese Grabstätte zu erwerben, kümmert sich die Moschee darum, mancherorts ist das so, oder die Stadt?«

»Unsere Moschee ist zwar eine Friedhofsmoschee, aber mit den Grabstätten haben wir nichts zu tun, da musst du zur Stadtverwaltung gehen«, erklärte Eşref Hodscha und setzte sich auf den Boden. »Aber nun sag mal, wozu die Eile?«

Avdo stellte sich vor und erzählte seine Geschichte soweit nötig. Als die Frau, die er liebte, starb, konnte er nicht zu ihrer Beerdigung gehen, er war gerade erst aus dem Gefängnis entlassen worden und vor zwei Tagen aus Ankara gekommen. Jetzt würde er als Erstes einen schönen Grabstein für ihr Grab anfertigen. Da fragte Eşref Hodscha: »Verstehst du denn etwas von Grabsteinen?«

»Seit meinem zehnten Lebensjahr habe ich, wenn wir die Haftjahre nicht mitzählen, nichts anderes getan, als Grabsteine herzustellen. Ich bin im ganzen Land herumgekommen, überall habe ich Steine behauen und am Grab der Toten aufgestellt. Beim Gang über den Friedhof sah ich, dass hier herrliche Grabsteine stehen.«

»Dann will ich dich Meister nennen, einverstanden, Meister Avdo?«

»Selbstverständlich, Eşref Hodscha.«

»Wo wohnst du? Hast du Bekannte in Istanbul?«

»Ich habe niemanden. Ich bin in einem Hotel abgestiegen. Eine Weile komme ich mit meinem Geld aus. Dann muss ich einen Weg finden, wieder in meinem alten Beruf zu arbeiten, ohne Grabsteine anzufertigen, kann ich nicht leben.«

»Ein paar Werkstätten am anderen Ende des Viertels stellen die Steine für diesen Friedhof her, da könntest du Arbeit finden.«

»Hodscha, ich habe mir die Hütte angeschaut und den Platz dahinter, da liegen Steine, die darauf warten, behauen zu werden, als würde da jemand leben, der sich um die Gräber kümmert …«

»Bevor ich in der Moschee hier anfing, soll da ein alter Mann gelebt haben, ein Grabsteinmetz, selbst habe ich ihn nicht mehr erlebt. Es ist seine Hütte, seit seinem Tod steht sie leer und ist verfallen.«

»Wenn ich die wieder herrichte, was meinst du, Eşref Hodscha, kann ich dann hierbleiben?« Als keine Antwort kam, sprach Avdo weiter. »Eine der Bedingungen meines Meisters in Mardin, bei dem ich den Beruf erlernt habe, lautete, mein Haus müsse entweder auf dem Friedhof stehen oder nahebei.«

»Stammst du aus Mardin?«

»Dort bin ich aufgewachsen.«

»Darüber habe ich viel Gutes gehört. Die Kirchen sollen sehr schön sein. So Gott will, kann ich sie einmal sehen, bevor ich sterbe.«

»Hodscha, nicht nur die Kirchen, auch die Häuser, der Basar, die Ebene sind wunderschön. Jeder Sterbliche sollte sie sehen. Würde hier nicht die Frau liegen, die ich liebe, würde ich dorthin zurückkehren und dort sterben wollen.«

»Nun gut, da du also hier leben und an der Stelle, die du für dich reserviert hast, begraben werden willst, kümmere ich mich mal um die Sache mit der Hütte.«

»Wen wirst du dazu ansprechen?«

»Die Rechtslage erfrage ich im Mufti-Amt, wenn die es nicht wissen, gehe ich zur Stadtverwaltung. Ich hoffe, ich kann das klären, und dann machst du dich hier an die Arbeit.«

»Vielen Dank, Eşref Hodscha. Weißt du, als ich auf den Friedhof kam, war ich voller Trauer um die Frau, die ich liebe, jetzt aber bin ich auf einmal glücklich, das habe ich dir zu verdanken.«

»Warte, nicht so eilig. Lass mich morgen erst einmal mit denen reden.«

»Wenn ich dafür Geld geben soll …«

»Was redest du von Geld? Du kommst eben aus dem Gefängnis, wie solltest du da Geld verteilen? Lass deinen Geldbeutel stecken. Vielleicht habe ich später, wenn du einmal Zeit hast, eine Bitte an dich.«

»Sehr gern.«

Eşref Hodscha deutete im Dunkeln in westliche Richtung. »Lass dich nicht davon täuschen, dass unsere Moschee so klein ist, es soll früher ein wichtiger Derwischkonvent gewesen sein. Die Sufis haben Zellen, weißt du, wo sie sich einschlossen und vierzig Tage lang allein in Klausur begaben, auch hier gibt es eine solche Zelle, aber die Tür ist seit Jahren verriegelt. Die Zelle ist verfallen, die muss mal durchgesehen und renoviert werden.«

Avdo wurde nervös. »Hodscha«, fragte er, »in der Zelle wohnt doch keiner, also da wird doch keiner wohnen, oder? Es wird doch niemandes Zuhause sein?«

»In einer so winzigen Zelle kann niemand wohnen. Auch die Sufis lebten ja nicht darin, sie zogen sich zum Sterben dorthin zurück, oder um ihre Seele zu läutern, um sich zu prüfen, nach Ablauf der Frist kehrten sie ins Leben zurück. Die Zelle ist seit vielen Jahren geschlossen, seit die Konvente per Gesetz verboten wurden. Ist meine Bitte schwer zu erfüllen für dich?«

»Die Arbeit wird mir nicht schwerfallen. Ich habe wegen der Berufsregeln gefragt, die mir mein Meister in Mardin mit auf den Weg gab. Eine davon ist das Verbot, Häuser zu bauen. Wenn einer, der Gräber schaufelt und Grabsteine fertigt, ein Haus baut, wird das Haus für die, die darin leben, zum Grab. Uns steht es nicht zu, ein Haus zu bauen, deshalb hab ich gefragt.«

»Verstehe. Die Klausurzelle ist kein Haus, dort wohnt niemand, keine Sorge. Wer sich dorthin zurückzieht, bleibt höchstens vierzig Tage, so war das früher. Aber sag mir eines, wenn es dir verboten ist, ein Haus zu bauen, wie willst du dann die Hütte wieder herrichten?«

»Mein Meister sagte, nur für mich selbst darf ich ein Haus bauen.«

MERKEZ-EFENDI-FRIEDHOF

ISTANBUL, 1965

Heute, Morgen.
Nachdem Avdo die verfallene alte Kate auf der Nordhälfte des Friedhofs restauriert hatte und eingezogen war, richtete er sich auf der Freifläche hinter der Hütte eine Werkstatt ein. Er stellte einen mächtigen Stein auf, den er als Werkbank benutzen wollte, und baute eine hölzerne Markise an, die ihn vor Sonne und Regen schützen sollte. Die Steinmetzmeister im schönen Mardin schliefen in der Hitze des Tages und arbeiteten in den kühlen Morgen- und Abendstunden. Avdo dagegen arbeitete bei jedem Wetter gern tagsüber, abends ließ er die Gedanken schweifen. Es war Frühling und er deckte die Markise mit frischen Zweigen ein, denn Rohr und Reet waren in Istanbul, wo es doch alles gab, nicht zu bekommen.

Heute, Mittag.
Der Imam der Merkez-Efendi-Moschee, Eşref Hodscha, öffnete die mit einer Kette verschlossene Klausurzelle, richtete den Strahl der Taschenlampe in den lichtlosen Raum und zeigte Avdo, wie es darin aussah. Der Anblick der von Moos überzogenen Wände und der Spinnenweben in den Ecken

machte ihn traurig, er setzte den Fuß auf die zerbrochenen Bodensteine und fragte, was da zu tun wäre. Für Avdo war es einfach, er würde die geborstenen Steine auf dem Fußboden austauschen, die Lücken in den Wänden füllen und die Risse in der Decke kitten. Das sollte ihn nur wenige Tage kosten. Die Freude, die sich beim Erläutern auf Avdos Miene legte, zeigte, wie froh er war, seine Schuld gegenüber Eşref Hodscha, der ihm die alte Hütte überlassen hatte und jeden Abend zum Plaudern zu ihm kam, begleichen zu können.

Vierhundertsiebzig Jahre zuvor.
Merkez Efendi hatte in Bursa, der ehemaligen Hauptstadt der Osmanen, fünfzehn Jahre lang studiert, dann kam er nach Istanbul und suchte die allseits bekannten Gelehrten auf, um an ihren Gesprächsrunden teilzunehmen. Bei Sünbül Efendi im Moschee-Komplex Koca Mustafa Pascha behagten ihm weder die Idee der Einheit des Seins noch das Meditationsritual des Dhikr, so hielt er sich fern, obwohl der Scheich berühmt und einflussreich war. Stattdessen schloss er sich dem Konvent des Mirza Baba in Fatih an und heiratete bald darauf dessen Tochter. Damals hatte er einen Traum, den keiner der konsultierten Religionsgelehrten deuten konnte. Daraufhin zog er sich zurück, stellte gar das Essen und Trinken ein. Da träumte ihm, Sünbül Efendi breche die Tür zu seinem Zimmer auf, trete ein und deutete sein mysteriöses Traumgesicht. Am nächsten Morgen wachte Merkez Efendi verwundert auf, eilte nach Koca Mustafa Pascha und betrat die heilige Anlage, die von einem neunhundert Jahre alten Kloster in einen Moschee-Stiftungskomplex umgewandelt worden war. Sünbül Efendi empfing ihn freundlich, er hieß den vielversprechenden jungen Mann, von dem er bereits gehört hatte, neben sich Platz zu nehmen, und bat ihn, an

der Gesprächsrunde jenes Tages teilzunehmen. In der Konversation erklärte er, wie alle Sterne sich um den Polarstern drehten und alle Engel um die Welt, so würden sich auch die Pilger um die Kaaba drehen. Das Dasein war ein Kreis und der Kreis drehte sich um seine Mitte. Die Wahrheit war sowohl ein Kreis wie auch ein Zentrum, steckte also sowohl im Ganzen wie auch im Einzelnen. Beim Dhikr drehe sich der Mensch langsam um sich selbst, so nähere er sich dem Schöpfer und verschmelze mit ihm. Zentrum und Kreis trafen sich. Der Heilige Mevlana Rumi habe einmal im Gehämmer in der Marktgasse der Juweliere Musik vernommen, da habe er die Arme geöffnet und an Ort und Stelle begonnen, sich um sich selbst zu drehen. Dass die Bigotten ihn tadelten und für einen Sünder hielten, sei ohne Bedeutung. Wie Mevlana uns gezeigt habe, finde sich die Wahrheit jeden Augenblick überall. Am Ende seiner Ausführungen schaute Sünbül Efendi dem jungen Mann an seiner Seite tief in die Augen und rühmte ihn vor den anderen: »Ihr seid das Zentrum unseres hiesigen Kreises.« Seit jenem Tag wurde der junge Mann, dessen Name bis dahin Musa Efendi lautete, als Merkez Efendi bekannt: Herr Zentrum.

Heute, Nachmittag.

Avdo streifte über den Friedhof und durch die Stadtmauern auf der anderen Straßenseite, prüfte beiseite geräumte Steine und sortierte jene aus, die er in der Grabsteinherstellung oder für die Klausurzelle verwenden konnte. Anschließend kehrte er in sein neues Zuhause zurück und setzte sich an den Tisch vor der Tür. Auf einem leeren Blatt Papier notierte er, welche Art Steine er brauchte, in welchen Farben und Maßen und in welcher Anzahl. So erstellte er eine Liste der Materialien für die Steinmetzarbeit, nach der er sich in den sieben Jahren im Gefängnis brennend gesehnt hatte. Ans Ende der Liste setzte er das Wort Klüpfel, und schrieb daneben: »Ferhats Vorschlaghammer, der Berge löchert.«

Heute, Abend.

Eşref Hodscha rief flott zum Gebet, ließ die Gläubigen hurtig die fünf obligatorischen Beugungen absolvieren und beeilte sich, zu Avdos Haus zu kommen. Dort breitete er die mitgebrachten Speisen auf dem Tisch vor der Tür aus. Früher hätten sie es Hütte genannt, sagte er, aber jetzt sei es zu einem richtigen Haus geworden. Brot, Käse, Tomaten und Helwa ließ er sich in kleinen Bissen schmecken. Als er wie Avdo den stark gezuckerten Tee trank, wurde er redselig. »Avdo, mein Bruder, nun ist es genau einen Monat her, dass du hierher gekommen bist. Du warst eben aus dem Gefängnis entlassen und kamst in deinem neuen Leben auf diesen Friedhof. Wenn die Sufis sich früher in die Zelle zurückzogen, wollten sie darin nicht leiden, vielmehr hofften sie auf Befreiung vom Leiden der Welt. Die Existenz an sich ist Leiden, das wussten die Sufis, die Klausurzelle, die Stadt draußen, das Gefängnis, das ist ein und dasselbe. Die Welt ist eins, es gibt nur zeitliche Abstände. Der Rückzug in die Zelle dauert vierzig Tage, auch die Eiseskälte des Winters hält vierzig Tage an. Tag einundvierzig ist der Tag, sowohl Zelle wie auch Winter hinter sich zu lassen. Darum wird in Märchen von einundvierzig Türen erzählt, voller Hoffnung öffnet man eine Tür nach der anderen, nur um sie enttäuscht wieder zu schließen, hinter der einundvierzigsten aber findet man schließlich die Wahrheit. Der Weg zum Verstehen der Welt führt über den Abschied von der Welt in die Klausurzelle, ebenso ist der Weg zum Verständnis des Leidens das Verlassen der Zelle und die Rückkehr in die Welt. Der Unterschied liegt nur in der zeitlichen Distanz. Du hast mir gesagt, du könntest die Zelle in kürzester Zeit herrichten, doch hab nur keine Eile dabei. Leg dir ein Kerbholz an, arbeite vierzig Tage daran und erlebe die unendliche Welt, die in der winzigen Zelle steckt. Merkez Efendi erzählte seinen Adepten von vier Todesarten, die den Menschen erhöhen. Der grüne Tod bedeutet, sich mit dem zufriedenzugeben, was man hat, der rote Tod bedeutet, gegen das eigene Ich anzukämpfen, der weiße Tod bedeutet, sich von allem Weltlichen fernzuhalten. Du brauchst jetzt den schwarzen Tod, der bedeutet, sich zu gedulden und aller Pein zum Trotz die Hoffnung nicht fahren zu lassen. Mein lieber Bruder, der schwarze Tod ist deine Prüfung, bisher hast du voller Geduld gelebt, auch fortan sollst du dich in Geduld üben. Deine Seele ist uns nah. Komm, tritt in unsere Mitte, dreh auch du dich mit uns in der Meditation. Ich habe dich nie beim Gebet gesehen, ob nun dein Glaube geschwächt ist oder völlig verschwunden, das ist einerlei, wann auch immer du magst, kannst du kommen und dich uns im Dhikr anschließen.«

DORF KONAK GÖRMEZ

HAYMANA-EBENE, 1958

Als Avdo erfuhr, dass zwei Männer Elif verfolgten, klaubte er aus der Kiepe am Sattel seines Pferdes eine Handvoll Patronen und steckte sie in die Hosentasche. Baki ermahnte er, unverzüglich nach Hause zu laufen und dabei den oberen Weg zu nehmen, sodass ihn niemand sähe. Doch es war zu spät. Außer Atem hatten die Männer ihr Ziel erreicht. Während Avdo und Baki in der nächtlichen Stille flüsterten, hatten sie sich hinter den ersten Bäumen des Mandelhains verschanzt. Sie feuerten sofort. Die erste Kugel zerriss die Dunkelheit wie ein Blitz und traf weder das große Arabervollblut, noch Avdos Hünengestalt, noch die hoch gewachsene Elif, sondern Bakis Hals und warf den Zehnjährigen zu Boden. Kein Ton kam ihm über die Lippen. Gleich einem schlanken Zweig lag er niedergestreckt, während sein Blut in die Erde rann.

Avdo warf Elif zu Boden und sich neben sie. Er robbte zu Baki hinüber, griff nach seiner Hand, berührte sein Gesicht. Da war nichts zu machen. Am liebsten hätte Avdo mit den Fingernägeln sogleich ein Loch gegraben und das ganze Dorf darin verscharrt. Er zürnte dem Schicksal, das für den Jungen wie auch für ihn ein solches Leben vorgesehen hatte. Auf dieselbe Weise hastete er zurück und bat Elif, auf ihn zu warten und sich nicht zu rühren. Sie dürfe den Kopf nicht heben, sollte gar den Atem anhalten, was auch immer geschähe. Unablässig knallten Schüsse. Die Kugeln schlugen bald in nahe Äste ein, bald in weiter entfernt stehende Baumstämme, die Männer wussten nicht genau, wo sie waren und schossen aufs Geratewohl. Die erste Kugel hatte Baki offensichtlich zufällig getroffen. Als Avdo so alt war wie Baki, lebte er auf der Straße, hungrig, in Lumpen, ohne Mutter. Wie ungerecht, dass Baki sterben musste, obwohl er weder hungrig noch in Lumpen noch mutterlos war, was für ein Los war das! Avdo war verwirrt, verstand nicht, was das Schicksal von ihm wollte. Sollte er sterben, sollte er sich die Pistole an die Stirn setzen und erschießen, wäre das Schicksal dann zufrieden? Als Elif seine Hand drückte, wandte Avdo den Kopf und schaute sie an. »Warte auf mich, Elif«, sagte er, »hab keine Angst.« Er sprang auf und stürmte, die Pistole voran, durch den Hain, röchelnd wie ein toller Hund.

Der Mond war nicht zu sehen. Blätter und Sterne, vor allem aber Mandelblätter bedeckten den Himmel. Im Stockfinstern machte Avdo die beiden Gegner anhand des aufblitzenden Mündungsfeuers ihrer Waffen aus. Um leichter schießen zu können, ging er hinter einem Baum in Deckung. Dann drückte er ab, wieder und wieder. Sein kräftiger Arm kannte kein Zittern. Als das Magazin leer war, holte er Luft und lud nach. Auch die Gegner pausierten und luden ihre Waffen wieder auf. Als die Kugeln wieder flogen, wurde klar, dass keiner die Nacht überleben würde. Äste brachen, Blätter wirbelten. Die Wolken verdichteten sich, die Sterne huschten hinter die Wolken. Die Kugeln schlugen jetzt in Avdos Nähe ein, die Männer hatten ihn geortet. Avdo hielt inne, wartete, bis die Gegner ihre Munition verschossen hatten, trat dann vor und feuerte die beiden letzten Kugeln im Magazin ab. Ihm war, als hörte er jemanden aufstöhnen, doch der Lärm der Schüsse ließ ihn nicht sicher sein. Noch einmal lud er nach. In der Tasche fühlte er, dass nicht mehr viele Kugeln übrig waren. Wieder trat er hinter dem Baum hervor, zielte sorgfältig und feuerte, von gegenüber wurde nur noch aus einer Waffe geschossen. Da wusste er, beim Stöhnen kurz zuvor hatte er einen Widersacher getroffen. Jetzt kämpfte er nur noch gegen einen. Avdo hatte nur Rache für Baki im Kopf, er fasste Vertrauen, wechselte zwischen den Bäumen die Position und ging näher an sein Ziel heran. Da traf ihn etwas an der Brust, wie ein Vogel mit spitzem Schnabel, er taumelte, spürte etwas Warmes. Als er hintastete, bemerkte er Blut. Er warf sich hinter einen Baum, atmete schwer. Die Wunde war schlimm, doch um ihn aufzuhalten, musste das Schicksal ihn weit schlimmer verwunden. Er kämpfte sich auf die Beine, schlug eine andere Richtung ein, brach seitlich aus und näherte sich dem Widersacher, ohne einen Schuss abzugeben. Der Mann schoss weiter an die Stelle, wo Avdo noch kurz zuvor gestanden hatte, als er die Flinte leergeschossen hatte, griff er zur Pistole. Auch sein Zorn war hell aufgelodert, er schoss mit doppelter Intensität. Avdo näherte sich dem Mann von rechts, der bemerkte ihn erst, als er neben ihm auftauchte. Auge in Auge schossen sie gleichzeitig. Der Schuss traf den Mann tödlich in die Stirn. Die letzte Kugel aus seiner Waffe fuhr Avdo in die Schulter, oberhalb der vorherigen. Diesmal spürte er den Schmerz und stürzte rücklings um. Ihm war, als wäre ein Grabstein auf ihn gekippt und lastete schwer auf seiner Brust.

 Avdo fühlte sich wie Baki. Der leblose Körper, der nicht

weit entfernt auf der kühlen Erde unter den Mandelbäumen lag, war nicht Bakis, sondern seiner. Ohne etwas vom Leben gehabt zu haben, ohne sich einen Traum, und sei es einen kleinen, erfüllt zu haben, hatte er gehen müssen. Würde seine Mutter trauern, weil sie ihn verloren hatte, und ihr Leben lang an ihren Sohn denken? Würde sie von ihm träumen? Würde sie, wenn sie einem Bettler begegnete, ihm Almosen geben und sagen: »Nimm das zum Wohl meines rosenwangigen Sohnes«? Und Avdo, würde sich jemand an ihn erinnern? Wer weiß, vielleicht suchte eine alte Frau noch immer dichtgedrängte Marktgassen nach ihm ab. Träumte nach wie vor von ihm im selben Alter, stets so groß wie damals. Streckte die Hand aus und sagte: »Dir gehört mein Herz, Avdo. Ich bin hier, Avdo.«

Avdo schlug die Augen auf und sah Elif über sich gebeugt.

»Avdo, geht es dir gut?«, fragte Elif unter Tränen. »Stirb nicht, bitte! Oh mein Gott! Tut es sehr weh, ist die Wunde schlimm? Hörst du die Hunde? Die Leute aus dem Dorf sind schon unterwegs. Steh auf, Avdo, wir müssen sofort weg.« Avdo murmelte, die Wunde sei schlimm, er könne sich nicht bewegen. Mühsam nur gelang es ihm zu atmen. Er horchte auf die Hunde, nahm Elifs Hand. »Geh fort«, sagte er. »Geh, bevor die Dörfler hier sind, lauf nach Hause, ohne dass dich jemand sieht.« Mit bebender Stimme widersprach Elif, versicherte, dass sie ihn nicht allein lassen würde. Avdo nahm all seine Kraft zusammen. »Ich sterbe, Elif, bitte geh.« Sein Kopf fiel zur Seite. Er hörte Elifs Stimme nicht mehr, nicht das Bellen der Hunde, nicht die Dörfler, die in die Luft schossen und zum Mandelhain jagten.

DORF KONAK GÖRMEZ

HAYMANA-EBENE, 1958

Als die Dorfleute und die Hunde den Mandelhain erreichten, war es ruhig geworden, die Toten hatten diese Welt verlassen und ihren Frieden gefunden. Die Dörfler sahen sich einem unlösbaren Rätsel gegenüber, sie liefen mit ihren Sturmlaternen zwischen den Bäumen herum. Dabei jammerten sie auf Schritt und Tritt. Was konnte es für Händel geben zwischen den Söhnen Kara Aghas und Meister Avdo, der doch erst am selben Tag seine Arbeit beendet hatte? Der Grabstein war prächtig gelungen, die goldenen Cumhuriyet-Münzen dafür waren vollständig gezahlt worden. Man hatte einander die Hände geschüttelt und war zufrieden auseinandergegangen. Was war geschehen, dass sie mitten in der Nacht hier aneinandergeraten waren?

Und was hatte Baki zu nachtschlafender Stunde hier draußen zu suchen, der Sohn des Oberhirten? Mit wem war er hergekommen, mit den beiden Agha-Söhnen oder mit dem Steinmetzmeister, dem er als Lehrling gedient hatte? Wie bös die Männer getobt hatten, war daran abzulesen, dass sie ein armes Kind getötet hatten. Auch das Araberpferd, das alle neidisch beäugt hatten, seit es ins Dorf getrabt war, war den Kugeln zum Opfer gefallen. Das braune Fell vom

Rot des Bluts noch dunkler, schien es dort gar nicht auf der Erde zu liegen, wirkte vielmehr wie ein Bild auf einem Wandteppich.

Rings um die Toten standen unzählige Mandelbäume und zwischen den Bäumen eine einzige Frage. Ziellos wanderten die Dörfler von einem Baum zum anderen und suchten nach der Antwort auf die Frage. Sie untersuchten die von Kugeln durchlöcherten Baumstämme, lugten unter verspritzte Steine, musterten die Gesichter der Toten, fanden aber nichts. Sie ließen Zigaretten von Hand zu Hand gehen und zogen die Hunde ab, die an den Blutlachen schnüffelten. In den Dörfern der Ebene hatte man zahlreiche Blutfehden erlebt, ein solch mysteriöser Streit aber war ihnen noch nie untergekommen. Hier bei den Leichen war es unmöglich, auch nur vernünftige Mutmaßungen anzustellen. Zwist war ein geschickt gehütetes, geduldig gehegtes Feuer, das, war seine Zeit gekommen, geschürt wurde, auf dieses Handwerk verstanden sich die Dorfleute meisterhaft. Einen derart wohlbehüteten, dann geschürten Zwist aber, der zum Tod dieser prachtvollen jungen Leute und des Jungen geführt hatte, so gestanden sie einander, hatten sie weder erlebt noch je davon gehört.

Plötzlich rief einer, und alle versammelten sich um Avdo. Sie richteten den Schein der Sturmlampen auf Avdos Gesicht, als sie näher hinschauten, erkannten sie, dass er noch atmete. Er war blutüberströmt, offensichtlich schwer verwundet. Sie sprachen davon, ihn auf einen Pferdewagen zu heben und zur Versorgungsstelle im Dorf Deveci Pınarı auf dem Hügel zu bringen. Dort befand sich die einzige Versorgungsstelle für Gesundheit wie auch der einzige Gendarmerieposten der ganzen Ebene. Beeilten sie sich, könnten sie in einer Stunde dort sein, den Doktor wecken und Avdo retten. Auch der Gendarmerie würden sie Meldung machen und alles weitere Arzt und Gendarmen überlassen.

Manche redeten nur leise, andere schwiegen. Als einer der Alten meinte, womöglich sei der Mann unschuldig und das Übel sei von den Söhnen Kara Aghas ausgegangen, sagten sie, die Wahrheit wisse nur Gott, und machten sich an die Arbeit. Sie brachten den von zwei Pferden gezogenen Wagen zum Mandelhain und hoben Avdo vorsichtig auf die darauf gebreitete Decke. In Begleitung eines Dutzends bewaffneter Reiter lenkten sie den Wagen gen Osten den Hügel hinauf. Sie lauschten dem kalten Nachtwind und dachten, vielleicht verschied der Grabsteinmetz, der nichts als Unglück über das Dorf gebracht hatte, ja unterwegs. Nach allem, was geschehen war, war zwar das Einzige, worüber sie nicht traurig wären, sein Tod, doch sie wussten auch, dass die Lösung des Rätsels dieser Nacht davon abhing, dass er überlebte. In der Hoffnung, er würde genesen und alles aufklären, lenkten sie ihre Pferde in das Herz der Finsternis.

DORF KONAK GÖRMEZ

HAYMANA-EBENE, 1958

Elif hörte Stimmen im Kopf. Sie hallten von einem Ohr zum anderen, erschreckten und verwirrten sie. Was bist du in den Bach gestiegen und läufst nach Hause, fragten die Stimmen, bedrängten sie: Kehr um, lauf ins Freie, in Täler, wo dich niemand aufspüren kann! Wozu nach dieser verfluchten Nacht und all den Toten heimkehren? Es wäre doch besser, wahnsinnig, schreiend und sich die Haare raufend auf und davon zu laufen. Sie würde Bärenklauwurzeln essen, sich im Schilfdickicht am Bachufer verbergen und mit Hilfe der Stimmen im Kopf spurlos verschwinden.

Das Hundegebell oben vom Bach und das Geschrei der Dörfler hatten sich entfernt. Dorfleute und Hunde mochten die Mandelbäume erreicht haben. Beim Anblick der Leichen zwischen den Bäumen würden sie sich die Augen reiben. Meister Avdo war bei Tag fortgeritten, warum war er zurückgekehrt? Welche Händel hatten die Söhne Kara Aghas mit ihm? Und der Junge? Blöde Blicke würden die Dörfler tauschen.

Elif floh und dachte zugleich über die Fragen nach. Die grausigen Stimmen im Kopf konnten ihre Fragen nicht beantworten. Warum hatten Kara Aghas Söhne Elif verfolgt, woher wussten sie, dass sie mit Avdo durchbrennen wollte? Wie konnten sie wissen, was niemand ahnte? Und Avdo? War er tatsächlich gestorben, nachdem er sein letztes Wort gesprochen und den Kopf auf die Erde gelegt hatte, oder bloß ohnmächtig geworden? Um sich zu vergewissern, hatte Elif ihr Ohr an seine Brust gelegt und auf seinen Herzschlag gelauscht, doch außer ihrem eigenen Herz und den Stimmen der herbeieilenden Dörfler hatte sie nichts vernommen. Da hatten sich die Stimmen in ihrem Kopf erhoben, verlangten, dass sie floh, sich so schnell wie möglich davonmachte.

Mitten im Bach stolperten Elifs müde Füße über einen Stein. Sie fiel auf die Nase, rappelte sich schleunigst wieder auf und stürmte weiter, als würde man sie jeden Augenblick erwischen. Die Stimmen im Kopf sagten ihr zwar, dass sie in die falsche Richtung lief, doch Elif hörte auf ihr Gefühl und strebte heim, wie die beiden weißen Kühe es taten, wenn sie von der Weide kamen. Sie eilte durch die Dunkelheit und achtete auf Abstand zu den Stimmen der Frauen, die in den Fenstern hingen und über das Geschehen schwätzten. Fest wickelte sie ihr Tuch um Kopf und Gesicht. Sie kam zu Hause an, ohne dass irgendwer sie gesehen hätte, im Garten hielt sie zwischen den Bäumen inne. Vorsichtig schlich sie zum Eingang, um zu sehen, wer daheim war. Vor der Tür standen ihre Schwester Ipek und Mutter Reyhan nah beieinander und spähten bange in die Ferne. Der Vater war nicht da, das war in dieser verfluchten Nacht das einzig Erfreuliche. Elif trat aus der Dunkelheit, stürzte aufgelöst auf sie zu. Nun war sie mit ihren Kräften am Ende und ließ sich in beider Arme fallen.

Mutter und Schwester schafften sie von den Nachbarinnen unbemerkt ins Haus. Wuschen ihr das Gesicht, rieben ihr die Handgelenke. Um sie zu beruhigen, versicherten sie ihr, der Vater ahnte nichts, wüsste auch nichts davon, dass sie nicht da gewesen war. Bei den Schüssen war er, wie alle anderen auch, aus dem Haus gestürzt, das Gewehr in den Händen, und hatte sich gemeinsam mit den Nachbarn auf den Weg zum Mandelhain gemacht. Erst als er fort war, hatte Ipek sich der Mutter anvertraut und gesagt, Elif liege nicht in ihrem Bett.

Elif trank ein Glas Wasser und beichtete mit flehentlichen Blicken ihr Geheimnis. Sie erwähnte die Tante, die, als Elif ein kleines Mädchen war, sich am Backofen das Leben genommen hatte, sagte, die Dschinns, die der Tante den Verstand geraubt und sie in den Tod getrieben hatten, hätten nun auch sie befallen, hätten ihr den Kopf verdreht und ihr Herz mit Angst erfüllt. Seit Tagen sei sie nicht bei sich, wisse nicht, was sie tue, sitze, wenn alles schlafe, bis in den Morgen auf dem Bett, warte und spreche im Dunkeln mit sich selbst. Nie empfundene Gefühle hätten ihr Herz bestürmt, nie gekannte Gedanken ihren Kopf. Auch jetzt glaubte sie sich in einem Traum, wisse nicht, wie sie mit den Dschinns fertigwerden sollte. Sie war unendlich müde, wollte nur schlafen. Würde sie jetzt schlafen und beim Erwachen am Morgen sehen, dass sie noch immer in dem furchtbaren Traum steckte, sähe sie keinen anderen Ausweg, als sich das Leben zu nehmen, das sei wohl die einzige Möglichkeit, die Dschinns loszuwerden.

Die Mutter versetzte Elif eine schallende Ohrfeige, dann gab sie ihr noch ein Glas Wasser. Sie ermahnte beide Töchter, ihr genau zuzuhören. Das Geheimnis würde unter ihnen bleiben. Niemand wusste von Elifs Verbindung zu den Todesfällen dieser Nacht. Wer darüber hätte reden können, lag tot im Mandelhain. Jetzt gelte es zu schweigen und weiterzuleben wie zuvor. Weder der Vater noch die Nachbarn durften etwas merken. Um Elif von den Dschinns zu befreien, würden sie Hodschas in drei verschiedenen Dörfern aufsuchen, beten und Amulette ausstellen lassen.

MERKEZ-EFENDI-FRIEDHOF

ISTANBUL, 1985

Es war ein sonniger Tag. Mittags machte Avdo Pause und setzte sich mit Brot, Käse und Joghurt an den Tisch auf der Veranda. Die beiden Männer mit Sonnenbrillen nicht weit entfernt hielt er für Trauernde einer Beerdigung. Die unbewegte Miene Imam Muhittins, der sie begleitete, war ebenjener Ausdruck, den er aufsetzte, um zu zeigen, dass es ihm um ihre Toten leidtat. Am Brunnen vorbei kamen sie zur Veranda und grüßten.

»Meister Avdo«, sagte der Imam, »die Herren Beamten haben nach dir gefragt, sie wollen über eine gewisse Sache reden.« Seine Stimme klang so offiziell, wie die Gesichter der Beamten aussahen.

Avdo legte das Brotmesser beiseite und erhob sich. »Bitte schön«, sagte er. »Worum geht es, um einen eiligen Grabsteinauftrag?«

Die Beamten waren glattrasiert und kurzhaarig und wirkten wie Agenten in Filmen. Sie trugen Mäntel, einer schwarz, der andere grau, und Borsalino-Hüte auf den Köpfen.

»Nein«, sagte der im schwarzen Mantel, »wir suchen einen Kollegen, den Mann auf dem Foto hier. Sie kennen ihn, nicht wahr?«

Avdo nahm das gereichte Foto und musterte es eingehend. »Das ist Chef Kobra«, sagte er schließlich. »Seinen echten Namen kenne ich nicht, er war auf der Suche nach einem Flüchtigen hier, vor zwei Wochen, mit vielleicht zehn Mann.«

»Genau der. Vor zwei Wochen sagen Sie, haben Sie ihn danach noch mal gesehen?«

»Ja.« Avdo war ganz ruhig. »Vor drei Tagen.«

Die Beamten wechselten einen Blick.

»Als er vor zwei Wochen hier war, geschahen unschöne Dinge«, fuhr Avdo fort. »Das habe ihm keine Ruhe gelassen, wie er sagte, also war er hergekommen, um sich auszusprechen, diesmal allein.«

»Um welche Uhrzeit war das etwa?«

»Im Anschluss an das Nachmittagsgebet. Denn er sagte, er habe in der Moschee gebetet.«

»Unser Chef?« Der Beamte staunte. »Der soll gebetet haben? Hat er das selbst gesagt?«

»Ja, es ist erst drei Tage her, ich erinnere mich genau an seine Worte. Verraten Sie mir, was los ist?«

»Avdo Bey«, fing der im schwarzen Mantel an, brach dann aber ab.

Avdo war es nicht gewohnt, als Herr angesprochen zu werden, erst recht nicht von Polizisten – oder Geheimdienstlern.

»Entschuldigung«, setzte er an, »ich lasse Sie da stehen, setzen Sie sich doch, oder kommen Sie ins Haus, wenn Sie mögen.«

»Reingehen müssen wir nicht, setzen wir uns hier hin.«

Die Beamten nahmen auf den Stühlen Platz, der Imam und Avdo auf der Sitzbank.

»Möchten Sie Tee, ich setz gern Tee auf, der zieht, während wir reden.«

»Danke, nicht nötig, wir machen unseren Job und gehen.

Da sind noch ein paar andere Stellen, die wir abklappern müssen. Machen Sie sich keine Mühe.«

Die Anrede mit Bey, der Dank, keine Mühe machen wollen, die Beamten mit ihren Sonnenbrillen und Borsalinos sprachen wahrlich wie einem Gangsterfilm entsprungen.

»Bitte schön, ich höre, meine Herren«, sagte Avdo, bemüht, sich ihrer Höflichkeit anzupassen.

»Avdo Bey, unser Chef, Sie kennen ihn unter seinem Spitznamen Kobra, ist seit drei Tagen verschwunden. Wir wissen nicht, wo er ist. Am Neujahrstag verließ er das Büro, um einige Orte aufzusuchen, seither wurde er nicht mehr gesehen. Wir haben an den Orten, die er erwähnte, nachgeforscht, er war nicht dort. Und wir können uns auch keinen Reim darauf machen, dass er an Neujahr, wo alle freihaben, arbeiten ging.«

»Ihm war eng ums Herz, darum«, sagte Avdo.

»Eng ums Herz?«

»Das heißt, er war bedrückt, er musste mit jemandem reden, um sich zu erleichtern, will ich sagen.«

»Und da musste er mit Ihnen reden?«

»Manchmal bringen schlimme Dinge Menschen einander nahe.«

»Schlimme Dinge, was meinen Sie damit?«

Imam Muhittin zog seine Gebetskette durch die Finger und linste zum Foto, das jetzt auf dem Tisch lag. »Erlauben Sie, darf ich mir die Fotografie einmal anschauen?«

Die Beamten nickten.

Der Imam nahm das Foto auf, hielt es aber nicht lange in der Hand.

»Den Mann habe ich auch gesehen«, sagte er. »Beim Gebet. Jetzt im Winter kommen nur vier, fünf ältere Männer zum Gebet. Unmöglich, diesen Herrn nicht zu bemerken, groß und mit kräftigem Schnauzer fiel er auf. Ich dachte, er hätte ein Grab besucht.«

»Sie sind sicher, dass er es war, ja?«

»Ja«, bestätigte der Imam, »denn ich sah ihn Geld in die Spendenbüchse an der Tür werfen. Unsere Moschee ist klein, da spenden nur wenige, wer Geld einwirft, fällt mir auf.«

Dass an der Moschee des Merkez-Efendi-Friedhofs, auf dem er seit zwanzig Jahren lebte, eine Spendenbüchse aufgestellt wurde, hatte Avdo zum ersten Mal vor sechs Monaten gesehen, als der neue Imam Muhittin seinen Dienst antrat.

»Haben Sie mit ihm gesprochen?«

»Nein«, sagte der Imam, »er schien in Eile zu sein, kaum war das Gebet zu Ende, warf er Geld in die Büchse, schlüpfte in seine Schuhe und hastete hinaus. Er trug ein Paket bei sich, ja, jetzt entsinne ich mich, er hatte ein Päckchen dabei.«

»Er beeilte sich, weil er mich besuchen wollte«, erklärte Avdo und brach in Gelächter aus. Als er den Lachanfall nicht stoppen konnte, hob er die Hand vor den Mund.

Die Beamten runzelten die Stirn und blickten zwischen Avdo und dem Imam hin und her.

Avdo wich verlegen den Blicken aus und wusste nicht, was er sagen sollte, also sprach der Imam an seiner Stelle.

»Missverstehen Sie das nicht, die Herren Beamten, unser Meister Avdo hat so ein Leiden, bricht ungewollt in Lachen aus. Es kommt aus heiterem Himmel. Es hat nichts mit dem zu tun, worüber gesprochen wird, und er kann nicht dagegen an.«

»Vollkommen unbegreiflich«, befand der im schwarzen Mantel, der andere nickte bestätigend.

»Ich weiß.« Avdo setzte zu einer Erklärung an. »Ich begreife es auch nicht, seit zwanzig Jahren quält mich das. Tut mir wirklich leid. Deswegen war vor zwei Wochen auch Chef Kobra wütend auf mich geworden.«

»Sagen Sie uns, was da los war.«

»Eines Nachts kamen sie her, mit einem Spürhund, der hieß Yavaş, sie suchten einen Flüchtigen, so sagten sie. In der Nacht herrschte dichter Nebel, man sah die Hand nicht vor Augen, nach dem Nebel fing es an zu schneien, trotzdem suchten sie hier alles ab, spähten hinter jedes Grab und jeden Baum. Da geriet ihr Hund mit meinem in Streit. Und mein verfluchtes Lachen brach los, obwohl es wirklich nicht die Zeit dafür war. Ich konnte nicht an mich halten. Der Chef ärgerte sich über mein Lachen, er zog die Pistole und erschoss meinen Hund. Für mein Lachen ließ er meinen Hund bezahlen.«

Als Avdo verstummte, ergriff auch kein anderer das Wort. Sie ließen die Blicke über die schneebedeckten Gräber und Bäume schweifen. Auf dem Weiß glitzerte die Sonne und blendete. Die Beamten waren durch ihre schwarzen Sonnenbrillen geschützt, doch Avdo und Imam Muhittin kniffen etwas ungemütlich die Augen zusammen.

»Schade um Ihren Hund«, sagte der Mann im schwarzen Mantel. »Das tat dem Chef wohl auch leid, da er dann noch mal hergekommen ist.«

»Mein Hund?«, hielt Avdo dagegen. »Schön, wenn er sich um meinen Hund gegrämt hätte, nein, er war wegen dem betrübt, was er mir angetan hatte, er kam, um es wiedergutzumachen.«

»Was er Ihnen angetan hatte, also, dass er Ihren Hund getötet hatte?«

»Nun«, setzte Avdo an, »als ich in der Nacht damals so lachte, wurde der Chef sehr wütend, er wusste nicht, was er tat, er schlug auch mir die Nase blutig. So ließen sie mich liegen. Das ging dem Chef in den Tagen danach nicht aus dem Sinn, es nagte an ihm, und so beschloss er, mich aufzusuchen.«

»Das tut uns sehr leid«, sagte der Beamte. »Wir entschuldigen uns in seinem Namen. Unser Beruf ist nicht leicht, Avdo Bey, man setzt sein Leben für eine sehr richtige Sache ein, dann passiert plötzlich ein großer Fehler.«

»Sie brauchen sich nicht zu entschuldigen, der Chef hatte das schon bedauert und keinen Schlaf mehr gefunden. Als er herkam, brachte er mir ein Mittagessen mit, damit wir Freunde werden und die Kränkung vergessen. Döner im Brot und Ayran. Das muss das Paket gewesen sein, das der Imam in seinen Händen sah, denke ich.«

»Erzählen Sie uns doch, worüber Sie gesprochen haben, vielleicht findet sich da ein Hinweis, der uns helfen könnte, ihn zu finden.«

»Er war so betrübt, dass ich versucht habe, ihn zu trösten. Ich sagte ihm, unsere unschöne Auseinandersetzung sei im Vergleich zur Bedeutung seines Berufs unwichtig. Beinahe war es wie ein Gespräch zwischen Vater und Sohn. Wir sprachen darüber, dass er noch unverheiratet ist, und dann …«

»Ach was?«, fiel ihm der Beamte ins Wort. »Der Chef hat ihnen sein Herz darüber ausgeschüttet, dass er noch nicht verheiratet ist?«

»Ja, wie sollte ich sonst wissen, ob er ledig oder verheiratet ist. Er klagte, dass der schwierige Beruf ihm nicht erlaube, eine Familie zu gründen.«

»Der Chef spricht mit niemandem über sein Privatleben und seine Gefühle, wenn er sich Ihnen gegenüber geöffnet hat, heißt das, Sie waren ihm wichtig.«

»Herr Beamter, ich hab ja gesagt, schlimme Dinge bringen Menschen manchmal einander näher. Und so war es. Sie haben zweifellos meine Akte gelesen und kennen meine Vergangenheit. Ich habe meine Familie verloren, bin als

Waise aufgewachsen, war im Gefängnis. Würde ich nach all den Jahren erfahren, dass ich eine Tochter oder einen Sohn habe, würde ich sie ins Herz schließen, so empfand ich auch dem Chef gegenüber, er war mir nah wie ein Sohn. Das war vor drei Tagen, zwei Stunden war er hier, die zwei Stunden kamen mir vor wie zwei Jahre.«

Stille legte sich über die Runde am Tisch. Imam Muhittin senkte den Kopf und versank unter der Bürde des Gesagten in Gedanken. Er spürte, dass sie an der Schwelle einer Katastrophe standen, ließ sich aber zugleich von der Natürlichkeit, mit der Avdo erzählte, beruhigen. Er betete, dass das Gespräch so schnell wie möglich endete, ließ seine schwarze Gebetskette durch die Finger gleiten und murmelte dabei Allahs Namen.

»Hoffentlich taucht der Chef bald wieder auf«, fuhr Avdo fort. »Vielleicht ist er zu einem Bekannten gegangen, um sich ein paar Tage auszuruhen. Wie gesagt, er war bedrückt.«

»Wollen wir hoffen, dass er schnellstmöglich wieder auftaucht. Aber solange wir auf seine Rückkehr warten, legen auch wir die Hände nicht in den Schoß. Wir erwägen jede Möglichkeit, sogar, dass er entführt wurde.«

»Wie bitte, entführt? Von wem denn?«

»Anarchisten, Terroristen, Separatisten, die Liste unserer Gegner ist endlos. Doch hätten die den Chef entführt, würden sie das bekannt machen und für Propaganda nutzen. Wenn sie ihn gegen einen inhaftierten Terroristen austauschen wollen, hätten sie Kontakt zu uns aufgenommen, dann wüssten wir, was los ist.«

»Hat denn jemand Kontakt zu Ihnen aufgenommen?«

»Leider nicht. Leider, sage ich, denn wir sind ehrlich besorgt, wir würden uns sogar über die Nachricht einer Entführung freuen.«

»Schlimm.« Avdo seufzte. »Mir tut auch seine Schwester leid, wie muss die arme Frau sich um ihn sorgen.«

»Seine Schwester?« Der Beamte klang konsterniert.

»Seine Schwester?«, echote auch der zweite Mann.

»Ja und, hab ich was Falsches gesagt?«, fragte Avdo verwirrt.

»Sie haben gesagt, seine Schwester …« Der im schwarzen Mantel stotterte, als suchte er nach den passenden Worten, riss sich dann zusammen. »Bitte fahren Sie fort. Was hat der Chef Ihnen gesagt, was hat er über seine Schwester gesagt?«

»Der Chef sagte, er habe mit seiner großen Schwester gesprochen«, fuhr Avdo bedächtig fort. »Er hätte ihr von dem Vorfall erzählt, also, dass er mich geschlagen hatte. Als sie sah, wie sehr er sich grämte, empfahl sie ihm, herzukommen und sich mit mir zu versöhnen. Vor allem um ihretwillen hatte er mich aufgesucht.«

»Sind Sie sicher, dass er da von seiner Schwester sprach?«

»Aber sicher. Der Chef ist seiner großen Schwester sehr zugetan, er kümmert sich um sie, weil sie krank ist. Sonst hat er niemanden.«

Die Beamten wechselten einen Blick, verständigten sich ohne Worte und ohne die Miene zu verziehen.

»Avdo Bey«, sagte schließlich wieder der im schwarzen Mantel. »Da muss wohl eine Verwechslung vorliegen, auch wenn ich mir das nicht erklären kann. Der Chef hatte eine ältere Schwester, sie ist im letzten Jahr verstorben. Seitdem lebt er allein.«

Jetzt war es an Avdo und dem Imam, Blicke zu wechseln.

»Oh Gott!« Der Imam wurde blass. »Von Dir, mein Gott, kommt alles Gute wie auch alles Schlechte, Du bist es, der weiß, was niemand weiß.«

Avdo versuchte eine Erklärung. »Der Chef sagte, seine Schwester sei sehr fromm. Morgens gebe sie ihm ein Gebet mit auf den Weg, flehe Gott an, dass er ihn abends gesund und munter heimkehren lasse und ihn beschützen möge. Er sagte, seine Schwester sei seit drei Jahren bettlägerig.«

»Das ist richtig«, stimmte der Beamte zu. »Die Schwester lag drei Jahre lang krank im Bett, es stimmt auch, dass sie fromm war, dann erlag sie einem Herzinfarkt. Bei der Beisetzung waren auch wir dabei, auf dem Friedhof in Eyüp.«

»Das verstehe ich nicht«, sagte Avdo.

»Gott, Du bist groß, behüte uns, Deine Diener, Du bist der, der erschafft wie auch vernichtet.« Der Imam jammerte geradezu.

»Also ich weiß nicht«, fing der Beamte wieder an. »Hatte der Chef neuerdings Visionen? Ob er glaubte, dass seine Schwester noch lebte, und deshalb mit ihr sprach, vielleicht dachte er, was er zu sich selber redete, hätte er zu ihr gesagt? Seine Schwester war die Einzige, die ihm je nahestand, wir wissen, dass ihr Verlust ihn erschüttert hat, aber dass es so weit ging …«

»Tut mir leid.« Avdos Stimme zitterte. Er rieb sich die Augen, wandte sich an den Imam. »Siehst du, was mit einem Menschen geschieht, wenn er den verliert, der ihm am nächsten steht? Bete, bete für uns alle, dass Gott uns unsere Sünden vergibt.«

Es war, als säßen sie nicht auf der Veranda vor dem Haus, sondern vor der heiligen Gebetsnische, von Rosenwasserduft umfangen.

»Oh Gott«, sagte der Imam.

»Wer hätte so etwas gedacht?«, wunderte sich der Beamte. »Der Chef fantasierte, mit seiner Schwester zu sprechen. Und wir haben das nicht gemerkt.«

»Hat er womöglich die Stimme seiner Schwester gehört und ist daraufhin irgendwo hingegangen?«, mutmaßte Avdo.

»Auch das müssen wir nun wohl in Betracht ziehen.«

»Wenn es so ist, kommt er zurück.«

»Vielleicht.«

»Was sonst könnte es sein? Da er nicht von Terroristen entführt wurde, wird er wiederkommen.«

»Hoffen wir das. Avdo Bey, was hat der Chef beim Abschied zu Ihnen gesagt? Hat er erwähnt, was er tun oder wohin er gehen wollte?«

»Er sagte, er wollte früh nach Hause und seiner Schwester vom Gespräch mit mir erzählen, und dass er mich in ein paar Tagen erneut besuchen würde. Ob er zum Grab der Schwester gegangen ist und ihrer Seele sein Herz ausgeschüttet hat?«

»Auch das müssen wir nachprüfen. Ja, wir müssen los. Avdo Bey, hier ist unsere Telefonnummer, rufen Sie uns an, falls Ihnen noch etwas einfällt, ja?«

»Natürlich«, sagte Avdo mit Blick auf die Telefonnummer auf dem Zettel, den ihm der Beamte reichte.

Die Beamten standen auf und gingen den gleichen Weg zurück, auf dem sie gekommen waren. Vorsichtig bewegten sie sich über den glatten Boden. Als sie besonnenen Schrittes den Brunnen passierten, zogen sie Zigaretten aus der Tasche und steckten sie an. Weil sie im Dienst waren, hatten sie während des Gesprächs nicht geraucht. In diesen Zeiten traf man selten Beamte wie diese.

Imam Muhittin rief ihnen hinterher: »Noch eine Frage, dieser Flüchtige, den der Chef in jener Nacht verfolgte, hat man den wohl geschnappt?«

Der im schwarzen Mantel nahm die Zigarette von den Lippen und entgegnete:

»Nein, die Flüchtige ist noch nicht geschnappt.«

MERKEZ-EFENDI-FRIEDHOF

ISTANBUL, 1984

Heute, Nacht.
Bald nachdem die drei Alten, die so eifrig waren, auch in der winterlichen Eiseskälte zum Nachtgebet zu kommen, die Moschee verlassen und sich gemächlich auf den Heimweg gemacht hatten, verloschen die Lichter des Gotteshauses und es ging im Haus nebenan das Licht an. Auf diesen Moment hatte Avdo gewartet, eilig trat er heran und steckte den Kopf durch die angelehnte Tür. Als Imam Muhittin ihn erblickte, bewegte er lautlos die Lippen, als wäre jemand bei ihm, und bedeutete Avdo mit seiner langen, knochigen Hand, hereinzukommen.

Heute, Morgen.
Gleich zu Beginn seines Dienstantritts an der Merkez-Efendi-Moschee hatte Imam Muhittin sich als besonderer Imam erwiesen, den älteren Frauen und jungen Mädchen, die zum Beten und mit Fürbitten kamen, schrieb er gegen eine Spende Amulette, und denen, die ihn um eine Grabstätte ersuchten, versprach er, das mit der Stadtverwaltung zu klären, wofür sie allerdings spenden müssten. Der Friedhof, der früher über reichlich Platz verfügt hatte, war

in letzter Zeit wegen der Verehrung des heiligen Merkez Efendi und durch Prominentenbeisetzungen zum Favoriten auf dieser Seite der Stadt geworden. Die Preise für Grabstätten waren enorm gestiegen. Trauernde Angehörige, die ihre Verstorbenen in der Nähe des großen Komponisten Sadettin Kaynak oder der berühmten Schriftstellerin Halide Edip Adıvar bestatten wollten, waren rasch mit einer Spende einverstanden. Als Avdo eines Tages Imam Muhittins Bitte erfüllte, in aller Eile einen besonderen Grabstein anzufertigen, vermutete er, der Imam wollte jemandem etwas Gutes tun. Erst im Nachhinein erfuhr er, was dahintersteckte, hätte aber nie gedacht, dass jener Grabstein ihm einmal von Nutzen sein könnte. Nun also suchte er den Imam frühmorgens auf, gab vor, seine Tochter brauche ein Versteck, er würde der Moschee eine Spende zukommen lassen, wenn er ihr für kurze Zeit eine Unterkunft besorgen könnte. Wie vorausgesehen, sah er die Furcht des Imams vor dem Staat angesichts von fünfhundert Dollar erlahmen. Und als er versprach, ihm in der Woche darauf weitere fünfhundert Dollar zu bringen, willigte der Imam ein. Er täte es nur, um Avdos Tochter zu helfen, müsse aber überlegen, wie ein Versteck aufzutreiben wäre. Da keine Zeit zum Überlegen war, schlug Avdo vor, die Klausurzelle unterhalb der Moscheeanlage aufzusperren, zu säubern und diese zu benutzen. Verwundert fragte der Imam, woher er wisse, dass die Zelle bewohnbar sei. Avdo erinnerte den Imam daran, dass dieser erst sechs Monate, er selbst aber bereits seit zwanzig Jahren auf dem Merkez-Efendi lebe, und berichtete, dass die vorherigen Imame die Zelle einmal im Jahr geöffnet und gereinigt hätten, er selbst sei ihnen dabei zur Hand gegangen.

Vierhunderteinundsiebzig Jahre zuvor.
Als Merkez Efendi beschloss, einen Konvent errichten zu lassen, hielt er es für angezeigt, nicht im Innern der Stadt zu bleiben, die sechzig Jahre nach der Eroberung dicht bevölkert war, sondern sich außerhalb der Stadtmauern niederzulassen, und wählte eine lange vergessene Quelle aus byzantinischer Zeit. Das Quellwasser hatte den Christen als heilig gegolten und früher als Heilmittel gegen Krankheiten, Flüche, Ängste und Trennungen gedient, in jüngster Zeit aber kamen kaum noch Besucher. Merkez Efendi plante, hier eine Klause und ringsum Zellen für die Derwische, einen Pavillon für den Herrscher, eine Zisterne und ein Hamam zu errichten. Er war über fünfzig, legte beim Bau aber gemeinsam mit den Arbeitern und seinen Anhängern selbst mit Hand an. Namentlich bei der Errichtung der Klause vergoss er reichlich Schweiß. Er stieg die sieben Meter auf den Grund der Zisterne hinunter, mauerte eigenhändig die Wände des Inklusoriums und grub im nahen Garten einen Brunnen, um das überschüssige Wasser der Quelle aufzufangen. Die Finsternis der Klause und das heilige Wasser sollten ihn Gott näher bringen. Wenn Sünbül Efendi, der Scheich des Halveti-Ordens, dem er sich angeschlossen hatte, es gestattete, war er bereit, sich nicht für vierzig Tage, sondern für vierzig Jahre in die Zelle zurückzuziehen. Das war es, wonach er strebte, grenzenlos Zwiesprache mit Gott halten, in Einsamkeit, Stille und Dunkelheit sich selbst vergessen und in seiner Hauptschlagader spüren, dass in diesem Universum kein anderer Gott außer seinem Ich existierte.

Heute, Nacht.
Als der von dicken Wolken verhangene Himmel vollkommen dunkel war, verließ Avdo den Friedhof, lief zu den Stadt-

mauern, kroch durch Hohlräume und Gänge und fand in einer entlegenen Ecke Reyhan, die auf ihn wartete. In zwei Wolldecken gehüllt hatte Reyhan den ganzen Tag in der Kälte ausgeharrt, ein Brot und ein Messer lagen neben ihr. Wieder zog Nebel auf, es war still ringsum. Untergehakt führte Avdo sie über die Straße und brachte sie auf den weiß verschneiten Friedhof.

Vierhundertvierzig Jahre zuvor.
Merkez Efendi war ein geachteter Sufi-Scheich und zugleich ein guter Arzt. Einmal hatte er zur Heilung von Ayşe Hafsa Sultan, der Mutter Sultan Süleyman des Prächtigen, eine Paste aus einundvierzig Kräutern und Gewürzen hergestellt, das Volk war begeistert, nannte sie Mesir-Paste und verwendete sie fortan als Allheilmittel. Nun, da der Sultan vor einem neuen Feldzug stand, wollte er Merkez Efendi allerdings nicht als Oberarzt dabeihaben, sondern als Scheich, als religiösen Führer des Heeres. Merkez Efendi war ein weißbärtiger Mann, der das siebzigste Lebensjahr bereits überschritten hatte, als er zum Scheich des Heeres berufen wurde, einen solchen heiligen Mann brauchte die Armee. Der Sultan wollte über Otranto an der Adria nach Italien hinein und das ganze Land erobern. Seit sich vor rund fünfzig Jahren das Heer seines Urgroßvaters Sultan Mehmeds II. aus Otranto zurückgezogen hatte, brannte der osmanische Traum von diesem Boden lichterloh wie ein Kienspan. Im Osten hatte Süleymans Heer Bagdad, im Westen das Königreich Ungarn eingenommen, kaum war es marschbereit, zog es nun erneut ins Feld. Die Flotte war vorausgefahren und wartete auf die Landstreitkräfte, doch eine Seeschlacht gegen die Venezianer, die man neutral geglaubt hatte, brachte sämtliche Pläne durcheinander, nun ging der Zug gegen die von Venedig ge-

haltene Insel Korfu. Doch vergebens. Mit leeren Händen, erschöpft und enttäuscht kehrte der Sultan sechs Monate darauf nach Istanbul zurück. Das christliche Europa nannte ihn, der im eigenen Reich der Gesetzgeber hieß, den Prächtigen und fürchtete ihn. Ihnen gegenüber wollte der Sultan auch über die Macht eines Kaisers verfügen. Nachdem sein Urgroßvater Mehmed II. Istanbul eingenommen und dem byzantinischen Reich ein Ende gesetzt hatte, hatte er auch den aus römischen Zeiten stammenden Kaisertitel erhalten. Doch später, als sein Vater Sultan Selim die Souveränität über Kairo und die Kaaba errang und den Titel Kalif des Islam annahm, geriet am osmanischen Hof der Kaisertitel in Vergessenheit. Hätte Süleyman Italien erobert, hätte er den Kaisertitel dauerhaft etabliert und wäre Europas prächtiger Kaiser geworden. Merkez Efendi bemühte sich, den Kummer des Sultans, den er seit seiner Zeit als Thronfolger kannte, zu zerstreuen. Nach der Heimkehr vom Feldzug stand er ihm einen Monat lang im Topkapı-Serail zur Seite, um sich dann mit großherrlicher Erlaubnis wieder in sein bescheidenes Leben zurückzuziehen. Er kam in seinen Konvent außerhalb der Stadtmauern, führte Gespräche mit seinen Anhängern, drehte sich im Sufi-Tanz und schloss sich unter der Last des aufgestauten Verdrusses in der Klausurzelle ein. Dort wollte er vierzig Tage lang in sich gehen, nichts als die Wände der winzigen Zelle sehen und kein Geräusch außer der Stimme der Finsternis hören.

Heute, Nacht.

Reyhan stieg die Stufen hinunter, die schmale Tür der Zelle war selbst für ihre zierliche Gestalt zu niedrig, sie zog den Kopf ein und schlüpfte hinein. Mit dem Verbot aller Konvente nach Republiksgründung vor sechzig Jahren war dieser Teil des Merkez-Efendi-Komplexes zugesperrt und mit einem Vorhängeschloss gesichert worden. Drinnen herrschten die Feuchtigkeit und der Geruch von Jahrhunderten. Obwohl die Zelle mit Reinigungsmittel gesäubert worden war, spürte Reyhan, wie ihr die beißende Feuchtigkeit in die Nase stieg. Schaudernd bei dem Gedanken, dass Sufis sich früher in diesem zellenartigen Raum vierzig Tage lang von der Welt zurückgezogen hatten, drehte sie sich zu Avdo um, sagte nur: »Papa.« Unterwegs hatte Avdo ihr von der Zelle berichtet, in der sie vorerst unterkommen würde, hatte erklärt, der türkische Name *çilehane* gehe auf das persische Wort für »vierzig« zurück, die Sufis, die dort ausharrten, hätten sich bemüht, die weltlichen Sorgen loszuwerden und Kraft zu schöpfen, er hoffe, der Raum werde auch Reyhan Kraft spenden. Auch habe er geflunkert, dass Reyhan seine nach Jahren wiedergefundene Tochter sei, die Lüge sollte für mehr Sicherheit sorgen. »Meine Tochter«, sagte er, als er sie zum Abschied in der Zelle umarmte.

DORF KONAK GÖRMEZ

HAYMANA-EBENE, 1959

Mikail Agha hatte seine Hochzeit auf die Dreschzeit dieses Jahres verschoben, nachdem er im Vorjahr den Vater und die beiden älteren Brüder verloren hatte. Die Trauer würde lange dauern, und es galt abzuwarten, was aus dem Grabsteinmetz wurde, der seine Brüder ermordet hatte. Zwei Jahreszeiten verstrichen. Der Steinmetz wurde wegen Mordes zum Tode verurteilt. Zwei weitere Jahreszeiten verstrichen. Die Dörfler beendeten den Drusch, die Vorbereitungen wurden getroffen, und Ende August kam alles Volk der Ebene zur Hochzeitsfeier. Eine Menge, größer noch als bei den Begräbnissen im Jahr zuvor, folgte Mikail Aghas Einladung und strömte ins Dorf Konak Görmez, um ihn seinen Kummer vergessen zu machen und sein Glück zu teilen. Drei Trommler und drei Oboen-Spieler aus dem Dorf Abdal, Musiker aus Ankara, Parteifreunde aus Ankara, hin und her eilende Kavalleristen, Fröhlichkeit versprühende Kinder, Halay tanzende Mädchen und Jungen, alle wollten an der Hochzeit teilhaben, die auf sieben Tage und sieben Nächte angesetzt war.

Erster Tag.
Nach dem Mittagessen sprach der Imam Gebete, dann stellte sich die von Trommel und Oboe angelockte Jugend zum Halay-Tanz auf. Die erste Reihe bildeten die Altersgenossen des jungen Agha und fügten dem neuen Leben ihres Freundes die eigene Freude hinzu. Die Sonne stand im Zenit. Halbwüchsige Jungen liefen mit Tabletts zwischen den Halay-Tänzern herum und verteilten Ayran. Da die Feier am ersten Tag erst spät begonnen hatte, war im Nu der Abend da. Nach Einbruch der Dunkelheit schloss sich die tanzfreudige Jugend den im Licht der Sturmlaternen Halay Tanzenden an und begann, Hutraub zu spielen. Einer schnappte sich den Hut eines jungen Mannes aus einem anderen Dorf und sauste davon. Das ganze Dorf war auf dem Platz versammelt. Eine Seite beanspruchten die Dorfgenossen des Hutdiebs, die andere die Nachbarn des Gefoppten. Im Dunkeln jagten sie einander und versuchten, die jeweils anderen unterzukriegen.

Zweiter Tag.
Am folgenden Abend raubten sie einem der aus Ankara angereisten Saz-Spieler den Hut. Während die Dorfjugend mit dem Hut davonstürmte, nahmen Kutlu, der Gefoppte, und seine Freunde den Dorfbrauch auf und machten sich an die Verfolgung. Die Musiker verteilten sich, wobei sie hinnahmen, dass es schwierig war, jemanden im Dunkeln aufzuspüren, zudem befanden sie sich in einem fremden Dorf. Wer den Hutdieb aufspürte, sollte die anderen mit einem Pfiff verständigen. Während die jungen Männer einander nachjagten, wurde im Haus des Bräutigams weiter die Trommel gerührt, Oboe gespielt und Halay getanzt. Kutlu jagte Schatten in der Dunkelheit und geriet in einen Garten. Auf

der Gartenmauer saß ein Mädchen. Von weitem verfolgte sie die Feier. Kutlu trat auf sie zu und fragte, ob sie die Jungs gesehen hätte, die ihm den Hut geraubt hatten. Hier sei niemand vorbeigekommen, gab sie zur Antwort. Kutlu wunderte sich und fragte, warum das Mädchen hier saß, statt mit ihren Freundinnen bei der Hochzeit zu sein. Tatsächlich waren ringsum alle Häuser dunkel, jeder war zur Hochzeit des Aghas gegangen. Statt zu antworten, fragte sie ihn, woher er komme, aus welchem Dorf er stamme. Er komme nicht aus einem Dorf, sondern aus Ankara, erklärte Kutlu. Daraufhin war das Mädchen zum Reden bereit. »Du bist hier am Brauthaus«, sagte sie, »die Familie der Braut hat auf der Feier im Haus des Bräutigams nichts zu suchen. Ist es denn nicht auch bei euch in Ankara so Sitte?« Kutlu lächelte. »Doch, das ist auch bei uns Sitte«, bestätigte er. »Ist Ankara groß?«, fragte sie. »Riesig, und nachts ist alles hell erleuchtet.« Kutlu fiel auf, dass sie seinen Blicken nicht auswich, und sprach aus, was ihm durch den Kopf schoss: »Ich hoffe, du bist nicht die Braut in diesem Haus.« »Nein«, sagte sie. »Ich bin die Schwester der Braut.«

Dritter Tag.
Seit Beginn der Hochzeitsfeier hatte Ipek Elifs Zöpfe gelöst und ihr Lavendelöl ins Haar einmassiert. Dann flocht sie ihr viele dünne Zöpfe und reihte in jedem gelbe, rote und grüne Perlen auf. Als sie fertig war, setzte sie sich vor Elif hin und überließ den Händen der Schwester ihr eigenes Haar. Nun rieb Elif Lavendelöl in die Haare der Jüngeren. Sanft wie eine Feder zog sie den Kamm hindurch. »Ipek, du musst mich häufig besuchen kommen, wenn ich verheiratet bin«, bat Elif. »Hab keine Scheu, weil es das Haus des Agha ist, du musst kommen und mir mit deiner herrlichen Stimme etwas

vorsingen.« Ipek ahnte Tränen in dem Kummer, der in der Stimme der Schwester mitschwang, und drehte sich zu ihr um. Elifs Augen waren trocken, im Laufe eines Jahres hatte sie so viele Tränen vergossen, dass es für ein ganzes Leben reichte, sie konnte nicht mehr weinen. Ipek wandte sich wieder um, Tränen stiegen ihr in die Augen statt der Braut, von der man es bei der Hochzeit traditionell erwartete. Elif aber sprach weiter, zum ersten Mal seit Tagen kamen ihr so viele Worte über die Lippen. »Wenn ich gehe, lasse ich dir meinen Kamm da. Er ist das einzig Kostbare, das ich besitze. Als ich vor dem Spiegel träumte, sprach ich mit diesem Kamm, vertraute ihm mein Innerstes an. Das Lächeln der Schlangenkönigin Shahmeran auf dem Kamm machte mich glücklich. Viel zu spät wurde mir klar, dass sie mich gar nicht anlächelt. Das Schicksal hat mich reingelegt. Möge Shahmerans Lächeln dir gelten.«

Vierter Tag.
Außer der Familie der Braut gab es noch eine Familie im Dorf, die nicht bei der Hochzeit dabei war. Der ehemalige Oberhirte Heyran und seine Frau spähten von ihrem Haus oben auf dem Hügel ins dunkle Dorf hinunter und zum Haus des Bräutigams hin, das wie der Vollmond strahlte. Nachdem sein Sohn erschossen worden war, hatte Heyran Meister Avdo nicht angeklagt, sondern gesagt, Avdo sei Baki zugetan gewesen, er hätte ihm niemals Schaden zugefügt, vielmehr gehe er davon aus, dass die Söhne des Agha sich an dem Jungen versündigt hätten. Diese Worte gingen im Dorf um und kamen schließlich Mikail Agha zu Ohren, so fing der Oberhirte Heyran sich eine Ohrfeige ein, wurde entlassen und aus dem Haus gejagt, das er bewohnt hatte. Mit seiner Frau Mihrinaz verließ Heyran das Dorf und baute auf dem gegen-

überliegenden Hügel eine Behausung mit nur einem Raum. Als der Tag der Gerichtsverhandlung gegen Avdo kam, ging er zum Gericht und sagte aus, im Gegensatz zu all den Geschichten, die die Dörfler zu seinen Ungunsten erzählten, sei der Grabsteinmetz ein guter Mann, für den Tod seines Sohnes mache er ihn nicht verantwortlich. Die Dörfler, die den Prozess verfolgten, waren weniger auf Heyrans Worte als vielmehr auf Avdos Verteidigung gespannt. Traurig brachte Avdo zum Ausdruck, nach dem Abschied vom Dorf habe er sich im Mandelhain ausgeruht, sei eingeschlafen und nachts von Geräuschen geweckt worden, warum Kara Aghas Söhne es auf ihn abgesehen hatten und was der kleine Baki dort zu suchen hatte, wüsste er nicht. Antworten auf die Fragen in den Köpfen der Dörfler gab er nicht. Als der Richter bei der Urteilsverkündung seinen Stift zerbrach und das Todesurteil aussprach, rief Heyran als Einziger im Saal: »Oh Gott!« Da Heyran im eigenen Dorf keine Arbeit mehr bekam, ging er ins Nachbardorf Deveci Pınarı. Einmal im Monat kam er nach Hause zu seiner Frau. So sollte es gehen, bis Schnee fiel und die Tiere in den Stall kamen. Heute war er mit seinem Esel, beladen mit Käse, Butter, Tee und Zucker, heimgekommen und hatte sogar eine Kuh mitgebracht. Die Frau freute sich sehr, dass er zu den fünf Hühnern vom letzten Monat nun noch eine Kuh angeschafft hatte. Was wollte man mehr vom Leben, hatte man erst eine Kuh und Hühner, natürlich beteten sie auch dafür, dass ihr Kind gesund zur Welt käme. Ein Jahr nach Bakis Tod war die Frau wieder schwanger. In den Dörfern der Ebene waren Kinder schon aufgrund ihrer Namen in alte Blutfehden verwickelt und Teil einer Vergangenheit, von der sie nichts wussten. Bekämen sie eine Tochter, hatte Heyran seiner Frau gesagt, würde er sich beim Namen nicht einmischen, werde es aber ein Junge, sollte er

Ismet heißen. Seit sechs Monaten saß der Name Ismet Pascha ihm wie ein Nagel im Kopf, der Pascha hatte mit Atatürk zusammen die Republik gegründet und führte jetzt die Opposition gegen die Regierung an.

Sechs Monate zuvor.
Das Dorf lag unter dem Februarschnee begraben, als die Radiomeldung von einem Flugzeugabsturz Besorgnis auslöste. Eiskalt klang die Stimme des Sprechers der Abendnachrichten: »Das Flugzeug von Premierminister Adnan Menderes ist in der britischen Hauptstadt London abgestürzt. Die meisten Insassen kamen ums Leben.« Wie es dem Premier ging, sei noch nicht bekannt. In jener Nacht schlief keiner im Dorf, erst als die Nachrichten am nächsten Morgen meldeten, unter den zehn Überlebenden befinde sich auch der Premierminister, atmeten die Leute erleichtert auf. Einzig Heyran freute sich nicht darüber, in aller Öffentlichkeit sagte er, es wäre besser gewesen, wenn statt der anderen Passagiere der Ministerpräsident umgekommen wäre. Das wiederholte er trotzig auch vor Mikail Agha. Die Agha-Familie unterstützte die Partei von Adnan Menderes und hatte die Dörfler bei den Wahlen gedrängt, ebenfalls für sie zu stimmen. Selbst ohne diese Aufforderung hätten die Dörfler Menderes gewählt. Sie behaupteten, unter Ismet Pascha sei das Volk vom Glauben abgefallen. Wurden die Kinder im Dorf früher Ismet genannt, nannten die Leute ihre Söhne jetzt Adnan. Nachdem sein Sohn erschossen und er von seinem Posten als Oberhirte gejagt worden war, hatte Heyran seine Animositäten mit Mikail Agha auf die Politik übertragen und Gedanken geäußert, die man von einem Hirten nicht erwartete. Sagte er, das Dorf werde schlecht gelenkt, man lasse sich von den Worten der Reichen und Amerikas beeinflussen, die Dörfler

aber bekämen nichts als den Rat zu beten, wiederholte er im Grunde bloß das, was er von Hufschmied Mamet hörte, bei dem er im Dorf Deveci Pınarı Arbeit gefunden hatte. Deveci Pınarı war neu, die Gründung des Dorfes lag keine zehn Jahre zurück. Als nach dem Zweiten Weltkrieg in Bulgarien die Kommunisten an die Macht kamen, wanderte ein großer Teil der dort lebenden Türken in die Türkei aus. Der Staat verteilte die rund dreihunderttausend Einwanderer im Land, hier auf dem Hügel mitten in der Ebene wurde bei der Quelle, an der früher Kamelkarawanen rasteten, ein Dorf von siebzig Häusern aus dem Boden gestampft. In den zwei Jahren, die der Exodus anhielt, kam es zu diplomatischen Krisen zwischen Bulgarien und der Türkei, unter dem Vorwand, Roma-Gruppen hätten sich unter die Auswanderer gemischt, dafür habe die bulgarische Regierung absichtlich gesorgt, schloss die Türkei wiederholt die Grenze zwischen beiden Ländern. Auch wenn nach Kräften verhindert wurde, dass mit den Auswanderern auch Roma kamen, verbreitete sich das Gerücht, in der Gruppe, die in Deveci Pınarı angesiedelt wurde, sei auch eine Zigeunerfamilie. Hufschmied Mamet wies das zurück, vielmehr sei auch seine Familie türkisch, sie sprachen ja auch Türkisch wie alle anderen. Obwohl der Hufschmied nach der Flucht aus einem kommunistischen Land hergekommen war, dachte er nicht anders als die Kommunisten. In der Türkei herrsche keine Gleichberechtigung, sagte er, die Regierung betrüge die Menschen, er sprach von Teuerung und Unterdrückung der Dörfler durch die Gendarmerie, die die Aghas bevorzuge. Heyran, der bei ihm arbeitete und die Schafherde weidete, behandelte er gut und gab ihm überschüssiges Material ab. Auch ein Hirte müsse Mittel haben, um sich durchzubringen, erklärte er, dafür sei der Staat zuständig, und wofür der Staat nicht sorge, darum kümmere er sich. Er gab Heyran Hühner, eine Kuh und einen Hund ab. Als Heyran sich so behandelt sah, wuchs sein Hass auf den früheren Agha nur umso mehr. Die Leute im Dorf aber wunderten sich, dass ein gewöhnlicher Hirte auf solch sonderbare Art über Politik und die Regierung sprach.

Fünfter Tag.
Des Nachts schlich Kutlu der Saz-Spieler in den Garten und setzte sich neben Ipek, die ihn auf der Mauer erwartet hatte. Er nahm ihre Hand, gestand ihr, er habe sich in sie verliebt und wolle sie mitnehmen, wenn er fortging. Doch nicht sogleich, erst müsse er mit den Kollegen bei einer Hochzeit in einem anderen Dorf aufspielen, die könne er nicht sitzenlassen, sobald aber der Job dort erledigt sei, käme er zurück, um sie zu holen. Ipek zögerte keine Sekunde, sie war sofort einverstanden. Sie vereinbarten, sich in der Freitagnacht der kommenden Woche im Mandelhain am Ausgang des Dorfes zu treffen. Beim Abschied schaute Ipek Kutlu eindringlich an und flehte: »Lass mich nicht hier zurück.«

Sechster Tag.
Vom ersten Moment der Hochzeit an, starrte Elif die Wand an, wartete und hoffte tagsüber, es werde niemals Abend, und abends, die Sonne würde nie wieder aufgehen. Sie konnte kein Blut sehen und hatte den Gedanken aufgegeben, sich die Pulsadern aufzuschneiden. Der Reihe nach zog sie die Amulette, die sie bei Hodschas in drei verschiedenen Dörfern hatte anfertigen lassen, aus dem Ausschnitt und küsste sie. Sie wusste, dass sie nicht den Mut haben würde zu sterben, dass sie Sklavin ihrer Bestimmung sein und ein Leben wie alle anderen führen würde, und schickte sich todunglücklich darein.

Siebter Tag.
Als das strahlende Antlitz der Sonne das Dorf versengte, setzten sie Elif auf ein weißes Pferd. Einer führte den Schimmel langsam durchs Dorf. Hals und Arme der Braut glitzerten vor Gold, begehrliche Blicke der noch ungebundenen Mädchen begleiteten sie. Den mit einem roten Schleier verhüllten Kopf hielt die Braut gesenkt. Alle glaubten, sie weine unter dem Schleier, doch Elifs Augen waren verdorrt und leblos wie ein ausgetrockneter See.

Die Woche darauf, Freitag.
Was Elif nicht gelungen war, vollbrachte Ipek. In tiefer Nacht traf sie Kutlu den Saz-Spieler im Mandelhain. Sie stieg zu ihm ins Auto, das nach Benzin, Zigarettenqualm und Alkohol stank, und floh aus dem Dorf, in dem sie die siebzehn Jahre ihres Lebens verbracht hatte. Mit sich nahm sie ein kleines Bündel, in den Kleidern darin lag geborgen ein Kamm, den die mit leeren Blicken in die Zukunft schauende Schlangenkönigin Shahmeran zierte.

MERKEZ-EFENDI-FRIEDHOF

ISTANBUL, 1985

Als der Standesbeamte Selim Bey gegangen war, blieben Avdo und Imam Muhittin noch auf der Veranda sitzen.

Erst zwei Jahre alt, war die Tochter Selim Beys an Krebs erkrankt, ihr schwacher Körper fiel der Krankheit zum Opfer, vor einer Woche war sie von dieser Welt geschieden. Zahllose Menschen waren zur Beerdigung gekommen, nicht nur die Frauen, auch Männer hatten um das einzige Kind Selim Beys und seiner Frau geweint. Die Trauergäste hatten nach den Geburts- und Todesdaten auf den umliegenden Grabsteinen geschaut und sich gegrämt, dass keiner der Verstorbenen jünger gewesen war als das Mädchen, sie war die Jüngste auf dem Friedhof.

Früh am Morgen hatte Selim Bey gemeinsam mit Imam Muhittin an seiner Seite Avdo aufgesucht und ihn gebeten, einen grazilen Grabstein für seine Tochter anzufertigen, zart wie eine Blume. Seine Stimme spiegelte die Höflichkeit eines Istanbuler Herrn wie auch den Schmerz eines trauernden Vaters. Voller Mitgefühl versprach Avdo, er werde den Grabstein nicht für einen Vater anfertigen, der seine Tochter verlor, sondern für die Unschuld eines Kindes, das gezwungen war, früher als alle anderen von dieser Welt zu gehen, wer den Stein betrachte, werde darin die Zartheit einer Seele erkennen. Selim Bey nahm seine Hand zum Dank und bot höflich an, den Arbeitslohn sogleich zu bezahlen. Da mischte sich der Imam ein und beendete das Thema Geld. Der Betrag sei nicht wichtig, erklärte er Selim Bey, er selbst werde mit Meister Avdo darüber reden und die Sache erledigen. Der Standesbeamte drückte beiden Männern seine Dankbarkeit aus und verabschiedete sich.

»Meister Avdo«, fing der Imam an, er sah sich zu einer Erklärung genötigt. »Ich dachte, mit einem derart wichtigen Mann darf man nicht gleich über Geld reden. Du weißt schon, sein Vater ist Vizebürgermeister, eine bedeutende Persönlichkeit. Mach du dich nur an die Arbeit, ich gehe dann nächste Woche einmal zu Selim Bey aufs Amt und komme auch auf deinen Lohn zu sprechen, also darauf, was du für deine Arbeit verdient hast, und regle das.«

»Ja.« Avdo nickte, wühlte in Gedanken versunken mit einer Hand in den Haaren. »Ja, ja«, wiederholte er wie zu sich selbst.

»Ich hoffe, du missverstehst das nicht …«

»Aber woher denn, was soll das denn heißen …«

»Der Mann ist wichtig, er kennt viele Leute, vielleicht brauchen wir ihn eines Tages, da lohnt es, sich ihn gewogen zu halten.«

»Da hast du recht, du hast Angelegenheiten zu regeln, ich auch. Vielleicht kann er uns einmal von Nutzen sein.«

»Was für eine Angelegenheit meinst du?«

»Imam Efendi, vom Alter her könntest du mein Sohn sein, also, wenn wir einander schon unterstützen, dann reden wir über alles und sehen zu, dass wir eine Lösung finden.«

»Wovon genau redest du?«

»Ich rede von meiner Tochter, sie verbirgt sich seit drei Wochen in der Zelle, ich überlege, was ich tun soll.«

»Ich möchte dich etwas fragen, das habe ich schon einmal gefragt, aber keine vernünftige Antwort bekommen. Deine Tochter ist doch nicht die Flüchtige, nach der die Polizei neulich suchte, da bist du dir sicher, nicht wahr?«

»Könntest du dir das vorstellen, Imam Efendi, sieht das Mädchen aus wie ein entlaufener Straftäter?« Avdo lächelte gezwungen. »Die Kleine ist ja nur Haut und Knochen, wie wäre so etwas möglich?«

»Das dachte ich auch, als ich das Mädchen sah, aber als so eins nach dem anderen geschah, fragte ich mich doch, ob es Zufall sein kann.«

»Die Frage ist berechtigt, aber die Person, nach der die Polizei sucht, soll ein gefährlicher Terrorist sein, jemand der sich allein gegen den Staat stellt, wer weiß, in welchem Terrorcamp er jetzt ist.«

»Stimmt, das sind schon irre Leute, man sieht es ihren Gesichtern auf den ausgehängten Steckbriefen an, die sehen ja wie Waldschrate aus. Das Militär hat die Regierung übernommen, trotzdem wurden die nicht ausgerottet. Gott helfe uns, wann kommt unser Land endlich zur Ruhe?«

»Wer weiß, wann …«

»Meister Avdo, ich weiß nicht, welches Problem deine Tochter hat. Ich hoffe, man erwischt sie nicht irgendwann und ich kriege dann Schwierigkeiten.«

»Keine Sorge, Imam Efendi, darüber haben wir schon gesprochen. Wenn etwas passiert, weißt du, was du sagst. Du kennst das Mädchen nicht, hast nie die Tür zu der Zelle geöffnet, in der sie lebt. Das ist ein verschlossener Raum, der seit sechzig Jahren nicht mehr in Gebrauch ist. Den Schlüssel dafür hast auch nicht du, sondern ich. Der frühere Imam hat ihn mir gegeben, weil dort ab und zu saubergemacht werden muss, du weißt gar nichts von dem Schlüssel, stimmt's?«

»Ja, sicher, wir haben das besprochen, ich weiß. Wenn du nicht über deine Tochter reden willst, kann ich nichts dazu sagen.«

»Es gibt nichts, über das zu reden wäre. Eine uralte Geschichte, die ich schon fast vergessen hatte. Wenn du unbedingt willst, erzähl ich sie dir.«

Imam Muhittin verhehlte seine Neugier nicht. Er setzte sich bequem zurecht und war ganz Ohr.

»Nun gut.« Avdo holte tief Luft. »Du kennst doch die Obdachlosen und Bettler, die drüben in den Mauern leben. Sie kommen ja immer wieder auf den Friedhof und zur Moschee und bitten um Hilfe. Als ich damals auf den Friedhof zog, zwanzig Jahre ist das her, kam ein junges Mädchen zum Betteln her, sie war hübsch und anziehend. Nun, ich will nicht drum herumreden, ich war gerade erst aus der Haft entlassen, ich wusste nicht, was ich tat, eines Abends nahm ich sie. Das war's, danach ging sie fort, und ich hab sie nie wiedergesehen. Woher hätte ich wissen sollen, dass sie woanders hinging, dass sie schwanger war, das Kind irgendwo in Istanbul zur Welt brachte und im Verborgenen aufzog? Als ich hörte, dass sie ein Kind bekommen hatte, machte ich mich auf die Suche nach ihr, fragte bei allen Bettlern, die ich kannte, nach. Ich fand sie aber nicht, und irgendwann hörte ich auf zu suchen. Erst vor einem Monat riss das Schicksalsschiff das Ruder herum, allerdings war es in schweren Stürmen bös beschädigt worden. Als die Bettler mich benachrichtigen, eilte ich zu ihr und fand sie elendig und in bedauernswertem Zustand vor. Erst kurz zuvor war ihre Mutter gestorben, vor ihrem Tod hatte sie dem Mädchen von mir erzählt und gesagt, der Mann auf dem Friedhof ist dein Vater. So weit, so gut, der Rest ist weniger gut. Die Mutter hatte sie zum Stehlen angehalten, sie ist bei der Polizei bekannt. Sie wird wegen mehrerer Diebstähle gesucht. Und als die Mutter starb, wurde sie krank und hatte niemanden, der sich um sie kümmerte. Da beschloss sie, nach mir zu schicken. Du hast eine Tochter, sagten sie zu mir, sie heißt so und so und sie lebt da und dort. Ich fand sie in einem Keller am Ufer von Cankurtaran. Was hättest du an meiner Stelle getan, Imam Efendi, wenn deine Tochter, von deren Existenz du all die Jahre nichts geahnt hast, plötzlich vor dir steht, sag, was hättest du getan?«

»Oha, Meister Avdo, was für ein Geschick!«

»Jüngst hörte ich, sie habe sich auch unter den Bettlern Feinde gemacht, jemand, der mit ihrer Mutter im Clinch lag, ist hinter ihr her. Da habe ich sie Hals über Kopf hierher zu mir geholt. Ich mache, was doch wohl jeder Vater machen muss, ich versuche, meine Tochter aus dem Sumpf zu ziehen, sie vor ihren Feinden zu verstecken und alles zu tun, damit sie wieder gesund wird. Und dir danke ich von Herzen, nie werd ich dir deine Hilfe vergessen.«

»Ach was, ist doch nicht der Rede wert!« Imam Muhittin lächelte selbstgefällig. »Aber wie lange kann das arme Kind denn in der winzigen Zelle bleiben, hast du mal daran gedacht, wenn jemand sie sieht und der Polizei Meldung macht, dann schnappen sie das Mädchen und wir, also du kriegst einen Haufen Probleme.«

»Genau darüber zerbreche ich mir seit Tagen den Kopf. Und sie hat noch ein Problem.«

»Was denn noch?«

»Zu alledem ist sie auch noch schwanger.«

»Wie bitte, das magere Ding ist schwanger? Oh großer Herrgott, was ist das denn bitte?«

»Ich konnte es auch nicht glauben.«

»Und wo ist der Mann, also der Vater des Kindes?«

Avdo ballte die Brauen und blickte streng. »Es wimmelt ja nur so von Gesocks und Herumtreibern. Was soll schon sein, als das bedauernswerte Kind da in dunklen Ecken, in Müll und Unrat lebte ...«

Avdo mochte nicht weitersprechen. Imam Muhittin verstand, dass jetzt Trost gefragt war.

»Quäl dich nicht, es ist nun einmal geschehen. Der Herr der Welten zeichnet für jeden andere Schicksalswege, das arme Ding hat eben so einen bekommen. Nimm dich zusammen und schau, was nun getan werden kann.«

Froh, dass seine Geschichte glaubwürdig war, brachte Avdo das Thema auf den Punkt, den er von Anfang an im Kopf hatte.

»Du hast recht, man muss schauen, was jetzt getan werden kann. Weißt du, was mir eingefallen ist?«

»Was hast du dir gedacht, Meister Avdo?«

»Na, du hast doch gesagt, du willst den Standesbeamten Selim Bey aufsuchen, warte nicht bis nächste Woche, geh gleich morgen hin und unterhalte dich mit ihm.«

»Ich verstehe nicht. Wozu das, wegen dem Lohn für den Grabstein?«

»Ich kann mir schon denken, was du vorhast«, sagte Avdo. »Du willst mit dem Standesbeamten warm werden und dafür sorgen, dass deine Angelegenheit geregelt wird, du sorgst dafür, dass du von dieser kleinen Moschee in eine andere, eine größere versetzt wirst, nötigenfalls bittest du dazu auch den Vater des Standesbeamten um Hilfe, der ist ja immerhin stellvertretender Bürgermeister.«

»Richtig, das habe ich in der Tat vor, aber doch nicht in böser Absicht. In diesen Zeiten erreichst du ohne Beziehungen rein gar nichts.«

»Ich schlage dir etwas anderes vor. Rede mit Selim Bey

als Erstes nicht über deine Sache, sondern über die meiner Tochter, bring die ins Reine, ja?«

»Die Sache deiner Tochter ist eine Akte bei der Polizei. Sie wird wegen Diebstahl gesucht. Was sollte ein Standesbeamter da tun? Ruf doch die beiden Zivilen an, die letzte Woche hier waren, wenn überhaupt, dann können sie dir helfen.«

»Nein, um eine solche Hilfe geht es nicht«, widersprach Avdo. »Die Polizeiakte ist schwierig, außerdem gibt es da weit mehr als nur eine, da ist kein Land in Sicht.«

»Was denn sonst?«

»Ich denke, wenn ich meine Tochter bei mir eintragen lasse, regelt sich alles von allein. Vor Gericht gehen und einen Vaterschaftsprozess anstrengen, kann ich nicht, dann wandert sie sofort hinter Gitter. Wenn sie stattdessen aber im Standesamt bei mir eingetragen wird, ist das Problem gelöst.«

»Du sprichst von etwas, das unmöglich ist.«

»Es ist nicht schwierig, wirklich nicht.«

»Wie sollte das gehen? Verstehe ich nicht.«

»Glaub mir, es ist leichter, als es aussieht. Ich entsinne mich, wie ich selbst zu einem Ausweis kam. Ich war zehn, man brachte mich zum Leiter des Standesamts in Mardin, das war ein guter Mann, innerhalb eines Tages stellte er mir einen Ausweis aus und überreichte ihn mir. Wenn sie nur wollen, ist so etwas im Handumdrehen erledigt.«

»Bist du in Mardin aufgewachsen?«

»Ja.«

»Wer hat dich aufgezogen, Muslime oder Ungläubige?«

»Meinst du Aramäer?«

»Von diesen Christen soll es da viele geben.«

 »Imam Efendi«, Avdo wurde ärgerlich, »Mardin ist die

schönste Stadt der Welt, und glaub mir, die Menschen dort sind von ebenso gutem Herzen.«

»Ich wollte dich nicht ärgern. Wir unterhalten uns bloß, wie waren wir darauf gekommen?«

»Nein, nein, ich ärgere mich nicht, wir plaudern nur.«

»Genau, wo waren wir?«

»Ich sagte, du gehst morgen zum Standesbeamten. Du kannst gut reden, wenn du offen mit ihm sprichst, wenn du ihm meine Lebensgeschichte, oder besser gesagt die meiner Tochter schön darlegst, wird er Verständnis haben.«

»Was hältst du davon, selbst hinzugehen und mit ihm zu reden, wie auf mich wirst du auch auf ihn Eindruck machen.«

»Nein, es ist besser, wenn du hingehst, mit meinen Grüßen bringst du ihm auch einen Umschlag von mir.«

»Was für einen Umschlag meinst du?«

»Einen Umschlag mit amerikanischen Dollar.«

Imam Muhittin fuhr aus seinem bequemen Sitz hoch und stützte sich mit der Hand, die die Gebetskette hielt, auf den Tisch.

»Meister Avdo, glaubst du, so eine Angelegenheit lässt sich mit ein-, zweihundert Dollar regeln?«

Avdo antwortete mit vertrauenerweckender Ruhe. »Du hast recht, das ist keine Sache, die mit so etwas zu regeln wäre. Ich gebe dir einen Umschlag mit zweitausend Dollar, den bringst du dem Mann.«

»Zweitausend? Woher hast du denn so viele Dollars?«

»Ich arbeite seit vielen Jahren hier. Wo sollte ich ausgeben, was ich verdiene? Höchstens helfe ich den Obdachlosen in den Mauern mal aus. Reden wir nicht von mir. Du sagst dem Standesbeamten, wenn du hingehst, dass die Fortsetzung folgt.«

»Die Fortsetzung?«

»Bring ihm morgen den Umschlag und sag ihm, wenn der Ausweis fertig ist, bekommt er noch einmal einen ebensolchen Umschlag.«

»Wirklich? Also viertausend Dollar? Meister Avdo, mit dem Geld kannst du nicht eine Bettlerin bei dir eintragen lassen, sondern zehn von denen drüben in der Mauer.«

»Du meinst, das klappt, ja?«

»Leg sogleich das Geld bereit.«

»Allerdings habe ich noch eine Bitte an dich. Klingt vielleicht ein bisschen komisch.«

»Worum geht es?«

»Sag dem Standesbeamten, mein Lohn für den Grabstein seiner Tochter ist davon unberührt.«

»Was soll das denn heißen? Einerseits gibst du ihm viertausend Dollar, andererseits forderst du Geld für einen Steinbrocken, der drei Groschen wert ist, spinnst du?«

»Es müssen keine drei Groschen sein, auch einer reicht, Hauptsache er bezahlt etwas für den Stein.«

»Wie soll ich dem Mann das denn erklären?«

»Ich habe gesehen, wie das Mädchen beerdigt wurde, das war ein ganz anderes Begräbnis als die, die wir hier tagtäglich erleben. Die Miene der Mutter, ihren Schmerz, ihren Jammer kann ich nicht vergessen, seit Tagen habe ich sie vor Augen. Als der Standesbeamte heute Morgen kam und den Grabstein in Auftrag gab, war ich so froh und sagte mir, Gott sei Dank, in meinem Geist hat sich für das arme Kind ein Stein geformt, jetzt kann ich ihn verwirklichen. Ja, sag ihm das, ich möchte nicht, dass der Gegenwert des Grabsteins, den ich für die Kleine gestalten werde, die von der Welt ging, ohne etwas von ihr gehabt zu haben, mit den Dollars im Umschlag vermischt wird.«

MERKEZ-EFENDI-FRIEDHOF

ISTANBUL, 1985

Es war Mitternacht, als Avdo die Tür zur Klausurzelle öffnete. In der Zelle war es weit dunkler als draußen, ohne Sterne und ohne Vollmond. Reyhan erhob sich, kam an die Tür und blickte in den klaren Himmel hinauf, der sich gleich einem Traumgarten auftat. Die Winterwolken hatten sich für heute verzogen, eine lichtblaue Decke breitete sich über die Nacht. Reyhan holte tief Luft, als inhalierte sie die Dunkelheit, die sie in den vierzig Tagen im Inklusorium und den zwei Monaten zuvor in der Zelle in Polizeigewahrsam kennengelernt hatte, die Dunkelheit, die selbst die Farbe ihres Augenlichts verändert hatte. Sie legte die Hand auf den Bauch, der nun tagtäglich wuchs und ihre Hand schon ausfüllte. Als Avdo ihre Habseligkeiten zusammensuchte, drehte sie sich zu ihm um. Jede Nacht war Avdo gekommen, um die Tür zu öffnen, die Zelle zu lüften, hatte die Schüsseln mit selbst zubereitetem Essen abgestellt und die vom Vortag mitgenommen, den Wasserbehälter aufgefüllt, ihren Pinkelpott gereinigt. Jetzt aber hatte er weder Behälter für Essen noch für Wasser dabei, vielmehr verstaute er ihre Sachen in einer großen Tüte. »Das war's«, sagte er. »Wir gehen nach Hause, dein Rückzug in die Klausurzelle ist zu Ende.«

In bangem Einverständnis nahm sie Avdos Arm und ließ sich an Zypressen und Gräbern vorbei über den vereisten Schnee führen. Dann betrat sie Avdos kleines Haus. Der Raum war warm vom Feuer im Küchenofen, darauf standen zwei dampfende Töpfe mit Essen. Avdo brachte Reyhan zunächst ins Badezimmer und zeigte ihr den Kessel für heißes Wasser, die grüne Seife und saubere Kleidung. Hinter ihr schloss er die Tür. Reyhan wusch sich, als der Schmutz und Geruch vieler Monate gleich einer schwarzen Schlangenhaut von ihrer Haut und ihren Haaren glitt, rannen ihr Tränen aus den Augen. Anschließend blieb sie mit frischem Gesicht und in den geblümten Kleidern, die Avdo ihr besorgt hatte, in der Badezimmertür stehen, wohl wissend, dass sie aussah, als wäre sie jemand anderes. Sie rang sich mühsam ein Lächeln ab. Avdo stellte den Teekessel auf den Ofen, kam zu ihr und setzte sie aufs Bett. »Ich habe dir ein paar Dinge zu sagen«, kündigte er an.

Reyhan blickte Avdo an, ihre Augen wirkten in dem nun rosigen Gesicht noch einmal so dunkel. Sie lauschte seinen Worten, versuchte sie zu verstehen und dann zu glauben. Als Avdo das merkte, wiederholte er jeden Satz zweimal. »Tochter, du musst dich nicht mehr fürchten und nichts mehr verbergen. Ich habe etwas getan, ohne dich zu fragen. Du hast keine Eltern mehr, ich habe auch niemanden, deshalb habe ich dich als meine Tochter eintragen lassen. Ich habe erklärt, du bist meine verschollene Tochter, nach der ich jahrelang gesucht habe, und dir meinen Familiennamen gegeben. Damit bist du für Polizei und Soldaten unauffindbar. Die Reyhan, nach der sie suchen, trägt einen anderen Namen und hat andere Eltern. Willst du wissen, wie mir das gelungen ist, nun, ich habe jemanden im Standesamt gefunden, auch mit Hilfe des Imams, so hat es geklappt. Die Formalitäten waren schon vor drei Tagen erledigt, doch der Imam wollte, nachdem er deinen Ausweis abgeholt hatte, bis heute warten. Er war der Meinung, die vierzig Tage sollten um sein, damit die Klausur in der Zelle vollständig absolviert ist. Er dachte, das Mädchen soll befreit von ihren Sorgen in die Welt zurückkehren. Er glaubt, das werde auch ihm als gute Tat angerechnet. Ich selbst habe ihm erzählt, wie die Klausurzelle früher benutzt wurde, davon hatte er nichts gewusst. Als ich vor zwanzig Jahren herkam, war ein wertvoller Mensch hier, Eşref Hodscha, möge er in Frieden ruhen, von ihm erfuhr ich von der Tradition des Konvents. Die heute in Vergessenheit geratene Zeit verging damals mit Zahlen, Zweifeln und Läuterung. Daran wurde das Leben gemessen. Gestern waren die vierzig Tage des strengen Winters vorüber und heute deine vierzigtätige Klausur. Der einundvierzigste Tag ist dein Start in ein neues Leben. Alle vorangegangen Tage sind tot. Du bist jetzt meine richtige Tochter, das kann niemand in Abrede stellen. Dieser Ausweis ist der Beleg dafür. Das Foto hat der Imam besorgt, weil seine Nicht so große Augen und ein ebenso schmales Gesicht hat wie du, hat er ihr Foto benutzt. Sieh nur, ähnelt sie dir nicht tatsächlich?«

Reyhan nahm ihren neuen Ausweis entgegen. Vorname: Reyhan. Nachname: Demir. Ein Foto, ein Stempel. Das Foto glich einem Spiegel, ein Mädchen mit großen Augen und schmalem Gesicht blickte sie an. Tränen stiegen ihr in die Augen, rannen in schmalen Bächen über ihre Wangen zum Hals. Sie vermochte nicht länger, an sich zu halten, und fiel Avdo um den Hals. Beide schluchzten. Sie überließen sich ihren Gefühlen, versuchten gar nicht erst, einander zu beruhigen. Hätte draußen jemand gehört, wie sie weinten, als wollten sie gar nicht wieder aufhören, hätte er gedacht, in dieser Familie muss für alle überraschend einer verstorben sein. Hätte nicht der Deckel auf dem Teekessel metallen geklappert, als das Wasser kochte, und den Moment gestört, hätten sie wohl bis zum Morgen so dagesessen. Nun lösten sie sich voneinander und atmeten tief durch. Reyhan legte ihre zitternden Finger in Avdos Hände. »Werden sie mich jetzt nicht mehr suchen?«, brachte sie stotternd hervor. »Werden die beiden Beamten nicht wiederkommen und nach mir fragen? Wird der Kerl, den sie Chef nennen, nicht wieder hinter mir her sein?«

Avdo lächelte, um zu zeigen, dass wirklich keine Angst mehr nötig war. »Die beiden Beamten haben sich nicht mehr blicken lassen. Und Chef Kobra ist verschwunden, der kann dich nicht mehr behelligen. Du bist absolut in Sicherheit. Ich bin mir da so sicher, dass ich es nicht für nötig hielt, deinen Namen zu ändern, wo ich doch sonst alles in deinem neuen Ausweis geändert habe. Dein Name ist ein Erbe deiner Mutter, ich hab's nicht über mich gebracht, dir den zu nehmen.«

»Ich fürchte mich noch immer, ich werde die Angst einfach nicht los.«

»Angst kenne ich auch«, sagte Avdo. »Sie wird allmählich vergehen, glaub mir.«

Kurz erhaschte Reyhan einen Ausdruck in seinen Augen, der ihrem glich, ein Ausdruck, der zeigte, dass das Juwel namens Liebe sich in einem Menschen vervielfachte und auf andere übertrug. Dieser Ausdruck, der seit ewigen Zeiten von Generation zu Generation übertragen wurde, schenkte ihnen nicht bloß eine neue Zukunft, vielmehr öffnete er auch die Tür zu einer neuen Vergangenheit. Sie würden einander vertrauen. In jener Vergangenheit würden sie einander finden, würden die Verstorbenen, die sie gekannt hatten, mit neuen Augen betrachten, und auf den Spuren einer Sehnsucht leben, die sich von Herz zu Herz übertrug.

MERKEZ-EFENDI-FRIEDHOF

ISTANBUL, 1985

Als die Schlaffee nahte und Sternenstaub ausstreute, streckte Avdo sich in der warmen Sommernacht wie ein gefällter Baum auf der Sitzbank aus und senkte sanft die Lider. Die Stimmen in seinem Ohr verstummten, die Gedanken in seinem Kopf verblassten. Er sank in einen nebelhaften Traum. Im Traum verlor er die Orientierung, wusste nicht, wohin er sich wenden sollte. Als das Plätschern vom Brunnen siebenmal den Friedhof umrundet hatte, wachte Avdo derart durstig auf, dass ihm die Kehle brannte. Er hob den Kopf vom Kissen und schaute, als sähe er den Brunnen gegenüber der Veranda, die Bäume und die Grabsteine zum ersten Mal. Er hob die Hand an den schweißnassen Hals und rieb sich den Nacken. Träumte er noch oder befand er sich im richtigen Leben? Er vermochte sich nicht zu besinnen, wo er war. Er erhob sich und stapfte zum Brunnen, hielt den Mund an das kühl sprudelnde Wasser und trank gierig. Dann wusch er Gesicht und Hals, befeuchtete sich das Haar und folgte seiner inneren Stimme, die ihn zum Werkhof führte. Gräser, die er untertags gar nicht bemerkt hatte, streiften ihm über die Fußgelenke. So schnell wuchsen also die Gräser im Traum. Wurde die Zeit hier anhand der Gräser gemessen? Anhand der Höhe der Gräser, ihrer im Jahreslauf wechselnden Farben, ihres Sprießens und Verwelkens? Die Zeit im Leben zu verstehen, war schwierig, die Zeit im Traum sogar vollkommen unmöglich. Avdo kam auf den Werkhof und blieb vor dem Stein am Eingang stehen. Von oben bis unten musterte er den blauen Nahit-Stein, der ebenso groß war wie er selbst, umrundete ihn, nahm Klüpfel und Meißel und führte den ersten Stoß auf Schulterhöhe in den Hals des Steins. Seit Monaten war er unentschlossen, wie er den Stein für den Mann mit den sieben Namen gestalten sollte, verschob es immer wieder. War das ein Traum, würde er auf seine innere Stimme hören und dem blauen Nahit-Stein die Form eines langen, schmalen Blattes geben. Wie war ein Nahit-Stein, wie er ihn aus Mardin kannte, bloß hierhergekommen? Das war nur im Traum möglich. Die Farbe des Steins glich dem Blau eines Blattes, das wie sein Besitzer von hier nach dort geweht worden war. Wo gab es denn blaue Blätter? Nur im Traum. Es war ein helles Lichtblau, weich schmiegte es sich in die Dunkelheit, schulterte die Last langer Zeitalter. Wieder senkte sich der Klüpfel auf den Meißel mit seiner spitzen Schneide. Wie hallte der Schlag im Traum nach!

Hörst du den Klang, fragte Avdo, als hätte er nicht den Nahit-Stein vor sich, sondern den siebennamigen Mann. Der Klang hallt in mir wider, sagte er. Als Junge war mir nicht klar, dass ich dir ähnele. Meister Josef erzählte mir, dass du dich für einen Schatten hältst, dass du statt eines Leibs nur Herz bist und deshalb Kummer leidest. Auch ich bin offenbar ein Schatten, das wurde mir klar, als ich älter wurde. Ein Schatten bin ich, der aus Herz besteht, im Strudel von Schmerz und Sehnsucht. Das Mondlicht beleuchtet hier und jetzt den Stein vor mir. Auf den Stein fällt mein

Schatten. Das ist ein Traum, da ist kein Stein, ich bin nicht da, da ist nur Schatten. Ich halte den Schatten des Klüpfels in der Hand, hämmere ihn auf den Schatten des Meißels. Die Schatten seufzen im Dunkeln.

Nächtliche Hämmergeräusche waren die Friedhofsbewohner nicht gewohnt. Die Sperlinge erwachten, Igel, Ameisen, Seelen erwachten. Sie wechselten Blicke, Avdo arbeitete tagsüber an den Grabsteinen, was hatten die nächtlichen Geräusche zu bedeuten? Ohne Blick für den Sternschnuppenstrom folgten sie den Geräuschen und versammelten sich rings um den Werkhof herum. Vor einem mächtigen Felsbrocken stand Avdo, gleich einem zweiten Fels. Sein Meißel fuhr auf und nieder, den Klüpfel schwang er bald weich wie Wasser bald schnell wie der Blitz. Es war nicht zu erkennen, ob er wusste, was er tat. Sein Handgelenk war angespannt, das Gesicht schweißüberströmt. Einmal hob er den Kopf und schaute zum Vollmond empor, der über ihm stand. Er bat ihn um mehr Licht. Er schöpfte ein wenig Atem, wischte mit dem Handrücken über die Stirn. Er suchte im Stein einen für seinen Meißel geeigneten Spalt. Geduldig ließ er die Finger über den Stein gleiten, tastete sich vor, untersuchte eine Delle, fand sie ausreichend und setzte den Meißel an, hielt ihn fest gepackt. Dann hob er den Klüpfel und schlug hart zu, als wäre es der Vorschlaghammer Ferhats. Unter den verblüfften Blicken von Sperlingen, Igeln, Ameisen und Seelen teilte sich der Stein. Auch im Traum gelang es Avdo nicht, den Grabstein für den Siebennamigen anzufertigen. Er ließ den Klüpfel aus der Hand zu Boden gleiten.

BUSBAHNHOF SIRKECI

ISTANBUL, 1965

Im Bus, der frühmorgens in Ankara abgefahren war, saß Elif am Fenster und schaute hinaus, Muzaffer war bei ihr, doch die Angst in ihrem Herz war nicht gewichen. Sie wusste zwar, dass sie sich Istanbul und ihrer Schwester Ipek näherte, je weiter sie sich vom Dorf und von Ankara entfernte, wagte aber dennoch kaum, sich umzuschauen. Sie hatte das Gefühl, alle im Bus würden sie beobachten. In den Pausen verspeiste sie mit großem Appetit Käsebrote, der Appetit war ein gutes Zeichen, und es gelang ihr sogar, hin und wieder zu lachen. Jedes Mal, wenn sie von Ipek sprach, erinnerte Muzaffer sie mahnend daran, dass ihre Schwester in Istanbul Perihan Sultan hieß, worüber sie gemeinsam lachten.

Muzaffer war nicht der Mann, der sich getraut hätte, die Frau Mikail Aghas nach Istanbul zu bringen. Er tat es nicht für Perihan Sultan, sondern für Yüksel, der er noch immer nicht gestanden hatte, wie sehr er sie liebte. Zurück in Istanbul wollte er sich ihr bei der ersten Gelegenheit eröffnen und Worte sagen wie: All die Jahre habe ich nicht geheiratet, weil mein Herz auf dich gewartet hat. Er würde von den Bergen und Flüssen reden, die sie unterwegs passiert hatten, und erklären: Bei jedem Blick aus dem Fenster sah ich dich im Schatten jedes Bergs, hörte dich im Rauschen jedes Flusses. Vielleicht fände er noch bessere Worte, er würde in Bücher schauen oder den Text eines schönen Lieds auswendig lernen.

Irgendwann döste Elif ein. Der Brief, den sie seit dem Morgen in der Hand gehalten hatte, rutschte zwischen die Sitze. Muzaffer hatte ihr Ipeks Brief gebracht. Er bückte sich, hob den Brief auf und las die ersten Zeilen. Ipek hatte der Schwester geschrieben, sie solle ihr unglückliches Leben verlassen, zu ihr nach Istanbul kommen und mit ihr leben. Muzaffer legte den Brief wieder in Elifs Hand, weckte sie aber bis zur Ankunft in Istanbul nicht. Als Elif die Augen aufschlug, war der Bus längst in Istanbul und überquerte auf einer Fähre den Bosporus. Elif glaubte zu träumen. Den Leanderturm und die Hochhäuser am Ufer gegenüber würdigte sie keines Blicks, vielmehr bestaunte sie das im Licht der Abendsonne funkelnde Meer. Weit wie eine Ebene war das Meer, blau wie der Himmel und aufgewühlt, dass es einen schauderte. Man sollte nicht sterben, ohne das Meer gesehen zu haben, dachte sie. Als sie ihrem Spiegelbild an der Scheibe ins Auge blickte, beäugte sie das Glück auf ihren Zügen mit einer Freude, die sie viele Jahre nicht verspürt hatte.

Die Fähre legte am anderen Ufer an, kaum fünf Minuten später hielt der Bus in der Gasse neben dem Bahnhof Sirkeci, wo ein Busunternehmen neben dem anderen lag. Muzaffer kam die Gasse eng vor, Elif dagegen breit. Sie griffen nach den Taschen und stiegen aus. Auf der Suche nach einem Taxi liefen sie zum Anfang der Gasse. Der Himmel war klar, doch die Wege feucht, tagsüber war ein Aprilregenschauer über Istanbul hinweggezogen. Aus den Schallplattenläden auf einer Seite der Gasse erklang Musik. Auf den schmalen Gehsteigen drängten sich fliegende Händler, die Lahmacun, Moschusextrakt und Taschenspiegel feilboten. Nach dem schönen Meer, dachte Elif, war Istanbuls zweites Merkmal der Lärm. Das Hupen der Autos, die Rufe der Straßenhändler, die Geräusche der Züge im Bahnhof nebenan. In all dem Krach gingen die Schüsse beinahe unter. Dann Geschrei. Menschen flohen, Autos schossen davon. Auf einen Schlag war die Gasse leer, auf dem Gehsteig lagen Elif und Muzaffer in ihrem Blut. Elifs Kopftuch hatte sich gelöst und war in eine Pfütze am Straßenrand gerutscht. Aufrecht stolzierte Mikail Agha durch die Menge und blieb vor Elif und Muzaffer stehen. Er musterte die reglosen Körper, beugte sich vor und spie ihnen ins Gesicht. Dann schob er die Pistole in die Tasche und spazierte gemächlich und ohne sich um irgendwen zu kümmern davon, als befände er sich in der menschenleeren Ebene.

CASINO PARIS

ISTANBUL, 1965

In ihrem Zimmer im Obergeschoss über dem Casino Paris weinte Perihan Sultan und verrieb das von ihrem Chef Kalender Bey gereichte Kolonya auf Stirn und Hals.

»Meine Abla, meine unglückliche große Schwester, du bist gegangen, ohne je die Sonne gesehen zu haben. Sollen dem Schuft, der dir die Welt zur Hölle gemacht hat, beide Augen auslaufen, soll dem Schurken, der dir in den Rücken geschossen hat, die Seele vergammeln. Wenn Seyrani erst aus dem Gefängnis kommt, macht er Jagd auf Mikail Agha. Dann schauen wir, wie weit es mit dem Dorf-Aghatum her ist. Ach, Schwester, meine liebe Abla!«

»Ich habe den Anwalt im Knast vorbeigeschickt«, sagte Kalender Bey. »Heute Morgen konnte er Seyrani sprechen. Die Zeugen haben ihre Aussagen zurückgezogen. Es gibt keinen echten Beweis gegen ihn, er wird nur wegen unerlaubten Waffenbesitzes angeklagt, keine zwei Monate und er ist frei.«

»Hoffentlich, mein Held Seyrani soll rauskommen und Rache für uns üben!«

Kalender Bey goss aus der Karaffe ein Glas Wasser ein und reichte es Perihan Sultan. Wie oft hatte er sie schon weinen sehen. Einst hatte er sie aus den Spelunken herausgeholt und ihren Namen auf das Neonschild des Casino Paris gesetzt, diesmal aber, das wusste er, war es anders.

»Ich bin unendlich traurig, Perihan Sultan, und ausgerechnet ich musste dir die schlimme Nachricht überbringen.«

Am Abend zuvor hatte Kalender Bey einen Anruf von der Polizei erhalten: Auf dem Brief, der bei einer in Sirkeci erschossenen Frau gefunden worden war, stehe der Name Casino Paris, hieß es.

»Als die Polizei mich angerufen hat, rechnete ich damit, den Namen von sonst wem zu hören. Ich ging hin. Sie legten mir den Brief vor, du hast ihn mit deinem alten Namen aus dem Dorf unterschrieben. Dann zeigten sie mir die Frau, auf den ersten Blick erkannte ich deine Schwester. Die gleichen Brauen, die gleiche Nase, die gleichen Lippen. Wäre doch auch ihr Schicksal das gleiche gewesen wie deins.«

»Wieso Schicksal, Kalender Bey, nennst du das etwa Schicksal?«

Kalender Bey schwieg. Er hatte einen langen Tag hinter sich. Früh am Morgen hatte er eine Grabstätte auf dem Merkez-Efendi-Friedhof besorgt und eine hübsche Summe verteilt, damit die große Schwester seiner Solistin ein angemessenes Begräbnis bekam. Er hatte seine Männer instruiert und die Journaille informiert, in der Moschee und auf dem Friedhof war er Perihan Sultan nicht einen Augenblick von der Seite gewichen, als die Knipserei losging. Die Schlagzeilen der Zeitungen am nächsten Tag konnte er sich vorstellen. Jetzt würde sie den Höhepunkt des Ruhms ihrer Bühnenlaufbahn, die sie von Kaschemmen am Stadtrand in die funkelnden Casinos von Beyoğlu geführt hatte, erleben.

 »Leg dich hin und ruh dich aus, Perihan Sultan …«

»Als ob ich schlafen könnte …«

»Ich muss runter, gleich geht die Show los. Ich lass dir was zu essen schicken.«

»Mir ist nicht nach essen.«

»Du darfst dich auf keinen Fall betrinken, denk an das Baby in deinem Bauch.«

»Ich mag weder essen noch trinken.«

»Versuch, etwas zu essen, danach schläfst du. Keiner wird dich stören. Die Zeitungsleute sind unten, ich lass keinen hier herauf.«

»Mir fehlt die Kraft, mit ihnen zu reden, auf dem Friedhof haben sie gesehen, was es zu sehen gab, und erfahren, was zu erfahren war.«

»Ich werde ihnen sagen, dass du nicht auftrittst, solange du trauerst.«

»Danke, Kalender Bey.«

»Nun ruh dich aus, mit dir ist auch das Baby müde geworden den ganzen Tag.«

Perihan Sultan wartete etwas, nachdem Kalender Bey gegangen war, dann holte sie die Whiskyflasche aus der Vitrine. Ein Glas brauchte sie nicht, sie trank direkt aus der Flasche. Sie dachte an ihre Kindheit und Jugend, an die Zeit mit der Schwester im Dorf. Ihr war, als erinnerte sie sich an das Leben einer anderen. Jetzt, wo auch noch das Kostbarste aus dem Leben, das sie vor vielen Jahren verlassen hatte, verloren war, wünschte sie, ihre Erinnerungen mögen samt und sonders zu Asche verbrennen. Sie nahm noch einen Schluck Whisky. Summte ein Lied. Diesmal vergoss selbst sie Tränen über das Lied von den unglücklich Verliebten.

STAATLICHES KRANKENHAUS ÇAPA

ISTANBUL, 1965

Mit roten Augen betrat Yüksel Muzaffers Zimmer und freute sich zu sehen, dass er aufgewacht war. Sie setzte sich auf den Stuhl neben dem Bett.

»Gute Besserung, mein lieber Muzaffer. Wie geht es dir?«

»Es tut weh«, brachte Muzaffer mühsam über die trockenen Lippen. »Das Serum lindert den Schmerz, sonst würde ich mich noch schlechter fühlen, haben die Ärzte gesagt.«

Yüksel zog ein Taschentuch aus der Tasche und tupfte Muzaffer den Schweiß von der Stirn.

»Gerade habe ich mit dem Arzt gesprochen, der dich operiert hat. Er sagt, der Eingriff ist gut verlaufen, sie haben die Kugeln aus deiner Lunge und deinem Bein entfernt, jetzt hängt alles davon ab, dass du dich ausruhst und gut gepflegt wirst. Als er mich weinen sah, sagte der Doktor, keine Sorge, Muzaffer Bey wird überleben, Gott hat ihn Ihnen geschenkt. Das stimmt, hab ich gesagt, Gott hat ihn mir geschenkt.«

Nun fuhr Yüksel sich mit dem Taschentuch über die eigenen feuchten Augen.

»Ich bin am Leben«, sagte Muzaffer traurig, »aber Elif hat es nicht geschafft.«

»Die Arme, was für ein Pechvogel.«

»Sie war auf der Reise so glücklich, sie kam ja zum ersten Mal im Leben aus dem Dorf heraus, sah Ankara, die Wälder, die Berge. Wie viele Bäume, staunte sie über den Wald, und was für hohe Felsen über das Gebirge, sie war ja eine Frau der Ebene, und als sie das Meer sah, verschlug es ihr regelrecht die Sprache, sie konnte nur schauen. Wer hätte ahnen können, was geschehen würde. Als wir aus dem Bus stiegen, hatte ich das Gefühl, in der Menge ein bekanntes Gesicht zu sehen. Ich war mir nicht sicher, dachte, ich hätte mich getäuscht. Mikail Agha hat uns verfolgt, ich weiß nicht wie, vielleicht ist er uns mit dem Auto hinterhergefahren. Zuerst hat er auf Elif geschossen, als ich den Schuss hörte, hab ich mich umgedreht, ich traf seinen Blick, hasserfüllt starrte er mich an, richtete die Pistole auf mich und drückte ab. Seltsam, als ich zu Boden ging, spürte ich sofort, dass Elif an Ort und Stelle ihr Leben aushauchte. So etwas kann man also spüren.«

»Der verfluchte Kerl wird die Rechnung dafür bezahlen, wenn Seyrani erst wieder draußen ist ...«

»Den Namen Seyrani hab ich ein paarmal gehört.«

»Ein kühner Mann, außerdem ist er der Vater von dem Baby, das Perihan Sultan unter dem Herzen trägt.«

»Sie ist schwanger?«

»Frag nicht, sie hatte gar keine Zeit, sich zu freuen, dass sie schwanger ist, da kam ihr Mann hinter Gitter, und dann wurde auch noch ihre Schwester ermordet. So ist das Leben, wir wissen nicht, was morgen ist, Muzaffer, wir leben vor uns hin, ohne zu wissen, wie wertvoll das Heute ist.«

»Hast du einen Liebsten?« Muzaffer erschrak, dass ihm die Frage wie von selbst über die Lippen gekommen war. »Äh, versteh mich nicht falsch, also ...«, setzte er stotternd zu einer Erklärung an.

Yüksel hatte sich sogleich im Griff und nahm ihm das Wort aus dem Mund.

»Fragen kostet nichts, Muzaffer, nein, ich habe keinen, auch deine Mutter hat mich schon gefragt, ihr habe ich dieselbe Antwort gegeben.«

Muzaffer versuchte, sich im Bett aufzurichten, doch vergebens. Yüksel griff nach seinen Schultern, zog ihn hoch und stopfte ihm ein Kissen in den Rücken.

»Danke, so ist es gut. Ich denke nur an mich, Mutter hab ich ganz vergessen. Wie geht's ihr denn, du hast offenbar bei ihr vorbeigeschaut.«

»Was heißt hier vorbeischauen, Muzaffer, wie könnte ich sie allein lassen. Seit du fort bist, war ich jeden Morgen bei ihr, hab eingekauft, was sie braucht, hab gekocht und bin dann zur Arbeit gegangen.«

»Warst du auch heute Morgen bei ihr, hast du von mir gesprochen?«

»Ja, ich war bei ihr, aber ich hab ihr nicht erzählt, wie es dir geht, sie ist eine alte Frau, sie soll sich nicht grämen, ich hab ihr gesagt, du hast noch ein paar Tage länger im Dorf zu tun. Frag nicht, wie ich von der Sache erfahren habe. Ich hab's heute eilig, hab ich ihr gesagt, und bin raus, ohne dass ich für sie kochen konnte, da wurde sie misstrauisch, hat mir ins Gesicht geschaut, aber gesagt hat sie nichts.«

»Es ist ja nicht weit, vielleicht sollte sie herkommen, dann sieht sie, dass es mir nicht schlecht geht ...«

»Ach, dir geht es nicht schlecht, meinst du?«

»Ich weiß nicht, Yüksel, du bist eine kluge Frau, du weißt es besser als ich. Ich bin erstmal dankbar dafür, dass ich lebe. Wie hast du denn davon erfahren, also wie habt ihr, du und Perihan Sultan, von der Sache erfahren?«

Yüksel holte tief Luft. Dann erzählte sie und tupfte Muzaffer erneut Stirn und Gesicht mit ihrem Taschentuch ab.

»Unser Chef im Casino hat es gestern Abend von der Polizei erfahren. Wir waren im Casino, der Chef rief an und sagte, wir sollten rüberkommen. Da bin ich mit Perihan Sultan gleich los, an euch haben wir gar nicht gedacht. Seyrani steckt oft in Schwierigkeiten, hat mit allen Scherereien, wir dachten, es geht um ihn, sicher waren wir uns nicht, er sitzt ja, aber sein Arm reicht weit. Voller Angst liefen wir hin, und was sehen wir, da liegt tot die Schwester von unserem Mädel, sie hatten sie in einen winzigen kalten Raum gebracht und zugedeckt. Perihan Sultan ist durchgedreht, sie warf sich gegen die Wände. Nur mit Mühe konnten wir sie festhalten. Ich dachte, du bist auch tot und liegst in einem anderen Raum, wo ist der andere Tote, hab ich gebrüllt. Aber die Polizisten und unser Chef schworen, der Mann ist nicht tot, er ist im Krankenhaus. Ich war völlig durcheinander, sollte mir Perihan Sultan leidtun, sollte ich sie in den Arm nehmen, oder sie dalassen und zu dir laufen, na, Perihan Sultan hat mich gehen lassen, geh, hat sie gesagt, geh und schau, wie es Muzaffer geht. Auch deinetwegen war sie traurig. Gestern Nacht war ich hier, aber ich konnte nicht zu dir, er ist in der OP, hieß es, ich habe gewartet, bis du rauskamst, aber sie ließen mich immer noch nicht zu dir, sie legten dich hier in das Zimmer und die Ärzte sagten, die OP sei gut verlaufen, du würdest schlafen. Da bin ich wieder zu Perihan Sultan, die ganze Nacht haben wir geweint. Und heute früh war ich wieder hier bei dir, da hast du noch geschlafen, so müde warst du, dass ich beim Blick in dein Gesicht dachte, wenn du alt bist, wirst du aussehen wie deine Mutter. Dann hab ich für deine Mutter eingekauft, sie hätte sich Sorgen gemacht, wenn ich es nicht getan hätte, als sie meine roten Augen sah, stellte sie Fragen und bedrängte mich, aber ich sagte, ich hätte wegen Angelegenheiten im Casino nachts kein Auge zugekriegt, und sie tat so, als glaubte sie mir. Dann hab ich Perihan Sultan abgeholt und zum Friedhof gebracht. Dankenswerterweise hat unser Chef eine Grabstätte mitten im Grünen besorgt. Was für eine Menge Leute waren da, Muzaffer, das hättest du sehen sollen, auch Perihan Sultan staunte, sie hat so viele Fans, man konnte glauben, in sämtlichen Lokalitäten in Beyoğlu haben die Leute alles stehen und liegen lassen und sind herbeigeeilt. Und die Presseleute, bestimmt zwanzig oder dreißig, knipsten von rechts und von links, stellten Fragen und stocherten herum. Morgen bringe ich dir die Zeitungen, da steht die Sache sicher überall groß mit Bildern drin. Die aus dem Dorf geflohene große Schwester von Perihan Sultan, werden sie schreiben. Ich bin gespannt, was sie über dich schreiben werden.«

»Ist das wichtig, was sie schreiben?«

»Also, Muzaffer …«

Muzaffer streckte seine müde Hand aus und legte sie in Yüksels. Er sah ihr in die Augen, ohne Scheu und ohne Scham.

»Yüksel«, sagte er, »ich bin so glücklich, wenn du erzählst, jedes Mal denke ich, wäre sie doch mein Leben lang an meiner Seite und würde immer so reden. Sie macht mich glücklich, denke ich, und ich will tun, was ich kann, um sie glücklich zu machen, will ihr jeden Wunsch erfüllen. Es ist leicht, das zu denken, aber wenn es darum geht, es dir zu sagen, verlässt mich der Mut. Gestern im Bus beim Blick aus dem Fenster war Elif in ihre Träume versunken und ich in meine. Und, weißt du, in meinen Träumen gibt es niemand anderen als dich. Ob ich morgens träume oder abends, es geht immer um dich. Als ich im Bus so in die Landschaft schaute, dachte ich mir schöne Worte aus, die ich dir sagen wollte. Fragst du mich aber jetzt danach, fällt mir kein einziges mehr ein, aber ich schwöre, dass es sehr schöne Worte waren.«

Mit beiden Händen hielt Yüksel seine Hand fest und blickte ihn mit Augen an, die vor Glück feucht wurden.

»Muzaffer«, sagte sie, »ob du an meiner Seite viel redest oder wenig, ich werd immer glücklich sein mit dir.«

ZENTRALGEFÄNGNIS

ANKARA, 1965

»Traurige Nachricht für die beliebte Solistin der Istanbuler Casinos!« *Zeitung Brillanz*

»Mord in Istanbul! Schwester der Sängerin erschossen!« *Morgenpost*

»Zu viel für die junge Sängerin: Sie brach am Grab der Schwester zusammen!« *Die Freie Nachricht*

Als Avdo auf einem Foto auf Seite drei der Zeitungen, die er an diesem Morgen durchblätterte, das bekannte Gesicht entdeckte, überflog er die Meldungen über die Mordtat, legte anschließend sämtliche Zeitungen vor sich auf den Tisch und studierte eingehend jedes Foto vom Friedhof. Als er mit den Zeitungen durch war, hob er erschöpft und schweißüberströmt den Kopf. Sein Atem rasselte, dann ging er in Husten über. Er wischte sich die vom Husten feuchten Augen. Mit leerem Blick, als sei er an einem unbekannten Ort erwacht, schaute er sich um. Die Fragen der Zellengenossen, die ihn umringten, ließ er unbeantwortet, stand vom Stuhl auf, kletterte auf sein Bett, streckte sich darauf aus und richtete den Blick an die Decke. Die Zellengenossen merkten, dass es ihm gar nicht gut ging, senkten die Stimmen und ließen ihn allein mit der Stille. Sie gingen davon aus, dass er eine Zigarette nach der anderen rauchen und sich mit dem Rauch in Erinnerungen versenken würde, abends aber, wenn die tägliche Melancholie sich in der Zelle ausbreitete, würde er vom Etagenbett steigen und zu reden beginnen. Als Einziger in der Zelle zum Tod verurteilt, genoss Avdo allseitigen Respekt, und da er zahllose Orte gesehen und Sprachen erlernt hatte, achteten alle auch seinen Verstand. Was auch immer er in der Zeitung gelesen haben mochte, unvermutet war er zusammengebrochen und hatte sich wie ein Neuling zurückgezogen. Dabei war er bereits im siebten Jahr hier. Während er nach dem Todesurteil auf die Bestätigung durch den obersten Gerichtshof wartete, hatte das Militär geputscht, die Regierung abgesetzt und anschließend eine Amnestie für Gefangene erlassen. Bei der nächsten Amnestie war Avdos Todesurteil in sieben Jahre Haft umgewandelt worden. Nun sollte er in einem Monat entlassen werden. Er zählte die Tage, bis er freikommen und wieder am Leben teilhaben könnte, er redete viel und lachte mehr als sonst. Er überlegte, wie er Elif treffen und sie in weite Fernen mitnehmen würde, machte Pläne. Funktionierte der erste Plan nicht, würde er auf den zweiten und dritten setzen. Am Ende jedes Plans kam er mit Elif zusammen, gründete mit ihr eine Familie und zog die Kinder auf. Die schönsten Lieder, die er viele Jahre lang nicht gesungen hatte, sparte er für Elif auf. Jeder Gefangene lebte mit seinen Träumen, schmückte sie Tag und Nacht aus, so ertrug man viele Jahre und bewahrte seine psychische Gesundheit. Würde es Avdo jetzt, da die Träume, die er sieben Jahre lang gehegt und gepflegt hatte, auf einen Schlag zerstört waren, gelingen, bei Verstand zu bleiben? Sein Kopf hatte sich an die Haft gewöhnt, warum nicht hierbleiben. Wozu noch rauskommen, hier könnte er sein Leben verbringen, ja, hier könnte er jetzt sterben. In der vierzigjährigen Geschichte der Haftanstalt waren neun Todesurteile vollstreckt worden, würden sie doch nur den zehnten Mann heute Nacht aus der Zelle holen und in den Hof führen, in der kühlen Morgenbrise ihm das Todesurteil vorlesen, seine letzten Worte anhören und ihn aufknüpfen.

Neununddreißig Jahre zuvor.
Die Idee, dieses als Zeughaus und Pferdestall genutzte Gebäude in ein Gefängnis umzuwandeln, stammte von dem deutschen Architekten Carl Christoph Lörcher, der den ersten Stadtplan für Ankara erstellte. Der türkisch-griechische Krieg war beendet, das Osmanische Reich zusammengebrochen, eine Republik namens Türkei gegründet worden. Republikgründer Atatürk hatte anstelle der alten Hauptstadt Istanbul das mitten in der Steppe liegende Ankara zur neuen Hauptstadt erklärt, um alle Bande mit der nahen Vergangenheit zu kappen. Im Laufe der Geschichte war Ankara von dem phrygischen König Midas, dem mazedonischen König Alexander der Große und dem römischen Kaiser Augustus beherrscht worden, jetzt, unter der Herrschaft Atatürks, hoffte es, die alten Zeiten wieder aufleben lassen zu können. Aus Deutschland war Architekt Lörcher eingeladen worden, um diese Hoffnung zu verwirklichen und einen dafür geeigneten Stadtplan auszuarbeiten. Bei der Planung von Straßen, Plätzen, Krankenhäusern, Schulen und Regierungsgebäuden, die ein Provinznest mit zwanzigtausend Einwohnern in eine moderne Stadt verwandeln sollten, vergaß Lörcher auch das Gefängnis nicht. Er schlug vor, ein

Lager, das sich im Osten der Stadt inmitten von Feldern befand, in eine Haftanstalt umzubauen, und notierte dazu, die Arbeit auf den umliegenden Feldern würde den Gefangenen zur Besserung gereichen. Bald schon wurde das Gefängnis eröffnet, einige Häftlinge wurden auf die Felder geschickt, das erste Todesurteil vollstreckt. Der Religionsgelehrte Atıf Hodscha aus Iskilip hatte kein Todesurteil erwartet. Er hatte zwar während des türkisch-griechischen Kriegs auf Flugschriften und in Predigten gegen Atatürks Armee gewettert, doch nicht dafür, sondern wegen seines Widerstands gegen die Kleidungsreform wurde er angeklagt. Das Schicksal der jungen Republik hing davon ab, dass sie rasch Fortschritte machte und auf die Höhe westlicher Zivilisationen kam. Auf dem Weg, der mit der Abschaffung des Kalifats begonnen hatte und nun auf die Zuerkennung des Wahlrechts für Frauen zusteuerte, war auch ein Hutgesetz erlassen worden. Traditionelle Kopfbedeckungen wie Fes und Turban wurden verboten, stattdessen sollten nun Hüte wie in Europa getragen werden. In einem Buch, das ein Jahr vor dem Hutgesetz herauskam, hatte Atıf Hodscha erklärt, europäische Kleidung sei unvereinbar mit der Religion. Die Muslime sollten vom ungläubigen Westen die Technik und die Erfindungen übernehmen, sich aber von kulturellen Werten wie Alkohol, Tanz und Theater fernhalten, dazu gehöre auch die Kleidung. Atıf Hodscha spiegelte die seit einhundert Jahren bestehende Spaltung der Gesellschaft wider. Bereits in den Debatten, an denen Atatürk sich als junger osmanischer Offizier beteiligt hatte, war er dafür eingetreten, dass die Gesellschaft sich von Kopf bis Fuß ändern müsse, und zwar nicht allmählich, sondern schnell. So zögerte er jetzt nicht bei der Umsetzung der in der Jugend vertretenen Ideen. Die Aufstände gegen das Hutgesetz in etlichen Provinzen bewiesen nur, wie nötig der Wandel war. In Erzurum wurden dreizehn, in Rize acht und in Maraş fünf Männer hingerichtet, in Ankara hätte Atıf Hodscha aus Iskilip mit einer geringeren Strafe davonkommen können. Der Staatsanwalt forderte lediglich drei Jahre Haft für ihn, doch als Atıf Hodscha bei der Verhandlung am Tag darauf aus unverständlichem Grund auf sein Recht zur Verteidigung verzichtete, entschied der Richter in ebenso unverständlicher Härte auf das höchste Strafmaß und verhängte die Todesstrafe. Als Atıf Hodscha aus dem Gefängnis geholt und auf den kleinen Platz im kleinen Ankara geführt wurde, durfte er vor der versammelten Menschenmenge seine letzten Worte sprechen: »Am jüngsten Tag rechnen wir mit den Unterdrückern und Mördern ab.«

Heute, Abend.
Avdo erhob sich nicht vom Bett, aß nicht, sprach auch nicht mit den Zellengenossen, die wieder und wieder zu ihm traten. Jedes Mal aber nahm er das gereichte Teeglas entgegen, drehte Zigaretten, trank ein Glas stark gezuckerten Tee nach dem anderen. Er war der einzige Insasse, den in all den Jahren nie jemand besucht hatte, das bekümmerte selbst die berühmten Ankaraner Kämpen in Zelle sieben, aus Respekt für seine Verurteilung zum Strang sandten sie ihm mitunter einen Gruß oder auch ein Geschenk in die Zelle. Als sich bis in Zelle sieben herumsprach, dass Avdo heute eine schlimme Nachricht erhalten hatte, wurde es auch dort still. Man zog sich auf die Betten zurück. Selbst der abends durch die offenen Fenster hereindringende Lärm aus der Stadt verstummte, als hätte eine Hinrichtung stattgefunden. Im Laufe der Jahre waren die Felder rings um das Gefängnis mit illegal errichteten Baracken bebaut und zum Ar-

menviertel geworden. Es fehlte nie an Autos mit kaputtem Auspuff, mit Blechdosen klappernden Kindern, kläffenden Kötern. Nur wenn hier jemand gehenkt wurde, verstummten die Geräusche im Viertel, wurden die Hunde in die Kohlenbunker gesperrt, trug das ganze Viertel Trauer.

Acht Monate zuvor.
Der letzte im Zentralgefängnis Ankara hingerichtete Mann war ein tollkühner Offizier, Gefangene und Wärter sprachen ihn mit Oberst an. Oberst Talat Aydemir spiegelte das im Land herrschende Chaos wider. Vor fünf Jahren hatte er den Militärputsch gegen die Regierung von Adnan Menderes unterstützt und sich dem Aufstand der jungen Offiziere angeschlossen. Seiner Meinung nach musste jeder Initiative, die sich den Atatürk'schen Reformen entgegenstellte, harsch der Riegel vorgeschoben werden, Menderes' Hinrichtung fand er richtig. Sein eigenes Militär überlebte Menderes, der beim Flugzeugabsturz in London verwundet worden, aber davongekommen war, nicht. Anschließend entwickelte sich die Politik in eine andere Richtung. Als die für den Putsch verantwortlichen jungen Offiziere bei der Bildung der neuen Regierung ausgegrenzt wurden, protestierte als Erster der für seinen Ehrgeiz und seine Entschlossenheit bekannte Oberst Talat Aydemir. In der Absicht, die Reformen weiter voranzutreiben, verstieg sich der Oberst zu einem erneuten Putschversuch, der schlug allerdings fehl, und er wurde in Pension geschickt. Doch er hielt nicht still, binnen Jahresfrist zettelte er den nächsten Coup an, der ebenfalls misslang. Nun gab es keine Pension mehr, in die man ihn hätte schicken können, in einem rasanten Verfahren wurde er zum Tode verurteilt. Die letzte Amnestie verpasste er um drei Monate. Seit dem Putsch wurden Hinrichtungen nicht

mehr öffentlich auf städtischen Plätzen vollstreckt, sondern im Gefängnishof. Mit der Hinrichtung von Adnan Menderes auf einem Gefängnishof hatte er die nichtöffentliche Vollstreckung eingeführt, nun ging er selbst dem Vollzug auf dem geschlossenen Hof entgegen. Eines Nachts wurde der Oberst geweckt und auf den Hof zur majestätischen Pappel gebracht. Niemand wusste, wie lange der Baum schon auf diesem Hof stand. Majestätisch wurde sie genannt, weil sie prachtvoll mit mächtigem Stamm hoch in den Himmel hinaufragte. Sie schien schon dort gestanden zu haben, als ringsum noch alles leer war, später hatten die Menschen um sie herum ihre Felder gepflügt, dann Mauern errichtet, ein Gefängnis gebaut und unmittelbar neben ihr den Galgen aufgestellt. Als der Oberst auf den Schemel trat, galt sein Blick nicht dem Henker, sondern der majestätischen Pappel. Nun für sich wiederholte er die entschlossenen Worte aus dem Brief an seine Frau: »Nichts ist hier zu Ende.«

Heute, Mitternacht.
Jahrelang hatte Avdo von der Pappel geträumt. Ein Galgen wurde für ihn nicht errichtet, stattdessen zog man das Seil über einen Ast der Pappel. Wenn Avdo im Traum auf das Seil zuging, kam Josef zu ihm, sein Meister aus Mardin, und erinnerte ihn daran, wie man Felsbrocken spaltete. »Hör zu, Junge«, sagte er, »du bohrst ein Loch in den Fels, in das Loch setzt du einen Pappelsprössling. Der grüne Schössling dringt sanft in den Stein ein und wurzelt darin. Hab keine Angst, jetzt bist du an der Reihe, du wirst in der majestätischen Pappel grünen und Wurzeln schlagen. Glaubst du etwa, du würdest zu Stein werden, nur weil du Felsbrocken bearbeitest? Hab keine Angst, du lebst in der Pappel weiter.« Der Traum kam immer wieder, wiederholte sich auch

nach der Amnestie, und Avdo erwachte nachts voller Furcht. Diese Nacht aber hatte er keine Angst. Er hoffte, der Traum würde sich erneut einstellen und diesmal könnte er darin bleiben. Ich will der zehnte Gefangene sein, der hier im Gefängnis hingerichtet wird, dachte er. Jeder hinterlässt einen Brief, ein Abschiedswort, was aber soll ich wem hinterlassen, überlegte er. Ich habe keine Mutter, Meister Josef ist tot, Elif wurde ermordet. Wo ich nun niemanden mehr habe, will ich mich von mir selbst verabschieden. Und dann über mich lachen. Warum ich lache, ist egal. Bei meiner Hinrichtung sollen die Zuschauer mir ins Gesicht schauen. Wenn ich lache, sollen die schlafenden Zellen aufwachen. Jeder soll sich fragen, warum ich lache, auch ich.

CASINO PARIS

ISTANBUL, 1965

Mit funkelnden Kronleuchtern betörte das Casino Paris seine Gäste und brachte sie mit Liedern, Tanz und Drinks dazu, sich selbst zu vergessen. An einem der hinteren Tisch stellte Avdo sein Glas ab und richtete den Blick auf die Bühne. Die schummrige Beleuchtung des Raums wurde heruntergedimmt, nur auf der Bühne lag ein blauer Spot. Als Perihan Sultan mit ihrer hohen Gestalt und rauchigen Stimme in den Lichtschein trat, schäumte die Menge auf wie ein vom Sturm gepeitschtes Meer, und beruhigte sich dann wieder. Nun waren alle mucksmäuschenstill. Mit Feenschritten trat Perihan Sultan vor, in einer Hand hielt sie das Mikrofon, mit der anderen streute sie buntes Konfetti aus. Die Schnipsel reichten von ihren Fußspitzen bis zu den vorderen Tischen. Bei jedem Schritt leuchtete irgendwo im Saal ein Spot auf. Nach vierzig Tagen Abstinenz war sie zurück auf der Bühne, die Fans drängelten sich im Casino und häuften Blumen zu ihren Füßen. Als sie sang, klang ihre Stimme melancholischer als je zuvor, so kam es zumindest dem Publikum vor, nicht Licht schien von den Kronleuchtern zu tropfen, sondern Tränen. Niemand war imstande zu erkennen, wo ihr Lied begann und wann es endete. Als sie die Gäste mit einem Kopfnicken grüßte, flutete Applaus den Saal.

Avdo meinte, das Mädchen, das ihm vor etlichen Jahren im Dorf Konak Görmez begegnet war, hatte sich trotz des Kleids, der Schminke und dem gefärbten Haar nicht verändert. Er hatte sie mit verweintem Gesicht in der Zeitung erkannt und hätte sie ebenso im Gewühl von Beyoğlu entdeckt. Ihre umwerfende Stimme aber überraschte ihn. Als Elif die Stimme ihrer Schwester gerühmt hatte, dachte er, sie übertriebe wohl, um ihn für sie einzunehmen. Doch nicht von ungefähr hatten sich hier zahllose Bewunderer eingefunden. Nur mit Mühe hatte Avdo noch diesen Tisch bekommen. Der Saal sei bereits seit Tagen ausgebucht, hieß es, doch als er eine beträchtliche Summe hinlegte, wurde ihm ein Platz besorgt. Ganz offensichtlich hatte Perihan Sultan ihren Ruhm mehr als verdient. Sie war hübsch, ihre Stimme unvergleichlich, darüber hinaus hatte sie auch noch Verstand. Wie klug sie war, zeigte Avdo nicht nur, dass sie aus dem Dorf geflohen und hierhergekommen war, vielmehr hatte sie auch ihren Namen geändert. Den Namen aus dem Dorf abzulegen und damit das Band zur Vergangenheit zu zerschneiden, sämtliche Verbindungen zu jenem verfluchten Ort zu kappen, war schlau.

Avdo war nicht gekommen, um Perihan Sultan singen zu hören, vielmehr wollte er mit ihr reden. Er trank nicht viel. Bei jedem Lied verlor er sich in Erinnerungen und träumte. Auch seine Träume bezogen sich auf die Vergangenheit, da er spürte, keine Zukunft zu haben, gab er der Zukunft auch keinen Raum in seinen Träumen. Als Perihan Sultan das Programm beendete, unter einem Blumenregen, Applaus und begeisterten Rufen abtrat, zahlte Avdo und trat auf die Straße hinaus. Wie vom Kellner, der sich über das Trinkgeld erfreut gezeigt hatte, beschrieben, ging er zu der grauen Tür des Seiteneingangs, fand diese aber geschlossen. In der Gasse wimmelte es von Reportern mit Fotoapparaten. Vor der Tür hockte ein Mädchen und verkaufte Blumen. Als Avdo auf die Klingel neben der Tür drückte, sah sie zu ihm auf.

»Wieso klingelst du, was willst du?«

»Ich wollte zu Perihan Sultan«, gab Avdo Auskunft.

»Sie spricht nicht mit jedem, schau nur, auch die Reporter warten auf sie.«

»Kennst du Perihan Sultan, ich meine, kannst du mit ihr sprechen?«

»Ich rede immer mit ihr, Perihan Sultan mag mich.«

»Gut«, sagte Avdo, »willst du mir helfen?«

»Warum sollte ich?«

Avdo schob die Hand in die Tasche, nestelte seine Geldbörse hervor und sagte zu dem Mädchen: »Was kosten die Blumen in deinem Korb? Ich kaufe alle. Und du gehst zu Perihan Sultan und sagst ihr, ein Bekannter will mit ihr reden.«

Das Mädchen stand auf. »Abi, ich geh rein und frag Perihan Sultan, schauen wir mal, ob sie mit dir reden will.«

»Sag ihr, Avdo ist da.« Er zögerte, glaubte, einen Fehler gemacht zu haben. »Nein, sag Meister Avdo, ja, wenn du Meister sagst, weiß sie, wer ich bin.«

»Meister Avdo, ja?«

»Genau, nun los, ich pass auf deine Blumen auf.«

»Deine Blumen«, erwiderte das Mädchen und lachte. »Du kaufst sie ja alle.«

»Was soll ich mit so vielen Blumen? Ich gebe dir das Geld, aber du kannst sie behalten.«

Da hellte sich die Miene des Mädchens voller Freude auf. Statt die Klingel an der grauen Tür zu betätigen, lief sie zum

Eingang des Casinos und schlüpfte zwischen den Türstehern hinein.

Während Avdo neben dem Blumenkorb wartete, beobachtete er das Leben in der Gasse. Mitternacht war vorbei, dennoch herrschte Betrieb wie am Tag. Avdo hatte zahllose Städte gesehen, keine aber glich Istanbul, fand er, hier gerieten Tag und Nacht durcheinander und es war unmöglich auszumachen, ob das gut oder schlecht war. Das Geräusch der Tür holte ihn zurück.

Das Blumenmädchen sprang aus der grauen Tür, hinter ihr tauchte eine Frau auf.

»Du bist Avdo, das hast du gesagt«, sie musterte sein Gesicht. »Stimmt das?«, fragte sie argwöhnisch.

»Richtig, ich wollte Perihan Sultan sprechen.«

»Ich bin ihre rechte Hand«, erklärte die Frau. »Sie hat mir gesagt, sie kenne einen Meister Avdo, der sitze aber im Gefängnis.«

»Richtig, aber es gab eine Amnestie, ich bin frisch entlassen.«

»Stell ihm zwei Fragen, hat Perihan Sultan gesagt, wenn er sie beantworten kann, lässt du ihn rein.«

»Fragen?«

»Ja, sie sagte, frag ihn: Wie viele Cumhuriyet-Goldtaler erhielt Meister Avdo als Lohn für den Grabstein, den er bei uns im Dorf anfertigte?«

»Vier«, gab Avdo unverzüglich an.

»Gut, und wie viele davon ließ er im Dorf zurück?«

»Zwei.«

Misstrauisch sagte die Frau an der Tür: »Das ist nicht richtig, der echte Meister Avdo hat einen Cumhuriyet-Taler im Dorf zurückgelassen und jetzt ist er im Gefängnis. Wer bist du?«

»Hör zu«, sagte Avdo. »Einen Taler habe ich der Person geschickt, von der du weißt, aber einen weiteren Taler habe ich dem Jungen gegeben, der mir als Lehrling diente. Davon weiß sonst niemand.«

»Warte«, bestimmte die Frau, »ich gehe hoch und komme gleich wieder.«

»Nenn ihr den Namen meines Lehrlings, er hieß Baki.«

Als die Frau nach drinnen verschwand, zückte Avdo erneut seine Börse. »Du hast mir geholfen, danke«, sagte er.

»Wart's ab«, entgegnete sie. »Noch bist du nicht drin, vielleicht lassen sie dich nicht rein.«

»Keine Sorge, die lassen mich rein. Hör zu, Mädchen, hast du niemanden, dass du um diese Zeit hier auf der Straße arbeitest?«

»Ich habe einen Vater und einen Bruder, ich wohne hier ganz in der Nähe.«

»Wäre es nicht besser für dich, tagsüber zu arbeiten?«

»Manchmal arbeite ich auch am Tag, aber abends läuft es besser.«

»Sieht aber nicht so gut aus, sieh nur, dein Korb ist noch voll.«

»Das ist der dritte Korb heute Abend, zum ersten Mal seit langem ist Perihan Sultan wieder aufgetreten, ich habe gut verdient.«

»Na schön, hier, nimm das, verdien noch mehr.«

Das Mädchen freute sich über das Geld. »Danke, Abi.«

»Du hast gehört, wie ich heiße, sag mir auch deinen Namen.«

»Ich heiße Fadime.«

»Fadime, was macht dein Vater, warum schickt er dich arbeiten?«

»Papa war Bauarbeiter, dann ist er abgestürzt und hat

sich das Kreuz gebrochen, jetzt sorge ich für ihn und meinen Bruder.«

»Ist dein Bruder noch klein?«

»Latif ist gerade in die Schule gekommen, er geht gerne hin.«

»Gehst du denn zur Schule?«

»Ja, ich bin in der sechsten Klasse. Morgens bin ich in der Schule, bis zum Mittag, anschließend koche ich zu Hause für Papa, dann komme ich her.«

»Alle Achtung, du bist ein kluges Mädchen.«

Avdo zog die Tabakdose aus der Tasche, fischte eine gedrehte Zigarette heraus und zündete sie an.

Fadime trat nah an ihn heran. »Du bist wohl ein bisschen komisch …«

»Wieso bin ich komisch?«

»Du hast gar nicht nach meiner Mutter gefragte. Wenn ich meine Geschichte erzähle, fragt sonst jeder nach Mama.«

»Äh«, stotterte Avdo verunsichert, »ich dachte, sie ist wohl gestorben, da wollte ich nicht fragen und dich traurig machen.«

»So ist es aber nicht, Mama ist vor zwei Jahren verschwunden, wahrscheinlich wollte sie sich nicht länger um meinen kranken Papa und uns zwei Kinder kümmern. Eines Tages ging sie aus dem Haus und kam nicht zurück. Man hat sie drüben gesehen, in Kadıköy.«

»Denkst du oft an sie?«

»Mich quält der Gedanke, dass sie hier irgendwo in der Stadt lebt, es wäre besser, wenn sie tot wäre.«

»Sag das nicht, sie hat zweifellos ihre eigenen Sorgen, sag so etwas nicht über deine Mutter.«

»Du bist komisch.«

»Sehe ich wirklich so aus?«

Da ging die graue Tür auf. Die Härte war aus der Miene der Frau gewichen. »Komm«, rief sie Avdo zu, »wir gehen hoch.«

»Leb wohl, Fadime«, sagte Avdo.

»Tschüs, Abi, ich bin immer hier, vergiss das nicht.«

»Vergesse ich nicht.«

Als sie die Treppe hinaufstiegen, stand die Tür zum Zimmer offen.

Ruhig trat Avdo ein, Perihan Sultan erwartete ihn stehend, er hielt inne, als er den Schmerz auf ihren Zügen sah. Wie zwei Spiegel blieben sie voreinander stehen, musterten den Kummer, der ihnen ins Gesicht geschrieben stand. Dann deutete Perihan Sultan auf den Sessel neben sich.

»Willkommen, setz dich hierher«, lud sie ihn ein und nahm selbst auf dem Canapé gegenüber Platz.

»Ich störe, es ist spät«, sagte Avdo.

»Du störst nicht, wir arbeiten um diese Zeit. Yüksel Abla, hol Limonade für alle, der Auftritt hat mich durstig gemacht, ich bin total verschwitzt.«

Avdo nahm das Glas entgegen, in das Yüksel Limonade aus der Karaffe eingeschenkt hatte, trank es in einem Zug aus und stellte es auf den Beistelltisch. Er beäugte die Wände und Schränke, weil er nicht wusste, wie er anfangen sollte. Überall standen Flaschen mit Alkoholika und schlanke Gläser. Auf den Borden lagen Häkeldeckchen.

»Avdo Abi«, sagte Perihan Sultan, »ich wusste nicht, dass du entlassen bist, alles Gute, möge es vorbei sein.«

»Danke, Perihan …« Avdo merkte, wie schwer es ihm fiel, sie nicht mit ihrem Namen aus dem Dorf anzusprechen, sondern mit dem Künstlernamen, doch er fuhr fort: »Perihan Sultan, vor drei Tagen wurde ich aus dem Gefängnis in Ankara entlassen und bin direkt hierhergekommen, ich war auf dem Friedhof und suchte unter all den Grabstätten nach Elif, konnte sie aber nicht finden. Da wollte ich dich fragen, und dir auch mein Beileid aussprechen. Tut mir leid, ich wusste nicht, wo du wohnst, deshalb bin ich zum Casino gekommen. Mein herzliches Beileid.«

»Danke. Ich wohne hier über dem Casino, das macht es einfacher. Du hast wohl aus der Zeitung davon erfahren.«

»Als ich letzten Monat die Tage bis zur Entlassung zählte, sah ich dein Gesicht in der Zeitung, ich hab dich gleich erkannt, auch wenn du dich jetzt anders nennst, dann las ich Elifs Namen.«

»Meine glücklose Schwester. Wir wussten nichts von dir. Du warst zum Tode verurteilt, wir dachten, sie hängen dich auf oder du vergammelst im Knast.«

»Du weißt vermutlich, was in jener Nacht im Dorf geschah, Elif hat dir wohl davon erzählt.«

»Mir und Mama hat sie es erzählt. Es gab nichts, das sie nach der Katastrophe damals hätte tun können, sie schwieg und verschloss sich. Sie heiratete Mikail Agha, zur Qual wurde es, als sie kein Kind bekam, man verachtete sie. Ich sagte mir, es reicht, und rief sie vor einem Monat zu mir. Hätte ich gewusst, dass du rauskommst, hätte ich gewartet, auch sie hätte gewartet.«

»Sie hat also keine Kinder …« Avdos Augen trübten sich.

Unwillkürlich legte Perihan Sultan die Hand auf den Bauch. Als sie sah, dass Avdos Blick auf ihre Hand fiel, fühlte sie sich zu einer Erklärung genötigt. »Ich bin schwanger«, sagte sie, »im vierten Monat, heute Abend trug ich ein weites Kleid, damit es keiner merkt.«

»Gott möge das Kind mit Mutter und Vater aufwachsen lassen.«

»Mit der Mutter wird es aufwachsen, hoffentlich hat es

auch das Glück, mit seinem Vater aufzuwachsen, wenn er aus dem Gefängnis kommt …«

»Er ist im Gefängnis? Ist die Strafe hoch?«

»Wir erwarten, dass mein Verlobter«, Perihan Sultan wog das Wort ab, »dass mein Verlobter rauskommt. Sein Anwalt sagt, es kann jeden Moment so weit sein, wir warten darauf. Aber auch wenn er diesmal rauskommt, ist natürlich nicht sicher, dass er nicht wieder reinmuss.«

»Seyrani ist einer der bekannten Haudegen von Istanbul, er hat ebenso viele Freunde wie Feinde«, mischte sich stolz Yüksel ein.

»Möge mein Bruder Seyrani bald freikommen«, sagte Avdo in alter Knastgewohnheit.

»Hätten wir gewusst, dass du lebst«, sagte Perihan Sultan, »dann hätte ich herausgefunden, wo du sitzt, und dir geschrieben, meine Schwester hätte nicht schreiben können, aber ich für sie.«

»Ich war unsicher, als ich herkam, Perihan Sultan, vielleicht bist du mir böse, immerhin bin ich der Grund für alles, hätte ich mich nicht in deine Schwester verliebt, hätte ihr nicht den Verstand geraubt, wäre ihr das nicht passiert.«

»Die Liebe war gegenseitig. Hat etwa meine Schwester verloren, aber du gewonnen?«

»Man weiß nie, was der nächste Tag bringt. Sieben Jahre lang habe ich darauf gewartet, im letzten Augenblick hat das Schicksal das Blatt gewendet und mir ein völlig anderes Gesicht gezeigt.«

»Was geschehen ist, ist geschehen, wer gegangen ist, ist gegangen, du wirst zu einer neuen Zukunft erwachen.« Perihan Sultan verstummte, als sie merkte, dass sie die Worte eines beliebten Schlagers nachplapperte, überlegte, was sie sagen sollte. »Was wirst du tun?«, fragte sie.

»Seit Elif tot ist, kann ich nicht mehr denken. Ich will nur ihr Grab sehen. Der Name des Friedhofs stand in der Zeitung, gestern war ich dort, stundenlang lief ich zwischen den Grabstätten herum, doch ich fand sie nicht. Deshalb habe ich dich belästigt.«

»Ganz einfach, auf der Nordseite steht ein Judasbaum, darunter liegt sie. Wenn du willst, kommen wir morgen mit, Yüksel Abla und ich, und zeigen dir, wo es ist.«

»Danke, das finde ich schon allein, bemüht euch nicht.«

»Ich habe das Grab noch nicht hergerichtet, warte ein, zwei Monate, bis sich die Erde setzt, dann kümmerst du dich darum, sagte man mir.«

»Es hat auf mich gewartet«, sagte Avdo. Versonnen hob er den Blick zur Wand und rief sich die Bäume des Friedhofs vor Augen. Versuchte, auf der Karte in seinem Kopf den Judasbaum ausfindig zu machen. »Keine Sorge, ich finde ihn und dann richte ich ein schönes Grab für sie her.«

Nun flossen bei Perihan Sultan die so lange zurückgehaltenen Tränen und verschmierten ihr Make-up.

»Was ist mit dem Mann?«, fragte Avdo, bemüht, das Thema zu wechseln. »In der Zeitung stand, ein Mann, der bei Elif war, sei schwer verletzt worden, was ist aus ihm geworden?«

»Muzaffer ist durchgekommen, sie haben ihm die Kugeln aus dem Leib geholt, er liegt noch im Krankenhaus, man kümmert sich gut um ihn. Diese Woche kommt er raus. Er ist mit Yüksel Abla verlobt.«

»Gute Besserung«, sagte Avdo an Yüksel gewandt.

Yüksel bedankte sich.

»Stammt er aus eurem Dorf?«, hakte Avdo nach. »Da war einer, der Muzaffer hieß.«

»Ja«, sagte Perihan Sultan und tupfte sich mit dem Taschentuch die Tränen ab. »Er kommt aus unserem Dorf und lebt seit einer Weile in Istanbul. Als er wegen einer Grundstückssache ins Dorf wollte, bat ich ihn, auf dem Rückweg meine Schwester mitzubringen. Wie hätte ich ahnen können, dass es so kommt.«

»Und«, Avdo kam auf die Frage, die ihm im Kopf herumging, »was ist aus dem Agha geworden, die Zeitungen schrieben, er sei vom Tatort geflüchtet, haben sie den noch nicht dingfest gemacht?«

»Nein«, sagte Perihan Sultan. »Wir haben gehört, er habe jemandem, der als Arbeiter nach Deutschland wollte, Geld gegeben und sei mit dessen Namen ins Ausland gegangen. Seyrani wird ihm zeigen, wie klein die Welt ist. Auch in Deutschland wird er ihn aufspüren. Seyrani hat mir Nachricht aus dem Gefängnis geschickt, den Mann erledige ich, sagt er, der kommt mir nicht davon.«

Avdo lachte. Als er über Gebühr lange lachte, wurde er verlegen. »Ich lache über den Agha«, erklärte er. »Sein Schicksal ist besiegelt, der glaubt, er kann sich seinem Schicksal entziehen, wenn er sich dünnemacht.«

Perihans Blick war leer, sie stand auf und ging ins Nebenzimmer. Kurz darauf kam sie mit einem zusammengefalteten Taschentuch zurück. Sie setzte sich wieder und sagte:

»Meine Schwester hatte ein Bündel dabei mit ein paar Kleidern. Die Polizei hat es mir ausgehändigt. Das fand ich darin. Damals, vor all den Jahren, hatte sie es mir gezeigt. Nimm, es gehört dir.«

Avdo erkannte das Taschentuch, nahm es entgegen und legte es sich auf die Hand. Sorgsam schlug er die gefalteten Ränder zurück, und entdeckte den Cumhuriyet-Taler.

»Den habe ich Elif mit meinem Lehrling geschickt.« Er stotterte. »Als Beweis für meine Treue, ich hatte nichts anderes, das ich ihr hätte schicken können. Elif war böse, sie wartete auf meinen Lehrling, weil sie mir den Taler zurückschicken wollte. Am letzten Tag, kurz bevor ich das Dorf verließ, schickte ich den Jungen noch einmal zu ihr, um Elif zu bitten, um Mitternacht zum Mandelhain zu kommen und mit mir fortzugehen. Traurig kehrte mein Lehrling zurück. Warum bist du traurig, fragte ich ihn. Er sagte, Elif habe kein Wort mit ihm gesprochen, ihn nicht einmal angeschaut, nur weiter die Wäsche auf die Leine gehängt. Da war ich überzeugt, dass sie mit mir kommt. Sonst hätte sie, als sie hörte, dass ich das Dorf verlasse, meinem Lehrling den Taler gegeben und zurückgeschickt. Aber sie schickte die Münze nicht, also hatte sie sie entweder vergessen oder würde mit mir kommen. So wartete ich in jener Nacht voller Hoffnung im Mandelhain.«

DORF KONAK GÖRMEZ

HAYMANA-EBENE, 1965

Heute, Mittag.
An der Beerdigung Mikail Aghas nahmen noch mehr Leute teil als an seiner Hochzeit vor sechs Jahren. In den Dörfern der Ebene hatte die Aussaat begonnen, doch die Bauern ließen alles stehen und liegen, auf den Feldern stapelten sich die Weizenkörner, in den Ställen blieben die neugeborenen Kälber mit ihren Müttern allein. Mit Pferdewagen, Traktoren, Automobilen, manche auch zu Fuß machten sich alle Clans der Ebene auf den Weg und strömten ins Dorf Konak Görmez. Der Tod Mikail Aghas war wie ein düsteres Tuch. Dass eine große Familie mit Stumpf und Stil verschwand, betrübte die Alten in ihren Gesprächen und die Frauen in ihrem Geflüster am Brunnen. Der Vater war verstorben, die beiden älteren Brüder getötet worden, als nach Jahren seine Ehefrau nach Istanbul durchbrannte, hatte er um der Familienehre willen einen Mord begangen. Die Tradition war Schicksal in der Steppe. Mikail Agha hatte seine Hand mit Blut befleckt, war in Ankara untergetaucht, in einer Herbstnacht aber doch dem Henker in die eiskalten Hände gefallen. Eines Nachts verließ er spät ein Etablissement, wo er sich mit Parteifreunden amüsiert und reichlich dem Rakı, den

er so liebte, zugesprochen hatte. Als er bei frischem Wetter durch die verlassenen Gassen lief, streckte ihn das Feuer zweier Männer nieder. Niemand wusste, wer sie waren, vielleicht Leute, mit denen er sich im Etablissement überworfen hatte, vielleicht auch Verwandte seiner Ehefrau Elif. An dieser Stelle kam den Plaudernden Elifs Schwester in den Sinn, die berühmte Sängerin in Istanbul. An die Eltern dachte niemand, die beiden Alten hatten sich von der Welt zurückgezogen, erwarteten nur noch das Klopfen des Todesengels an ihrer Tür. In der Familie Mikail Aghas dagegen gab es niemanden mehr, der auf den Todesengel hätte warten können. Da sowohl er selbst wie auch seine älteren Brüder kinderlos verschieden waren, erbten all ihr Hab und Gut die beiden Söhne eines Onkels mütterlicherseits, der in einem Dorf im Süden der Ebene lebte. Die Söhne des Onkels schworen Rache für Mikail Agha, als sein Sarg ins Grab gesenkt wurde, und wiederholten den Schwur mehrfach vor den Leuten, als die Wehklagen im Haus erschollen. Ihr Zorn brannte heiß wie ihre Waffen, so heiß wie die Steppensonne, nur den Namen des Feindes brauchten sie noch. Den würden sie früher oder später in Erfahrung bringen.

Heute, Abend.
Zwei Familien lebten im Dorf, die nicht zur Beerdigung kamen, sich nicht der Menge auf dem Friedhof anschlossen, zum einen Elifs Eltern, zum anderen der ehemalige Oberhirte Heyran und seine Frau. Heyran war längst nicht mehr als Hirte für andere tätig, ihm reichte seine eigene Herde von fünfzig Schafen, die er am Ende all der Jahre besaß. Tagsüber zog er auf die Wiesen hinaus, und nachdem er abends die Tiere in den Stall geführt hatte, verbrachte er seine Zeit mit Ehefrau Mihrinaz und dem sechsjährigen Sohn Ismet.

Heyran und Mihrinaz meinten, Ismet ähnelte ihrem großen Sohn Baki, womöglich hatten nur sie diesen Eindruck, mitunter verwechselten sie die beiden und riefen ihn mit Bakis Namen. Mihrinaz war wieder schwanger. Die Geburt stand bevor. Diesmal sollte das Baby nicht den Namen eines ehemaligen Politikers bekommen. Seit Heyran sich der neu gegründeten Arbeiterpartei angeschlossen hatte, übte er auch am republikanischen Regime Kritik. Das System müsse sich von Grund auf ändern, forderte er, mit Hufschmied Mamet und einigen jungen Leuten arbeitete er auf die Parlamentswahlen im nächsten Monat hin. Heyrans Interesse an der Politik hatte mit seiner Wut auf die Agha-Familie begonnen, die er für den Tod seines Sohnes verantwortlich machte. Gegen wen sollte sich jetzt, da Mikail Agha tot war, sein Hass richten? In aller Ruhe überlegte Mihrinaz, suchte nach Wegen, den Groll zu überwinden, wartete auf die rechte Zeit dafür. Die war jetzt gekommen. Das erklärte sie ihrem Mann. Sie sollten zu Mikail Aghas Haus gehen und kondolieren. Wenn man sich bei der Beerdigung nicht versöhnte, wann dann? Zudem war niemand übriggeblieben, mit dem sie sich hätten versöhnen müssen, den Groll für sich allein fortzusetzen, war sinnlos.

Der Tag darauf.

Im Haus des Toten wurde Heyran von den Söhnen von Mikail Aghas Onkel freundlich begrüßt. Offenbar waren sie um des Andenkens des Toten willen bereit, den in diesem Dorf herrschenden Zwist beizulegen. Sie baten Heyran, auf einem Ehrenplatz im Zimmer Platz zu nehmen. Die Leute aus dem Dorf grüßten Heyran, der so lange nicht unter ihnen gewesen war, ebenso respektvoll, und nahmen auch seinen Gruß entgegen, indem sie die Hand aufs Herz legten.

STAATLICHES KRANKENHAUS ÇAPA

ISTANBUL, 1965

Die Geburt dauerte Stunden, als Perihan Sultan ihre Tochter endlich im Arm hielt, weinte sie, doch nun nicht mehr vor Schmerzen, sondern vor Glück und Melancholie. In den Zügen der Tochter erblickte sie nicht sich selbst, sondern Mutter und Schwester. Wird es ein Mädchen, soll es den Namen ihrer Mutter bekommen, hatte sie sich überlegt, da lebte ihre Schwester noch, nun aber wusste sie nicht, was sie machen sollte.

»Yüksel Abla, was meinst du, wessen Namen soll das Baby bekommen?«

»Dein erster Gedanke war richtig, nenn es nach deiner Mutter, es soll Reyhan heißen.«

»Nicht Elif?«

Yüksel sagte nicht, dass es ein Fluch wäre, wenn das Kind den Namen der ermordeten Schwester erhielte, und dass dieser Name womöglich das Los des Babys besiegelte. Ihr war klar, dass Perihan Sultan darum wusste, die Trauer um den Verlust der Schwester ihr aber den Verstand trübte.

»Als das Baby noch in deinem Bauch war, hast du gesagt, du würdest es nach deiner Mutter nennen, wenn es ein Mädchen wird. Sie war es doch, die dich und auch deine Schwester zur Welt gebracht hat. Im Namen Reyhan seid ihr alle vier vereint, deine Mutter, deine Schwester, du und deine Tochter.«

Perihan Sultan war sogleich einverstanden. »Reyhan«, wisperte sie und küsste ihre Tochter auf die geschlossenen Augen.

Sie lag in einem Sechs-Betten-Zimmer, auch die Frauen in den anderen Betten waren frisch niedergekommen. Bei all dem Babygeschrei und dem Lärm der Besucher hatten sie Mühe, einander zu verstehen. Yüksel setzte sich auf die Bettkante und nahm das Baby auf den Arm. Die Kleine war bereits unmittelbar nach der Geburt eine Schönheit, sie würde noch hübscher werden als ihre Mutter und ihre Tante Elif, dachte sie und sagte: »Möge ihr das Schicksal so lachen, wie ihr Gesichtchen hübsch ist.« Sie schaukelte das Baby sacht in den Armen wie in einer Wiege, berührte sein kurzes Haar, kämmte es ihm mit den Fingern aus der Stirn, schnupperte an seinem Hals. Das Gesicht am Hals des Säuglings, hob sie den Blick zu Perihan Sultan.

»Gut, dass du das Baby bekommen hast.«

»Mach auch du mit Muzaffer ganz schnell ein Baby«, vor Erschöpfung fiel Perihan Sultan das Lächeln schwer, »unsere Kinder sollen gemeinsam aufwachsen.«

Yüksel blickte sich verstohlen um, ob jemand zugehört hatte.

»Was redest du da?«, widersprach sie, »Wir haben erst vor zwei Monaten geheiratet. Babys kommen ja nicht per Express wie ein Telegramm.«

»Eben deshalb, beeilt euch ein bisschen.«

Statt sie der Mutter zurückzugeben, legte Yüksel die Kleine auf das Kissen daneben. »Es hat seine Milch getrunken, jetzt schläft es schön. Schlaf auch du ein bisschen, du bist völlig fertig.«

»Ich will schlafen und auch wieder nicht.«

»Ich weiß, warum du nicht schlafen willst. Heute Nacht bin ich hier, keine Sorge, wenn eine Nachricht kommt, wecke ich dich.«

»Tu das, Yüksel Abla, ich warte auf Nachricht von Seyrani.«

»Ihm passiert schon nichts, das weißt du doch, sorg dich nicht. Muzaffer wartet draußen, er gibt uns Bescheid, wenn Nachricht kommt.«

»Wäre ich doch nur ebenso glücklich wie du, Yüksel Abla, schau nur, ich kriege Seyrani gar nicht zu sehen. Kaum aus dem Knast heraus, hat er jemanden verwundet, nun wird er wieder gesucht, und als reichte das noch nicht, überfällt er auch noch das Lokal von irgendwem.«

»Leise, Mädchen«, mahnte Yüksel. »Der Raum ist voll, siehst du das nicht, das hört noch jemand.«

»Was soll aus mir werden, was aus dem Baby? Daran denkt Seyrani gar nicht. Es ist, als wäre er nur wegen seiner Feinde auf die Welt gekommen. Heiraten, eine Familie gründen, das fällt ihm gar nicht ein. Soll die Kleine aufwachsen, ohne Mama und Papa je zusammen zu sehen?«

»Lass dich nicht gehen«, wisperte Yüksel. »So ist Seyrani eben, hat er sich etwas in den Kopf gesetzt, dann lässt er nicht davon ab, bis er es zu Ende gebracht hat. Weißt du noch, was er mit deinem früheren Mann angestellt hat, wie hieß er noch, Mutlu oder Kutlu, der Saz-Spieler, nur weil der dich nicht in Ruhe ließ. Warte nur, lass Seyrani seinen Weg ein wenig ebnen, seine Angelegenheiten so weit regeln, dann kehrt er wieder zur Normalität zurück, er ist schließlich auf steinigem Gelände unterwegs.«

»Du sprichst wie Kalender Bey, Yüksel Abla. Entweder glaubst du wirklich, dass alles gut wird, oder du willst mir meine Ängste nehmen. Seyrani ist nicht mal zu deiner Hochzeit gekommen, hast du das vergessen?«

»Wie sollte er, er ist ja von Gegnern umzingelt. Aber er hat daran gedacht, hat uns ein Geschenk geschickt. Hab Geduld, sage ich dir, verlier dich nicht in Panik. Woher hätte Seyrani denn wissen sollen, dass du heute niederkommst? Als wir ins Krankenhaus fuhren, hat Kalender Bey ihm Nachricht schicken lassen, aber die haben ihn nicht gefunden. Sie sagen, er jage jemanden außerhalb der Stadt.«

»Yüksel Abla, ich sage mir auch immer, ich muss Geduld haben, aber heute, bei der Geburt, da ist die Stimme in mir auf einmal umgeschlagen. Seyrani war in meinem Leben nie da, hat sie gesagt. Ich war mein Leben lang allein. Als ich mich in Wehen krümmte, fiel mir meine Schwester ein, seit sie tot ist, bin ich ganz allein, sagte die Stimme in mir. Was hatte ich für Schmerzen, das Baby kam und kam nicht, vielleicht zweifelte es an der Welt, in die es kommen würde, vertraute mir nicht. Die Stimme in mir sagte, auf dieser Welt werde ich niemandem mehr vertrauen.«

»Was redest du da, Mädchen, du bist die große Perihan Sultan, du schwimmst in einem Meer von Fans, die dich lieben, gut, sagen wir, du hast niemanden mehr, aber ich bin doch noch da.«

»Abla, nur dir vertraue ich noch. Das dachte ich heute unter den Wehen, nur mein Kind und du sind noch da. Sag das nicht Seyrani, er ist in einem anderen Haus, einem anderen Viertel, einer anderen Stadt, mal im Untergrund, mal im Knast, er war noch nie zwei Tage am Stück bei mir. Gott behüte, aber wer kümmert sich um mein Kind, wenn mir etwas zustößt? Als mir bei der Geburt die Tränen kamen, dachten die Ärzte, ich weine vor Schmerzen, aber ich musste weinen, weil mir zum ersten Mal klar wurde, dass ich allein bin.«

»Pssst, rede leiser.«

»Ach Abla …« Da brachte das Baby mit Geschrei Perihan Sultans Jammerstimme zum Verstummen. »Meine Reyhan, bist du aufgewacht, was hast du denn?« Sie nahm das Baby auf den Arm, legte seinen Kopf an die linke Brust und wiegte es sanft, damit es wieder einschlief. Ein Lächeln legte sich auf ihre Miene, als sie es betrachtete.

MERKEZ-EFENDI-FRIEDHOF

ISTANBUL, 1968

Es war ein gewöhnlicher Tag, als der blonde Seemann den Friedhof betrat und vor einem Grab niederkniete. Die Vögel, die Bäume und das durch die Zweige fallende Sonnenlicht waren wie immer. Nicht bloß Häftlinge schafften es nicht, rechtzeitig zur Beerdigung ihrer Lieben zu kommen, auch Seeleute gingen erst an Land und liefen mit dem Geruch salziger Winde im Haar zum Friedhof, nachdem das Grab ausgehoben war und der Leichnam in der Erde lag. Der blonde Seemann war kein gewöhnlicher Besucher, das wurde deutlich, als er eine volle Woche lang jeden Tag kam und von morgens bis abends über den Friedhof streifte.

Am Ende einer Woche führte er Avdo zum Grab seines Vaters. Auch sein Vater sei früher zur See gefahren, erklärte er und bat, Avdo möge ihm einen entsprechenden Grabstein erstellen. Als er den Stein beschrieb, traten ihm Tränen in die Augen, er wischte sie mit dem Schal, den er um den Hals trug, ab. Avdo, der wusste, dass es immer weniger Männer gab, die imstande waren zu weinen, sprach ein paar tröstende Worte und gab die Hälfte des ihm in die Hand gedrückten Geldes zurück. Doch der Seemann beharrte darauf. »Ich fahre wieder hinaus, wenn ich in drei Monaten wiederkomme, möchte ich einen schönen Stein am Grab meines Vaters sehen. Die Summe ist viel zu gering für meinen Vater, erhebe bitte keine Einwände dagegen«, sagte er und ergänzte: »Wenn du seinen Namen eingravierst, schreib auch seinen Spitznamen ›Alter Seemann‹ dazu, so riefen ihn seine Freunde.«

An Land geboren zu werden und auf See zu sterben, war keine Entscheidung der Seeleute, es war ihr Schicksal. Sie waren Menschen einer Sorte, die sich in ihr Los verliebten, statt es zu fliehen oder zu verfluchen. Ihr Sterben, ihr Lieben, ihre Lieder waren so ganz anders. Lieder mit *Heyamola,* dem Seemannsruf Hauruck, gaben den Seelen Schwung, linderten ihren Kummer. Der Kummer seines Vaters rührte in den letzten Jahren daher, so hatte der blonde Seemann angenommen, dass er nicht auf See sterben konnte und wusste, er würde am Ende wie ein Landmensch in der Erde ruhen. Erst vor kurzem hatte er erfahren, dass er sich täuschte. Nun meinte er, selbst wenn sein Vater nicht auf dem Meer hatte sterben können, wäre er gern auf einem Friedhof mit Blick aufs Meer begraben worden, in Aşiyan oder Eyüp. Väter wollten, dass ihre Söhne wurden wie sie, kannten sie aber nicht; und wie gut kannten Söhne ihre Väter? Der blonde Seemann liebte seinen Vater, doch erst jetzt war ihm bewusst geworden, dass er ihn nicht gekannt hatte.

Jeder Seemann besaß einen geheimen Schatz, und der geheime Schatz seines Vaters lag auf diesem Friedhof. Hier lag seine Jugendliebe begraben, die er an eine Krankheit verloren hatte. Der blonde Seemann hatte noch als Kind die Mutter verloren und wusste, ihre letzte Ruhestätte lag in ihrer Heimat Zypern. Dass der Vater aber vorher eine andere geliebt hatte, hatte er nicht gewusst. Der Vater war in der Jugend verlobt gewesen. Als das Osmanische Reich sich mit den Deutschen verbündete und in den Ersten Weltkrieg eintrat, musste er an die Front. Im Jahr darauf kämpfte er in der Schlacht von Gallipoli, seine Verlobte aber erlag der Schwindsucht. Als er nach dem Krieg nach Istanbul heimkehrte, fragte er sich nach ihrem Grab durch. Fortan besuchte er es regelmäßig und gab seinen Freunden als Vermächtnis mit, hier wolle er begraben werden. Das hatte der blonde Seemann erst jetzt von den Freunden des Vaters erfahren und suchte nun seinerseits nach dem Grab des jungen Mädchens.

Avdo und der blonde Seemann waren gleichaltrig, wie zwei alte Freunde saßen sie auf der Veranda vor dem Haus, schmiedeten Pläne, sammelten Hinweise. Avdo fragte ihn, ob er den Namen des Mädchens kenne. »Mein Vater soll von einer Madlen gesprochen haben«, sagte der Seemann. Da sie während der Schlacht bei Gallipoli starb, muss es 1915 gewesen sein. Damals war das osmanische Alphabet in Gebrauch, man müsste sich also die alten Inschriften auf den Steinen anschauen. Sie trug einen armenischen Namen. Zu Zeiten der Gallipoli-Schlacht wurden die Armenier in die syrische Wüste deportiert. Womöglich war das Mädchen samt Familie deportiert worden und dort gestorben. Und ihr Vater hatte dem jungen Mann gesagt, sie sei der Schwindsucht erlegen, damit er nicht traurig wäre. Nein, das konnte nicht sein, sein Vater hatte das Grab der Verlobten ausfindig gemacht, sie war also hier gestorben. Dann wälzten sie ein anderes Problem. Merkez-Efendi war ein islamischer Friedhof, hätte das Mädchen nicht auf einem armenischen begraben werden müssen? Darauf gab es verschiedene Antworten. Vielleicht war ihre Mutter Armenierin, der Vater aber Türke gewesen und sie war als Muslimin bestattet worden, auch wenn sie einen armenischen Namen trug. Oder muslimische Bekannte hatten das Mädchen in Obhut genommen, als ihre Familie deportiert wurde, hatten sie als Muslimin ausgewiesen und, als sie starb, hier beerdigt. Vielleicht waren die Eltern des Mädchens auch Muslime, hatten ihre Tochter aber nach der armenischen Hebamme genannt, die bei der Geburt geholfen hatte. So erwogen sie eine Möglichkeit nach der anderen.

Avdo tröstete den blonden Seemann, wenn er nun drei Monate auf See wäre, würde er zum einen den Grabstein für den Vater anfertigen, zum anderen nach dem Grab des Mädchens suchen, was ihm nicht allzu schwer fallen dürfte, da er die alte Schrift lesen konnte. Er nahm dem Seemann das Versprechen ab, einen Abend zum Zechen zu ihm zu kommen. Seeleute tranken gern und waren sie auf See, sehnten sie sich nach Erde und Bäumen. Von beidem gab es hier reichlich. Als Avdo das sagte, entgegnete der blonde Seemann, es seien nicht Erde oder Bäume, die er auf See am meisten vermisste, vielmehr sei es schier endlos fließendes klares Süßwasser. Im Salz der aufgewühlten Wellen, im Salz der Fische, auf dem Meer, wo selbst der Tod salzig war, sehnte er sich stets nach klarem Quellwassser. Im Traum halte er den Mund an eine Quelle, trinke durstig und wasche seine Haare mit Süßwasser. »Meines Erachtens ist es das, wonach die Toten sich am meisten sehnen«, versicherte der blonde Seemann. »Die Toten wollen schlafen und dabei das ununterbrochene Plätschern einer Quelle hören und das in die Erde sickernde Wasser schmecken.«

Die drei Monate waren im Nu herum. Kaum von der Fahrt zurück, kam der blonde Seemann auf den Friedhof und setzte sich als Gast zu Avdo an den Tisch.

Es war eine Nacht, in der der Himmel in der klirrenden Kälte transparent wurde und ringsum Sterne wie Wasser herabtropften. Avdo saß mit dem blonden Seemann auf der Veranda, sie tranken Rakı, verzehrten Meze-Beilagen und lauschten den Liedern im Radio. Der Gesang mischte sich unter das Plätschern des Brunnens und waberte durch die Dunkelheit.

»So ist das also, Meister Avdo, nach dem Gespräch mit mir ist dir eingefallen, den Brunnen anzulegen …«

»Lass mich erzählen, wie es dazu kam, aber sag mir zunächst einmal, wie ich dich ansprechen soll.«

»Sag ›blonder Seemann‹, reicht das nicht? Willst du mich mit meinem Namen Levent ansprechen?«

»Du bist in diesem Viertel aufgewachsen, jeder kennt dich, aber ich habe nie gehört, dass dich jemand bei deinem Namen nennt.«

»Stimmt, meine Freunde im Viertel sagen Blonder, die Alten sagen Seemann, die Männer auf meinem Schiff nennen mich Kapitän, so ist das.«

»Ich hatte nur wenige Freunde im Leben, darunter war kein Blonder und kein Seemann, ich nenne dich am besten weiter Blonder Seemann.«

Darauf stießen sie an. Als sie den würzigen Geschmack des Rakı im Mund ausgekostet hatten, schickten sie einen Schluck Wasser hinterher.

»Meister Avdo, meckert keiner, weil du hier zwischen den Grabsteinen trinkst?«

»Ich trinke hier immer allein. Eşref Hodscha hat nichts dagegen, dass ich abends, wenn der Friedhof leer ist, hier für mich trinke, er sagt nur, ich soll es niemanden sehen lassen. Seit drei Jahren bin ich nun hier und habe zum ersten Mal jemand an meinem Tisch zu Gast. Du bist mein erster Rakı-Gast auf diesem Friedhof.«

 »Oh, das ist eine große Ehre für mich. Von nun an besuche ich dich jedes Mal, wenn ich nach Istanbul komme. Den Whisky, den ich dir aus dem Ausland mitbringe, trinkst du allein für dich, aber gemeinsam wollen du und ich an diesem Tisch dem Rakı zusprechen. Und gib doch eine Schachtel Schokopralinen an Eşref Hodscha weiter, er soll sie den Kindern geben.«

»Das mache ich, Eşref Hodscha ist wichtig. Er ist es, der mich auf dem Friedhof aufgenommen und dafür gesorgt hat, dass ich mich hier niederlassen konnte. Auch dir war er ja von Nutzen.«

»Die Beerdigung meines Vaters …«

»Nein, das meine ich nicht. Er hat mir geholfen, Madlens Grab zu finden, ist tagelang über den Friedhof gelaufen und hat die Namen auf den Grabsteinen gelesen. Auch er hat sich gefreut, als wir es endlich fanden.«

»Ich bin ehrlich erstaunt, wie euch das gelungen ist.«

»Wir haben alle Grabsteine gelesen, auf denen das Jahr 1915 stand, manche trugen keinen Namen. Auf einem aber stand über dem Datum 1915 ein einzelner Buchstabe, dazu war eine gebrochene Rose abgebildet. Es war der Buchstabe Mim, das alte M, der Anfangsbuchstabe von Madlen. Wahrscheinlich haben sie nur den Anfangsbuchstaben statt des vollständigen Namens eingraviert, weil es ein armenischer Name war. Damals wurde auf dem Grabstein eines unverheirateten Mädchens symbolisch für ihr Schicksal eine gebrochene Rose eingraviert. Kein anderes Grab hätte das des Mädchens sein können, nach dem wir suchten.«

»Das sehe ich genauso. In der Seefahrt gibt es so etwas wie ein Sturmgespür. Ältere Seeleute haben es, auf offener See fühlen sie es, wenn ein schwerer Sturm aufzieht, noch bevor sie den Wind spüren und die Wolken am Horizont sehen, die Anzeichen des Sturms erkennen sie nicht am Himmel, sondern holen sie aus den Tiefen des Meeres. Sie selbst sind nicht in der Lage zu erklären, wie das funktioniert, die Wellen sind ruhig, anmutig liegt der Ozean in seiner Weite da, doch sie spüren es, während alle anderen glauben, alles liefe rund. Als ich heute vor das Grab hintrat, habe auch ich es gespürt, dort liegt das junge Mädchen, dem seine Sehnsucht galt, da hat er sie besucht und mit ihr geredet. Vielleicht hat sich mir die Seele unter der Erde dort geöffnet, weil sie in mir ein Stück der Seele meines Vaters fand. Einen Augenblick lang hatte ich das Gefühl, ich wäre mein Vater, ich spürte seinen Schmerz.«

Der Vollmond verbarg sich hinter den Bäumen, die Farbe der Nacht änderte sich mit jedem Glas. Der Friedhof glich einem Ozean, über den ein kühler Wind strich, ungewiss, was jenseits des endlos betrachteten Horizonts lag. Der Himmel schwamm im Blau des Poyraz-Winds und senkte sich mit seinen Sternen gemächlich herab.

»Als ich nach dem Grab des Mädchens suchte«, sagte Avdo, »dachte ich an deine Worte, Seeleute würden sich nicht nach Erde und Bäumen sehnen, sondern nach dem klaren Wasser einer Quelle. Mir ging nicht aus dem Kopf, dass du gesagt hattest, die Toten würden dem Plätschern der Quelle lauschen und mit dem Geschmack des im Boden versickernden Wassers ruhen. Später wurde mir auch klar, warum. Vor vielen Jahren hatte ich an einem Brunnen ein Mädchen erblickt und mich in sie verliebt. Wenn ich hier einen Brunnen anlege, wird auch Elif sich freuen und friedlicher ruhen. Als mir das klar wurde, sammelte ich alte Steine und stapelte sie auf der leeren Fläche dort drüben. Auf dem Friedhof liegen so viele Steine aus den Zeiten von Byzanz herum, dass du auf Marmor stößt, wo immer du in die Sträucher greifst. Steine mit osmanischer Inschrift konnte ich nicht nehmen, das hätten die Leute nicht verstanden und gedacht, ich würde heilige Steine verschwenden. Von meinem Haus legte ich eine Rohrleitung dorthin und schloss sie an meine eigene Wasseruhr an. Als ich in Elifs Dorf tätig war, lag der Brunnen zwischen der Hütte, in der ich lebte, und Elifs Zuhause. So habe ich ihn auch hier zwischen ihrem Grab und meinem Haus angelegt. Nachts, wenn im Dorf alles schlief und es ringsum still wurde, hörte man nur das Wasser des Brunnens über die Steine plätschern. Dieses Geräusch höre ich jetzt auch hier und schlafe dabei ein. Wenn ich nachts aufwache, denke ich manchmal, Elif liegt nicht weit entfernt und hört dasselbe Plätschern, dann gleite ich in frohe Träume hinüber.«

CASINO PARIS

ISTANBUL, 1972

»Ist es meine Schuld, Kalender Bey?«, fragte Perihan Sultan. »Zuschauer kommen, der eine schenkt mir Blumen, andere schreiben einen Wunsch auf einen Zettel und schicken ihn mir, manche kommen im Vertrauen auf das viele Geld in ihrer Tasche oder die Eleganz ihres Cabrios vor dem Haus bis zu meiner Tür herauf und gratulieren persönlich. Du siehst es ja, habe ich mir je etwas zuschulden kommen lassen? Yüksel Abla ist Tag und Nacht bei mir, soll sie es sagen, habe ich auch nur einen dieser Männer je ermutigt? Mein Name steht in der Zeitung, sie veröffentlichen Fotos von mir mit ich weiß nicht wem, ist das etwa meine Schuld? Über alle Künstler wird getratscht, und jeder weiß, es ist aus der Luft gegriffen, sag du mir, Kalender Bey, was soll ich tun? Da heißt es, der mächtige Fabrikant Koçsanlı sei in mich verliebt und ich würde ihn heimlich treffen, hör sich einer diese Meldung an! Ich habe den Mann zweimal gesehen, beim ersten Mal war er hier, um mich singen zu hören, das andere Mal hatte er mich eingeladen, bei einer Geburtstagsparty in seinem Haus aufzutreten. Ich war mit den Musikern da, auch Yüksel Abla war dabei, ich habe gesungen und bin gegangen, gleich nach dem Auftritt. Viele Sänger waren da, auch ausländische, einige boten klassische Kunstmusik dar, andere Pop. Angeblich hat der Mann mein Bild in seinem Schlafzimmer hängen, wer glaubt denn so was, der größte Fabrikant der Türkei hält die Welt in den Händen, und der soll sich umdrehen und ein Auge auf mich werfen? Welcher Reporter war denn im Schlafzimmer bei ihm und hat mein Bild gesehen, liegt doch auf der Hand, dass es erstunken und erlogen ist. Die Zeitungen verschlingen jeden in dieser Branche, jetzt bin ich dran, sie nehmen meinen Namen und denken sich was aus. Keiner glaubt es, wieso aber Seyrani? Er hat Nachricht geschickt, ich solle aufpassen, was ich tu. Siehst du, Kalender Bey? Dieses Jahr ist unsere Tochter zur Schule gekommen, seither hat sie ihren Vater nicht gesehen. Warum interessiert Seyrani sich nicht mal dafür? Ich will, dass der Vater meiner Tochter bei mir ist, das ist mein Recht. Ich soll ihn lieben, auf ihn warten, aber er lebt im Untergrund, ist im Knast, vergisst seine kleine Tochter, schickt mir dann aber eine Nachricht und droht mir. Selbst das nehme ich hin, glaub mir, doch statt mir aus der Ferne zu drohen, soll er herkommen und mir persönlich drohen, dann bekomm ich ihn wenigstens mal zu Gesicht! Er weiß nicht einmal, auf welche Schule Reyhan geht. Die Kleine wacht nachts weinend auf und fragt nach ihrem Papa. Sind wir keine Menschen, haben wir kein Herz, keine Sehnsucht? Wenn Seyrani hinter Gitter muss, soll er eben seine Strafe absitzen, dann aber herauskommen, meine Hand nehmen und nicht wieder neue Händel anfangen. Soll er dich zum Vorbild nehmen, Kalender Bey, soll er eine neue Seite in seinem Leben aufschlagen. Kalender Bey, sprich du mit ihm, auf dich hört er. Du hast uns einmal an die Hand genommen und hierhergebracht, hilf noch einmal, dir kann Seyrani nichts abschlagen.«

Kalender Bey sorgte sich, als Perihan Sultan eine Stunde vor dem Auftritt mit Tränen in den Augen im Zimmer umherlief und die zitternden Hände rang. Er wusste, dass sie bei den meisten Liedern heute Abend weinen würde, die Gäste liebten das und wären zutiefst berührt. Seine Sorge galt vielmehr Seyrani, der auf immer seltsamere Ideen verfiel, sich gehen ließ und Perihan Sultan vernachlässigte. Vor drei Monaten hatte er mit ihm gesprochen und ihm geraten, sich zusammenzureißen. Wenn er so weitermachte, würde er auch in der eigenen Szene den Respekt verlieren. Sicher, alle fürchteten ihn, doch in der Unterwelt war Furcht das eine, Respekt aber das andere. Früher weckte Seyrani beides in gleichem Maße. Die Angst aber, die er jetzt verbreitete, war extrem, den Respekt indes büßte er ein. Seyrani hatte Kalender Bey angehört, ernst genommen und ihm versprochen, binnen kurzer Zeit seine Angelegenheiten zu regeln und wieder der Alte zu sein. Kalender Bey bezweifelte das, Perihan Sultan hatte er die Unterredung verschwiegen.

»Beruhige dich, Perihan Sultan«, sagte er jetzt. »Ich rede mit ihm. Nimm nicht weiter ernst, dass er dir solche Nachrichten sendet, wer weiß in welchem Suff er sich geärgert und seine Männer hergeschickt hat. Ich kenne ihn seit vielen Jahren. Und ich weiß, dass er dich liebt und dir vertraut. Eure Beziehung ist anders als die Verliebtheiten in diesem Geschäft, die wie der Wind verwehen. Seit zehn Jahren seid ihr schon zusammen, und Seyrani ist immer noch um dich bemüht, denkt an dich, will keine Gerüchte auf dir sitzen lassen. Würde er sich so um dich bekümmern, wenn er dich nicht liebte? Er hat anderen Kummer, er kommt weder aus den Scharmützeln heraus, noch wird er die Prozesse los. Er kriegt sein Leben nicht in den Griff und schafft es auch nicht, sich deinem anzuschließen. Wie du sagst, irgendwann muss er alles auf null setzen und eine andere Richtung einschlagen. Die Szene ist gnadenlos, was hat es nicht alles für Draufgänger gegeben, heute kennt man nicht mal mehr ihre Namen. Auch ich wäre beinahe auf diese Weise untergegangen. Ich mag Seyrani, weil er mir ähnlich ist, er ist jetzt in einem komischen Zustand, er kennt den Hafen, den er ansteuert, aber der Sturm lässt ihn nicht hinfahren, deshalb fährt er kreuz und quer übers Meer und sucht nach einer Möglichkeit, in den Hafen zu gelangen. So solltest du denken, du bist sein Hafen, einen anderen Zufluchtsort hat er nicht, glaub mir.«

»Kalender Bey, ich schwör, du sprichst wie in den türkischen Filmen. Ich werd ganz ruhig, wenn ich dir zuhöre. Ich glaube dir, ich weiß, du wirst eine Lösung finden. Und die brauchen wir, nicht um meinetwegen oder wegen Seyrani, sondern um unserer kleinen Tochter willen. Gib mir deine Hand, dass ich sie küsse.«

Kalender Bey lächelte und versteckte seine Hand hinter dem Rücken.

»Wie kommst du denn darauf, Hände zu küssen, Perihan Sultan, unten sitzen deine Fans schon an den Tischen und warten nur darauf, dir die Hand zu küssen. Komm, mach dich schnell fertig. Ich gehe schon runter.«

Als Kalender Bey das Zimmer verließ, warf Perihan Sultan sich Yüksel in die Arme und ließ die Tränen strömen.

»Weine nur, Perihan Sultan, lass den Kummer aus dem Herzen fließen. Wäre es nicht Seyrani, der dich so leiden lässt, dann wüsste ich genau, was ich zu sagen hätte. Das Wort Liebe ist nicht genug, er bewundert dich so sehr. Zweifel nicht daran.«

Langsam hob Perihan Sultan den Kopf, trocknete sich die Augen mit ihrem Taschentuch. Sie trank auch das Wasser, das Yüksel ihr reichte, und beruhigte sich.

»Yüksel Abla«, sagte sie, »immer bist du auf der Seite von dem Schuft. Seyrani ist hier so gut und da so gut, und was bin ich hier, ist es nicht auch schade um mich?«

Da blickte Yüksel sie nicht wie eine Freundin an, sondern wie eine Mutter.

»Lass ich irgend etwas auf dich kommen?«, fragte sie. »Du bist der Mensch, den ich am meisten liebe, ich liebe dich sogar mehr als Muzaffer, aber das sag ich ihm nicht.«

Sie sahen einander an und lachten.

STADTVILLA MISIR

ISTANBUL, 1972

Im obersten Geschoss seiner Stadtvilla in Beyoğlu, die den Namen Mısır – Ägypten – trug, saß der Fabrikant Vahit Koçsanlı am Fenster mit Blick aufs Meer, hörte die Schallplatte von Charles Aznavour, die er von seiner letzten Parisreise mitgebracht hatte, und nippte am Rotwein. Heute hatte er bis spät im Büro gearbeitet, weshalb er, statt in seine Villa am anderen Bosporusufer zu fahren, in dieses Appartement gekommen war, das er gelegentlich für eine Auszeit benutzte. Dem Chauffeur, der zugleich sein Bodyguard war, hatte er gesagt, er brauche nicht vor der Tür zu warten und solle am nächsten Tag später kommen, Samstagmorgen wollte er ausschlafen. Der Plattenspieler stand in der Nähe, als die Platte zu Ende war, musste er nicht aufstehen, um den Arm zu heben und die Nadel wieder auf Anfang zu setzen. In Paris hatte er Charles Aznavour auf der Bühne erlebt und über gemeinsame Freunde auch persönlich kennengelernt. Aznavour besaß eine Stimme, die zu Paris passte. Der Fabrikant Koçsanlı beobachtete die Lichter der Schiffe und Fähren, die den Bosporus passierten oder querten, und dachte, Aznavours Stimme passe auch zu Istanbul, mütterlicherseits zählte ein Teil von ihm ja ohnehin zu diesem Land.

Als das zweite Glas geleert war, läutete es an der Tür. Wer mochte das sein? An diesem Abend erwartete Koçsanlı niemanden, entweder war es eine der Frauen, die diese Wohnung kannten, oder der Fahrer brachte ihm etwas, das er vergessen hatte. Er stellte das Glas auf den Beistelltisch und ging langsam zur Tür. Als er öffnete, sah er sich einem unbekannten Mann gegenüber, im Nu stieg die Anzahl der Männer auf vier, stürmisch drängten sie herein. Sie zogen Pistolen, richteten sie alle zugleich auf Koçsanlı und nötigten ihn in einen Sessel. Einer der Männer baute sich vor ihm auf, die anderen verteilten sich, kontrollierten die Zimmer, kehrten kurz darauf zurück und gaben Rapport.

»Seyrani Abi, die Wohnung ist leer, hier ist niemand.«

Seyrani setzte sich in den Sessel neben Koçsanlı.

»Vahit Koçsanlı Bey, du hast hier ein schönes Plätzchen.«

»Das kennt hier niemand, wie habt ihr davon erfahren?«

»Den Jungs sei Dank, sie haben dich verfolgt.«

»Wer seid ihr, was wollt ihr?«

»Dein Geld wollen wir jedenfalls nicht. Damit das schon mal klar ist.«

Koçsanlı schaute verdattert aus der Wäsche, als wunderte er sich mehr über diese Worte als darüber, dass die Männer bei ihm eingedrungen waren.

»Was habt ihr mit mir zu tun, wenn ihr mein Geld nicht wollt, ich verstehe nicht. Nicht dass es sich um eine Verwechslung handelt?«

»Du kannst dir sicher sein, dass wir dich nicht verwechseln. Du bist einer der reichsten Männer im Land. In der Firma läufst du mit zehn Bodyguards herum und lebst auch mit zehn Leibwächtern in deiner weißen Villa. Da hätten wir also nicht auftauchen können. Hier steht nur ein Mann im Eingang, heute ist nicht einmal er da, warum auch immer.

Wohin hast du ihn geschickt, soll er die Geliebte für heute Nacht holen?«

»Von welcher Geliebten redet ihr? Sagt doch endlich, wer ihr seid.«

»Keine Eile. Wir haben hier viel Zeit.«

»Seid ihr etwa Kumpel von Deniz Gezmiş? Wollt ihr mich als Geisel nehmen, um seine Hinrichtung zu stoppen?«

»Deniz Gezmiş? Ah, weil gerade alle etwas veranstalten, um ihn zu retten, glaubst du, wir gehören zu denen? Ich mag ihn, ein ganzer Kerl, aber von deren anarchistischen Angelegenheiten verstehe ich nichts, die spielen ihr Spiel mit der Welt, das ist nicht mein Ding, mir reicht Istanbul.«

»Pardon, aber ich verstehe kein Wort.«

Seyrani grinste.

»Du bist höflich, fallen die Frauen darauf rein oder auf dein Geld?«

»Sie haben noch immer nicht gesagt, wer Sie sind und was Sie von mir wollen.«

»Schön, dann kommen wir mal zur Sache, unsere Welt nennen sie Unterwelt, und mich kennt man als die Nummer eins in dieser Welt.«

»Nummer eins, also so etwas wie der Al Capone der Unterwelt?«

»Den Film von Al Capone hab ich gesehen, hier im Atlas-Kino. Am Anfang lief es rund für ihn, aber dann ist es ins Gegenteil gekippt, aber weißt du, er hat mir nicht gefallen, ich bin nicht so feige wie er, was den Armen gehört, rühr ich nicht an. Meine Kraft steckt in meinem Arm, nicht im Al-Capone-Sein messe ich mich mit jedem, sondern in Mannhaftigkeit.«

»Dein Stil lässt erkennen, dass du mannhaft bist. Du willst kein Geld von mir, du bist kein Anarchist, worum geht es dann?«

»Du lässt meine Frau in Ruhe. Darum geht es.«

Seyrani hob die Pistole, die er auf dem Schoß gehalten hatte, an Koçsanlıs Gesicht und drückte ihm den Lauf in die Wange. Voller Angst versuchte Koçsanlı, den Kopf wegzudrehen, dabei überlegte er, wegen welcher Frau dieser Mann wohl hier war. Er traf viele Frauen, keine passte zu diesem Typ Mann.

»Kannst du ein bisschen deutlicher werden …«

»Womit soll ich deutlich werden, du hast gehört, was ich gesagt hab.«

»Also, wenn du sagst, wen du meinst …«

Seyrani starrte ihn eine Weile an, dann senkte er die Waffe, verstaute sie hinter dem Rücken und verschränkte die Hände vor dem Bauch.

»Koçsanlı Bey, du bist ein großer Mann, ein Herr, du bist in Paris geboren und aufgewachsen, du bist also jemand, der nicht in unsere Welt passt, und die aus unserer Welt passen nicht zu dir, kapiert?«

»Ich bemühe mich zu verstehen.«

»Dein Name wird im Zusammenhang mit meiner Frau genannt, als ich das hörte, hab ich's nicht geglaubt, weil ich ihr vertraue, aber es heißt, du stellst ihr nach. Auch was dich betrifft, hab ich's zuerst nicht geglaubt, bis es in der Zeitung stand. Da beschloss ich, mit dir zu reden. Ich hab die Jungs auf den Fuchs angesetzt, und als der Fuchs heute in seine geheime Höhle schlüpfte, hab ich gesagt, das ist der richtige Zeitpunkt.«

Koçsanlı schaute immer noch ohne Verständnis und klopfte jedes Wort auf einen Hinweis ab.

»Seyrani heißt du, nicht wahr, also Seyrani Bey, ich verstehe wirklich nicht, wovon du redest. Sag mir bitte, wen du meinst. Da scheint ein Missverständnis vorzuliegen.«

»Wenn du so gelassen redest, dann sag auch, was dahintersteckt. Was willst du von Perihan Sultan, warum bist du hinter ihr her?«

Koçsanlı hielt die Luft an. Er ging die Namen und Bilder in seinem Kopf durch, als durchsuchte er ein Archiv, rief sich einige Bilder wieder und wieder vor Augen, und, als er sicher war, dass alles in Ordnung war, lachte er laut auf. Ein Lachen war das, das zeigte, wie unsinnig war, was er gehört hatte, und wie unangebracht die Furcht, die ihn überfallen hatte. Als er sich wieder im Griff hatte, ging sein Atem stoßweise, als er sagte:

»Seyrani Bey, tut mir leid, dass ich lache, aber ich kann wirklich nicht glauben, was ich da höre. Du bist gekommen, weil du einer Lüge aufgesessen bist? Und ich dachte und fürchtete, ihr seid wegen einer ernsten Sache hier.«

»Ist das keine ernste Sache, Koçsanlı Bey, nimmst du mich nicht ernst?«

»Unsinn, nicht dich, aber das Blatt *Brillanz*, in dem die Falschmeldung stand, nehme ich nicht ernst. Ich habe sie schon angezeigt, sie werden dafür zahlen.«

»Angezeigt? Wieso hab ich nichts davon gehört?«

»Du hast das nicht gehört, weil die Presse nichts davon weiß. Sobald das Verfahren beendet ist und die Zeitung ihre Strafe bekommen hat, mache ich es publik.«

»Gerichtsverfahren interessieren mich nicht, ich fordere Rechenschaft von dir. Wenn du es abstreitest, dann sag mir, woher kommt der Rauch, wenn da kein Feuer ist?«

»Geschwafel wie Schmierfinken es am Schreibtisch erfinden, eine andere Erklärung gibt es dafür nicht.«

»Reden wir Tacheles. Was hatte Perihan Sultan in deinem Haus zu suchen?«

»An so etwas erinnere ich mich nicht.«

»Was heißt, du erinnerst dich nicht? War sie nicht auf deiner Geburtstagsparty und hat für dich gesungen?«

»Ach das meinst du, was weiß ich, als du sagtest, dass sie in meinem Haus war, dachte ich, du meinst, sie sei allein dagewesen. An meinem vierzigsten Geburtstag habe ich eine große Party in meinem Haus gegeben und eine ganze Reihe Künstler eingeladen. Eine davon war Perihan Sultan. Als sie kam, war ich mit meinen Gästen beschäftigt und fand nicht einmal die Zeit, sie willkommen zu heißen, meine Assistenten haben sich um sie gekümmert. Die Feier war so gigantisch, dass sogar Aznavour kommen wollte, kurz vorher wurde er krank und konnte nicht.«

»Wer ist Aznavour?«

»Du kennst ihn wohl nicht, der Sänger von der Platte, die gerade läuft, aus Paris, dort habe ich ihn kennengelernt.«

»In welchem Paris?«

»Welches soll es schon sein, Seyrani Bey, ich spreche von der französischen Hauptstadt.«

Koçsanlı warf dem Mann, der ihm gegenübersaß und zehn Jahre jünger aussah als er selbst, ob seiner Unwissenheit einen mitleidigen Blick zu.

»Ach so.« Seyrani verengte die Augen.

»Seyrani Bey, sogar Aznavour wollte aus Paris zu meinem Geburtstag kommen. Nach der Riesenfeier hat ein übereifriger Pressemann eine Falschmeldung mit meinem Namen in die Welt gesetzt. Na, sie haben es bereut, der Inhaber des Blattes war zweimal bei mir, hat gesagt, er habe den für die Meldung verantwortlichen Reporter vor die Tür gesetzt, aber ich habe keinen Rückzieher gemacht, habe die Anzeige also nicht zurückgezogen.«

»Wenn das so ist, wieso hängt dann Perihan Sultans Foto in deinem Haus, erklär mir das!«

»Da fängt die Lüge ja schon an, Seyrani Bey, kommt morgen zu mir nach Hause, seid meine Gäste und seht es mit eigenen Augen. An den Wänden meines Hauses hängen Fotografien meiner Eltern und Vorfahren und Gemälde berühmter Maler, die sammle ich seit Jahren. Ehrlich, besucht mich bitte morgen Abend, die Adresse kennt ihr ja.«

»Wenn du Sänger aus Paris hörst und Bilder berühmter Maler sammelst, was hat dann eine Casino-Sängerin wie Perihan Sultan auf deiner Feier zu suchen?«

»Es war nicht meine Idee. Meine Assistenten haben die Party vorbereitet und wollten Künstler verschiedener Richtungen dabeihaben, man muss auch jemanden einladen, der in den Casinos berühmt ist, sagten sie. Da habe ich Perihan Sultan vorgeschlagen.«

»Ha, da haben wir's.« Seyrani setzte sich in seinem Sessel auf. »Woher kennst du sie, wieso lädst du ausgerechnet sie ein, wo es doch Dutzende andere gibt?«

»Auch dafür gibt es eine Erklärung, Seyrani Bey. Ich bin keiner, der solche Casinos oder Etablissements besucht, und mit der neuen Arabesk-Musik habe ich schon gar nichts am Hut. Vor einiger Zeit hatte ich Gäste aus dem Ausland, sie wollten die verschiedenen Facetten von Istanbul kennenlernen und auch ein Casino besuchen. Meine Assistenten stellten mir eine Liste mit Casinos zusammen. Darauf standen jede Menge Casinos mit seltsamen Namen, als ich Paris las, wurde ich neugierig und entschied mich dafür. So besuchte ich mit meinen Gästen das Casino Paris. Die Gäste waren von Perihan Sultans Stimme begeistert, wenn sie ihnen gefällt, wird sie auch auf meiner Geburtstagsparty Gefallen finden, dachte ich. Darüber hinaus kenne ich Perihan Sultan nicht und habe sie auch sonst nicht gesehen.«

»Dein Besuch im Casino Paris hat also nichts mit Perihan Sultan zu tun, sagst du?«

»Ich hatte nicht einmal von ihr gehört, von der Liste habe ich das Casino nur deshalb ausgewählt, weil es den Namen von Paris trägt, der Stadt, die ich liebe.«

Jetzt war es an Seyrani, in Gelächter auszubrechen. Das Lachen schüttelte ihn so heftig, dass seine Pistole herausrutschte und zu Boden glitt. Seine Waffe fallenzulassen war aber eines ganzen Kerls nicht würdig, im Nu beherrschte er sich, hob die Pistole auf und steckte sie weg.

»Koçsanlı Bey«, fing er an, »du bedauerst mich wegen meiner mangelnden Bildung, zu Recht, ich habe nur die Grundschule besucht, den Namen der Schulen, die du besucht hast, kann ich nicht einmal aussprechen, aber hör zu, es gibt auch Dinge, die du nicht weißt. Der Name vom Casino kommt nicht von deinem Paris, sondern von meinem Paris.«

»Jetzt redest du wieder unverständlich, Seyrani Bey.«

Koçsanlı lehnte sich bequem zurück und schob eine Hand in die Weste, wie er es tat, wenn er im Büro mit seinen Assistenten sprach. Auch Seyrani gab die zunächst an den Tag gelegte Haltung auf und entspannte sich wie bei einer Plauderei.

»Mein Dorf heißt Paris«, sagte er. »Das glaubt mir keiner. Als ich es den Jungs hier gesagt habe, dachten die, ich scherze. Kennst du Eruh, die Kreisstadt in der Provinz Siirt, da ist unser Dorf eingemeindet.«

Koçsanlı verengte die Augen, wie um deutlich zu machen, dass er nicht verstand. Seyrani merkte es und erklärte.

»Mein Dorf, sage ich, das Dorf Paris gehört zum Kreis Eruh.«

 Koçsanlı bemühte sich um ein Lächeln.

»Du meinst das ernst, Seyrani Bey, das sehe ich an deinem Blick.«

»Natürlich meine ich das ernst. Hier.«

Seyrani zog seinen Ausweis aus der Tasche, hielt ihn seinem Gegenüber unter die Nase und deutete mit dem Finger auf den Namen des Dorfes.

Koçsanlı nahm den Ausweis entgegen und studierte ihn.

»Der ist nicht gefälscht«, stellte er fest.

»Das ist mein echter Ausweis«, bestätigte Seyrani. Er steckte das Dokument weg und fuhr fort: »Der Inhaber vom Casino Paris stammt auch aus meinem Dorf, mein seliger Vater war in der Kindheit mit ihm befreundet. Als er das Casino hier aufmachte, nannte er es nach unserem Dorf, Kalender Bey versteht sich aufs Geschäft, auf dem Schild hat er ein Bild vom Eiffelturm setzen lassen, damit Leute wie du es für das Paris in Frankreich halten.«

»Da habe ich etwas von dir gelernt, Seyrani Bey, ich bin neugierig geworden, eines Tages möchte ich hinfahren und mir dein Paris angucken.«

»Mach dir keine Mühe, ein Dorf mit fünfzig Häusern, da gibt's nicht mal Strom.«

»Ein Paris ohne Strom ist doch umso interessanter.«

»Na, wenn du so erpicht darauf bist, schau es dir mit eigenen Augen an.« Seyrani stand auf. »Genug, gehen wir.«

Auch Koçsanlı erhob sich. »Seyrani Bey, ich habe kein Problem mit dir und ich denke, du hast auch nichts mehr gegen mich. Lass uns diesen Abend in Freundschaft beschließen.«

»Da hast du recht, Koçsanlı Bey, ich hab keine Rechnung mehr mit dir offen, du hast begriffen, worum es mir geht. Wir gehen jetzt und keiner wird sich je wieder in das Leben oder die Familie des anderen einmischen.«

»Ich bin froh, dass wir uns verstehen«, sagte Koçsanlı.

Koçsanlı drückte allen die Hände, Seyrani und jedem seiner Männer. Als sie weg waren, sperrte er die Tür zu und legte den Riegel vor. Kurz überlegte er, seine Männer zu rufen, ließ es dann aber bleiben. Seyrani würde sicher nicht noch einmal kommen. Er schenkte sich ein neues Glas ein. Und drehte den Ton der Musik lauter. Er nahm wieder Platz, beobachtete die Lichter der Schiffe, die übers Meer glitten, und trank einen Schluck Wein. *J'aime Paris au mois de mai*, summte er in Begleitung zu Aznavours Chanson. *J'aime Paris au mois de mai / Quand les bourgeons renaissent / Qu'une nouvelle jeunesse / S'empare de la vieille cité / Qui se met à rayonner.* (Ich liebe Paris im Monat Mai / Wenn die Knospen wieder sprießen / Wie eine neue Jugend / Sich der alten Stadt bemächtigt / Die zu strahlen beginnt.)

MERKEZ-EFENDI-FRIEDHOF

ISTANBUL, 1972

Nicht Licht oder Dunkelheit, nicht Luft und Erde, nicht Wasser und Brot, der wahre Herr des Lebens ist das Feuer, pflegte Meister Josef zu sagen. Würde er nicht an den gekreuzigten Jesus Christus glauben, würde er das Feuer anbeten, beteuerte er und lehrte Avdo die Schönheit des Feuers. Richtete Avdo den Blick ins Feuer, sah er in den flackernden Formen der Flammen sein Schicksal gespiegelt, daraus versuchte er seine Zukunft vorauszuwissen, erkannte aber schließlich, dass die Sprache des Feuers die wohl schwierigste war. Als er älter wurde, akzeptierte er, dass er das Geheimnis der Zukunft nicht lüften würde, und begnügte sich damit, am Feuer zu träumen.

Wenn es in den Unterhaltungen in der Gefängniszelle um die Wünsche jedes Einzelnen ging, erzählte Avdo, er wolle ein großes Feuer schüren und die ganze Nacht davor sitzen. In die Flammen schauen, den Schlag des Klüpfels auf den Marmor hören und sehen, wie die Frau, die er liebte, von Ferne zu ihm kam, das wünschte er sich. Um vor der Hinrichtung in diesen Traum einzutauchen, wollte er verlangen, dass im Gefängnishof ein prasselndes Feuer entfacht werde – es gab ja das Recht auf einen letzten Wunsch. Beim Blick in die Flammen würde er sich die verlorenen Tage ins Gedächtnis rufen und sich an dem dabei erhaschten Funken Glück festhalten, wenn er den Hals der Schlinge entgegenreckte. Die Zellengenossen waren bekümmert, wenn Avdo so sprach, den Zehnten Mann drückt wieder die Trübsal, flüsterten sie untereinander. Der Zehnte Mann hatte Avdo sich selbst genannt. In der Geschichte des Zentralgefängnisses von Ankara war nach neun Hingerichteten nun die Reihe an ihm. Und er vergaß seine Reihe auch nicht, nachdem die Amnestiegesetze erlassen worden waren, er glaube weder an das Schicksal noch an Amnestien, behauptete er, eines Nachts werde man ihn aus dem Tiefschlaf reißen und in den Hof führen. Der Zehnte Mann wusste, wann er dran war, und er war bereit.

Auch die Seelen auf dem Merkez-Efendi-Friedhof hatte Avdo an das Monat für Monat entfachte Feuer gewöhnt. Den Blick in die Flammen gerichtet, sprach er mit den Seelen, ließ sich ihre Geheimnisse erzählen und tat ihnen auch seine kund. Es war ungewohnt, dass er heute Abend ein Feuer entfachte, nachdem er erst gestern Nacht mit dem Hıdırellez-Feuer den Frühling begrüßt hatte. Noch nie hatte an zwei aufeinander folgenden Nächten bei ihm ein gewaltiges Feuer gebrannt. Neugierig versammelten sich die Seelen und warteten auf die Worte, die Avdo, das Gesicht vom Feuerschein beleuchtet, über die Lippen kämen. Avdo legte ein paar Scheite nach, ließ sich von der Euphorie der Flammen mitreißen und rief laut: Kommt herbei, Seelen, kommt her! Die Toten haben keinen Kummer mehr, kommt und lauscht dem Kummer der Lebenden! Die unglaublichsten Formen der Flammen im Blick rang Avdo um Sammlung. Seine Gedanken waren klar, doch er wusste nicht, wie er es sagen, in welchen Worten er sein Herz ausschütten sollte. Er kannte nur eines wirklich, das war die Sehnsucht, auch der Tod war ein Teil der Sehnsucht. Kommt alle her, sagte er, heute Nacht reden wir über mich, keine einzige Seele soll in ihrem Grab bleiben, kommt ans Feuer!

Auch die Sterne wurden neugierig und stiegen herab. Die Zypressen, Kiefern, Fichten und der einzige Judasbaum auf dem Friedhof streckten ihre Zweige aus und horchten, was am Feuer gesprochen wurde. Der Brunnen plätscherte leise, schickte sein Wasser still in die Rinne. Die Schlangen, Wühlmäuse und Würmer unter der Erde schlossen sich den Seelen an, kamen hervor und näherten sich dem Feuer. Nur der Ruf der Eule störte die Stille der Nacht. Lange erklang ihr dumpfer Ruf und breitete die Decke einer finsteren Nacht über die Flammen.

Oh Feuer, begann Avdo, ich bin nicht mehr der Zehnte Mann. Jahrelang habe ich die Reihe gezählt, habe der vor mir Gehenkten gedacht und jedem von ihnen den Namen eines Planeten gegeben. Der erste war Merkur, der Planet, der der Sonne am nächsten ist, der letzte Pluto, der am weitesten entfernte. Es gibt keinen zehnten Planeten sagten mir die Kumpel im Knast, die neun Planeten sind durch, du wirst davonkommen und frei sein. Ich mochte nicht auf sie hören, wartete geduldig darauf, dass die Reihe an mich käme. Spähte ich nachts aus dem Zellenfenster in den Himmel hinauf, suchte ich zwischen den Sternen nach dem zehnten Planeten. Meister Josef hatte mich, als ich klein war, nicht bloß die zwölf Sternzeichen und die Sterne, die den Karawanen den Weg weisen, gelehrt, er ließ mich auch die Karten der ersten Gelehrten auswendig lernen, die achtundvierzig Gestirne auswiesen, sowie die neun Planeten, doch was nach den Planeten kam, zeigte er mir nicht. Was kommt nach den neun Planeten, der Tod?

Feuer, hör mich an! Früher war ich der Zehnte Mann. Eines

Nachts würde man mich aus einem Traum wecken, im Dunkeln in den Hof führen und mich neben der majestätischen Pappel aufhängen. Nach neun kommt der Tod, da würde ich den Frieden finden, wäre vereint mit der Seele meiner Geliebten. Dieser Gedanke kommt mir stets am Feuer, auch gestern Nacht kam er. Wie hätte ich das ahnen sollen, als ich gestern Nacht hier am Feuer saß, wurde in dem Gefängnis, in dem ich damals saß, ein junger Mann aus dem Schlaf geholt. Wie hätte ich das ahnen sollen, steh auf, sagten sie zu dem jungen Mann, du bist der Zehnte Mann. Sie brachten ihn auf den Hof und legten ihm die Schlinge um den Hals. Während ich hier in den Anblick der Flammen versunken war, haben sie den Zehnten Mann in den frühen Morgenstunden aufgehängt, mich aber hier bei euch als gewöhnlichen Steinmetz sitzen lassen. Oh, Feuer, mächtiges Feuer!

Gestern Nacht.
Die Geschichte des Zentralgefängnisses von Ankara wurde mit Hinrichtungen fortgesetzt. Für die zehnte Hinrichtung wurde um Mitternacht Deniz Gezmiş aus seiner Zelle geholt. Vor vier Jahren, als sich die Studentenbewegung der 68er von Paris über ganz Europa verbreitete, stand in Istanbul die Jugend unter Führung von Deniz Gezmiş bereit. Die jungen Leute besetzten die Universitäten, lieferten sich Gefechte mit Polizei und rechten Gruppen. Während rechtsgerichtete Studenten die Ankunft der sechsten US-Flotte in Istanbul mit gemeinsamem Gebet an der Küste begrüßten, machten Deniz Gezmiş und seine Freunde Jagd auf die Soldaten und warfen sie ins Meer. Deniz Gezmiş war eine Legende, er war eine Bedrohung und wurde mehrfach inhaftiert. Noch in den kleinsten Dörfern des Landes wurde sein Name wie der eines Heiligen verehrt, wie bei der Begegnung

mit einem Heiligen erzählten die Leute, sie hätten ihn hier und da gesehen. Neugeborene, ob Junge oder Mädchen, wurden nach ihm benannt. Tag um Tag steckte Deniz sich ein höheres Ziel, er überwand sogar die Grenze und schloss sich dem Kampf in Palästina an. Die CIA war hinter ihm her. Als der berühmte CIA-Agent Aldrich Ames in die Türkei versetzt wurde, zog er einen Mitbewohner von Deniz auf seine Seite und observierte ihn mit dessen Hilfe. Die politische Agenda im Land drehte sich um seine Person. Deniz Gezmiş sagte, die vor fünfzig Jahren gegründete Republik müsse in ein neues Stadium eintreten, die Armen bräuchten mehr, sie bräuchten die im Sozialismus angelegte Gleichheit. Als 1971 erneut das Militär putschte, war nicht verwunderlich, dass Deniz Gezmiş zum Staatsfeind Nummer eins erklärt wurde. Im ganzen Land wurde sein Steckbrief ausgehängt, auf seinen Kopf eine Belohnung ausgesetzt. Obwohl er nie ein Kapitalverbrechen begangen hatte, wurde er, kaum gefasst, zum Tode verurteilt. Sein letzter Wunsch vor der Vollstreckung, so hatte er seinen Freunden gesagt, sei es, Tee zu trinken und Rodrigos Gitarrenkonzert zu hören, auf jenen Moment wartete er. Sie weckten Deniz Gezmiş um Mitternacht, holten ihn aus der Zelle und führten ihn ins Büro des Oberaufsehers. Dort gab man ihm Papier und Stift. Während er den Brief an seinen Vater schrieb, wandte er einmal den Kopf zum Fenster und schaute in den Hof, der von dem Büro aus zu sehen war. Auf dem Hof stand der Galgen und daneben die majestätische Pappel als Zeugin alles Geschehens. »Papa, dir fällt es zu, Mama zu trösten«, schrieb Deniz in seinem Abschiedsbrief und: »Von Bedeutung ist nicht, lange zu leben, sondern viele Dinge zu tun, solange man lebt. Deshalb betrachte ich es als normal, früh zu gehen.« Er war fünfundzwanzig Jahre alt.

MERKEZ-EFENDI-FRIEDHOF

ISTANBUL, 1972

Am Wochenende übernahmen der Lodos-Sturm und Regen das Regiment in der Stadt. Bäume stürzten um, Dächer wurden abgedeckt, in den Randgebieten wurden Häuser geflutet. Zwei Tage trat Avdo nicht vor das Haus, als er nach dem Regen auf der Veranda stand und den schlammigen, von abgebrochenen Ästen übersäten Friedhof musterte, war der Himmel noch immer bedeckt. Finsternis umgab den Friedhof, ungewiss, was sie hinter sich barg. Neben dem fernen Rauschen hörte Avdo schwach einen Hund winseln. Er spitzte die Ohren, konnte aber nicht ausmachen, ob es ein alter Hund oder ein Welpe war. Durch den Schlamm stapfte er hinter das Haus, leuchtete hierhin und dorthin und inspizierte den Werkhof. Das Winseln klang gequält, womöglich steckte das Tier unter einem abgebrochenen Ast. Bei einem der alten Gräber fand er sie. Die Hündin hatte acht Welpen geworfen und war verendet. Die Welpen hatten den ganzen Tag im Regen gelegen, sechs hatten es nicht überlebt, nur zwei Winzlinge schnappten nach den Zitzen der Mutter, nicht ahnend, dass sie tot war, und hielten am Leben fest. Avdo nahm die beiden Welpen auf den Arm, trug sie ins Haus und wickelte sie in eine Wolldecke. Während sie sich in der Decke aufwärmten, rührte er aus Wasser und Kleie einen Brei, setzte sich damit vor die Welpen und fütterte sie löffelweise. Der Brei war zwar nicht so süß wie die Muttermilch, aber die Kleinen schluckten ihn gierig und schliefen anschließend selig ein.

Am nächsten Morgen klarte es auf, die Sonne spendete großzügig Wärme, wie um sich an dem Sturm zu rächen, der zwei Tage lang gewütete hatte. Avdo machte ein Grab ausfindig, das von niemandem mehr besucht wurde, dort begrub er die Hündin und ihre sechs Welpen. Seit die alten Ägypter vom Erdboden verschwunden waren, hatten die Menschen vergessen, wie gut es war, mit Hunden im selben Grab bestattet zu werden. Die beiden überlebenden Welpen trug Avdo auf dem Arm zum Brunnen, reinigte sie von Schmutz und Schlamm und wusch sie im Wasser. Dabei sang er ihnen ein Lied vor.

Etwas abseits stand eine Frau mit ihrer Tochter und wartete darauf, dass Avdo den Brunnen verließ, anschließend ließ sie das Wasser noch ein wenig fließen, bis vom Schmutz der Hunde nichts mehr übrig war. Dann bückten sich die beiden, schöpften Wasser in die Hände, sprachen ein Gebet über dem Wasser, wendeten sich Richtung Mekka und tranken das besprochene Wasser. Die Welpen im Arm, blieb Avdo stehen und beobachtete die beiden, er sah zum ersten Mal mit eigenen Augen, dass Leute das Wasser für heilig erachteten. Als er fragte, was das bedeuten sollte, sprach die Frau voller Hoffnung von der Heiligkeit des Brunnens. Von alters her sei das Brunnenwasser mit den Tränen von Menschen reinen Herzens gespeist und kläre sich mit der Kraft der Seelen unter der Erde. Man erkenne das am Geschmack, nirgendwo sonst in Istanbul schmecke das Wasser so gut. Der Brunnen sei von den Jüngern des Propheten

Jesus angelegt worden, Sultan Mehmed der Eroberer habe die brüchigen Steine später restaurieren lassen. Der Judasbaumbrunnen sei zwar im Laufe der Jahre in Vergessenheit geraten, sie hätten aber von einer älteren Nachbarin davon gehört, woraufhin sie hergekommen waren. Das Wasser des Judasbaumbrunnens tröste die Trauernden, so die Nachbarin, lindere das Leiden der Kranken und ebne unverheirateten Mädchen den Weg zum Glück.

Avdo vergaß sein Prinzip, auf dem Friedhof niemals zu streiten, wurde zum ersten Mal laut und schärfte den beiden ein, nie wieder zum Brunnen zu kommen. Suchten sie Heilung, sollten sie zur Türbe des Merkez Efendi gehen, dort beten und um Heil bitten. Doppelt so laut hielten die Frau und die Tochter dagegen. Sie schimpften über seinen schäbigen Aufzug und tadelten ihn, weil er hier unreine Hunde gewaschen und damit das heilige Wasser beschmutzt habe. Avdo lachte schallend. Erschrocken über das seltsame Gelächter liefen die Frauen in Panik davon. Vermutlich würden sie nicht wieder zum Judasbaumbrunnen kommen, weil dort ein Mann herumlief, den sie für verrückt hielten.

Am Abend tauchte der Blonde Seemann auf, der sich monatelang nicht hatte blicken lassen, freudig umarmte Avdo seinen einzigen Freund, stellte auf den Tisch, was er mitgebracht hatte, machte alles zum Plaudern bereit. Sie kannten sich nunmehr seit vier Jahren, trafen sich, wenn der Blonde Seemann nach Istanbul kam. Avdo wusste nicht, warum er diesen Seemann so mochte, wo er doch in den sieben Jahren Gefängnis keinen Freund unter den Männern gefunden hatte, mit denen er Tag und Nacht beisammen gewesen war.

»Wonach sucht man Freunde aus? Darüber denke ich mitunter nach, finde aber keine Antwort.«

»Vielleicht kennen wir von manchen Dingen nicht den Grund, erleben sie einfach nur. Wie wir das Meer lieben, Rakı trinken oder uns verlieben«, mutmaßte der Blonde Seemann.

»Hast du das alles erlebt?«

»Was meinst du?«

»Drei Dinge hast du aufgezählt, meine ich, du liebst das Meer, du trinkst Rakı, aber verliebst du dich auch?«

»Ah, wieder diese Sache. Es gibt wohl Frauen, die mir gefallen, ich sehne mich danach, in den Hafen zu kommen, wo sie leben, doch auch diesmal habe ich keine getroffen, an die ich mein Leben binden würde. Ich weiß auch nicht, ob mir so eine jemals begegnet. Du bist ebenso einsam wie ich, Meister Avdo, aber du hast eine Frau geliebt, hast dein Leben nach ihrem Tod an sie gebunden. Auch das ist eine Art, glücklich zu leben. Mein Vater wollte im selben Grab bestattet werden wie seine früh verstorbene Verlobte, du bist ihm ähnlich. Wäre es mir vergönnt, wäre auch ich wie ihr.«

»Was redest du da wie die Alten, die die Hoffnung aufgegeben haben. Wart's ab, du wirst noch viele Meere befahren, vielen Frauen das Herz stehlen, da wird auch eine dabei sein, die dir das Herz raubt. Trink nicht so viel Rakı, trink lieber das Wasser hier aus, frisch aus dem Brunnen abgefüllt, das wird dir den Weg zum Glück ebnen.«

»Welches Wasser, welches Glück?«

»Es ist Heilwasser.«

»Wovon redest du, Meister?«

»Frag nicht«, sagte Avdo und grinste. »Heute war eine Frau mit ihrer Tochter am Brunnen, sie sprachen Gebete über dem Wasser. Angeblich ist das Wasser heilig, es soll Kranke gesund machen und sitzengebliebenen Mädchen den Weg zum Glück ebnen. Den Brunnen sollen Jünger des Propheten

Jesus angelegt haben. Es ist nicht meine Art, laut zu werden, als ich aber diesen Unsinn hörte, bin ich aufgebraust und hab sie angebrüllt. Und sie haben mich angeschrien. Er hat auch einen Namen, Judasbaumbrunnen heißt er, kannst du dir das vorstellen?«

»Hättest du den beiden nur gesagt, dass du den Brunnen angelegt hast ...«

»Denkst du, die hätten mir geglaubt?«

»Stimmt. Selbst wenn sie akzeptiert hätten, dass du den Brunnen gebaut hast, hätten sie bald darauf geglaubt, du wärst ein Jünger des Heiligen Jesus und kommst hin und wieder her, um mit den Toten und Lebenden zu sprechen, das hätten sie dann als Gerücht in die Welt gesetzt.«

»Der Mann, der die Wasserrechnung für den Brunnen bezahlt, ist also ein Jünger, ja? Die Leitung des Brunnens ist an den Wasserhahn meines Hauses angeschlossen, dafür bezahle ich Wassergeld an die Stadt. Jüngern gewährt die Stadt keinen Rabatt.«

Sie lachten und stießen mit dem Quellwasser an, statt Rakı trank jeder ein Glas Wasser.

»Jünger Avdo!«, rief der Blonde Seemann. »Gar kein schlechter Name, passt zu dir.«

»Vor allem war ich auf die Frauen wütend, weil sie die Hunde schmähten. Voller Ekel sahen sie mich an, weil ich Welpen, die erst einen Tag alt waren, dort gewaschen hatte, die Hunde beschmutzen angeblich das Wasser. Wie kann fließendes Wasser schmutzig werden? Blöde Schnepfen, die keine Tiere mögen. Da hatte sogar Eşref Hodscha mehr Verständnis für mich.«

»Was war mit Eşref Hodscha?«

»Er freute sich, als er die beiden Welpen sah, organisierte
 frische Milch und fütterte sie eigenhändig damit. Ich wollte

ihm sagen, wo ich die Mutter und sechs Geschwister von ihnen begraben hab, doch er ließ mich nicht ausreden. Er hatte am Morgen gesehen, dass ich sie in ein Grab legte. Behalte es für dich, ermahnte er mich, keiner soll wissen, was du getan hast, aus religiösen Gründen wäre keiner damit einverstanden.«

»Wo hast du sie begraben?«

»Ich habe ein altes Grab ausfindig gemacht, der Grabstein war umgestürzt, völlig überwuchert, die Erde eingesunken, da begrub ich die Hunde, bedeckte sie mit frischem Erdreich und streute Gras darüber. Ist es denn schlimm, Hunde mit Menschen zusammen zu begraben?«

»Auch wenn man auf vielen Schiffen die Tradition nicht mehr pflegt, trage ich doch die Seele der Vergangenheit in mir und bestatte auf dem Meer Verstorbene auf See, zwischen den Fischen. Liegt der Mensch in der Erde nicht im Schoß von Würmern, Käfern und Schlangen, warum sollten Hunde schlecht sein? Wahrscheinlich ist der Hund das Tier, das am besten zum Friedhof passt. Der alten griechischen Sage zufolge bewachen Hunde das Tor zum Totenreich, damit die Toten nicht davonlaufen. So hast auch du Hunde ins Totenreich gesetzt, niemand kann sich davonmachen, nun kannst du ruhig schlafen.«

»Nimm mich nicht auf den Arm, heb lieber dein Glas, vom Heilwasser hast du getrunken, jetzt ist der Rakı dran.«

»Auf das Wohl der beiden Welpen, die überlebt haben!«

»Auf ihr Wohl! Blonder Seemann, du bist mein Freund, wollen wir nicht noch etwas anderes miteinander teilen?«

»Gern, was denn?«

»Einer der beiden Welpen bleibt bei mir, den anderen möchte ich jemandem geben, der ihn haben möchte, du bist darüber hinzugekommen. Willst du ihn?«

»Wirklich?«

»Ja.«

»Sofort, ich nehme ihn mit auf Fahrt. Beim ersten Mal wird er seekrank, dann gewöhnt er sich daran.«

»Wunderbar. Die Nacht wird immer besser.«

»Aber unter einer Bedingung, Meister Avdo. Ich will keinen namenlosen Hund, gib du meinem Hund einen Namen. Hast du schon einen für deinen gefunden?«

»Der Name meines Hundes ist klar. Meister Josef in Mardin hatte einen Hund, um ihn kümmerte sich mein Meister genauso wie um mich. Seinen Namen gebe ich ihm, Toteve.«

»Toteve ist ein außergewöhnlicher Name, was bedeutet er?«

»Keine Ahnung, als ich Meister Josef danach fragte, sagte auch er, er wisse es nicht. Ich spreche etliche Sprachen, woher aber dieser Name stammt, habe ich nicht herausgefunden. Fällt dir dazu etwas ein?«

»Ich überlege gerade, nein, das ist kein bekannter Name.«

»Wie stark sich die Sprachen, die Seeleute sprechen, doch von denen der Leute an Land unterscheiden! Du sprichst Italienisch, Spanisch, Portugiesisch, Französisch und Englisch, ich dagegen Arabisch, Armenisch, Kurdisch, Griechisch, Aramäisch. Würdest du durch Anatolien nach Mesopotamien wandern, verstünde niemand deine Sprachen, und würde ich auf deinem Schiff in See stechen, gäbe es niemanden, der meine Sprachen spricht. Wir ergänzen einander.«

»Bist du heute gesprächig und insgeheim trübsinnig, Meister Avdo, oder trügt der Eindruck?«

»Ganz im Gegenteil, ich bin froh, ich habe einen Hund und du bist in Istanbul.«

»Wenn du froh bist, dann finde doch einen fröhlichen Namen für meinen Hund.«

»Ah«, Avdo öffnete die Arme zum Himmel, »sein Name steht längst fest.«

»Und zwar?«

»Havari, also Jünger.«

Als er den Namen hörte, brach der Blonde Seemann in schallendes Gelächter aus, und Avdo fiel mit ein.

MERKEZ-EFENDI-FRIEDHOF

ISTANBUL, 1973

Als der Blonde Seemann von seiner langen Reise zurückkehrte, war ein Jahr vergangen. Welche Meere er befahren, welche Kontinente er besucht haben mochte, er hatte sich in diesem Jahr verändert. Das Haar, das ihm früher auf die Schulter fiel, war kürzer, sein Schnauzbart war mit Mandelöl getrimmt, auch fehlte der unvermeidliche schmuddelige Schal um seinen Hals. Seine Wangen waren glattrasiert. Die Silberringe an seinen Fingern waren um einen goldenen ergänzt.

»Sieh nur, Meister Avdo, was du mit mir gemacht hast!« Er zeigte seinen neuen Ring vor. »Das Wasser dieses Brunnens ist tatsächlich gesegnet und fähig, versperrte Schicksalswege zu öffnen. Letztes Jahr glaubten wir beide nicht an das Gerede von Heiligkeit, wir lachten darüber, doch nachdem ich Glas um Glas vom Brunnenwasser getrunken hatte, wandelte sich mein Los. Am selben Abend noch wurde ich Besitzer eines Hundes. Du gabst ihm den Namen Havari, Jünger, und er folgte mir tatsächlich wie ein Jünger. Auf der ersten Tour sollten wir in Venedig Fracht an Bord nehmen, das Schiff lag im Hafen und ich lief eines Abends durch die einander gleichenden Gassen. Plötzlich war Havari weg, ich rief seinen Namen und suchte nach ihm. Bald hörte ich ihn bellen, seiner Stimme folgend kam ich in einen Garten. Dort hatte Havari die schönste Frau der Welt gefunden, saß ihr zu Füßen und schaute mich an. Das ist jetzt mein Hund, sagte die Frau und lächelte so himmlisch, dass ich sofort bereit war, ihr nicht nur Havari zu geben, sondern auch jeden meiner Tage für den Rest meines Lebens. Sie bot mir frisch aufgebrühten Tee an und stellte sich als Roberta vor. Der Name Roberta, versicherte ich ihr, sei weit schöner noch als Dantes Beatrice. Ich beeilte mich so sehr, auszusprechen, was mir durch den Kopf ging, dass ich kaum dazu kam, den Tee auszutrinken. Es schien, als wäre es gar nicht ich, der da sprach. Ich erwartete, Roberta würde mich samt meinem Hund wegen meiner Unverfrorenheit hochkant hinauswerfen, doch sie hatte Erbarmen. Levent, sagte sie, dein Name ist wie ein Brief, der schöne Worte bringt. Roberta war seit vielen Jahren die Erste, die mich nicht Blonder Seemann nannte. Meinen Namen vertraute ich ihr an Ort und Stelle an. An jenem Abend und am nächsten saß ich bei ihr im Garten und trank Tee. Mein Schiff stand kurz vor dem Auslaufen, und ich wusste nicht, was ich tun sollte. Mittelmeer, Schwarzes Meer, alle Ozeane der Welt waren mir egal. Mein Schiff wartet auf mich, Roberta, sagte ich, aber ich will nicht fort. Kommst du wieder, wenn du jetzt wegfährst, Levent, fragte sie. Ich wüsste nicht, wohin ich sonst zurückkehren sollte, sagte ich. Sie hob den Kopf zum Himmel und zeigte nach Südosten. Siehst du Sirius dort, fragte sie, du bist Seemann, du weißt, dass er auch Hundsstern heißt. Meine Bedingung lautet: Lass mir deinen Hund hier, wenn du fortgehst. Wenn ich mit Havari auf dich warte, will ich diesen Stern beobachten. Sie zog Havari an sich und kraulte ihm den Hals. Er hat dich zu mir gebracht, sagte sie. Ich antwortete ebenso euphorisch: Er hat dich für mich gefunden.«

Als der Blonde Seemann in seinem atemlosen Redefluss eine Pause machte, hob Avdo das Glas. »Trink, damit deine Lippen nicht austrocknen.«

Der Blonde Seemann sprach weiter, ohne zu merken, dass Avdo die Augen feucht wurden.

»Jetzt verstehe ich dich, Meister Avdo, ebenso meinen Vater, der auf demselben Friedhof begraben werden wollte wie seine Verlobte, die er fünfzig Jahre zuvor verloren hatte. Als ich sah, dass du dein ganzes Leben hier am Grab der Frau, die du geliebt hast, verbringst, beneidete ich dich zwar, dachte aber auch, du solltest dir ein neues Leben aufbauen. Ich dachte, wenn ich dich mit auf See nehme, eröffnet sich dir ein neuer Horizont und du entwirfst eine neue Lebenslinie für dich. Der verschlossene Raum in meinem Herzen war noch ungeöffnet, ich konnte nicht wie du aufs Leben schauen. Als ich dann zu Roberta zurückkehrte, erzählte ich ihr von dir. Berichtete, dass du in einer dir unbekannten Stadt darauf wartest, an der Seite der Frau begraben zu werden, die du liebst. Nun hegte ich denselben Wunsch. Ich wollte mit Roberta leben und, wenn die Zeit kommt, mit ihr im selben Grab liegen. Als ich ihr das eröffnete, sah Roberta mich mit großen Augen an. Ich dachte, Seeleute wollen auf dem Meer bestattet werden, sagte sie. Das hatte ich völlig vergessen, der brennende Wunsch, auf See zu sterben und im Meer bestattet zu werden, den ich mein Leben lang gehegt hatte, war erloschen, ohne dass ich es gemerkt hatte. Da packte mich die Furcht, es war die Furcht des Erkennens, was der Mensch aus Liebe zu tun imstande ist. Roberta hatte Nachsicht mit mir. Auch ich möchte im Meer bestattet werden, sagte sie, in dem Meer, in dem du begraben liegst. Und ich wusste, ob an Land oder auf dem Meer, war gar nicht wichtig, an einem einzigen Ort wollte ich sein: an der Seite der Frau, die ich liebe. Weißt du, Seeleute erzählen solche Geschichten gern, schmücken sie aus und übertreiben dabei. Hörte ich solche Geschichten, dachte ich stets, sie bewegten sich jenseits der Wirklichkeit, spiegelten größtenteils Fantasien wider. Nun aber widerfuhr es mir selbst, ich wurde selbst zu einer der Geschichten, die ich angezweifelt hatte, manchmal frage ich mich, ob das alles wahr ist. Schlussendlich, Meister Avdo, ich bin wie du geworden.«

Da gewahrte der Blonde Seemann die Tränen in Avdos Augen. Er legte dem Freund die Hand auf den Arm.

»Ach, jetzt habe ich mit dummen Worten an deine Wunde gerührt.«

»Nein«, entgegnete Avdo, »ich bin vor Freude sentimental geworden. Es macht mich glücklich, dich so zu sehen. Gutherziger Blonder Seemann!«

Sie stießen an, holten sich Fleisch vom Grill und kosteten, als sie merkten, dass sie ihre hungrigen Mägen vernachlässigt hatten, von den Meze-Beilagen.

Es war kühl. Säßen sie nicht dicht am Grillfeuer, hätten sie gefröstelt.

»Wenn man liebt, nimmt man auch Bekanntes ganz anders wahr«, fuhr der Blonde Seemann fort. »Ich mochte stets die Unterschiede der Sprachen, die ich beherrsche, sprach alle gleich gern. Jetzt aber erscheint Italienisch mir als die schönste Sprache der Welt. Es gibt eine Redewendung auf Italienisch: *Perdere la trebisonda*, heißt es, also wörtlich *Trabzon verlieren*. Früher war Trabzon am Schwarzen Meer der Hafen, wo die zwischen Europa und dem Orient pendelnden Schiffe und Karawanen einander begegneten. Der Spruch bedeutete ursprünglich, ein Schiff oder eine Karawane geht in die Irre, verliert die Orientierung, wandelte sich dann aber zu einem Ausdruck dafür, dass ein Mensch seinen Lebenspfad nicht findet. Als ich mein Leben lang mein Schiff auf den Routen der Seekarten von Hafen zu Hafen steuerte, war ich im Grunde orientierungslos und suchte stets nach meinem Trabzon. Seltsamer noch, erst wenn man es findet, weiß man, was man gesucht hat.«

»Das ist wahr«, bestätigte Avdo. »Man weiß es nicht, solange man es nicht gefunden hat.«

»Diesmal bin ich allein gekommen, beim nächsten Mal bringe ich Roberta mit, dann lernt ihr euch kennen. Vielleicht kommst du uns auch einmal in Venedig besuchen, was meinst du?«

»Nein.« Avdo richtete den Blick im Dunkeln auf den Judasbaum und das Grab darunter. »Ich kann Elif nicht alleinlassen.«

»Nicht lange, in zwei Monaten sind wir wieder da.«

»Da sterbe ich lieber.«

»Gut, sagen wir eine Woche? Wir nehmen nicht das Schiff, sondern fliegen.«

»Wenn ich zum Einkaufen auf den Markt im Viertel gehe, beeile ich mich jedes Mal, wieder herzukommen. Eine Woche ist viel zu lang.«

»Na, denk darüber nach. Ich würde mich wirklich freuen, wenn du nach Venedig kommst und unser Haus siehst. Auch Havari wird sich freuen, dich zu sehen.«

»Richtig, wie geht es dem Hund, ist er wild oder eher gemütlich?«

»Er ist handzahm, lässt sich von jedem den Kopf streicheln. Und gefräßig ist er, ein Nimmersatt, ist auch größer als sein Bruder.« Sein Blick fiel auf Toteve, der unweit der Vcranda saß. »Und wie geht es Toteve, auch er sieht nach einem ruhigen Hund aus.«

»Ach woher denn!«, entgegnete Avdo. »Lass dich nicht davon täuschen, dass er zu dir freundlich ist, er ist äußerst reizbar, ständig höre ich Klagen, dass er Friedhofsbesucher vertreibt. Er lässt auch keine Katzen oder Hunde auf den Friedhof, sobald er sie wittert, jagt er sie davon.«

»Ich habe meinen Hund bei Roberta gelassen, Meister Avdo. Du könntest Toteve hier bei Elif lassen, dann musst du dich nicht sorgen und kannst Venedig besuchen, und sei es für ein paar Tage. Wie wär's mit drei Tagen?«

»Du gleichst den Männern der Legende, die ihren Hund bei der Geliebten zurücklassen und auf Reisen gehen. Du bist ein Mann der Legenden, Blonder Seemann, ich nicht.«

MERKEZ-EFENDI-FRIEDHOF

ISTANBUL, 1965

Eines Morgens im orangefarbenen Licht nahm Avdo den Grabstein für Elif in Angriff. Elif entsprach Alef, dem ersten Buchstaben des arabischen Alphabets, und bestand aus einem senkrechten Strich mit leicht gekrümmter Spitze. Schlicht, absolut, der Anfang. Avdo arbeitete den ganzen Tag unter der glühenden Sonne und meißelte ein Alef in den Stein. Abends schlief er mit dem Kummer der alten Zeiten ein. Am nächsten Morgen stand er früh auf und gravierte bis zum Abend ein zweites Alef ein. So ging es Tag für Tag. Der Sommer war lang, die Sonne brannte heiß, die Oberfläche des Steins füllte sich mit Alef-Buchstaben, und Avdos Kummer klang nach und nach ab. Der Herbst kam, die Tage wurden kürzer. Eines Tages, als rötliche Wolken über den Himmel zogen, war Avdo mit den Buchstaben auf dem Grabstein fertig. Er legte den Klüpfel weg, wischte sich den Schweiß von der Stirn, kniete sich hin und zählte die Buchstaben. Neunundneunzig Mal stand Alef-Elif auf dem Stein. In jener Nacht schlief Avdo mit leichtem Herzen und hatte einen weißen Traum. Er träumte den Friedhof in eine endlose Leere verwandelt, mittendrin stand allein der eben fertig gestellte Grabstein. Elif war einzig, war Anbeginn und

Ende zugleich. Auch der Grabstein trug die Form des Buchstaben Alef, gleich einer schwarzen Zypresse erhob er sich im Nichts:

ا

CASINO PARIS

ISTANBUL, 1976

Seyrani war in flagranti wegen Körperverletzung gefasst worden, nach einem Jahr Haft kam er in veränderter Verfassung frei und beschloss, es Kalender Bey gleichzutun und fortan ein geregeltes Leben zu führen. Um sich von finsteren Gassen fernzuhalten, schlug er Kalender Bey vor, gemeinsam am Bosporus ein schönes Restaurant aufzumachen. Mehr als alle anderen freute sich Perihan Sultan darüber. Zunächst hielt sie es für einen Traum, dass Seyrani nun jeden Abend heimkommen und mit seiner Tochter Zeit verbringen, bisweilen auch beide auf den Çamlıca-Hügel oder auf die Prinzeninseln ausführen würde, dann war sie überzeugt davon, es sei ein Geschenk der Tränen, die sie jahrelang vergossen hatte.

Der Frühling war farbenfroher denn je und voller Düfte, ein Rausch von Mimosen erfüllte die Gassen. Die Tage wurden länger und reichten Perihan Sultan doch nicht aus. Zum ersten Mal im Leben war sie von Herzen glücklich und konnte endlich wieder lachen, nachdem Yüksel, ihre engste Vertraute, fortgegangen war.

Nach dem Tod von Muzaffers Mutter im vergangenen Jahr hatten Yüksel und Muzaffer beschlossen, ein neues Leben anzufangen und sich als Arbeiter für Deutschland registrieren zu lassen, wie es neuerdings so viele taten. Sie beantragten Reisepässe, packten die Koffer und verabschiedeten sich tränenreich von Perihan Sultan. Ein Grund für ihren Entschluss, nach Deutschland zu gehen, lag darin, dass sich kein Nachwuchs einstellen wollte. In dem Glauben, Europa biete für alles eine Lösung, die dortige Behandlung würde zweifellos anschlagen, waren sie abgereist.

»Ich weiß gar nicht, was ich sagen soll«, sagte Perihan Sultan eines Abends, als Yüksel anrief. »Man könnte glauben, der alte Seyrani ist tot, Gott hat ihn mit der Seele eines Engels wiederauferstehen lassen und zu mir geschickt. Gehe ich abends schlafen, ist er bei mir, stehe ich morgens auf, ist er da. Und wenn er hin und wieder nicht an meiner Seite liegt, weiß ich doch, wo er ist, dann ist er auf Zehenspitzen ins Zimmer unserer Tochter geschlichen und hat sich neben sie gelegt. Sag du mir, ist das der Seyrani, den du kennst? So viel Glück kommt mir schon komisch vor, ich habe Angst. Neulich hab ich zu ihm gesagt, wenn du willst, hör ich im Casino auf und mach nur noch Platten, sogar das bin ich bereit aufzugeben. Das meinte ich ganz ernst, und was sagt er: Meine Perihan Sultan, du liebst die Musik, warum solltest du die Arbeit aufgeben, die du liebst? Ah, ich fall gleich in Ohnmacht. Wie mir das Herz sogar jetzt klopft, wo ich mit dir spreche. Wann kommt ihr auf Urlaub, dann siehst du es mit eigenen Augen, du wirst es nicht glauben, du wirst mir drei Haare ausreißen und in deine flechten, damit mein Glück auch dir zuteilwird.«

Doch Yüksel war es nicht vergönnt, sich drei Haare von Perihan Sultan zu holen.

Seyrani war damit beschäftigt, den Garten des Restaurants am Bosporus zu gestalten, er wollte es auch Perihan Sultan zeigen. Morgens verließen sie gemeinsam das Haus. Auf der Fahrt durch Ortaköy und Emirgân im offenen Wagen ließen sie hinter den Sonnenbrillen den Blick rechter Hand übers Wasser schweifen und genossen die warme Luft. In Tarabya angekommen parkten sie den Wagen auf der freien Fläche neben dem Restaurant. Der Boden auf dem Parkplatz war staubig, darum würden sie sich kümmern, sobald die Arbeiten am Restaurant abgeschlossen waren. Sie stiegen aus, klopften den Staub aus den Kleidern, nahmen ihre Hüte und spazierten Arm in Arm los. Der Parkplatz lag nur zwanzig Meter vom Restaurant entfernt, doch die zwanzig Meter schafften Seyrani und Perihan Sultan nicht. Auf der Straße näherte sich ein Auto, dann fielen Schüsse. Seyrani griff zwar unverzüglich zur Waffe, doch die Kugeln waren schneller als er, er sank auf ein Knie, bei den nächsten Schüssen kippte er um. Perihan Sultan gelang es noch, kurz aufzuschreien, stürzte dann selbst, ihr Kopf kam auf Seyranis Arm zu liegen, blutüberströmt. Gleichzeitig schlossen sie die Lider, ihre Muskeln entspannten sich. An Ort und Stelle hauchten sie ihr Leben aus, das sie mit Mühen und Freuden geführt hatten.

Die Polizeiwache lag nicht weit entfernt, so waren Polizisten als Erste am Tatort, notierten die Namen der beiden Toten und gaben über Funk durch, werde ein schwarzer Wagen gesichtet, sollte er gestoppt werden. Auch der Notarzt war rasch zur Stelle, konnte aber nur noch den Tod feststellen. Zuletzt kam Kalender Bey mit seinen Männern, er weinte den ganzen Weg von Beyoğlu nach Tarabya. Als er aus dem Auto stieg, wischte er sich die Tränen ab und mischte sich unter die Menge.

Am Tag darauf stand die Nachricht auf Seite eins in der Presse.

»Blutige Falle für Königin der Arabesk-Musik!«

»Perihan Sultan und Gatte ermordet!«

»Istanbuler Bühnen verlieren ihre Stimme der Wehmut bei Anschlag!«

Nur allzugern druckten die Zeitungen das Foto, Perihan Sultan lag wie schlafend da, den Kopf auf Seyranis Arm gebettet.

Die Menschenmenge auf der Beerdigung war riesig, erneut berichtete die Presse auf Seite eins. Die Banden der Unterwelt kamen mit versammelten Mannschaften zur Beerdigung und erwiesen Seyrani, der fortan den Grünschnäbeln als Legende geschildert werden sollte, die letzte Ehre. Außer Perihan Sultans Stammgästen aus dem Casino waren führende Künstlerinnen und Künstler der Musikszene dabei, Modisten, Fußballspieler, Kleinbusfahrer und sogar Lastenträger. In letzter Zeit hatte es zahllose Übergriffe auf Arabesk-Sängerinnen gegeben. Der einen hatte ein Exliebhaber eine Rasierklinge durchs Gesicht gezogen, der anderen war auf der Bühne ins Bein geschossen worden. Perihan Sultan hatte von der Sehnsucht nach dem Glück wie auch traurige Klagen gesungen, ihr Leben wie ihr Tod glich den Liedern auf ihren Platten, mit denen sie berühmt geworden war. In den Liedern war das Glück von kurzer, das Unglücklichsein aber von langer Dauer und der Kummer unendlich.

Kalender Bey kümmerte sich um die Beerdigung, um die Presse und die Polizei. Den Reportern sagte er, er habe zwei Kinder verloren. Dann fahndete er nach dem schwarzen Auto. Er sandte seine Männer aus, tat alles, um in Erfahrung zu bringen, wer hinter dem Anschlag steckte. Er stellte Listen auf, die mehrere Jahre umfassten, darauf setzte er einen von Seyranis Gegnern unter den anderen, auch obsessive Fans von Perihan Sultan, jedem einzelnen Namen ging er nach. Die Arbeit im Casino überließ er seinen Leuten, während er selbst Spelunken aufsuchte, in denen er jahrelang nicht gewesen war, wandte sich an alte Bekannte, suchte nach Spuren. Verdächtige gab es zuhauf. Es konnte eine Drogenbande sein, Verwandte des elf Jahre zuvor in Ankara getöteten Mikail Agha oder auch der Fabrikant Vahit Koçsanlı, der seit vier Jahren darauf wartete, sich an einem Halunken zu rächen. Eines Tages würde irgendwo Rauch aufsteigen, eine Spur sich finden. Kalender Bey setzte seine Suche so geduldig wie zornig fort, vergaß darüber aber nicht, sich um die kleine Reyhan zu kümmern. Er informierte sich über die Möglichkeiten ihrer Ausbildung und kam zu dem Schluss, es sei am besten, sie auf ein Internat zu schicken. Es ging ihm auch darum, das Mädchen von seinem Umfeld fernzuhalten, gewöhnte sie sich einmal daran, käme sie ihr Leben lang nicht mehr davon los.

MÄDCHENGYMNASIUM ÇAMLICA

ISTANBUL, 1976

Der Herbst kam früh. Gelbe Blätter übersäten den Boden, der Wind blähte die Wäsche auf den Balkons. Nervös stand Yüksel an Muzaffers Arm im Park des Mädchengymnasiums Çamlıca und wartete, die übliche Redseligkeit hatte sie verlassen. Endlich sprang Reyhan die Treppe herab. Wie groß sie seit dem letzten Treffen vor anderthalb Jahren geworden war! Schon früher war sie ihrer Mutter wie aus dem Gesicht geschnitten, jetzt ging sie auch wie sie und neigte den Hals wie sie.

»Mein Gott!« Yüksel drückte Muzaffers Arm. »Sähe sie doch bloß ihrer Mutter nicht so ähnlich!«

Flinken Schrittes eilte Reyhan herbei und umarmte Yüksel. Sie weinte, als sie den Kopf an Yüksels Brust barg, und hob ihn erst wieder, als die Tränen versiegt waren, damit die Mitschülerinnen sie nicht flennen sahen. Beide weinten lange, dann setzten sie sich auf eine Bank an der Mauer. Sie trockneten sich die Augen, putzten die Nasen und warteten, bis die Schluchzer nachließen.

»Reyhan, mein Schatz, wie geht es dir?«, fing Yüksel an. »Bist du zufrieden mit der Schule?«

»Ja, Tante Yüksel.«

»Das ist hier ja alles viel größer, als ich gedacht hätte. Wir haben uns ein wenig umgeschaut, als wir auf dich warteten. Was für ein schöner Ort. Wie ist der Schlafsaal?«

»Ganz okay.«

»Hast du schon Freundschaft mit den Mädchen geschlossen, die wie du interne Schülerinnen sind?«

»Ja, ein paar Freundinnen habe ich.«

»Helfen dir die älteren Mädchen?«

»Die Schlafsäle der Gymnasiastinnen sind woanders. Wir Schülerinnen der Mittelstufe wohnen hier zusammen.«

»Sind sie nett zu dir?«

»Die Mädchen sind nett, sie helfen mir auch. Abends feiern sie und singen.«

»Singst du auch, feierst du mit ihnen?«

»Nee, ich schaue nur zu.«

»Na, das kommt mit der Zeit. Wir haben uns umgehört, es soll eine der besten Schulen in Istanbul sein. Wie ist denn das Essen?«

»Das Essen ist gut, man kann sich auch etwas aus der Cafeteria holen.«

»Hast du denn Geld?«

»Ja, Tante Yüksel. Wenn ich etwas brauche, wende ich mich an den Rektor, er gibt mir Taschengeld. Onkel Kalender hat viel Geld eingezahlt, sagt er.«

»Wie schön, Kalender Bey ist ein guter Mann. Besucht er dich?«

»Ja.«

»Wir waren gestern bei ihm.«

»Wann seid ihr denn in Istanbul angekommen?«

»Gestern, kaum gelandet haben wir Kalender Bey besucht und uns nach dir erkundigt, und heute sind wir bei dir.«

»Wann fliegt ihr nach Deutschland zurück?«

»In zwei Wochen, oder später, das hängt von dir ab.«

»Von mir?«

Muzaffer hatte bis dahin geschwiegen, jetzt zog er einen Zettel aus der Tasche und hielt ihn Reyhan unter die Nase.

»Schau, Reyhan, das ist die Aufenthaltserlaubnis, die Deutschland uns erteilt hat. Hat man die, hat man es geschafft. Wir arbeiten beide, verdienen gutes Geld und wohnen in einer schönen Wohnung. Yüksel und ich haben darüber gesprochen, wir denken, wir könnten dich zu uns nehmen. Wenn du mitkommst, wirst du ein Mitglied unserer Familie und fängst ein ganz neues Leben an.«

Muzaffer hielt inne und musterte Reyhans und Yüksels Mienen, um zu sehen, ob er die richtigen Worte gefunden hatte. Er wartete darauf, dass eine von ihnen etwas sagte.

Reyhan senkte den Blick und spielte an ihren Fingernägeln herum.

»Reyhan, Kind«, übernahm Yüksel, »wenn du einverstanden bist, würden wir dich gern adoptieren. Wir möchten mit dir leben, möchten unser Leben mit dir teilen. Du musst dich nicht sofort entscheiden, denk nach, wir reden später wieder darüber. Wir haben gestern auch Kalender Bey von unserer Idee berichtet, er hat sich sehr gefreut und gesagt, dann könntest du in einer Familie aufwachsen und dir in Europa eine Zukunft aufbauen. Es gibt gute Schulen in Deutschland, es würde dir gefallen, die Autos, die U-Bahnen, die unter der Erde fahren. In der Nähe wohnen noch andere türkische Familien, du kannst dich mit ihren Kindern anfreunden oder gewinnst deutsche Freunde.«

Reyhan konnte die Tränen nicht länger zurückhalten und ließ den Kopf noch weiter hängen. Als Yüksel sie in die Arme nahm, schmiegte sie sich an sie.

»Ich vermisse Mama«, klagte sie, ohne den Kopf zu heben. »Und ich vermisse Papa. Ich denke jede Nacht an sie, und wenn ich morgens aufwache, denke ich, ich sehe sie wieder. Wenn alle schlafen, ziehe ich mir die Decke über den Kopf und weine. Es tut so weh, Tante Yüksel …«

Als er Yüksel und Reyhan in Tränen aufgelöst sah, wurden auch Muzaffer die Augen feucht. Er stand auf und lief ein paar Schritte. Lächelnd kam ein Mann auf sie zu, er hielt ihn für einen Lehrer und erwiderte das Lächeln.

»Guten Tag«, sagte der Mann, »herzlich willkommen, mein Name ist Ferruh, ich bin der Rektor.«

»Angenehm, ich bin Muzaffer, ich stamme aus demselben Dorf wie Reyhans Mutter. Wir leben in Deutschland, sind gerade erst angekommen und wollten Reyhan sehen.«

»Das war eine gute Idee.«

Yüksel erhob sich, schüttelte dem Rektor die Hand und stellte sich vor.

»Ich bin Yüksel, die beste Freundin von Reyhans Mama. Wir arbeiten seit anderthalb Jahren im Ausland und konnten erst jetzt kommen.«

»Ich weiß«, sagte der Rektor. »Reyhan spricht oft von Ihnen.«

»Reyhan ist für mich wie eine Tochter, ich war bei ihrer Geburt dabei. Muzaffer, erinnerst du dich, du hast unten im Park des Krankenhauses gewartet.«

»Wie sollte ich das vergessen, mir ist, als wäre es gestern gewesen, du kamst und sagtest, das Baby sei wunderschön.«

Der Rektor sah Reyhan freundlich an, als er ihre roten Augen bemerkte, wendete er sich wieder Yüksel und Muzaffer zu.

»Machen Sie sich keine Sorgen um Reyhan. Meine Familie lebt auch hier. Reyhan kommt zu uns, wann immer sie möchte. Reyhan gehört längst zu meiner Familie, das habe ich ihr schon gesagt, welcher Kummer sie auch drückt, ich bin da.«

»Vielen Dank, Ferruh Bey«, sagte Muzaffer. »Die Kinder sind bei vortrefflichen Lehrern wie Ihnen in guten Händen. Die Lage im Land ist wirr, wie Sie wissen, an den Schulen bekämpfen sich die Schüler, da macht man sich Sorgen.«

»Sie haben recht, Muzaffer Bey, wie sollte man sich keine Sorgen machen. Deshalb kümmern wir uns hier gut um unsere Schülerinnen. Unsere Aufgabe ist es, sie in einer sicheren Umgebung zu versorgen und sie zu aufgeklärten Menschen zu erziehen.«

»Das haben Sie schön gesagt«, befand Yüksel. »Wenn man in Europa lebt, versteht man das noch einmal so gut. Auch unser Land kann sich dahin entwickeln, Hauptsache, die Konflikte haben ein Ende und die Jugend hat einen klaren Kopf.«

»Kommen Sie doch herein, gehen wir in mein Büro«, bot der Rektor an. »Dort können wir reden und Tee trinken.«

Glücklich, als wäre Reyhan ihre eigene Tochter, legte Yüksel dem Mädchen die Hand auf die Schulter, als sie die Treppen zur Schule erklommen.

MÄDCHENGYMNASIUM ÇAMLICA

ISTANBUL, 1976

Als das Licht im Schlafsaal erlosch, hörten die Mädchen auf herumzulaufen und das Geflüster in den Betten begann. Kaum waren die Lampen aus, schloss die Aufsicht die Tür und ging, stand Reyhan vorsichtig auf, schlich zum Bett von Süreyya gleich nebenan und legte sich neben sie.

»Du schläfst noch nicht, oder?«

»Ach was«, entgegnete Süreyya. »Seit ein paar Tagen höre ich dich nachts nicht mehr weinen, du gewöhnst dich also ein.«

»Ich bin vom Weinen erschöpft. Fängt so das Eingewöhnen an?«

Süreyya war ein Jahr älter als Reyhan, in diesem Alter war ein Jahr viel, denn es barg wichtige Erfahrungen und Gedanken.

»Hab ich dir nicht gesagt, wir haben alle so angefangen, am Anfang fanden wir es furchtbar, später gefiel es uns gut. Dabei spielen die Lehrer eine wichtige Rolle, aber noch wichtiger sind die Mitschülerinnen, hast du dich an sie gewöhnt, gehörst du wirklich dazu.«

»Dann gehöre ich jetzt wohl dazu.«

»Deine Verwandten waren heute wieder da, ich habe sie durchs Fenster gesehen.«

»Morgen fliegen sie nach Deutschland zurück. Wer weiß, wann sie wiederkommen, vielleicht in einem Jahr, vielleicht in zwei …«

»Haben sie heute nicht noch mal gesagt, dass sie dich mitnehmen wollen?«

»Doch. Und ich habe wieder gesagt, dass ich hierbleiben möchte. Da haben sie mir versichert, falls ich meine Meinung ändere, steht ihre Tür immer offen.«

»Bist du sicher, dass du nicht mitgehen willst?«

»Ich will hier nicht weg. Hier liegen meine Eltern begraben, ich muss da leben, wo sie sind.«

»Das denkst du jetzt, Reyhan, die Wunde brennt noch, vielleicht denkst du später einmal anders. Dann gehst du nach Deutschland. Das ist besser, als hier zu leben.«

Süreyya sprach wie die Lehrerin. Obwohl ihre Eltern sie häufig besuchten, ahnte sie, was ein Mädchen ohne Mutter und Vater fühlte, wie sich ihr Empfinden im Laufe der Zeit wandeln konnte, und bemühte sich, Reyhan den Rücken zu stärken.

»Hoffentlich ändert sich meine Meinung nicht«, erwiderte Reyhan entschlossen. »Im Augenblick kann ich mir nichts anderes vorstellen, als in Istanbul zu bleiben.«

»Na gut. Was haben sie dir denn diesmal mitgebracht, wieder deutsche Markenklamotten?«

»Deutsche Marken haben sie letztes Mal mitgebracht, ich hab dir die Klamotten ja gezeigt, diesmal hatten sie Anziehsachen von hier dabei und eine Tüte voller Lebensmittel. Wenn du die siehst, läuft dir das Wasser im Mund zusammen.«

»Das läuft auch so schon.«

»Morgen hole ich den Kram aus dem Schrank, dann naschen wir davon, wenn das Licht aus ist.«

»Haben sie dir Geld gegeben?«

»Sogar noch mehr als beim letzten Mal. Was soll ich mit dem ganzen Geld, ich hab's Rektor Ferruh ausgehändigt.«

»Hast du gar nichts behalten?«

»Doch, etwas.«

»Gut, dann lassen wir uns was einfallen.«

»Gehen wir in Kadıköy ins Kino.«

»Da laufen neue Filme.«

»Aber nicht dieses Wochenende.«

»Wieso nicht?«

»Am Wochenende gehe ich auf den Friedhof in Eyüp, Mama und Papa besuchen. Rektor Ferruh sagt ja immer, es sei noch zu früh, das habe ich Tante Yüksel gesagt und sie hat mit ihm gesprochen. Es wird der erste Besuch auf dem Friedhof sein.«

»Bist du dir sicher? Meinst du, das ist richtig?«

»Ich möchte es gern. Und Tante Yüksel hat zugestimmt. Hätte ich es gleich bei ihrem ersten Besuch gesagt, wären sie sogar mit mir zusammen hingefahren.«

»Du willst doch wohl nicht alleine hin?«

»Rektor Ferruh und seine Frau bringen mich hin.«

MÄDCHENGYMNASIUM ÇAMLICA

ISTANBUL, 1978

An diesem schönen Frühlingstag war im Schulpark wenig los, weil die meisten Mädchen das Wochenende bei ihren Familien verbrachten. Hinter den grünenden Pappeln blühten Rosen gelb, weiß und rot und verströmten ihren Duft. Die Rosen der Schule mochten Reyhan und Süreyya nicht anrühren, lieber liefen sie hinaus, um in den Gärten der Häuser an der Straße Blumen zu pflücken.

Einzelhäuser mit weitläufigen Gärten und Wohnblöcke säumten die Acıbadem-Straße. Rosen, Lilien, Petunien bis hin zu den letzten Mimosen überwucherten in reicher Vielfalt die niedrigen Gartenmauern. Um den Gärten kein Unrecht zu tun, pflückten sie jeweils nur je zwei Blumen und liefen zum nächsten. Als sie die Straße halb herunter waren, hatten beide einen prächtigen Strauß beisammen.

In einem Garten entdeckten sie grüne Aprikosenpflaumen und stiegen über die halb verfallene Mauer. Zwischen den Bäumen stand ein Haus, Tür und Fenster waren geschlossen und niemand zu sehen. In aller Ruhe und ohne Scheu pflückten sie grüne Pflaumen. Dafür mussten sie nicht einmal auf den Baum klettern, die Zweige hingen beinahe bis zur Erde herab. Singend füllten sie sich die Taschen. Bald verließen sie den Garten und spazierten weiter die Straße hinunter. Je fröhlicher sie waren, desto schöner wurde die Straße.

Sie hatten längst genug Blumen gepflückt, blieben aber doch bei einem Blauregen stehen, dessen Blüten über eine Gartenmauer ragten. Unmöglich, nicht auch von dieser Pracht etwas in ihre Sträuße aufzunehmen. Jede brach einen Zweig ab, da hörten sie aus dem Haus in der Mitte des Gartens eine Frau rufen:

»Was wollt ihr mit so vielen Blumen, Mädchen? Bringt ihr die euren Liebsten?«

»Hauen wir ab«, flüsterte Reyhan.

Süreyya hielt sie zurück.

»Richtig geraten, Tante«, rief sie der Frau zu.

»Wie alt seid ihr denn?« Die Frau kniff die Augen zusammen, um sie besser sehen zu können.

»Wir sind uns selbst die Liebsten, Tante«, gab Süreyya zurück. »Es ist nicht wichtig, wem man Blumen bringt, sondern mit wem man sie pflückt.«

»Was redet ihr da, ihr Gören?« Die Frau hob die Stimme. »Von hier aus kann ich nicht sehen, wie groß ihr seid, ein loses Mundwerk habt ihr ja! Gleich komme ich rüber!«

Da flitzten Süreyya und Reyhan bis zur Straßenecke. Als sie sahen, dass ein paar Blumen herunterfielen, blieben sie stehen und drehten sich um. Niemand war ihnen gefolgt. In aller Ruhe sammelten sie ihre Blumen auf und liefen fröhlich weiter. Die jungen Leute, die sie auf der Bahariye-Straße treffen wollten, würden sich über die Blumen freuen. Die anderen hatten sicher nicht so viele Blumen zusammengepflückt wie sie, froh klaubten sie die grünen Pflaumen aus der Tasche und verspeisten sie.

Am nächsten Tag standen die Feierlichkeiten zum 1. Mai an. Für den Aufzug brauchte es reichlich Blumen. Die Großen malten Plakate und Transparente, den Jüngeren war gesagt worden, sie sollten am Wochenende so viele Blumen pflücken wie möglich. Süreyya und Reyhan wären gern mitmarschiert, doch das wurde ihnen verwehrt. Man war lieber vorsichtig, denn im Vorjahr war auf die Kundgebung geschossen worden, dabei waren dreiunddreißig Menschen umgekommen.

»Vielleicht erlauben sie uns, dabei zu sein, wenn sie all die Blumen sehen«, hoffte Süreyya.

»Rektor Ferruh wird uns böse sein, wenn wir morgen schwänzen«, entgegnete Reyhan.

»Schule hat Vorrang! Schule hat Vorrang!« Mit tiefer Stimme ahmte Süreyya Rektor Ferruh nach.

Reyhan stand nicht zurück: »Erst kommt Bildung! Erst kommt Bildung!«

Laut lachend, ohne sich um die Blicke der Leute zu kümmern, erreichten sie den Bahariye-Boulevard. Am Ende der Straße entdeckten sie die Gruppe in der hintersten Ecke des Teegartens. Die Tische waren von Blumen übersät. Die anderen Jugendlichen hatten ihre Ausbeute also schon abgeliefert. Die beiden machten ernste Mienen und näherten sich wie brave Mädchen.

In der Gruppe wurden Rufe laut.

»Guckt mal, wer da kommt!«

»Damit sind wir komplett.«

»Süreyya und Reyhan, unsere Frühlingsblumen!«

Das galt ihnen selbst wie auch den Blumen in ihren Armen.

Sie traten an den Tisch und legten ihre Blumensträuße darauf. Mehr hätten sie nicht pflücken können, erklärten sie, wenn nötig, würden sie noch einmal losziehen. Als die Blumen abgeliefert waren, zupften sie ihre Kleider zurecht. Schüchtern sprach Süreyya weiter:

»Reyhan und ich meinen, wir kommen morgen auch zur Kundgebung, gucken aber nur von weitem zu …«

»Das haben wir doch schon besprochen«, fiel ihr einer der jungen Männer ins Wort. »Das ist wirklich gefährlich. Ihr wisst, was letztes Jahr passiert ist, es könnte dieses Jahr wieder so kommen. Keiner in eurem Alter wird dabei sein, das haben wir allen gesagt. Außerdem würde Rektor Ferruh euch und uns auch schön den Marsch blasen, wenn wir es erlauben würden.«

»Wir dachten, wo wir doch mit Blumenpflücken helfen konnten, könnten wir auch morgen auf der Kundgebung helfen.«

»Keine Sorge, zur Kundgebung kommen fünfhunderttausend Leute, da finden sich Helfer genug.«

Die jungen Männer standen auf, ließen keinen Spalt in der Tür für Süreyya und Reyhan, griffen sich die Blumensträuße, verabschiedeten sich und gingen davon.

»Sie gehen ohne uns«, stellte Reyhan fest.

»Hoffentlich passiert ihnen morgen nichts«, sagte Süreyya.

»Hoffentlich.«

»Reyhan, weißt du, was wir vergessen haben?«

»Was denn?«

»Wir haben ihnen keine grünen Pflaumen gegeben. Wie konnten wir das vergessen, wo wir doch die Taschen voll haben?«

»Na, dann kommen wir eben zum nächsten Treffen mit grünen Pflaumen, dann machen wir wieder gut, was wir heute vergessen haben.«

»Grüne Pflaumen, Blumen und …«

»Und was?«

»Kino natürlich, Mädel!«

»Dann los, schauen wir uns die Plakate der neuen Filme an!«

Nach einer halben Stunde hatten sie fünf verschiedene Kinos abgeklappert. Unter all den bunten Plakaten, den großen und kleinen Schriften, den in- und ausländischen Filmen fiel ihre Wahl auf *Krieg der Sterne* im Reks-Kino. Sie saßen in der letzten Reihe und hielten sich bei den Händen.

MERKEZ-EFENDI-FRIEDHOF

ISTANBUL, 1983

Die Studentinnen und Studenten der Folkloretanzgruppe an der Universität Istanbul trafen sich am Samstag in der Sporthalle des Atatürk-Studentenwohnheims, um zu proben. Hier wohnten nur männliche Studenten, als am Wochenende eine Schar Mädchen in den Hof des Heims kam, gab es großes Hallo, Rufe, Pfiffe, Gelächter. Dessen ungeachtet liefen die Mädchen zur Sporthalle und probten mit den Jungen, die dort schon auf sie gewartet hatten. In zwei Monaten sollte der Wettbewerb zwischen den Universitäten stattfinden, auf den sie sich vorbereiteten.

Als die Studierenden sich nach der Probe zerstreuten, liefen Reyhan und Süreyya zusammen zur Bushaltestelle an der Hauptstraße. Beide studierten an der Juristischen Fakultät, Reyhan im ersten, Süreyya im zweiten Studienjahr. Fröhlich plaudernd passierten sie die enge Gasse, an der Ecke aber blieb Reyhan plötzlich stehen.

»Schau mal, Süreyya«, sagte sie und deutete auf den Wegweiser an einem Pfeiler. »Der Merkez-Efendi-Friedhof ist ganz in der Nähe.«

Süreyya entsann sich des Namens. Er gehörte irgendwo in die Geschichten, die Reyhan ihr erzählt hatte. Sie wechselten einen Blick, Worte waren überflüssig. Sie bogen in die Gasse ein, die das Schild wies, und machten sich in der milden Sonne auf den Weg. Bald hatten sie den schattigen Friedhof gefunden. Sie betraten ihn, wanderten zwischen alten Steinen und überwucherten Gräbern umher und bestaunten die Bäume. Mächtige Zypressen, Kiefern und Fichten standen hier, es dauerte nicht lange, bis sie auch den Judasbaum entdeckten. Sie gingen darauf zu und betrachteten den Grabstein darunter. Einmal mehr erzählte Reyhan Süreyya, was sie von ihrer Mutter über Avdo und seine Hütte gehört hatte. »Avdo träumt davon, neben meiner Tante begraben zu werden, wenn er stirbt«, schloss sie. Sie setzten sich weiter oben hin, um die Hütte besser sehen zu können. Neugierig darauf, wie es sich in der Hütte leben mochte, warteten sie darauf, dass sich dort etwas regte.

»Willst du den Mann nicht mal kennenlernen?«, fragte Süreyya.

»Nein«, wehrte Reyhan ab. »Er hat sich hier in einer Fantasie eingerichtet, womöglich gefällt ihm nicht, wenn er jemandem begegnet, der etwas mit seiner Vergangenheit zu tun hat.«

Da sahen sie jemanden hinter der Hütte hervortreten. Sie beobachteten, wie der große Mann mit dem strengen Blick und dem weißen Schopf über die Veranda ins Haus ging und kurz darauf mit einer Schüssel wieder herauskam. Avdo setzte die Schüssel dem Hund vor, der auf der Veranda lag, und nahm auf der Sitzbank Platz. Er fingerte seine Tabakdose aus der Tasche und zündete sich eine Zigarette an. Dann schaltete er das Radio ein, das auf dem Tisch stand. Aus der Ferne war das Radio nicht zu hören. Der Friedhof war erfüllt vom Dröhnen der Autos auf der Hauptstraße, von den Stimmen der Friedhofsbesucher, die zwischen den

Gräbern herumspazierten, von Vogelgezwitscher und dem Rauschen der Bäume. Als der Ruf zum Nachmittagsgebet von der Moschee erklang, stand Avdo auf. Aus der Karaffe auf dem Tisch goss er sich ein Glas Wasser ein und trank. Bis zum Abend war noch Zeit. Kurz, nachdem er zum Werkhof hinter dem Haus gestapft war, ertönte das Hämmern des Klüpfels.

War Hämmern zu hören gewesen, als Reyhan und Süreyya ankamen? Geräusche glichen den Sternen am Himmel, je lauter sie waren, desto raumgreifender wurden sie. Man wusste nicht immer, welches Geräusch man auswählen sollte, welchem folgen und einen Sinn geben. Das wussten vor allem die Seelen. Die Friedhofsseelen horchten auf jedes Geräusch und entnahmen einem jeden eine Bedeutung. Ein Igel trappelte und ließ das Laub rascheln, ein Tannenzapfen fiel auf den Boden, das Tuten eines Schiffs schallte durch die Häuser herbei. Hier war das Leben, solange sie die Geräusche vernahmen, gehörten auch die Seelen zum Leben. Der Klüpfel hämmerte auf den harten Marmor, riss scharfe Spalten auf. Jeder Buchstabe, jedes Bild entstand nicht aus einer Skizze, sondern aus einem Geräusch. Der Stift erzeugte ein Geräusch, wenn er Worte auf Papier schrieb, der Atem von stumm nebeneinander sitzenden Menschen erzeugte ein Geräusch.

»Bist du okay?« Süreyya nahm Reyhans Hand.

Wie aus tiefem Schlaf erwacht, hob Reyhan den Kopf und sah Süreyya an.

»Ich vermisse Mama und Papa«, sagte sie. »Obwohl ich meine Tante nie kennengelernt habe, vermisse ich auch sie. Ich kenne ihr ganzes Leben, ihre Hoffnung, ihr Pech. Wenn sogar ich so fühle, wer weiß, welche Last dieser Avdo, der ihren Kummer teilt, in sich trägt. Hörst du das Hämmern?

Es kommt aus der ältesten Vergangenheit ins Heute. Wahrscheinlich sieht Avdo in dem Geräusch ein anmutiges Gesicht, verstohlene Blicke und sorgfältig gekämmtes langes Haar.«

Reyhan nestelte ihren Kamm aus der Handtasche und drückte ihn Süreyya in die Hand.

»Den hat Mama mir hinterlassen«, erklärte sie. »Siehst du, wie alt er ist. Das Bild der Schlangenkönigin Shahmeran ist schon verblichen.«

Süreyya hielt den Kamm in die Sonne, musterte ihn von vorn und von hinten, als prüfte sie ein Schmuckstück.

»Etwas so Schönes kriegt man heute gar nicht mehr.«

»Ursprünglich gehörte der Kamm Tante Elif«, erläuterte Reyhan. »Als junges Mädchen hat sie sich damit vor dem Spiegel gekämmt und ihren Träumen hingegeben. Sie glaubte, Shahmeran würde sie anlächeln. Als sie den Mann verlor, den sie liebte, und mit einem anderen verheiratet wurde, schenkte sie den Kamm meiner Mutter. Und als Mama mit ein paar Habseligkeiten aus dem Dorf floh, nahm sie den Kamm mit. Auch sie glaubte, Shahmeran lächelt. Mit der Zeit war sie sich aber nicht mehr sicher, was sie auf dem Kamm sah. Wenn sie mich kämmte, erzählte sie mir das Märchen von Shahmeran. Shahmeran war die Königin der Schlangen, sie war so schön wie deine Tante, sagte Mama immer. Sie hatte den Kopf eines Menschen und den Körper einer Schlange. Und als sie starb, schlüpfte ihre Seele in eine Frau. Mama sagte, mit dem Kamm sei die Seele meiner Tante auf sie übergegangen und ihre Seele würde später auf mich übergehen.«

UNIVERSITÄT ISTANBUL

ISTANBUL, 1984

Sie saßen auf dem Rasen, der im Frühling im Park hinter der Universität grünte. Mit Späßen und Scherzen feierten sie, dass die Sonne die Kälte vertrieben und die Herrschaft übernommen hatte. Reyhan zog Süreyya an den Haaren, Süreyya häufelte Sand in Reyhans Kragen. Reyhan reckte sich und schüttelte ihr Kleid aus, dabei fiel ihr ein Zettel aus der Tasche. Süreyya hob den Zettel auf und las.

»Was ist das?«

»Klinikinfo«, gab Reyhan Auskunft. »Heute Morgen hab ich Onkel Kalender angerufen, er will ja, dass ich immer mal anrufe, ein Mann ging ran und sagte, Kalender Bey liegt seit drei Tagen in der Klinik in Çapa. Und das nicht wegen einer Schlägerei, vielmehr sind seine Kopfschmerzen schlimmer geworden, er hat Migräne, sie haben ihn ins Krankenhaus gebracht. Ich habe die Zimmernummer aufgeschrieben und besuche ihn nachher.«

»Ich komme mit«, erklärte Süreyya.

Sie liefen zum Vorgarten der Universität, passierten den Feuerwachturm und landeten auf dem Hürriyet-Platz. Dort nahmen sie einen Minibus zum Çapa-Krankenhaus.

Süreyya setzte sich im Park der Klinik auf eine rot gestrichene Bank. »Ich warte hier, es ist sicher besser, wenn du allein mit ihm sprichst.«

Reyhan machte Kalenders Zimmer ausfindig. Als sie hineinging, verließ Şeyhmus, seine rechte Hand, den Raum, sodass sie mit Kalender allein war.

»Gute Besserung, Onkel Kalender!« Sie küsste ihm die Hand. »Was ist denn passiert?«

»Mein Pariser Mädchen, ich hätte nicht gewollt, dass du herkommst, aber ich freue mich doch, dich zu sehen.«

Wegen ihres Vaters nannte Kalender sie gern Pariserin.

»Warum hat mich keiner informiert?«, schimpfte Reyhan. »Ich wäre doch sofort hergekommen. Heute Morgen rief ich an, da erfuhr ich durch Zufall davon.«

»Das ist nicht so wichtig, erzähl du lieber, wie läuft es in der Uni?«

»Gut, letzte Woche waren die Zwischenprüfungen, ich habe alle bestanden. In zwei Monaten folgen dann die Abschlussprüfungen, dafür lerne ich jetzt.«

»Sehr gut, ich bin stolz auf dich.«

»Danke, Onkel Kalender.«

»Warst du eigentlich schon mal hier?«

»Im Krankenhaus?«, fragte Reyhan. »Nein, ich bin zum ersten Mal hier.«

»Hast du vergessen, wo du zur Welt gekommen bist? Glaubst du, du wurdest in Paris geboren?«

»Ach, das meinst du, verstehe.« Reyhan lachte. »Was weiß ich, daran habe ich nicht gedacht. Ich bin hier geboren, aber danach war ich nie wieder hier.«

»Hoffentlich wird das auch nie nötig«, sagte Kalender und deutete auf die Blumen in Reyhans Hand. »Willst du die in der Hand behalten?«

Erst da merkte Reyhan, dass sie sich mit dem Blumenstrauß hingesetzt hatte. Sie stand auf, nahm die leere der zwei Vasen vor dem Fenster, stellte die Blumen hinein und füllte sie halb voll Wasser.

»Die Blumen werden dir guttun, Onkel Kalender. Was hast du denn, was haben die Ärzte gesagt?«

»Ich habe es nicht genau verstanden. Seit einem Monat habe ich ständig Kopfschmerzen, die ewige Migräne ist chronisch geworden, und ich habe stark abgenommen. Endlich ist die Wampe weg, hab ich mich gefreut, aber die Ärzte fanden das weniger lustig. Sie haben alles untersucht, geröntgt, gesagt: Sie bleiben eine Weile hier, und mir Medikamente gegeben. Und den Galgen mit dem Tropf haben sie mir ans Kopfende gestellt. Ich weiß nicht, was sie da reintun, ich bin nur noch schlapp und müde.«

»Ist doch gut, so ruhst du dich wenigstens mal aus. Seit Jahren arbeitest du Tag und Nacht und achtest nicht auf dich. Ich habe noch nie gehört, dass du mal Urlaub machst. Vielleicht ist das hier Urlaub für dich.«

»Ich hoffe auch, dass ich mich erholen kann. Kümmere dich nicht um mich, Mädchen, sprich von dir, hast du noch Taschengeld?«

»Ja, Onkel Kalender, dafür bin ich dir so dankbar.«

»Kein Grund für Dankbarkeit. Du weißt doch, dass ich das Geld deiner Eltern verwalte. Das halte ich für deine Zukunft parat. Wie gut, dass du da bist, ich gebe dir jetzt eine größere Summe, zahl das Geld gleich auf dein Konto ein.«

»Wozu soll das gut sein?«

»Es gibt zwei Orte, an denen man nicht sicher sein kann, wie es ausgeht, einer ist das Gefängnis, der andere das Krankenhaus. Die Ärzte haben mich hier hingelegt, sagen aber nicht, wann ich wieder rauskomme, sie flüstern miteinander und gehen wieder raus. Ich will für alle Fälle sichergehen.«

»Onkel Kalender …«, fing Reyhan an, konnte aber nicht weitersprechen.

»Kein Grund, sentimental zu werden, ruf Şeyhmus, er wartet vor der Tür, er soll hereinkommen.«

Reyhan tat, wie ihr geheißen. Şeyhmus trat ein und stellte sich ans Bett. »Worum geht's, Abi?«

»Hol mein Scheckbuch aus der Tasche dort, und einen Stift«, wies Kalender ihn an.

Şeyhmus öffnete den Kleiderschrank in der Ecke, holte eine Dokumentenmappe heraus, fand zwischen den Bankunterlagen im vorderen Fach das Scheckbuch und legte es Kalender vor.

Wie um deutlich zu machen, dass mit seinem Haar auch seine Knochen grau geworden waren, setzte er sich mühsam auf. Reyhan half ihm, sich gerade hinzusetzen. Als überlegte er, rollte er den Stift ein paarmal zwischen den Fingern. Dann füllte er schleppend wie ein Kind, das gerade erst Lesen und Schreiben lernt, einen Scheck aus. Er las noch einmal, was er geschrieben hatte, riss dann das Blatt heraus, faltete es und steckte es Reyhan, die neben ihm stand, in die Tasche.

»Das ist alles gar nicht wichtig, Pariserin, wichtig ist, dass du studierst, deinen Abschluss machst und dass etwas aus dir wird. Sind wir uns da einig, sag mir das doch noch einmal.«

»Wir sind uns einig, Onkel Kalender, ich habe das im Kopf, wie immer.«

»Nun geh, Mädchen, du brauchst nicht noch mal zu kommen. Krankenhaus ist kein guter Ort. Ich melde mich, sobald ich raus bin, okay?«

»Ich komme nur kurz vorbei und frage, wie es dir geht«, erwiderte Reyhan.

»Nein«, bestimmte Kalender. »Du hältst dich von Kummer fern, Krankenhäuser sind Orte des Kummers. Du kommst nicht wieder her, du wartest, bis ich mich melde, verstehen wir uns?«

Reyhan ließ den Kopf hängen. »Okay.«

»Mein schönes Mädchen, möge Gott dir einen klaren Verstand geben. Nun geh, mach's gut. Ich will ein bisschen schlafen, ich bin müde.«

Reyhan nahm die Hand des Alten, küsste sie und verließ das Zimmer. Auf dem Gang aber wartete sie, bis auch Şeyhmus herauskam. »Şeyhmus Abi, was hat Onkel Kalender?«, fragte sie. »Er ist so abgemagert, was sagen die Ärzte?«

»Nichts Gutes«, gestand Şeyhmus und spähte nach links und rechts.

»Bitte sag mir, was es ist.«

Şeyhmus zögerte, schließlich sagte er bedrückt: »Kalender Bey weiß nichts davon, sag auch du ihm nichts, er hat Krebs.«

»Was sagst du da, Şeyhmus Abi?«

»Bauchspeicheldrüsenkrebs, haben sie gesagt. Gestern haben die Ärzte die Diagnose gestellt, sie haben es ihm nicht gesagt, damit er sich nicht grämt. Auch wir wollen es ihm nicht sagen.«

Mühsam hielt Reyhan die Tränen zurück, als sie hinauslief. Im Park eilte sie zu Süreyya, die sie auf der roten Bank erwartete. Sie fiel ihr um den Hals und brach in Tränen aus.

UNIVERSITÄT ISTANBUL

ISTANBUL, 1984

Der Oktober war mit Unruhen gestartet. Um eine Änderung der Prüfungsordnung zu erwirken, reichten die Studierenden eine Petition beim Dekanat der juristischen Fakultät ein. Diese erste gemeinsame Aktion von Studenten unter dem nach wie vor herrschenden Kriegsrecht ließ den Dekan und die politische Polizei nicht an eine demokratische Forderung denken, sondern an eine terroristische Vereinigung. Um das dahintersteckende Netzwerk aufzudecken, wurden die Studenten nachts aus ihren Wohnungen und Wohnheimen geholt und auf das als Folterzentrum berüchtigte Polizeipräsidium von Gayrettepe gebracht. Tagelang hörte man nichts von ihnen.

Zwei Wochen zuvor war ein Häftling hingerichtet und am Vortag ein weiterer aufgehängt worden, das Gemurmel im Park der Universität schwoll an, angespanntes Warten setzte ein. Unter den nervös Wartenden liefen Polizisten in Zivil herum, die sich als Studenten ausgaben. Man hatte nicht herausfinden können, wer für die Flugblätter verantwortlich war, die nach der Hinrichtung vor zwei Wochen heimlich verteilt worden waren, diesen Fehler wollte man nicht noch einmal machen. Einige der Zivilpolizisten blätterten in

Lehrbüchern, andere lasen Zeitung. Die Nachricht über die jüngste Hinrichtung war eingerahmt, auf den anderen Seiten war die Rede davon, dass die Vereinbarung zur Produktion von Coca-Cola in der Türkei um drei Jahre verlängert wurde, dass die Preissteigerungen im Land nötig seien, auch wenn sie laut IWF-Bericht besorgniserregend wären, dass ein US-Dollar auf vierhundertzehn Lira gestiegen war, dass das *Video-Kino-Magazin* von der Kriegsrechtsverwaltung als bedenklich eingestuft und beschlagnahmt worden war und dass demnächst eine Lieferung mit fünfundfünfzig Millionen Schachteln ausländischer Zigaretten eintreffe. Auf der Auslandsseite stand unter dem Titel »Französische Dreistigkeit«, die Senatoren in Frankreich hätten eine Schweigeminute für den am Vortag hingerichteten Hıdır Aslan abgehalten.

Auf ein Zeichen hin setzten sich die ringsum verteilten Polizisten in Bewegung und stürmten zur Treppe vor der Mensa. Es war Mittag und der Eingang zur Mensa überfüllt. Das im Park zwischen zwei Bäumen aufgehängte rote Transparent war schon von weitem zu sehen. Während sich aus Angst vor einem Sprengsatz alle entfernten, umrundeten zwei Polizisten das Transparent. Einen Sprengsatz entdeckten sie nicht. »Todesstrafe ist ein Verbrechen gegen die Menschlichkeit«, stand vorn auf dem Transparent, hinten war eine Blume darauf gezeichnet, sie sah wie ein Gänseblümchen aus. Mehr als der Spruch vorn missfiel den Polizisten die Blume auf der Rückseite. Sie packten die Enden, rissen das Transparent herunter, falteten es zusammen und steckten es als Schuldbeweis in eine Tüte. Die Menge der Studenten, die ihr Tun verfolgten, starrten sie voller Hass an, als wären sie ihre Feinde.

Einer mit Funkgerät – das musste der Befehlshaber sein –

rief seine Mannschaft zusammen. Ein Student erklärte, er habe gesehen, wer das Transparent aufgehängt hatte. Es seien zwei Personen in grauen Parkas gewesen, sie trugen Kapuzen, doch ihr Gang wies sie als Mädchen aus. Sie seien, nachdem sie das Transparent befestigt hätten, hinter der Bibliothek verschwunden. Eine habe rote Stiefel getragen, die andere schwarze Schuhe.

Studentinnen mit grauen Parkas und schwarzen Schuhen gab es viele, nur wenige aber trugen rote Stiefel. Eine halbe Stunde später hielten Zivilpolizisten ein Mädchen an, als es durch den Hauptausgang auf den Hürriyet-Platz hinaustrat. Das Mädchen mit den roten Stiefeln hieß Reyhan. Sie studierte Jura und trug in der Tasche einen Gedichtband bei sich. Untergehakt brachten sie das Mädchen zur einhundert Meter entfernten Polizeiwache von Beyazıt. Dort warteten sie auf den Augenzeugen von der Universität. Reyhan bemühte sich, ihre Unschuld zu beweisen. Sie war aus dem Unterricht gekommen und wollte, weil sie den Nachmittag frei hatte, zum Vezneciler-Wohnheim für Studentinnen, das nur zwei Minuten entfernt lag. Warum sie den langen Weg zum Haupteingang gelaufen war, obwohl man das Wohnheim durch den Nebeneingang doch viel schneller erreichte? Sie erklärte, sie hätte noch ein Buch vom Basar der Antiquariate holen wollen. Ihre Lippen bebten, und als ein Student sie kurz darauf identifizierte, zitterte sie heftig. Der Student stellte sich als bezahlter Denunziant heraus, er sagte entschlossen aus, er habe gesehen, wie dieses Mädchen mit einem anderen zusammen das Transparent aufhängte. Er kannte ihre Namen nicht, erklärte aber, diese beiden Mädchen liefen an der Universität ständig zusammen herum, auf einem Foto könnte er auch das andere Mädchen identifizieren. Das reichte der Polizei als Beweis. Sie verbanden

Reyhan die Augen und setzten sie in einen Wagen, in dem es nach Motoröl und Urin stank. Auf der Fahrt wurde das Auto durchgeschüttelt, und man schlug ihr die Nase blutig. Einerseits beschimpfte man sie als Hure, andererseits lachte man über das Bild des Gänseblümchens und verhöhnte sie als »romantische Idiotin«.

EYÜP-FRIEDHOF

ISTANBUL, 1985

Unter der Schneedecke wirkte der Friedhof von Eyüp wie eine gigantische, über dem Hang hängende matte Wolke. Früh am Morgen tauchten Schemen in der weißen Schneewelt auf, wenige Menschen besuchten ihre Lieben und stapften zwischen den Gräbern umher. Vor allen anderen war Chef Kobra gekommen, er saß, mit einer Zeitung als Unterlage, auf einem Stein und sprach mit dem Grabstein vor sich.

»Abla, ich habe das Mädchen, von dem ich dir erzählt hatte, verloren. Reyhan meine ich, Abla, es ist zehn Tage her und ich habe sie nicht aufspüren können. Als sie in jener Nacht im Nebel verschwand, hielt ich es für ein Spiel, glaubte, ich würde sie im Handumdrehen wieder schnappen. Doch es ist, als wäre sie im Nebel selbst zu Nebel geworden und davongeflogen. Sie war krank, nur noch Haut und Knochen, sie aß schon seit Tagen nichts mehr, das sollte ein Hungerstreik sein. Warum, habe ich sie gefragt, warum quälst du mich? Ich kann dir helfen, habe ich gesagt. Und dass ich sie sofort freilassen und ihre Akte säubern kann. Kürzlich wurde ein Terrorist hingerichtet, aus Protest dagegen hängten Studenten im Park der Universität ein Transparent auf. Da griffen unsere Leute dieses Mädchen auf, Reyhan. Ich war zu dem Zeitpunkt nicht in der Stadt, hatte einen Einsatz. In Istanbul zurück übertrugen sie mir die Vernehmung. Kümmere du dich um die Schönheitskönigin, sagten sie. So nannten unsere Leute sie, weil sie hübsch ist. Um zu sehen, wie sie aussieht, ging ich in den Verhörraum. Sie lag auf dem Boden. Nackt. Die Augen verbunden. Als sie die Tür quietschen und meine Schritte hörte, richtete sie sich auf und lehnte sich an die Wand. Sie hatten das Mädchen übel zugerichtet, um so gequält zu werden, hätte sie ein Polizeirevier in die Luft jagen müssen, statt nur gegen Hinrichtungen zu protestieren. Ich nahm ihr die Augenbinde ab. Da hatte ich plötzlich das schönste Mädchen der Welt vor mir, die Augenbinde fiel mir aus der Hand. Abla, entsinnst du dich, dir gefiel die Arzttochter im Haus nebenan, mit der wolltest du mich verkuppeln. Leg auf die Schönheit der Arzttochter noch zehn schöne Mädchen drauf und dazu noch deine Fantasie, dann hast du Reyhan. Wenn sie selbst in diesem üblen Zustand so aussieht, wie dann erst, wenn sie hier raus ist und sich wieder aufgerappelt hat? Mir stockte der Atem bei dem Gedanken, ich starrte sie nur an, sie bemerkte mein seltsames Benehmen und sah mir ins Gesicht. Terrororganisation, Straftat, Schönheit, ich wusste nicht, was ich sagen sollte. Ich ging raus, sagte den im Gang wartenden Männern, ich hätte einen wichtigen Termin, sie sollten das Mädchen nicht anrühren, bis ich wieder da bin. Ich stürzte auf die Straße. Ich war nie zuvor verliebt, gleich einem Nichtschwimmer, der herumzappelt und gegen die Wellen kämpft, wenn er ins Meer fällt, war ich völlig kopflos. Ich rannte durch die Gassen, weil ich hoffte, das kühle Herbstwetter würde mich wieder zu Verstand bringen. Dann ging ich in eine Kneipe und begann zu trinken. Ich zählte weder, wie oft der Minutenzeiger die Runde nahm, noch die Gläser, die vor mich hingestellt wurden. Als ich tief in der Nacht die Kneipe verließ, flossen Wodka, Gin und Whisky statt Blut durch meine Adern. Ich kehrte ins Revier zurück, ging direkt in den Verhörraum. Die Männer schickte ich raus und blieb mit Reyhan allein. Ihre Augen waren wieder verbunden. Sie saß auf dem Fußboden. Ich hob sie hoch, fesselte ihre Hände an den Tisch. Ich erinnere mich genau. Obwohl ich sturzbetrunken war, erinnere ich mich an alles, was ich in jener Nacht tat. Weißt du, was ich mir jetzt wünsche, Abla? Nein, nicht, dass sie gefasst wird. Vor allem wünschte ich, jene Nacht hätte nie stattgefunden. Und mein zweiter Wunsch lautet, könnte ich doch nur vergessen! Da ich in jener Nacht nun einmal den Riesenfehler begangen hatte, wäre mir am liebsten gewesen, ich hätte, als ich am nächsten Morgen mit dröhnendem Kopf aufwachte, nicht mehr gewusst, dass ich dem Mädchen Böses angetan hatte. Als ich mich ohne Ausweg sah, kam ich her, um mit dir zu reden. Ich hab das Mädchen gefunden, das die Leere in meinem Leben füllen kann, erzählte ich dir, du erinnerst dich, was hab ich an dem Tag nicht alles geredet, aber mit keinem Wort erwähnte ich das Böse, das ich dem Mädchen angetan hatte. Ich konnte nicht anders und flennte. Du schriebst das der Aufregung deines Bruders zu, der zum ersten Mal die Liebe erfuhr, dabei weinte ich über mich selbst. Ich, dem alle egal waren, der immer alle verachtet hatte, schämte mich zum ersten Mal vor mir selbst. Du gabst mir damals gute Ratschläge, wie immer, rede mit ihr, sprich von deinen Gefühlen, hast du gesagt. Ich habe auf dich gehört. Zurück im Revier ging ich nicht in den Verhörraum, sondern ordnete an, dass man sie anzieht und in mein Büro bringt. Ich nahm ihr die Augenbinde ab und setzte sie auf den Stuhl mir gegenüber. Zwischen uns stand ein Beistelltisch. Als säßen wir in einem

Teegarten, setzte ich ihr ein Glas heißen Tee vor und nahm mir auch selbst eins. Ich sagte ihr, was sie total überraschte. Hätten wir tatsächlich in einem Teegarten gesessen, wäre ich vor Aufregung außerstande gewesen, angesichts dieser Schönheit auch nur zwei Worte herauszubringen. Doch in meinem Büro sprach ich mit der Gewohnheit, mich im Zentrum meiner Macht zu befinden, ganz ruhig, als erläuterte ich eine Strafakte. Darum kam ihr nicht glaubwürdig vor, was ich sagte. Sie glaubte mir nicht, dass ich sie liebe, sie heiraten will und bereit bin, um ihretwillen meinen Beruf aufzugeben. Feindselig starrte sie mich an. Warum, fragte sie klagend, warum befasst ihr euch so intensiv mit mir, ich bin doch gar nicht wichtig, warum lügen Sie mich so an? Den Tee ließ sie stehen. Ich musste geduldig sein. Am nächsten Tag sprach ich in schöneren Worten mit ihr. Tag für Tag ließ ich sie in mein Büro bringen, schlug jedes Mal einen anderen Ton an, damit sie mir endlich glaubt. Ich sprach auch von dir, sagte, dass du mir geraten hast, mich ihr zu eröffnen. Ich dachte, wenn sie sich ausruht, wenn sie nicht misshandelt wird, wächst ihr Vertrauen in mich. Also hielt ich mich ein paar Tage fern, wartete darauf, dass sie verstand, dass ich anders war als die anderen, dass sie sich Gedanken darüber machte, warum ich gut zu ihr war. Als ich sie wiedersah, war sie aber erst recht trotzig geworden und hatte aufgehört zu essen. Sie sagte, sie sei im Hungerstreik, und nahm nichts außer Wasser zu sich. Als ich sie so sah, ließ ich mich gehen, ich nahm ihre Hand und kniete vor ihr nieder. Abla, wenn man allein mit der Frau ist, die man liebt, scheut man nicht davor zurück, sich zu erniedrigen. Ich sagte ihr, ich kann nicht ohne sie leben, wenn sie mich zurückweist, bringe ich sie und mich selbst um. Sie aber hielt das noch immer für einen Verhörtrick, glaubte, ich stelle ihr eine Falle.

Ich war verzweifelt, wusste nicht ein noch aus. Schließlich beschloss ich, ihr zur Flucht zu verhelfen. Wenn ich dich laufen lasse, sagte ich, wenn ich zulasse, dass du entkommst, würdest du mir dann glauben? Ach so, sagte sie, ihr wollt wohl ›auf der Flucht erschossen‹ in euren Bericht schreiben. So was hab ich oft in der Zeitung gelesen, du bist kein bisschen glaubwürdig. Ich sagte, ich würde sie schon überzeugen. Ich lass dich laufen, sagte ich, wenn du dann an einem sicheren Ort bist, komme ich und gehe mit dir, wohin du willst. Ich öffnete meine Mappe, holte das Geld heraus, ich hatte alles abgehoben, um ein neues Leben mit ihr anzufangen, und die falschen Pässe, die ich für uns beide besorgt hatte. Das Geld reicht für uns, sagte ich, mit den Pässen gehen wir ins Ausland. Da sah ich, dass sie anfing, mir zu glauben. Verblüfft riss sie die Augen auf, sagte: Du meinst es ernst. So ernst, wie du dir gar nicht vorstellen kannst, bestätigte ich. Zwei Tage darauf setzte ich meinen Plan um. Den Männern in der Kompanie sagte ich, sie redet endlich und will uns eine konspirative Wohnung in der Nähe des Studentenwohnheims zeigen. Mit der Mannschaft gingen wir abends in die Gegend. Ich hielt die Jungs ein bisschen auf Distanz, gab ihnen den Auftrag, das Umfeld zu sichern. Zu meinem Glück zog Nebel auf. Als wir in die Nebengassen einbogen, flüsterte ich Reyhan zu, sie soll loslaufen. Inzwischen glaubte sie mir und rannte los, sie wusste, ich würde nicht auf sie schießen. Dann rief ich den zurückgebliebenen Jungs zu, das Mädchen ist abgehauen, und wir machten uns auf die Suche. Ich schickte jeden in eine andere Gasse und lief selbst in die Richtung, in die sie geflohen war. Ich war mindestens so aufgeregt wie sie und freute mich. Bald wäre ich bei ihr, würde ihre Hand halten und mich, wenn der Nebel sich verzog, in einem neuen Leben mit ihr wiederfinden. Wäre ich doch nur bei ihr! Ich weiß nicht, was geschah, Abla, das Mädchen löste sich in dem winzigen Stadtteil in Luft auf. Ich ließ den Spürhund holen. Alles suchten wir ab, jede Gasse, auch das Studentenwohnheim, schließlich führte uns der Hund auf den Merkez-Efendi-Friedhof. Es herrschte Frost und war eiskalt, als der Nebel hochging, fing es auch noch an zu schneien. Hatte Reyhan nicht irgendwo Unterschlupf gefunden, konnte sie draußen unmöglich überleben, so abgezehrt wie sie war, hätte sie es nicht bis zum Morgen geschafft. Vor Wut wurde ich schier wahnsinnig. In der Hütte auf dem Friedhof lebt ein Mann, Avdo, ich weckte ihn, doch auch er hatte das Mädchen nicht gesehen. Zunächst verdächtigte ich ihn, doch das war Unsinn, der Mann hatte geschlafen und seine Hütte besteht nur aus einem Raum. Als unser Hund uns auf der Fährte dorthin führte, dachte ich, da ist eine Spur, dabei war er dem Geruch von Avdos Hund gefolgt. Der Mann ist alt und einsam, trotzdem ließ ich meine Wut an ihm aus. Ich schlug ihn und, als wäre das nicht genug, erschoss ich auch noch seinen Hund. Dabei hätte ich an seiner Stelle lieber unseren unfähigen Köter töten sollen. Wenn man sich verliert, weiß man nicht, was man tut, Abla. Besser, ich hätte mir die Hand gebrochen, als diesen Mann zu schlagen. Seit Tagen träume ich von ihm. Was meinst du, Abla, soll ich ihn besuchen? Ich muss mich entschuldigen, ihn dazu bringen, mir zu verzeihen, nicht wahr? Mein Kopf tut so weh. Ich kann nicht mehr schlafen. Du warst allein, Abla, auch ich bin allein. Ja, ich werde den Alten aufsuchen, werde ihn gnädig stimmen und ihn dazu bringen, mir zu verzeihen.«

STAATLICHES KRANKENHAUS ÇAPA

ISTANBUL, 1985

Als sie vor einem Jahr zu diesem Krankenhaus gegangen waren, hatte Reyhan Kalender besucht und Süreyya hatte auf dieser roten Bank im Park auf sie gewartet. Jetzt saß Süreyya wieder allein auf derselben Bank und beobachtete die vielen Menschen, die rechts und links an ihr vorübergingen. Was für ein Pech für die Kranken, hier zu sein, was für ein Glück aber, dass sie Menschen hatten, die sie mochten. Wie eine besorgte Patientin warf Süreyya alle paar Minuten einen Blick auf ihre Armbanduhr, während sie hier seit Monaten auf ihren Besuch wartete. Heute hatte das Warten ein Ende. Obwohl sie sehr verändert war, erkannte sie Reyhan sofort. Dennoch sprang sie nicht auf, um ihr entgegenzueilen. Wie verabredet, wartete sie, bis Reyhan bei ihr war.

Im vergangenen Jahr hatten sie einen geheimen Treffpunkt vereinbart. Würden sie sich irgendwann verlieren, wollten sie jeden Donnerstag um zwei Uhr hierherkommen. Auch wenn Wochen oder gar Monate vergingen, würden sie die Hoffnung nicht aufgeben und aufeinander warten. Seit dem Militärputsch 1980 – der wievielte Coup war das gewesen? – waren so viele Menschen verschwunden oder gezwungen, in den Untergrund zu gehen, dass jeder für den Fall der Fälle Vorkehrungen traf, um wieder Kontakt aufzunehmen.

Reyhan und Süreyya umarmten sich, nachdem sie sich fünf Monate lang nacheinander gesehnt hatten. Niemand drehte sich zu ihnen um, als sie sich weinend in den Armen lagen. Eine Hälfte ihrer langen Freundschaft war mit Weinen, die andere mit Lachen vergangen. Gerade wog die Waagschale mit den Tränen schwerer.

Noch bevor sie sich hingesetzt hatten, fing Reyhan an zu erzählen, wie sie geschnappt wurde und geflüchtet war, wie Avdo in ihr Leben trat. Sie hatte nicht früher zum Treffpunkt kommen können, weil sie krank war, weil sie Angst hatte und nicht richtig hatte denken können. Ihr Verstand war ebenso geschwächt gewesen wie ihr Körper. Auf dem Friedhof hatte sie sich ausgeruht, erholt und wog nun genau so viel wie zuvor.

»Ich habe dich so vermisst«, seufzte Reyhan und drückte Süreyyas Hand.

»Und ich hab dich wie verrückt vermisst«, gab Süreyya zurück. »Ich dachte, du bist tot. Als in der Zeitung stand, eine Terroristin sei geflohen, und dein Name dabeistand, freute ich mich zuerst, dann meldet sie sich bald, dachte ich. Aber du hast dich nicht gemeldet, auch die anderen Freunde warteten voller Hoffnung, aber du hast dich bei niemandem gemeldet. Als die Zeit verging, dachte ich, es ist ein Trick der Polizei. Wie hab ich geweint! Trotzdem bin ich Woche für Woche hergekommen und habe gewartet.«

»Mensch Süreyya, was ist uns da bloß zugestoßen, wie anders war unser Leben vor einem Jahr.«

»Nach der Sache mit dir bin ich auch abgetaucht. Sie durchsuchten mein Zimmer im Wohnheim und waren sogar in meinem Elternhaus in der Heimat. Als du verschwandst, dachten wir, die haben dich umgebracht, und in der ganzen Stadt Plakate für dich aufgehängt. Einige wurden geschnappt und mein Name wurde auch aktenkundig. Die Zeitungen brachten sogar ein Foto von mir.«

»Das wusste ich nicht«, gestand Reyhan traurig und verlegen.

»Was wir getan haben, war keine große Sache und nicht gefährlich, aber der Staat hielt es für groß und gefährlich und behandelte uns dementsprechend. Der Kreis wird enger, die Freunde sagen, ich soll außer Landes gehen.«

»Komm zu mir auf den Friedhof, wenn du willst.«

»Reyhan, du bist illegal, wenn sie dich finden, lassen sie dich nicht am Leben. Du musst ins Ausland oder in die Berge.«

Reyhan widersprach: »Nein, im Moment bin ich in Sicherheit. Ich habe einen neuen Ausweis, ich lebe an einem Ort, wo mich niemand finden kann.«

»Auf dem Friedhof? Aber für wie lange?«

»Ein komischer Gedanke, nicht wahr, aber ich habe mich schon daran gewöhnt. Avdo ist wie ein Vater für mich. Wie ein Geschenk, das mir im Gegenzug für die Tränen gegeben wurde, die ich all die Jahre vergossen habe, das die Leere in meinem Leben füllt.«

»Verstehe. Dann bleib eine Weile da, aber schlussendlich ….«

»Süreyya«, fiel Reyhan ihr ins Wort.

»Was ist?«

»Süreyya, ich bin schwanger.«

Die Menschenmenge im Park verstummte. Die Schritte verstummten, das Vogelgezwitscher verstummte. Der Verkehr auf der Straße entfernte sich. In der Stille kommen einem tausend Vermutungen in den Sinn und verblassen im Nu wieder. Verdattert saß Süreyya da. Sollte sie sich freuen oder bekümmert sein? »Wie, was?«, stotterte sie.

»Man sieht es nicht, oder?«, fragte Reyhan. »Ich habe ein weites Kleid besorgt, der Bauch ist auch noch nicht groß.«

»Im wievielten Monat bist du?« Der eigentlichen Frage wich Süreyya aus.

»Im fünften.«

Sie sahen einander in die Augen, Süreyya zählte in Gedanken nach, wendete Kalenderblätter um, hielt den Atem an. Monate, Jahreszeiten verflogen, schließlich musste sie an einer Stelle innehalten.

»Mir bricht das Herz.«

»So schwer es mir fällt«, flüsterte Reyhan, »ich muss es dir erzählen.«

Sie berichtete, was ihr im Polizeigewahrsam widerfahren war. Immer wieder verstummte sie und versank in Gedanken. Als sie mit scheuer Stimme ans Ende ihrer Geschichte kam, fiel sie Süreyya um den Hals.

»Hattest du keine Möglichkeit?« fragte Süreyya und gab sich die Antwort selber. »Wahrscheinlich nicht.«

»Was meinst du?« Erschöpft hob Reyhan den Kopf.

»Wenn eine Abtreibung möglich gewesen wäre …«

»Nein«, sagte Reyhan bestimmt, »daran habe ich nicht einmal gedacht.«

»Ich meine, weil es von einem Polizisten …«

»Es ist von niemandem«, widersprach Reyhan und legte die Hand auf den Bauch. »Es ist mein Baby, nicht das von sonst wem.«

Als Süreyya merkte, dass die Freundin sich verkrampfte, legte auch sie ihr eine Hand auf den Bauch.

»Es ist dein Baby«, bestätigte sie. »Und dein Baby wird so

schön sein wie du. Nenn es nach deinem Vater oder deiner Mutter und sei dein Leben lang glücklich mit ihm, okay?«

»Okay«, bestätigte Reyhan. »Aber ich werde es nicht nach Mama oder Papa nennen.«

»Hast du dir einen anderen Namen überlegt?«

»Seit Monaten habe ich einen Namen im Kopf«, erwiderte Reyhan.

»Und zwar?«

»Wird es ein Mädchen, soll sie Süreyya heißen.«

Süreyya lehnte sich zurück und musterte Reyhan, versuchte, in ihren Augen zu lesen. Reyhan meinte es ernst, sie lächelte glücklich. Da lächelte auch Süreyya. Jetzt würden sie auch die andere Schale der Weinen-Lachen-Waage füllen.

STAATLICHES KRANKENHAUS ÇAPA

ISTANBUL, 1985

Als sie sich das nächste Mal im Park des Krankenhauses trafen, erklärte Süreyya Reyhan, dies sei ihre letzte Begegnung.

»Die Freunde haben mir einen Pass besorgt, in ein paar Tagen gehe ich ins Ausland.«

»Ich hätte mir gewünscht, dass du in meiner Nähe bleibst, doch wenn ich daran denke, dass du geschnappt werden könntest, habe ich Angst.«

»Vor ein paar Tagen erzählte ein Freund von einem alten Mann im Knast von Diyarbakır«, sagte Süreyya, »der hatte, weil er jeden Tag gefoltert wurde, den Sinn für die Realität verloren. Den Mithäftlingen in der Zelle erklärte er, eigentlich seien sie längst tot und in der Hölle. Der Knast ist die Hölle, wir sind tot und die Aufseher sind die Zebani, die Höllenwärter also. Die anderen jungen Männer versuchten, ihm das auszureden. Sind dann auch unsere Familien, die uns hier besuchen kommen, irreal, fragten sie ihn. Das sind unsere Angehörigen, tat der Alte kund, die unser Grab besuchen und weinen, und wir glauben, sie sprechen mit uns. Irgendwann sollte der Alte dann freikommen. Er glaubte es nicht. Wohin sollte es denn gehen, wenn man aus der

Hölle kam? Er fürchtete sich. Am Tag seiner Freilassung blieb sein Herz stehen. Das ging mir tagelang nicht aus dem Kopf. Dann dachte ich, was der Alte gesagt hat, trifft auch auf uns zu. Dieses Land ist doch eigentlich die Hölle, wir sind gestorben und in die Hölle gekommen, hier büßen wir für unsere Sünden. Und es gibt auch kein Entkommen. Wie der alte Mann, der nicht aus dem Knast rauskam, werde auch ich nicht rauskommen, nicht ins Ausland gehen können. Wenn der Tag da ist, wird mir das Herz stehenbleiben.«

»Süreyya, du warst immer die Klügste von uns.« Reyhan sah die Freundin traurig an. »Du weißt, dass du putzmunter hier rauskommen wirst. Ich verstehe, was dich beunruhigt, du möchtest das hier nicht zurücklassen. Hier ist dein Leben, deine Vergangenheit, deine Träume gehören hierher. All das aufzugeben, macht dir Kummer.«

»Es ist wahnsinnig schwer«, stimmte Süreyya zu, »dich und Mama und Papa verlassen …«

»Wären doch bloß auch die Menschen hier so sensibel wie du.« Reyhan musterte die im Park hektisch hin und her eilenden Leute. »Schau sie dir an, ihnen ist gar nicht klar, dass sie in der Hölle leben. Würden sie es merken, würden sie nur umso mehr leiden, deshalb wollen sie die Wahrheit gar nicht wissen.«

»Und was sollen wir diesen Leuten gegenüber empfinden, sollen wir sie bedauern oder wütend auf sie sein?«

»Ich empfinde beides, mal bedauere ich sie, mal bin ich wütend.«

Süreyya legte die Hand auf Reyhans Bauch.

»Wie geht es dem Baby? Lassen wir die Sorgen, erzähl lieber von ihm.«

»Siehst du, wie schnell es wächst?«, fragte Reyhan.

»Das habe ich eben gedacht, als du kamst, man sieht es schon unter dem Kleid.«

»Es macht mich müde, je größer es wird, ich will immer nur schlafen.«

»Tritt es dich auch?«

»Ja, es tritt und manchmal bringt es mich zum Lachen.«

»Ein aufmüpfiges Baby!« Süreyya zog die Hand weg, lehnte sich zurück und fuhr fort: »Reyhan, du solltest wissen, dass es bei den Freunden eine Diskussion über das Baby gab.«

»Was für eine Diskussion?«

»Du hättest es abtreiben sollen, meinen sie. Jetzt ist es zu spät, aber es sei falsch, dass du es nicht gemacht hast, als noch Zeit war. Die Diskussion ist ein bisschen hochgekocht. Ich und zwei andere haben dich, das heißt das Baby, verteidigt. Wenn jemand ein Recht hat, über das Baby zu bestimmen, haben wir gesagt, dann nur die Mutter.«

Reyhan ließ den Kopf hängen. Es war weniger ein Gedanke, der ihr durch den Kopf ging, als vielmehr ein Gefühl. Das Gefühl, das ihr aus Bauch und Herz kam und jede Zelle ihres Gehirns mit Liebe für das Baby flutete, hielt sie höher als alles andere, sogar als ihr Leben.

»Ich habe es dir gesagt, damit du dich nicht wunderst, wenn du irgendwann davon hörst«, sagte Süreyya. »Es ist eine von den Diskussionen, die wir die ganze Zeit führen, nimm es nicht schwer. Weiß das Baby davon? Nein. Also wartet diese schöne Welt auf es.«

»Tja, die schöne Welt«, echote Reyhan. »Der einzige Beweis dafür, dass das hier nicht die Hölle ist, ist vielleicht, dass das Baby geboren wird. Auch, wenn meine Angst nie vergehen wird …«

»Welche Angst?«, hakte Süreyya nach.

 »Ich träume davon, dass der Polizist wieder auftaucht und

mir das Kind in meinem Bauch wegnimmt. Den Alptraum werde ich einfach nicht los.«

»Reyhan, mit dieser Angst kann man nicht leben, bringen wir auch dich ins Ausland. Dann hat der Bulle keinen Zugriff mehr auf dich.«

»Die Angst ist nur in meinem Kopf«, erwiderte Reyhan. »Avdo hat mir gesagt, der Mann sei tot. Er könne mich nie wieder belästigen.«

Süreyya kniff die Augen zusammen. »Bist du dir da sicher?«

»Avdo hat es gesagt, und ich glaube ihm. Es gibt den Polizisten nicht mehr, nur die Angst ist noch da. Ich hab es noch nicht geschafft, die Angst zu überwinden, aber keine Sorge, das wird schon. Gräm dich nicht um die, die hierbleiben. Vielmehr habe ich Angst um dich, wenn du unbehelligt rauskommst, fällt mir ein Stein vom Herzen.«

»Das verstehe ich«, sagte Süreyya bekümmert. »Ich gehe fort, aber ich werde dich und das Baby vermissen. Es ist nicht nur dein Baby, sondern auch meins, das sollst du wissen.«

»Ja, ich weiß.« Reyhan sah sie traurig an.

Süreyya fingerte eine Schachtel aus der Handtasche. »Ich kann ja bei der Geburt nicht bei dir sein, deshalb gebe ich dir mein Geschenk schon jetzt.«

»Ein Geschenk?«

»Ja, hier, bitte.«

Reyhan öffnete die Schachtel, ihr Blick fiel auf ein Tuch. Behutsam strich sie über die Farben des Tuchs: Gelb, Grün und Orange. Als sie in dem weichen Tuch etwas Hartes spürte, suchte sie Süreyyas Blick, dann schlug sie Schicht um Schicht auf. Ein Kamm kam zum Vorschein. Den Kamm zierte ein Bild der Schlangenkönigin Shahmeran. Als Reyhan den Kopf hob, hatte sie feuchte Augen. »Ich kann es nicht glauben«, flüsterte sie.

»Als die Polizei dich schnappte, bin ich sofort in dein Zimmer im Wohnheim gelaufen und hab deine Sachen zusammengepackt, da sah ich den Kamm, ich wusste, wie wertvoll er für dich ist, ich habe ihn aufbewahrt und ungeduldig auf diesen Tag gewartet.«

»Wenn du wüsstest, wie sehr ich mich darüber freue …«

»Eines Tages wirst du sehen, dass Shahmeran dich anlächelt, Reyhan.«

»Meine Shahmeran bist du«, entgegnete Reyhan.

Sie fassten einander bei den Händen. Still saßen sie beieinander wie alte Leute, die nach einem Leben voller Kummer Seelenfrieden ausstrahlen. Die Schatten wurden länger und immer mehr. Eine Schar Sperlinge landete im Baum vor ihnen und flog rasch wieder auf. Auf dem Rasen spielten Kinder fangen.

»Wir sind romantische Idiotinnen«, sagte Reyhan. »Als ich gefasst wurde, prügelten mich die Polizisten und verhöhnten mich als romantische Idiotin. Das war das einzig wahre Wort, das ich je von ihnen hörte. Behalte das im Kopf, wenn du jetzt fortgehst.«

»Was davon soll ich behalten, dass wir Idiotinnen sind oder dass wir romantisch sind?«

Sie brachen in Gelächter aus, wie in alten Tagen.

MERKEZ-EFENDI-FRIEDHOF

ISTANBUL, 1985

Als der Blonde Seemann kam, umfing der Herbst die Stadt mit seinem Kupferatem. Es wurde früh Abend, der Wind verwirbelte den Staub, der sich den Sommer über auf den Gräbern angesammelt hatte. Bei Tee und Zigaretten erholte Avdo sich von den Mühen des Tages. Reyhan stillte ihren Sohn und wiegte ihn in den Schlaf, sah sein Gesicht, wo sie auch hinschaute.

Grob fuhr ein frischer Windstoß in die Bäume, Reyhan fror. Sie nahm ihre Strickjacke vom Sofa und legte sie sich über die Schulter.

»Es wird kühl«, merkte der Blonde Seemann an.

Avdo wies mit der Hand zum Himmel im Westen. »Wenn das Siebengestirn am Abendhimmel steht, hüllt der Hirte sich in seinen Umhang, pflegte Meister Josef zu sagen.«

»Den Spruch kannte ich nicht.«

»Die Sterne, die wir in Mesopotamien sehen, haben für euch Seeleute eine andere Bedeutung.«

»Stimmt. Wir sagen, es ist Zeit, die Segel zu setzen. Wenn die Plejaden aufgehen, sind Wellen und Winde auf dem Meer freundlich gesinnt. Meine Matrosen sehen sieben Schwestern in dem Gestirn und sie stellen sich vor, sie wären selbst die alten griechischen Götter, die ein Auge auf die sieben Schwestern warfen.«

»Von sieben Schwestern hat Meister Josef nie erzählt, er nannte sie Weintraube und rief sie Mul-Mul, heulend wie ein Wolf.«

»Was ist das denn für ein Ruf?«

»In der Sprache des alten Babylon heißt das angeblich Stern-Stern.«

»Papa«, mischte Reyhan sich ein und drehte den Kopf zu Avdo, »nennst du das Baby deshalb manchmal Mul-Mul, wenn du mit ihm schmust?«

»Ja, er ist mein Mul-Mul«, bestätigte Avdo und ließ einen seiner unerwarteten Lacher vom Stapel.

»Was bin ich naiv, ich dachte, es wären einfach irgendwie gereimte Silben.«

Plötzlich hörten sie das Baby greinen. Sofort sprang Reyhan auf, sagte, es habe Hunger, und schlüpfte ins Haus.

Avdo und der Blonde Seemann hoben erneut den Blick zum Himmel. Zwischen den Sternen umherwandernd, dachten sie an die alten Zeiten.

»Wie viele Jahre ist es her, dass wir uns kennengelernt haben?«, fragte Avdo. »In der ersten Zeit wusste ich, wenn du in See stachst, dass du in ein paar Monaten wiederkommst, und wartete auf den Tag. Inzwischen kommst du so selten nach Istanbul, dass ich jedes Mal denke, ich sehe dich nie wieder. Ich kann mir den Tag in der Zukunft, an dem du wiederkommen wirst, kaum noch vorstellen, darum begnüge ich mich mit Erinnerungen an die Tage, die wir hier früher gemeinsam verbrachten.«

»Wie gern würde ich häufiger kommen!« Der Blonde Seemann klang bedrückt. »Aber seit ich die Wohnung hier im Viertel verkauft habe, besteht keine Verbindung mehr. Ich gehe auf Fahrt und kehre anschließend in mein Zuhause in Venedig zurück. Manchmal wenn ich mich nach Roberta und meinem Sohn sehne, stelle ich mir vor, sie leben in Istanbul, dann aber sehe ich mein Schiff in den Hafen von Venedig einlaufen. In meinem Haus sind die Wände mit Bildern von Istanbul übersät. Es ist nicht nur meine Schuld, in die Ferne gegangen zu sein. Auch du trägst Schuld, ich kann dich noch so drängen, nie kommst du uns besuchen. Ich war in Istanbul und habe Avdo kennengelernt, sagt Roberta, warum kommt er nicht mal nach Venedig und besucht uns?«

»Wäre es mir möglich, hier fortzugehen, würde ich oft bei euch vorbeischauen.«

»Darüber haben wir schon so oft gesprochen, jedes Mal hatte ich Verständnis für dich, aber jetzt hat sich etwas verändert. Jetzt ist Reyhan da, an deiner Stelle kann sie bei Elif bleiben. Und sei es nur für ein paar Tage ...«

»Du irrst dich«, entgegnete Avdo. »Früher hatte ich einen Grund, nicht fortzugehen, jetzt habe ich drei. Zu Elif sind noch meine Tochter und mein Enkel hinzugekommen. Was sollen sie denn ohne mich machen?«

»Alles klar«, sagte der Blonde Seemann. »Ich habe die Sache noch einmal angesprochen, dabei soll es bleiben. Nun liegt es bei dir. Weißt du, wenn ich künftig an dich denke, flattern mir keine Sorgenfledermäuse mehr durch den Kopf. Es beruhigt mich zu wissen, dass du nicht allein lebst, dass du eine glückliche Familie gefunden hast.«

»Wir beide haben jetzt eine glückliche Familie.« Avdo griff nach dem Glas. »Komm schon, mein Freund, sind wir hier etwa in einer Moschee? Hoch die Gläser!«

»Als du mir Reyhans Geschichte erzählt hast, war ich wütend auf mich, weil ich nicht früher gekommen war. Ich hätte dir die Probleme erspart, hätte sie zu mir aufs Schiff genommen und nach Venedig gebracht, an einen Ort, wo sie niemand hätte finden können. Auf diese Weise wärst auch du vielleicht endlich uns besuchen gekommen, notgedrungen sozusagen.«

»Als ich sie fand, war ich so verzweifelt, dass ich keinen Ausweg wusste. Dann fiel mir die Klause ein, und als ich Reyhans neuen Ausweis holte, habe ich erleichtert aufgeatmet.«

»Dein Fehler, Avdo, ich hatte dir meine Telefonnummer in Venedig dagelassen. Du hättest anrufen und Roberta Bescheid geben können, sie hätte mich erreicht, selbst wenn ich am anderen Ende der Welt gewesen wäre.«

»Mein Fehler, ich weiß. Mir wäre nie eingefallen, dass ich es mal nötig haben könnte, dich anzurufen. Der Zettel, auf dem du die Nummer notiert hattest, lag ein paar Tage lang hier auf dem Tisch, dann muss der Wind ihn fortgetragen haben, mir fiel gar nicht auf, dass er nicht mehr da war. Wer hätte ahnen können, dass mir so etwas zustößt?«

»Ich schreibe meine Telefonnummer noch einmal auf, aber diesmal gebe ich sie nicht dir, sondern Reyhan. Sie wird sie aufheben.«

»Ich habe in meinem ganzen Leben nur ein einziges Mal telefoniert, weißt du. Und das war vor rund zehn Jahren, es ging auch um Reyhan. Als ich in der Zeitung las, dass ihre Eltern ermordet worden waren, rief ich den Casinobetreiber an, ich wollte mich der Kleinen annehmen, damit sie nicht verwaist. Schon damals schaffte ich es nicht, den Anruf allein zu bewerkstelligen. Eşref Hodscha half mir, Dank sei ihm. Wundere dich nicht, ich hatte nie jemanden, den ich hätte anrufen können. Als Kind beobachtete ich von Ferne die Telefone in einigen der Geschäfte in Mardin, ich dachte, der Apparat, der mir geheimnisvoller noch als das Radio schien, wüsste alles Unbekannte. Hoffte sogar, er würde meine Stimme vielleicht zu meiner Mutter tragen, wenn ich mit ihm spreche. Dann erklärte mir Meister Josef, wozu das Telefon dient, und sagte, ich solle nicht vergebens Hoffnung darauf setzen.«

»Du hast bisher nur ein einziges Mal telefoniert«, stellte der Blonde Seemann fest. Er trommelte mit den Fingern auf dem Tisch und dachte nach. »Morgen schaffen wir Abhilfe. Wir rufen bei mir zu Hause an und reden mit Roberta. Sie wird sich freuen, deine Stimme zu hören und übt auch gleich ein bisschen Türkisch. Einverstanden? Das wird jetzt Reyhans Aufgabe sein, einmal im Monat müsst ihr uns anrufen.«

»Davon verstehe ich nichts, das musst du mit Reyhan klären. Ohnehin ist sie es, die alles entscheidet. Ich wollte eine Wohnung im Viertel mieten, damit Reyhan dort mit dem Baby wohnen kann. Doch sie wollte nicht, sie beharrt darauf, mich nicht allein zu lassen. Also habe ich ein Zimmer angebaut. Jetzt geht es ganz gut.«

»Du hast so viel ausgegeben, da bist du jetzt wohl klamm. Ich lasse dir etwas Geld hier.«

»Nett von dir, dass du dir Gedanken machst«, sagte Avdo, »aber danke, ich habe genug Geld. All die Jahre habe ich Geld verdient und wusste nicht, wofür ich es ausgeben soll, endlich gibt es zwei Menschen, um die ich mich kümmern kann, ich bin so froh darüber.«

»Das ist wirklich schön für dich.«

»Als der Junge geboren wurde, bat Reyhan mich, ihm einen Namen zu geben. Du glaubst nicht, wie aufgeregt ich war, richtig hibbelig. Da war dieser Junge, der vor etlichen Jahren bei mir in die Lehre gegangen und dann so unglücklich aus dem Leben geschieden war. Baki. Nach ihm habe ich das Kind genannt.«

»Einen besseren Vater als dich hätte Reyhan nicht finden können.«

»Ist doch so, oder?« Avdos Frage klang ganz ernst.

»Zweifelst du daran?«

»Nicht dass ich zweifeln würde, aber schließlich ist das hier ein Friedhof, Mutter und Sohn wären anderswo besser untergebracht.«

»Vielleicht wären sie besser untergebracht, aber glücklicher könnten sie nicht sein.«

Avdos Miene entspannte sich. Der Nebel in seinen Augen löste sich auf. »Trinken wir darauf!«

»Trinken wir!« Der Blonde Seemann hob sein Glas und fügte hinzu: »Trinken wir auch auf Toteve!«

Avdo nahm einen Schluck und stellte das Glas auf den Tisch. Er ließ den Blick von einem Ende des Friedhofs zum anderen schweifen und lauschte nach seinem rasselnden Atem in die Dunkelheit hinaus, als bräche der Hund gleich irgendwo hervor. Ohne Reyhan mit dem Baby wäre ihm Toteves Abwesenheit unerträglich. Bald war es ein Jahr her, doch immer noch weckte ihn Hundegebell, sodass er aufstand und aus dem Fenster spähte.

»Du hättest Toteves letzten Augenblick erleben sollen«, sagte Avdo. »Der Arme, er war so verloren. Ich hatte nicht genug Kraft, ihn zu retten. Kann man auf sich selbst wütend sein? Wegen Toteves Tod bin ich wütend auf mich.«

»Es ist nicht richtig, dass du dich fertigmachst«, entgegnete der Blonde Seemann. »Du hast getan, was du konntest. Sieh nur, Reyhan hast du das Leben gerettet.«

»Das habe ich, aber ihre Ängste ist sie immer noch nicht los. Sie redet im Schlaf, rette mich, Papa, stammelt sie und wacht schreiend auf.«

 »Was sie erlebt hat, ist nicht einfach, sie braucht Zeit.«

Avdo starrte in die Finsternis und brachte das Gespräch wieder auf Hunde. »Wie geht es Havari?«

»Letzten Monat war er krank. Wir brachten ihn zum Tierarzt, der sagte, seid darauf gefasst, dass er stirbt. Für uns wäre das kein Drama, aber unseren Sohn Ali Andrea würde sein Tod sehr mitnehmen. Er ist ja nun zehn und hat sein ganzes Leben mit Havari verbracht.«

»Tja, mein Freund, für alles gibt es ein Heilmittel, nur nicht für den Schmerz über den Tod. Ali Andrea wird diesen Schmerz erleben und daran reifen. Ich kenne keinen anderen Weg, um sich für ein langes Leben zu wappnen.«

»Du bist ein Mann der Erde, Meister Avdo, Toteve hast du hier begraben. Ich habe mit Roberta gesprochen, wenn auch unser Sohn einverstanden ist, wollen wir Havari im Meer bestatten. Er ist ja auch ein Seemann, so oft wie er mit mir auf großer Fahrt war.«

»Wenn ihr ihn dem Meer übergebt, stelle ich hier einen Grabstein für ihn auf, genau wie für Toteve.«

»Du hast für Toteve einen Grabstein angefertigt?«

»Ja. Das heißt, ich habe einen alten Stein ergänzt. Als ich Toteve und Havari damals fand, waren ihre Mutter und sechs Geschwister schon tot. Ich begrub sie in einem alten Grab, du erinnerst dich, an das Grab setzte ich einen Stein und zeichnete für jeden einen Hundezahn darauf. Als Toteve starb, gravierte ich einen weiteren Zahn dazu. Für Havari kommt dann noch ein scharfer Zahn hinzu, auch wenn er nicht hier begraben wird, soll seine Seele mit seiner Mutter und den Geschwistern zusammen sein.«

»Gut gesagt, die Familie soll zusammen sein.«

MERKEZ-EFENDI-FRIEDHOF

ISTANBUL, 1985

Der Blonde Seemann war gegen Mitternacht aufgebrochen, Avdo aber fand keinen Schlaf. Eine Frage, auf die er seit Monaten keine Antwort fand, spukte ihm im Kopf herum. Wie sollte der Grabstein für den Mann mit den sieben Namen aussehen? Beim Nachdenken über diese Frage versank er in Kindheitserinnerungen, erging sich in Fantasien und hoffte auf den Funken der Inspiration. Doch nichts, was ihm einfiel, stellte ihn zufrieden. Keinen Stein wollte er schaffen, vielmehr eine Seele, er wartete darauf, dass ihm diese Seele vor Augen trat. Er hatte Erfahrung darin, sich in Geduld zu üben. Also wartete er geduldig ab und beobachtete dabei die Sterne. Er zählte die Sternschnuppen, die in alle vier Himmelsrichtungen stürzten. Wieder fiel eine Sternschnuppe. Die letzten Möwen des Abends zogen mit Geschrei über den Friedhof. Avdo goss Wasser aus der Karaffe in sein Glas, trank es aus und steckte sich eine Zigarette an. Vielleicht würde ihm etwas einfallen, wenn er die schon so oft gelesenen Zeilen noch einmal las, womöglich tauchte die Gestalt des Grabsteins, den er gestalten wollte, dann vor seinen Augen auf.

HOZAT

DERSIM, 1938

Dieses Tagebuch gehört Unterleutnant Adem Giritli. Wer es findet, schicke es bitte an meine Verlobte in Istanbul, Miskal Durusu. An sie richten sich die Notizen in meinem Tagebuch, ich bitte Sie, Diskretion zu wahren, und danke Ihnen dafür im Voraus. Die Anschrift meiner Verlobten lautet: Salkımlı Sokak, Cevher-Villa, Emirgân, Istanbul.

1. Juni 1938, Mittwoch.
Miskal, meine Geliebte, mein erstes Wort gilt stets dir, wie auch mein letztes Wort nur dir gelten wird. Bei der Versammlung heute Morgen hieß es, wir ziehen morgen früh ins Feld, dafür sollen wir heute im Laufe des Tages alles vorbereiten. Vor einer Woche traf meine Kompanie aus Izmir hier ein, der Brief, den ich dir von hier geschickt habe, hat dich noch nicht erreicht. Heute Abend schreibe ich dir noch einen Brief und berichte dir von der aktuellen Lage, danach wird unsere Verbindung für eine Weile abreißen. Ich habe gefragt, wie lange der Feldeinsatz dauern wird, ein paar Wochen, hieß es, ein paar Wochen lang werde ich dir nicht schreiben und von dir keine Post erhalten können. Da fiel mir das leere Heft ein, das ich eingesteckt hatte. Statt

Briefe schreibe ich Tagebuch, und wenn ich aus dem Feld zurück bin, schicke ich dir das Heft, und du wirst sehen, dass ich auch dann, wenn unsere Verbindung abbricht, nicht getrennt von dir bin, dich vielmehr überall bei mir trage. In der Zeitung stand, der Dersim-Feldzug im letzten Jahr sei ein Erfolg gewesen, der Anführer des Aufstands sei geschnappt und aufgehängt worden. Tatsächlich aber gehen die Unruhen weiter. Das Feuer ist gelöscht, doch die Asche glimmt noch, wir gehen jetzt hin und löschen auch die Asche. Das hat unser Kommandant Hauptmann Tan gesagt. Er ist ein Mann von Bildung und Kultur. Er merkte auf, als er erfuhr, dass ich Geschichtslehrer bin, lud mich in sein Zelt ein. Gesprächsweise erzählte er, die Kreisstadt Hozat sei früher ein Militärstützpunkt der Byzantiner gewesen, früher heißt vor über tausend Jahren, wie du weißt. Der Ort ist von Gebirge umgeben, und die Berge sind voller Eicheln. Als ich von Gebirge sprach, lachte Hauptmann Tan und sagte, das echte Gebirge läge nördlich von Dersim, im Vergleich dazu sei das hier ein Ebene, dann wurde er ernst und korrigierte sich. »Wir sagen nicht Dersim, sondern Tunceli«, erklärte er. »Vor drei Jahren wurde der Name zwar per Gesetz geändert, aber wir sind an den alten Namen gewöhnt, der Name Dersim ist ja ein paar tausend Jahre alt, das lässt sich nicht mal so eben wegwischen.« Die Berge, die Eicheln und der Name der Gegend kümmern mich wenig, wie gern aber wäre ich jetzt in Istanbul und liefe mit dir am Ufer von Emirgân nach Istinye hinauf. Ich grüble, was wir heute vor einem Jahr taten. Trafen wir uns? Standen wir am Bosporus und beobachteten den Brand der Villa am Ufer drüben in Kanlıca? Oder sprachen wir über die Nachricht, dass der deutsche Zeppelin in Amerika abgestürzt war? Wie leicht ist es, über Jahrtausende zu reden, wie schwierig aber, sich an die Zeit vor einem Jahr zu erinnern. Ich glaube, Zeit wird wichtig, wenn man getrennt ist, denn sind wir zusammen, wissen wir umeinander. Als ich in Istanbul bei dir war, gab es keine Zeit, es gab nur dich, jetzt aber, wo ich tausend Kilometer weit von dir entfernt bin, stecke ich in der Zeit fest. Jeden Augenblick ohne dich verfolge ich mit den Augen auf dem Minutenzeiger meiner Uhr, seine Spitze zieht Furchen in mein Herz wie eine Pflugschar, Runde um Runde. Jemand ruft meinen Namen. Ich habe die Pause zum Schreiben genutzt, jetzt muss ich los.

Nacht.
Unser Tag war lang mit all den Vorbereitungen und dem Hin-und-her-Gerenne. Endlich schlüpften wir in die Zelte und streckten uns auf unseren Betten aus. Ich schrieb den Brief an dich zu Ende und steckte ihn in den Umschlag, morgen früh händige ich ihn dem zuständigen Soldaten aus. Ich schlief nicht gleich ein, stattdessen schlug ich das Tagebuch auf, weil ich die letzten hellen Minuten mit dir verbringen will. Ich nenne es nicht mehr Heft, sondern Tagebuch. Gleich am ersten Tag habe ich mich daran gewöhnt, kaum öffne ich es, bist du da. Wir sitzen im Teegarten in Yeniköy an einem Tisch am Bosporus und plaudern. Ich spreche über die Restaurierung des Hauses am Ufer von Bebek, das wir bewohnen werden, sobald wir verheiratet sind, du erzählst von deiner Tante aus Athen. Apropos, was ist aus ihr geworden, erst jetzt fällt mir auf, dass du sie in deinem letzten Brief nicht erwähnt hast. Ich sage, ich möchte sofort heiraten, doch du erinnerst mich daran, dass dein Vater verlangt, ich müsse erst den Wehrdienst absolvieren. Durch den offenen Zelteingang dringt Kälte herein, ein Kamerad steht auf und schließt ihn. Wie eiskalt es selbst im Sommer wird, sobald es dunkelt. Ein Kamerad aus Konya stimmt ein Lied an. Ich

habe mich an die melancholischen Volkslieder gewöhnt, stopfe mir nicht mehr wie in der ersten Zeit die Ohren zu, erwarte nicht, dass hier irgendjemand sich für europäische Musik interessiert. Die Soldaten stammen aus den entlegensten Ecken Anatoliens und sprechen mit unterschiedlichen Akzenten, bisweilen fällt mir schwer zu verstehen, was sie sagen. Wir leben in Zelten, weil wir uns im Einsatzgebiet befinden, der zuständige Offizier in diesem Zelt bin ich, Istanbuler nennen mich die anderen. Hier wird jeder nach der Provinz genannt, aus der er stammt. Die Kameraden sind neugierig auf Istanbul, die meisten haben noch nie das Meer gesehen, wenn ich ihnen von den historischen Stadtmauern, dem Leanderturm oder den eleganten Damen erzähle, die in hell erleuchteten Straßen ihren Einkaufsbummel machen, lauschen sie mir gebannt, als spulte sich vor ihren Augen ein Film ab. Und sie stellen komische Fragen. Ist das Meerwasser wirklich blau? Was steht dort nachts am Himmel, sind das auch Sterne? Merkwürdig, nicht wahr, sie halten Istanbul für einen anderen Planeten. Die Istanbuler entfremden sich der Religion, gehen nicht in die Moschee, glauben sie, fragen, was die Leute dort denn anbeten. Außer mir sind alle verheiratet, mehrere haben schon Kinder. Hätte dein Vater es erlaubt, wäre auch ich als verheirateter Soldat hier. Dann trüge ich nicht nur dein Foto bei mir, sondern auch eines von unserem Kind. Apropos Kind, ich will dir erzählen, was sich gestern zutrug.

Gestern

Beim Mittagessen hörte ich auf einmal Geschrei bei den Soldaten, die nur wenig entfernt saßen. Es gibt hier häufig Streit, schon wieder einer, dachte ich. Sie trugen einen Rekruten blutüberströmt zum Lazarettzelt. Vor dem Essen hatte er einen Brief aus der Heimat erhalten. Beim Lesen kamen ihm die Tränen, die Fragen der Kameraden ließ er unbeantwortet. Er war frisch verheiratet, die Nachricht, dass seine Frau niedergekommen war, erreichte ihn mit Kummer. Die Frau war während der Geburt gestorben, das Neugeborene hatte nur einen Tag überlebt. Kaum hatte er den Brief gelesen, zerriss er seine Kleidung, zog sogar sein Messer und schnitt sich das Handgelenk auf. Wer hätte mit ihm tauschen mögen? Die Kameraden ärgerten sich über den Briefschreiber, ein Cousin hatte ihm geschrieben, entweder ist er nicht recht bei Verstand oder diesem Soldaten feindlich gesinnt, sagten sie. Jemandem beim Militär schreibt man keine schlimmen Nachrichten aus der Heimat, das wissen sogar wir Istanbuler. Unser Mann ist ernsthaft verletzt, die hiesige Versorgung reichte nicht, gestern Abend wurde er ins Lazarett nach Dersim überstellt.

EUPHRAT

DERSIM, 1938

14. Juni 1938, Dienstag.
Liebste Miskal, fragte man mich, was ist Zeit, weiß ich jetzt, was ich antworten würde, ein bodenloser Brunnen, ein Brunnen, in dem ich nur dich sehe, wenn ich mich darüber beuge und hineinspähe. Ich tauche hinein, trinke von seinem Wasser, fühle die Abwesenheit der Welt außerhalb des Brunnens. Wissen ist das eine, Fühlen etwas ganz anderes. Wissen ist heute leicht, unsere Zeit löst das Problem mit Wissenschaft und Technik, jetzt aber müssen die Menschen das Geheimnis des Fühlens lüften. Sonst wird es den Menschen, die im Netz von Aberglauben gefangen sind, unseren Mitbürgern also, nicht gelingen, die alten Gewohnheiten abzulegen. Wir kennen das Wesen von Gewohnheiten, sie verfolgen uns mit der Hartnäckigkeit etlicher tausend Jahre. Gewohnheit ist fertiges Wissen, es hindert die Menschen daran, Neues zu lernen. Hier erlebe ich, dass unsere Mitbürger nicht einmal von der Uhr wissen. Außer den Offizieren habe ich keinen Soldaten eine Uhr tragen sehen. Mitunter fragen sie nach der Zeit, verstehen aber meine Antwort nicht, für sie ist es einerlei, ob es drei Uhr ist oder neun. Jedes Mal heben sie den Kopf und schauen nach Sonne oder Mond, warum ich

eine Uhr trage, ist ihnen ein Rätsel. Sie halten meine Uhr für ein Symbol wie einen Ring. Manche fragen sogar, ob es sich um einen Talisman handele. Sie haben ja gehört, dass die Istanbuler einer neuen Religion anhängen, so muss dies wohl deren Amulett sein. Das sagen sie mir zwar nicht ins Gesicht, es ist aber nicht schwer zu erraten, dass sie untereinander so reden. Ebenso fragen sie sich, was ich wohl in dieses Tagebuch schreibe. Wir sind gerade in einem Dorf mit dreißig Häusern. Wir kamen vor zwei Stunden und trafen niemanden an. Wie in vielen Dörfern machten die Bewohner sich davon, bevor wir da waren. Auch Vieh haben sie nicht zurückgelassen, kein Schaf, keine Kuh, die wir schlachten könnten. Neunzig Soldaten satt zu bekommen, ist nicht einfach. Heute müssen wir uns mit dem Proviant in unseren Beuteln zufrieden geben. Wir haben einen örtlichen Führer, er spricht von Höhlen außerhalb des Dorfes. Höchstwahrscheinlich halten sich die Dörfler dort versteckt. Es wird bald dunkel. Um diese Zeit zu den Höhlen zu gehen, ist gefährlich, man könnte auf uns feuern, wir gehen morgen früh hin und schauen nach. Ich denke weniger an die Leute als an den Euphrat, jenseits der Höhlen soll er zu sehen sein. Seit zwei Wochen marschieren wir durch Berg und Tal und das Einzige, was mich wirklich interessiert, ist der Euphrat. Sämtliche Lieder hierzulande handeln vom Euphrat, das erste hörte ich vor drei Tagen.

Drei Tage zuvor, Samstag.
Wieder in einem leeren Dorf, leblos wie eine Fotografie. Nicht einmal ein Hund gibt Laut. Wir haben alle Häuser einzeln durchkämmt. Wir hören, insbesondere im Munzur-Gebirge im Norden leisten die Bauern Widerstand, stellen den Soldaten Fallen und bringen sie um. Wir haben zwei Ge-

fechte hinter uns, aber noch keine Verluste, die Hungerleider haben wir im Handumdrehen erledigt. Einige Kameraden wollten die Bauern, die wir getötet hatten, beerdigen, auch wenn sie Feinde waren, doch Hauptmann Tan hinderte sie daran. Die Leichen werden von wilden Tieren gefressen. Als wir uns im Dorf umschauten, zerriss ein Schrei die Stille, wir blieben stehen, spähten umher und versuchten herauszukriegen, woher der Schrei gekommen war. Endlich entdeckten wir auf einem Felsen oberhalb des Dorfes eine Frau hocken. Alt, in eine schäbige Decke gehüllt, saß sie da und sang ein Klagelied. Die Felsen warfen ihre Stimme wie Glockenklang zurück. Starr standen wir da und beobachteten sie. Als ihre Wehklage zu Ende war, erhob sie sich langsam und ließ die Decke zu Boden gleiten. Sie war nackt. Sie muss über hundert Jahre alt gewesen sein, vielleicht zweihundert, vielleicht zweitausend, es war, als wäre sie mitten aus der Geschichte herausgesprungen. Sie bestand bloß aus Knochen, darauf saß kein Fleisch. Sie brüllte etwas. Wir verstanden es nicht, sie schien in der Sprache der Toten zu reden statt in der der Lebenden. Dann stürzte sie sich den Felsen hinunter. Ihre Chuzpe verwunderte uns. Wir fragten unseren Führer, was die Frau gebrüllt hatte. Er erklärte, die Frau wollte nicht mit den Bauern gehen, als sie aus dem Dorf flohen, sie sei im Dorf geboren und werde hier auch sterben. Ihr Klagelied habe vom Euphrat gehandelt. Der Fluss nehme den Kummer der Menschen auf. Seit vierzigtausend Jahren schütze er die Gegend. Auch das Heute werde vorübergehen, die Sintflut innehalten, die alten Winde wieder wehen. Auf den Bergen würden wieder Blumen blühen, der Euphrat begleitet vom Gesang der Mädchen weiter fließen. Nicht diese schlichten Worte weckten mein Interesse, mir ging es um den Euphrat, den ich im Unterricht meinen Schülern geschildert hatte. Ich sagte, wenn der Fluss in der Nähe sei, möchte ich ihn sehen. Noch vor dem Führer erklärte Hauptmann Tan, der Fluss sei einen Tagesmarsch entfernt, da wir nur mit Unterbrechungen voranzögen, wären wir vielleicht in drei, vier Tagen dort. Hauptmann Tan ist schon seit zwei Jahren in der Region, er hat die Sprache der Kurden erlernt. Seinem Vorbild folgend habe auch ich angefangen, Kurdisch zu lernen. Hauptmann Tan behauptet, die Kurden seien eigentlich Bergtürken, ihre Sprache sei degeneriert, weil sie seit früher – damit meint er mindestens tausend Jahre – in den Bergen abgeschnitten von der Welt gelebt hätten. Sehe ich die Einheimischen hier, wird mir klar, dass die Soldaten in meiner Kompanie um einiges zivilisierter sind. Bevor die Uhr an die Reihe kommt, gilt es, den Leuten viel grundlegendere Dinge beizubringen. Ich zweifle, ob sie überhaupt zählen können. Auch Tage und Monate haben bei ihnen keine Namen. Sie kennen bloß zwei Jahreszeiten, die eine erkennen sie am Sonnenschein, die andere am Schnee. Sie gleichen den Stämmen in Afrika, sind unglaublich rückständig, können nicht vorausschauen. Da sie nicht wissen, was sie wollen, machen sie Fehler, leben falsch. Wie sollten sie sich auch hier im Nichts, in der Wildnis eine Zukunft schaffen?

Heute, Nacht.
Seit zwei Wochen haben wir uns nicht gewaschen. Vor lauter Jucken konnte ich nicht schlafen. Also stand ich auf und ging zum Feuer, das die Wachen entfacht hatten. Sie scherzen und lachen miteinander, und ich notiere ein paar Zeilen im Tagebuch. Miskal, meine Seele! Mir wird klar, dass wir in Istanbul die Abende vernachlässigt haben. Wenn wir heiraten, zünden wir abends im Garten unseres Hauses ein Feuer an und setzen uns davor. Gemeinsam erleben wir die Schön-

heit der bestirnten Nacht am Istanbuler Himmel. Denke ich hier an deine Augen, denke ich an Istanbul. Das Blau deiner Augen gleicht dem Blau des Meeres dort, ich sitze hier und träume von ebendiesem Blau.

EUPHRAT

DERSIM, 1938

20. Juni 1938, Montag.
Miskal, meine Geliebte, heute habe ich den Euphrat gesehen. Nach dem Gefecht, das wir uns drei Tage geliefert hatten, als die Gegend endlich gesäubert war, atmeten wir alle erleichtert auf. Wir verbringen hier noch die Nacht und marschieren morgen weiter, ich konnte aber nicht auf morgen warten. So schnell wie möglich wollte ich drüben hinter dem Felsen den Euphrat sehen. Ich bat Hauptmann Tan um Erlaubnis, den Felsen zu erklimmen. Nur er hat Verständnis für meine Aufregung. Er deutete auf seine Armbanduhr, dann nach Westen, wo die Sonne schon sank, und verlangte, ich müsse in spätestens zwei Stunden zurück sein, denn in der Dunkelheit könnte ich mich verlaufen. Meine Beine sausten pfeilschnell los, obwohl ich müde und hungrig war. Es dauerte nicht lange und ich stand auf dem Gipfel des Felsmassivs, in der Schlucht ging ein schneidender Wind, als ich hinunterschaute. Miskal, mein Schatz, ich war aufgeregt wie damals, als ich dich bei einem Bankett zum ersten Mal sah. Betörend, verführerisch. In der Abendsonne wand sich der Euphrat gleich einer kupferfarbenen Schlange durch die Landschaft. Sein Ende war nicht zu sehen. Ich griff nach

dem Feldstecher und spähte aufmerksam, als wäre es möglich, das Ende dieses dreitausend Kilometer langen Flusses zu sehen. Das Fernglas schien nicht den Raum näher heranzuholen, sondern die Zeit, vor meinen Augen tauchte die vieltausendjährige Geschichte auf. Das Land, das sich vom Persischen Golf bis zum Mittelmeer über die mesopotamische Ebene erstreckt, war die Wiege der Landwirtschaft, der Schrift und des Rads. Als hier das Gilgamesch-Epos geschrieben wurde, war Homer, der Ahnherr der alten Griechen, noch gar nicht geboren. Hier errichteten Menschen Wasserkanäle, Handelswege und nicht sieben, sondern siebzehn Weltwunder. Es waren die Menschen von Sumer, Babylon und Assur. Im Laufe der Jahrtausende wurden sie dann irgendwie durch die nackten, ungebildeten, armen Menschen ersetzt, die heute hier leben. Geduldig richtete ich den Feldstecher bald nach rechts, bald nach links, schaute einmal in die Ferne, dann wieder in die Nähe. Wohin waren jene gegangen, die einst die Geschichte erschufen, und wer waren die Menschen, die heute an ihrer Stelle in armseligen Lehmbauten hausen? Ich hätte auf den erhabenen Euphrat, den Purattu der alten Akkader, geschworen, dass jene, die hier vor fünftausend Jahren die Zivilisation aufbrachten, weit fortschrittlicher waren als die Bauern, die heute im Dorf da unten leben. Ich ließ den Feldstecher weiterwandern, musterte die Berge am Ufer gegenüber und erschrak, als mir plötzlich eine merkwürdige Gestalt vor der Nase stand. Ich setzte das Fernglas ab und beobachtete mit bloßem Auge den Hirsch, nur zehn Meter vor mir. Er hatte mich nicht bemerkt, hielt mich wohl für einen Felsbrocken auf dem Bergmassiv, mit gerecktem Hals stand er an der Schlucht und spähte zum Euphrat hinunter. Betörend wie du. Hätte ich statt des Feldstechers eine Kamera zur Hand gehabt, hätte ich den Hirsch abgelichtet. Unmöglich, also muss ich ihn dir beschreiben. Von seiner weißen Brust zog sich gelbbraunes Fell zum Hals, über den Rücken flossen Orange-, Braun- und Rottöne. Füchse, Wölfe, Bergziegen hatte ich hier schon viele gesehen, aber zum ersten Mal begegnete mir ein Hirsch. Er besaß eine Würde, die andere Wildtiere nicht haben. Dass er mich ignorierte und furchtlos unmittelbar am Abgrund stand, machte ihn zum wahren Herrn dieser Berge. Ich hätte schwören können, dass dieser Hirsch aus uralten Zeiten stammte. Vor fünftausend Jahren verfolgte Gilgamesch die Spur dieses Hirschs, als Nebukadnezar II. in Babylon die Hängenden Gärten anlegte, ließ er sich von der legendären Schönheit dieses Hirschs inspirieren, und Alexander der Große hob aus Liebe zu diesem Hirsch die mesopotamische Ebene aus den Angeln. Keinem von ihnen war der heilige Hirsch vergönnt, jetzt aber stand er hier vor mir. Ich atmete tief ein, einmal und noch einmal, beim dritten Atemzug hob ich die Flinte. Und schoss den Hirsch mit einem einzigen Schuss in den Hinterlauf. Er stand am Abgrund, hätte abstürzen können, ich schoss ihn in den hinteren Lauf, damit er nach hinten fiel und mein Abendessen sein würde. Doch der Hirsch ging nicht zu Boden, drehte sich auch nicht zu mir um. Er senkte den Kopf, als hätte er unten in der Schlucht sein Spiegelbild entdeckt, fixierte den Blick. Mit letzter Kraft bäumte er sich auf und sprang in den Abgrund.

EUPHRAT

DERSIM, 1938

18. August 1938, Donnerstag
Meine Miskal, ich glaube fest an die Existenz der Seele, während mein Körper hier schlappmacht, ist meine Seele bei dir in Istanbul. Weil meine Seele glücklich ist, erträgt mein Körper die Strapazen. Der Einsatz, der ein paar Wochen dauern sollte, geht jetzt in den dritten Monat und keiner weiß, wie lange er noch dauern wird. Die Soldaten sind kaputt. Erschöpfung, Schmutz und immer wieder Tage ohne Essen haben uns alles Menschliche genommen. Wenn wir in einem der Dorfhäuser auf einen Spiegel stoßen, kann es passieren, dass wir glauben, einen Feind vor uns zu haben, richten die Waffe auf ihn, ermahnen uns dann zur Ruhe und können eben noch an uns halten. Wir erkennen uns im Spiegel nicht, starren angsterfüllt das Gesicht an, das wir für einen anderen halten, haben den Finger am Abzug bereit. Doch darüber klage ich nicht, viel schwerer setzt mir zu, ohne dich zu sein. Hier habe ich von allem probiert, womöglich probiere ich auch noch vom Tod, doch mein einziger Wunsch ist, dich wiederzusehen, bevor ich sterbe. Wie viel habe ich geredet, als ich bei dir war, du lachtest, jetzt möchte ich einfach nur bei dir sein, ohne zu reden, nur deinen Atem an meiner

Seite spüren, fühlen, dass du da bist. Als die Gefechte zahlreicher wurden und Soldaten umkamen, verlor ich die Gelassenheit der ersten Zeit, jetzt denke ich oft über den Tod nach. Der Tod ist wie eine Fotografie, auf eine alte Postkarte gedruckt, drehst du sie um, steht da ein Wort. Ich sehe auf der Rückseite meiner Todesfotografie stets deinen Namen. Wenn ich sterbe, will ich nichts anderes denken als deinen Namen. Der schwarze Vorhang vor meinen Augen soll als Miskal fallen. Wie froh war ich, Geschichtslehrer zu sein, als ich die Bedeutung deines Namens in verschiedenen Epochen in unterschiedlichen Sprachen erforschte. Nie habe ich dir diese Bedeutungen verraten, hob sie vielmehr für unsere Hochzeitsnacht auf. Jetzt aber, wo uns der Atemhauch des Todes umweht, will ich sie im Tagebuch festhalten. Wenn du sie also hier zum ersten Mal liest, heißt das, ich bin tot. Seelen sind leicht, sie fliegen, sagt man, dein Name dagegen ist schwer, meine Seele wird das Gewicht deines Namens tragen. Sikal bedeutet auf Arabisch schwer sein, von diesem Gewicht stammt das Wort Miskal. In früheren Zeiten, also vor vielen tausend Jahren, war Miskal eine Gewichtseinheit, mit der kostbare Dinge wie Gold, Silber und Heilmittel abgewogen wurden. Ich befinde mich hier nah am Reich der Akkader. Vor viertausend Jahren verwendeten auch sie deinen Namen, Meshkalu sagten sie. Hätten wir in ihrem Zeitalter gelebt, wärst du meine liebe Meshkalu gewesen. In der Sprache des Propheten Moses warst du Schekel, in der von Jesus Schikla. Um deinetwillen hätte ich die Religion von Moses angenommen, wie auch die von Jesus. Die Phönizier kannten dich als Mischkal, die Assyrer und Griechen als Siglos, die Armenier rühmen deine Schönheit als Mispal. Keine Sprache, keine Religion konnte deiner Heiligkeit widerstehen. Dein Name kommt achtmal im

Koran vor. In der Region, die sich vom Balkan nach Anatolien, vom Iran nach Indien erstreckt, bist du Miskal. Das ist nicht verwunderlich. Verwunderlich ist vielmehr, dass ich trotz so vieler Sprachen, Religionen, Zivilisationen und langen Zeitalter außer dir nie von einer Person mit Namen Miskal hörte. Bis vor zehn Tagen. Seit zehn Tagen kann ich nicht mehr ruhig schlafen, war nicht in der Lage, das Tagebuch zur Hand zu nehmen und aufzuschlagen. Heute Abend aber zwang ich mich dazu. Und mühe mich ab, diese Zeilen zu Papier zu bringen, weil ich hoffe, dass sie vielleicht die Stimmen, die mir den Schlaf rauben, besänftigen. Überlebe ich, zerreiße ich diese Seiten, erzähle dir nichts, behalte es für mich. Komme ich aber nicht durch und sterbe, sollst du alles wissen, sollst an meiner Stelle dieses Geheimnis tragen. So spricht die Stimme des Historikers in mir.

Zehn Tage zuvor, Dienstag.
Neunzig Mann waren wir, als wir aufbrachen, beim Marsch entlang des Euphrats vereinigten wir uns mit anderen Kompanien, jetzt zählen wir dreihundert Mann. Die Verluste zähle ich nicht. Wir marschieren mit rund zweihundert Gefangenen, die wir vor uns hertreiben, Tag für Tag erhöht sich ihre Zahl durch Neuzugänge. Wo doch die Aufständischen aus der Luft bombardiert, in ihren Höhlen ausgeräuchert und, erwischt man sie lebend, einen Kopf kürzer gemacht werden, weiß niemand, warum wir jetzt Gefangene machen. Auch Hauptmann Tan weiß es nicht, so laute der Befehl vom Hauptquartier in Dersim, die Hälfte derer, die wir fassen, sollen wir lebendig abliefern. Soweit man sie als lebendig bezeichnen kann. Bei den meisten handelt es sich um Frauen und Kinder, barfüßig, elend von monatelanger Not und vom Hunger. Ihre Sprache muss man nicht verstehen, die besteht

ohnehin nur aus Stöhnen, Jammern und Wehklagen. Die meisten werden den Marsch über wer weiß wie viele Wochen wohl kaum überleben. Im Gebirge sind nicht nur die Gipfel schneebedeckt, auch die Hänge, mitten im Sommer herrscht nachts eisige Kälte. In der Kälte drängen sich die zweihundert Gefangenen wie Schafe im Stall aneinander, kauern sich zusammen, liegen übereinander. Stinken nach Eiter und Urin. Im Dunkeln sind sie nicht von einer Viehherde zu unterscheiden. Unversehens aber fand sich inmitten dieser Herde, wie ein funkelnder Diamant in der Asche, ein hübsches Mädchen. Die Soldaten der Kompanie, die gerade erst zu uns gestoßen war, fischten sie heraus, schleppten sie zum Bach hinunter und vergingen sich im Dutzend an dem hilflosen Ding. Nur einen Tag hielt sie durch. Ihren Leichnam warf man in den Bach. Am Morgen trat eine Frau vor mich hin, ihre Stimme klang wie die einer Vierzigjährigen, ihr Gesicht aber war das einer Achtzigjährigen. Mund und Nase blutig heulte sie mir etwas vor. Seit zwei Monaten lerne ich die Sprache. Aber vor Geflenne konnte die Frau nicht vernünftig reden, verpanschte die Worte im Mund. Ich rief den Soldat Haydar, er gehört zu einer anderen Kompanie, dient auch uns, aber als Führer. Unser Führer war letzten Monat ermordet worden. Als Haydar die Frau bei mir erblickte, ließ er seine Peitsche einmal durch die Luft sausen, dann verlachte er die Frau, die vor Angst den Kopf einzog. Seinen Worten zufolge war die Frau seit dem Abend von einem Offizier zum anderen gelaufen, handelte sich von jedem Ohrfeigen ein und sei dann, nachdem sie mich aufgrund meiner Uniform von weitem als Offizier erkannt hatte, zu mir gekommen. Sie war die Mutter des am Vortag getöteten Mädchens. Sie verlangte, die Leiche ihrer Tochter dürfe man nicht einfach liegenlassen, sie müsse begraben werden. Das habe sie selbst versucht, doch man hinderte sie daran, nun versuche sie es mit Flehen. Da lachte auch ich und deutete auf die enthaupteten Leichen am Hang gegenüber. Was macht es für einen Unterschied, sagte ich zu der Frau, ob die Vögel sie fressen oder die Würmer, tot ist tot, sieh zu, dass du dein eigenes Leben rettest. Da kam mir in all dem Jammern und Flehen der Frau plötzlich ein Ton, der Klang eines Namens, bekannt vor, ich horchte auf. Es war keines der kurdischen Wörter, die ich hier gelernt hatte, ich kannte es von anderswo her. Ich war mir nicht sicher. So forderte ich Haydar auf, mir genau zu übersetzen, ohne ein einziges Wort auszulassen. Deckt meine Miskal zu, sie soll nicht frieren, habe die Frau gesagt. So erfuhr ich, dass der Name des Mädchens Miskal lautete. Ich sprang auf, ergriff die Hände der Frau, versicherte ihr, sie solle sich keine Sorgen machen, ich würde ihren Wunsch erfüllen. Verdattert glotzte Haydar mich an. Ich wiederholte meine Worte und befahl Haydar zu übersetzen. Gleich Haydar traute auch die Frau ihren Ohren nicht und fragte zweimal nach. Ich befahl Haydar, die Frau zu den Gefangenen zu bringen und anschließend wieder zu mir zu kommen. Haydar war ein merkwürdiger Soldat. Vor einem Monat war er bei einem Gefecht verwundet worden, hatte das Bewusstsein verloren und war ohne Gedächtnis wieder aufgewacht. Ich weiß nicht, warum sie ihn in diesem Zustand nicht einfach nach Hause schickten. Bei jedem Gespräch stockte Haydar, als erinnerte er sich an etwas aus seiner Vergangenheit, grub in seinem Gedächtnis, suchte nach einem Hinweis. Nur um dann sinnlos zu lachen und mit der Peitsche zu knallen. Mitunter zog er seine Flöte aus der Tasche und spielte darauf, wobei er den Blick nicht auf uns richtete, sondern auf die Berge und Wälder. Er lieferte die Frau ab, kam zurück und fragte, ob ich das ernst gemeint hätte. Ich wusste, wenn ich Haydar nicht überzeugte, würde er mich bei meinen Vorgesetzten anschwärzen. Log ich, hätte er das schnell heraus. Ich hatte keine andere Wahl, als mich in die Unschuld der Wahrheit zu flüchten. Also erklärte ich ihm, auch meine Verlobte heiße Miskal und wenn ich dem toten Mädchen den Respekt verweigerte, hätte ich das Gefühl, meine Verlobte unverschämt zu behandeln. Ohne einen einzigen Wimpernschlag hörte Haydar mir zu und versprach, mir zu helfen. Ich hatte nicht erwartet, dass es so einfach sein würde. Als es abends ringsum still wurde, machte ich mich mit Haydar auf den Weg, es konnte niemanden befremden, dass ein Offizier mit einem Rekruten herumlief, wir liefen zum Fluss hinunter. Haydar wusste, wo das Mädchen lag. Bald hatten wir sie gefunden, ich drehte mich zum Vollmond, er leuchtete über mir gleich einer Lampe, die angezündet war, damit ich den unbekleideten Leichnam gut sähe. Auch die Sterne ließen ihr gnädiges Licht so hell wie möglich erstrahlen in dieser Nacht. Ich beugte mich hinunter und schaute dem Mädchen ins Gesicht. Gut, dass sie gestorben war, angesichts solchen Leids war der Frieden des Todes eine Wohltat, ihre Miene wirkte entspannt. Auf dem linken Arm trug sie eine Tätowierung. Weißt du, worüber sich die Soldaten hier vor allem ärgern: In keinem der Häuser, die wir aufsuchen, finden wir einen Koran. Nicht dass die Dörfler ihn auf der Flucht mitnahmen, sonst hätten sie auch das Bild vom heiligen Ali eingepackt, das in fast allen Häusern gleich einer Fahne hängt. Wie alle Bauern hier in der Gegend war auch dieses junge Mädchen Alevitin. Auf ihren linken Arm hatte sie Zülfikar stechen lassen, das zweischneidige Schwert Alis zierte ihren Arm in voller Länge. Ich betrachtete den Arm, das Blut an ihren Beinen und wie schön sie im Mondlicht aussah. Dann zog ich meinen Mantel aus und deckte sie damit zu. Als vor dreitausend Jahren die alten Griechen nach Anatolien kamen und Troja angriffen, fand die größte Schlacht zwischen dem griechischen Helden Achilleus und dem trojanischen Prinzen Hektor statt. Nach schwerem Kampf stürzte Hektor, als letzten Wunsch äußerte er die Bitte, respektvoll bestattet zu werden, doch das wurde ihm verweigert. Tagelang redete Hektors Vater sich den Mund fusselig, um den Leichnam seines Sohnes mitnehmen und bestatten zu dürfen, suchte nach einem Ausweg, küsste Achill die Hand, und schließlich, zwölf Tage später, bekam er den Körper des Sohnes. Ich nahm Haydar die Schaufel aus der Hand und häufte die erste Schippe Erde auf das Mädchen. Mir schwirrte der Kopf. Ich fühlte mich wie Hektors Vater, König Priam von Troja, und zugleich wie die verzweifelte Mutter, die ihre Tochter begrub. Mir wurde klar, dass meine Seele, die fern in Istanbul bei dir weilte, zum ersten Mal in meinen Leib zurückkehrte und hier gemeinsam mit mir Erde auf die Leiche des jungen Mädchens schaufelte. Und meine Seele wisperte mir ins Ohr, sodass Haydar an meiner Seite es nicht hören konnte. Sie sagte, vergiss nicht, was du gesehen, und forderte, schau auch beim Bösen hin. Unterleutnant Adem, sprach meine Seele zu mir, der Mensch ist nicht überall derselbe, beim Militär bist du ein anderer geworden, du hast vergessen, dass du der Lehrer Adem bist. Dich unterscheidet nichts mehr von dem Rekruten Haydar, auch er hat die Person vergessen, die er früher war. Er müht sich ab, sich seiner selbst zu entsinnen, tu du es ihm gleich, streng dich an, dich an dich selbst zu erinnern und wiederzufinden, wie du früher warst.

MERKEZ-EFENDI-FRIEDHOF

ISTANBUL, 1994

Plaudernd saßen Avdo und Reyhan auf der Veranda, der Mond stand als Sichel am Himmel, Meltem hieß der Wind in den Wipfeln. Die Sterne streuten wie von der Sense gemähtes Getreide. Die Radiosendung *Liederreigen* brachte getragene, traurige Stimmen. Sie spitzten die Ohren, als das nächste Lied eine Stimme sang, die sie kannten. Es war Perihan Sultans berühmtestes Stück. Anschließend kam ein weiteres Lied von ihr. Reyhan atmete die durch die Zeiten klingende Stimme ihrer Mutter ein, inhalierte sie wie Zigarettenrauch und füllte ihre Lunge damit.

»Schau, Tochter«, sagte Avdo, »noch bis vor kurzem konnten wir die Stimme deiner Mutter hier nicht hören, Arabesk-Musik war in Radio und Fernsehen verboten, jetzt aber spielen sie ihre Lieder eins nach dem anderen.«

»An der Uni schämte ich mich furchtbar dafür, dass Mama Arabesk-Sängerin war. In Zeiten, da Arabesk als Vorstadtsentimentalität verachtet wurde, war ich hilflos. Ich scheute mich sogar, ihre Kassetten zu kaufen, die überall angeboten wurden, fürchtete, jemand könnte es sehen. Manchmal blieb ich stehen, wenn ein Kassettenhändler auf der Straße ein Lied von ihr spielte, tat, als beäugte ich ein Schaufenster und hörte bis zum Schluss zu. Erst hätte ich heulen mögen, dann aber erfüllte mich Freude. Ich stellte mir vor, mein Spiegelbild im Schaufenster wäre sie. Liebevoll betrachtete ich sie und lächelte sie an. Und Mama erwiderte mein Lächeln.«

»Du bist ihr sehr ähnlich. Als ich klein war, dachte ich, alle Kinder ähneln ihren Müttern, weißt du. In den Marktgassen von Mardin hatte ich einmal das Gefühl, eine Frau sähe mir ähnlich. Wenn sie mir ähnelte, könnte sie meine Mutter sein. Ich lief ihr nach. Beobachtete, wie sie Tomaten und Paprika auf dem Markt kaufte und beim Kesselflicker einen Topf verzinnen ließ. Als sie weiterging, stolperte sie und was sie in Händen trug, fiel zu Boden. Ein paar Leute eilten ihr zu Hilfe, auch ich. Sie hatte sich am Fuß verletzt, hinkend lief sie weiter. Und ich hinterher. Nun folgte ich ihr mit weniger Abstand, um sogleich bei ihr zu sein, falls sie wegen dem Hinken noch einmal stürzte. Ich mochte ihre Füße, träumte davon, eine Nacht mit dem Kopf auf einem ihrer Füße einzuschlafen und die nächste Nacht auf dem anderen. Träume sind schneller als die Wirklichkeit, aber die Wirklichkeit hat die Fähigkeit, auf unverhofften Pfaden die Träume zu erhaschen. Bald war die Frau zu Hause, ein Mädchen und ein Junge empfingen sie an der Tür. Die Kinder waren in meinem Alter und sie ähnelten weder ihrer Mutter noch mir. Es war eine Familie, in der man einander nicht ähnelte, ich gehörte nicht dazu. Das war der Moment, in dem ich zum ersten Mal dachte, womöglich suche ich vergeblich nach meiner Mutter. Vielleicht war sie gestorben und fand mich deshalb nicht.«

»Papa, ich denke manchmal, wir sind tot. Seit Jahren leben wir auf diesem Friedhof. Was, wenn wir gestorben sind und nur glauben, wir seien noch am Leben? Wenn uns nichts von den Seelen hier unterscheidet?«

 »Mir ging es ähnlich«, räumte Avdo ein. »Als ich damals

herkam, wanderte ich nachts zwischen den Gräbern umher, umarmte uralte Grabsteine und fragte sie: ›Bist du meine Shahide?‹ Früher nannten die Steinmetze die Grabsteine Shahide, das bedeutet sowohl Grabstein wie auch Zeugin. Die Grabsteine sind Zeugen unseres Lebens, sie haben mich davon überzeugt, am Leben zu sein.«

Die Sendung im Radio war zu Ende, jetzt kamen die Nachrichten. Als der Sprecher die Erklärungen von Politikern zum ersten Jahrestag des Massakers von Sivas verlas, fragte Reyhan: »Warum hast du letztes Jahr nicht erlaubt, dass ich zu den Protestkundgebungen gehe, Papa?« Avdo schwieg. In der gedrückten Stimmung, die von den Nachrichten ausging, war der Vorwurf in Reyhans Stimme berechtigt. Er zündete eine Zigarette an, trank einen Schluck Tee. Schaute man von weitem auf den Friedhof, mochte man alle dort begrabenen Toten für einen einzigen halten. Erst wenn man näher trat und zwischen den bemoosten Steinen und der ergrauten Erde herumspazierte, begriff man wohl, dass jeder Tote ein einzelner Toter war.

Ein Jahr zuvor.
Die dreiunddreißig Dichter, Schriftsteller und Sänger, deren Namen im Radio verlesen wurden, würden fortan als Tote von Sivas im Gedächtnis bleiben. Sie hatten ihr Leben damit zugebracht, Bücher zu schreiben oder Lieder zu singen, bis sie eines Tages unvermutet vom Tod überrascht wurden. Sie nahmen am Pir-Sultan-Abdal-Festival in Sivas teil. Dort wurden sie von rund tausend Männern attackiert, die vom Freitagsgebet kamen, und bezahlten mit ihrem Leben, als der Mob das Hotel in Brand setzte, in dem das Festival stattfand. Anschließend schuldigte die Staatsführung aber nicht den Mob an, der mit Benzinkanistern in Händen das Hotel

umzingelt hatte, sondern die Intellektuellen und Künstler, auf die der Anschlag verübt worden war. In einigen Zeitungen hieß es, das neu errichtete Denkmal des alevitischen Volksbarden Pir Sultan Abdal hätte die religiösen Gefühle der Bevölkerung aufgestachelt. Als Fernsehen und Zeitungen Aufnahmen davon brachten, wie der Mob rief: »Es lebe die Scharia!«, Feuer legte und das Denkmal durch die Straßen von Sivas schleifte, erfasste das ganze Land ein Schauder wie im Gelbfieber.

Vierhundert Jahre zuvor.

Die Vernichtungspolitik der osmanischen Regierung gegen die in Anatolien lebenden alevitischen Stämme nahm tagtäglich an Schärfe zu. Die Politik speiste sich aus religiösen Konflikten, deren Wurzeln bis in die Generation der Gründer des Islam zurückreichten. Die Dynastie der Osmanen stützte sich zur Verbreitung ihrer Macht in Anatolien auf den sunnitischen Glauben, die nomadischen Stämme, die keine Steuern zahlen wollten, und die arme Landbevölkerung, die sich ihren Fermanen nicht beugte, bezichtigte sie der Gottlosigkeit. Religion war der Sultan, der Palast und der Staat. Für die dem alevitischen Glauben anhängenden Armen hingegen war Religion ein Lebensweg, bei dem der Mensch im Zentrum stand und das Paradies erlangen konnte, indem er sein Herz läuterte. Pir Sultan Abdal war zu einer Art Sprecher der Aleviten der Steppe geworden, er war berühmt für seine Lieder, in denen er zum Ausdruck brachte, dass die Erlösung nicht erst im Jenseits erlangt werden könne, sondern in dieser Welt zu finden sei. Seine Spitzen gegen die Staatsführung gingen von Mund zu Mund und kamen auch dem Statthalter von Sivas zu Ohren. Die Statthalter waren die scharfe Spitze der osmanischen Lanze in Anatolien. Der Statthalter, beunruhigt vom Geist des Aufstands, den die Lieder in der Bevölkerung weckten, ließ Pir Sultan Abdal verhaften und nach Sivas bringen. Vor den Augen der Bevölkerung hängte er ihn an den Galgen. Seither verbreiten sich Pir Sultans Worte: »Such Gottes Wahrheit nicht in der Fremde, läutere dein Herz, Gottes Wahrheit ist dir nah«, weiter, wie auch die Angst davor weiterlebt.

Heute, Nacht.
Avdo blieb Reyhan die Antwort schuldig. Seit sie bei ihm auf dem Friedhof war, hatte Reyhan ein paarmal heftig auf Nachrichten reagiert, die sie im Radio gehört hatte, und wollte in ihr altes Leben zurück, doch jedes Mal hatte Avdo sie besänftigt. Was konnte Reyhan schon tun? Böse Menschen gab es überall und sie waren viele. Von den Bergen warfen sie mit Steinen nach den Vögeln der Ebene. Weder Berge und Steine noch die Ebenen und Vögel gehörten ihnen, dennoch beanspruchten sie alles für sich. Seit einhundert, seit eintausend Jahren waren sie gleich. Hatten böse Herzen und waren verschlagen. Reyhan und ihr zurückbleibendes Kind würden das Nachsehen haben. Davon zu sprechen betrübte Avdo ebenso wie Reyhan. Der Kummer wog schwer, ging aber vorüber. Der Friedhof hatte sie gelehrt, dass alles vorüberging. Gemeinsam schauten sie zum Himmel hinauf und lauschten der Nacht, standen sie am nächsten Morgen auf, machten sie sich an die täglich wiederkehrende Arbeit.

Avdo schaltete das Radio aus. Er horchte auf den dumpfen Ruf, der durch die nächtliche Stille tönte. Als käme die Stimme von den Sternen, hob er den Blick zum Himmel, musterte ein Sternbild nach dem anderen. War auch das letzte Sternzeichen zu sehen, das Sternbild der Toten? Erneut erklang der Ruf. Dumpf und fern, es war der bekannte Ruf der

Eule. Sie rief aus der Ewigkeit herüber. Die Eule schwebte seit Urzeiten über dem Friedhof, zwar hörten die Menschen sie, eigentlich aber sprach sie zu den Seelen, rief ihnen, wie traurig, die Vergänglichkeit des Lebens in Erinnerung und verwies zugleich auf die Ewigkeit des Todes, wie wundervoll. Der Ruf der Eule kam in Wellen, berührte die Bäume, die Steine, die Erde. Berührte die Farbe des Wassers, das aus dem Brunnen plätscherte. Die Farbe der Nacht wechselte von Blau ins Rötliche, von Grün zu Schwarz. Der Mond stand als Sichel am Himmel, Meltem hieß der Wind, und die Sterne streuten wie von der Sense gemähtes Himmelsgetreide.

Da öffnete sich die Tür der Finsternis. Heraus tappte Baki in seinem gestreiften Pyjama. Schlaftrunken kletterte er dem Großvater auf den Schoß und rollte sich in seinem geräumigen Arm zusammen, um wieder einzuschlafen. Ein böser Traum habe ihn aus dem Schlaf gerissen, murmelte er, da habe er sich gefürchtet.

Avdo strich ihm übers Haar. »Soll ich dir ein Märchen erzählen? Dann schläfst du besser.«

»Ja bitte, Opa«, sagte Baki.

DORF KONAK GÖRMEZ

HAYMANA-EBENE, 1958

Als die Rinderherde heim ins Dorf kam, war die Sonne hinter dem Hügel versunken, der Himmel dunkelte schon. Jede Kuh kannte ihren Heimweg. Die beiden weißen Kühe von Elifs Familie lieferte der Hirte am Dorfeingang ab, von wo sie gemächlich zum indigofarbenen Haus trotteten. Am Brunnen füllten die letzten Mädchen ihre Krüge und gingen nach Hause. Als die ersten Sterne sich anschickten zu funkeln, umfing kühle Stille das Dorf.

»Baki«, sagte Avdo, »als ich dieses Märchen zum ersten Mal hörte, war ich so alt wie du und erlernte bei einem Meister die Steinmetzkunst.«

Baki versetzte sich in die Vergangenheit von Meister Avdo, nun hörte er das Märchen, und auch er erlernte bei seinem Meister die Steinmetzkunst. Das machte ihn glücklich. Er verspeiste seinen Käse-Dürüm und lauschte dem Meister.

»Baki, in Feld und Flur leben Wölfe, Hasen und Füchse, früher lebte unter ihnen auch ganz allein ein altes Mütterchen. Vielleicht hatte sie noch lange zu leben, vielleicht auch nur kurz. Ihr Haus lag ganz in der Nähe oder in weiter Ferne. Seit ihre Tochter geheiratet hatte und in ein Dorf in der Ebene gezogen war, fühlte die Alte sich einsam, also beschloss sie, die Tochter noch vor Einbruch des Winters zu besuchen. Sie stellte zwei Körbe bereit, einen füllte sie mit Butter, den anderen mit Käse. Früh am nächsten Morgen, als es noch kühl war, machte sie sich auf den Weg. Sie überquerte den Bach und wanderte den Steinhang hinunter, als sie in den Wald kam, stellte sie die Körbe ab, trank Wasser und ruhte sich ein wenig aus. Bald erschien zwischen den Bäumen ein Fuchs mit seiner orangeroten Rute. Liebes blondes Mütterchen, rief er die Alte an, was hast du hier zu suchen? Als die Alte sagte, ich besuche meine Tochter, fing der Fuchs zu jammern an und klagte über sein Leben: Ich bin so einsam, ich habe niemanden auf der Welt, hätte ich doch nur auch eine solche Mutter, die sich um mich kümmert. Er machte viele Worte und sagte endlich: Oma, nimm mich zu dir, ich will dein Sohn sein. Das Mütterchen zögerte nicht und erfüllte dem Fuchs seinen Wunsch. Seit ihre Tochter fort war, setzte ihr die Einsamkeit zu, darum erschien es ihr nun als ein Geschenk der Reise, auf einmal einen Sohn zu haben. Gemeinsam wanderten sie weiter. Das Mütterchen war alt und schwach, ihre Körbe voll und schwer. Der Fuchs schlug vor, ihr zu helfen. War er nicht ihr Sohn, selbstverständlich musste er ihr die Last erleichtern. Also gab das Mütterchen ihm einen der Körbe, sogleich spürte sie, wie sich ihre Muskeln und Knochen entspannten. Plaudernd wanderten sie weiter. Bald waren sie aus dem Wald hinaus und beschritten ein Felsmassiv. Der Fuchs sagte: Es drückt mich, ich will rasch dort am Rand mein Geschäft erledigen. Geh nur weiter, Mütterchen, du gehst ja ohnehin langsam, ich habe dich rasch wieder eingeholt. Kaum hatte die Alte ein paar Schritte gesetzt, schlug der Fuchs sich hinter einen Felsen. Vor Hunger knurrte ihm der Magen. Er öffnete den Korb und verschlang ratzeputz die Butter. Den leeren Korb aber füllte er mit Erde. Bald darauf hatte er die Alte eingeholt. Bei der nächsten Rast vertauschte er heimlich die Körbe und spielte, kaum dass sie wieder unterwegs waren, dasselbe Spiel noch einmal. Er schlug sich hinter einen Felsen. Nun war er zwar satt, doch sein Auge war gierig und er verschlang ratzeputz auch den Käse. Noch bevor es dämmerte, erreichten sie das Dorf. Vor dem Haus der Tochter verabschiedete sich der Fuchs. Mütterchen, sagte er, besuch du nur meine große Schwester, ich will durchs Dorf streifen und nach meinen Altersgenossen schauen. Die Alte trat in den Hof, umarmte die Tochter voller Sehnsucht. Mit den beiden Körben, sagte sie, bringe ich dir auch eine frohe Botschaft, ich habe einen Fuchs getroffen und ihn an Sohnes statt aufgenommen. Die Tochter öffnete die Körbe und sah sie mit Erde anstelle von Butter und Käse gefüllt. Mutter, sagte sie, dein Fuchssohn hat dich hübsch an der Nase herumgeführt. Der Fuchs hatte der Alten sein Schnippchen geschlagen, war nun auf und davon, wer hätte ihn ausfindig machen können. Das Mütterchen blieb eine Woche bei der Tochter und stillte ihre Sehnsucht, dann wanderte sie heim, bevor der Regen einsetzte. Vor dem Haus lag ein großer schwarzer Stein. Am Abend kam der Fuchs, hockte sich auf den Stein, kicherte und sang zum Spott der Alten ein Lied: *Blondes Mütterchen, blondes Mütterchen, was hast du in deinen Korb getan, hahaha, blondes Mütterchen!* Auch an den beiden folgenden Abenden kam der Fuchs, sang sein Lied und machte sich über die Alte lustig. Da beschloss das Mütterchen, nun ihrerseits ihm ein Schnippchen zu schlagen. Sie strich Teer auf den Stein, ging ins Haus und wartete auf den dreisten Gast. Kaum war es dunkel, kam der Fuchs herbei, schwarz war der Stein und schwarz wie der Nachthimmel war der Teer, er merkte nichts, ließ sich auf seinem

Stammplatz nieder und stimmte sein Spottlied an: *Blondes Mütterchen, blondes Mütterchen, was hast du in deinen Korb getan, hahaha, blondes Mütterchen!* Als er aber aufstehen wollte, blieb seine Rute am Stein kleben. Die Alte riss die Tür auf und eilte herbei, da nahm der Fuchs in Todesangst Reißaus, seine Rute aber blieb am Stein hängen. Das Mütterchen freute sich über die Beute und holte die Rute ins Haus. Sie flocht Zöpfe hinein, wie in das Haar eines jungen Mädchens, verzierte sie mit bunten Perlen und hängte sie an die Wand. Am nächsten Tag wartete der Fuchs nicht auf den Abend, früh schon kam er herbei und flehte die Alte an: Blondes, süßes Mütterchen, gib mir meine Rute zurück! Meine Freunde verhöhnen mich. Du weißt doch, wie peinlich es für einen Fuchs ist, ohne Rute herumzulaufen. Kurzer Schwanz, kurzer Verstand, rufen sie mir hinterher. Da lachte die Alte. Das rufen sie also: *Kurzer Schwanz, kurzer Verstand!*«

»Bravo, Mütterchen! Der Fuchs hat es verdient!« Baki hatte seinen Dürüm vertilgt und sprang vergnügt in das Märchen hinein.

»Das Mütterchen war klüger als der Fuchs und barmherziger. Der Fuchs tat ihr leid, sie wollte ihm seine Rute wiedergeben, aber unter einer Voraussetzung. Der Fuchs war bereit, die Voraussetzung zu erfüllen, was auch immer es sei. Das ist nicht schwer, sagte die Alte, lauf zur Ziege oben auf dem Berg und bring mir ihre Milch. Bringst du die Milch, bekommst du deine Rute. Der Fuchs freute sich und sauste wie der Blitz zur Ziege. Guten Tag, Ziege, sagte er, ich habe es eilig, kann ich ein bisschen Milch von dir haben? Die Milch bringe ich dem Mütterchen, dann gibt sie mir meine Rute zurück und ich kann wieder mit meinen Freunden spielen. Die Ziege war hungrig und müde davon, den lieben langen Tag auf Bergen und Wiesen nach Gräsern zu suchen. Bruder Fuchs, sagte sie, wenn du mir Blätter vom Baum bringst, gebe ich dir Milch. Der Fuchs lief zum Baum. Großer Baum, sagte er, lass mich ein paar von deinen Blättern nehmen und der Ziege bringen. Die Milch der Ziege bringe ich dem Mütterchen, von ihr bekomme ich meine Rute zurück und kann wieder mit meinen Freunden spielen. Der Baum reckte sich, raschelte mit seinen langen Zweigen und verlangte vom Fuchs: Bring mir Wasser von der Quelle. Atemlos lief der Fuchs zur Quelle. Bitte, sagte er, lass mich ein wenig von deinem Wasser nehmen. Das Wasser bringe ich dem Baum, seine Blätter bringe ich der Ziege. Je schneller ich die Milch der Ziege dem Mütterchen bringe, desto eher bekomme ich von ihr meine Rute zurück und kann wieder mit meinen Freunden spielen. Ich bin heute schwermütig, sagte die Quelle, geh und ruf die Mädchen. Sie sollen herkommen, singen und tanzen und über mich springen. Wenn ich wieder bei Laune bin, gebe ich dir Wasser. Der Fuchs fand die Mädchen und wollte ihnen Beine machen. Kommt Mädchen, sagte er, singt und tanzt an der Quelle. Ihr Wasser gieße ich auf die Erde des Baumes. Die Blätter vom Baum bringe ich der Ziege. Wenn ich die Milch der Ziege dem Mütterchen bringe, bekomme ich von ihr meine Rute zurück und kann endlich wieder mit meinen Freunden spielen. Die Mädchen waren ebenso trübsinnig wie die Quelle. Unsere Schuhe sind abgetragen, sagten sie, bring sie zum Schuhmacher und lass sie flicken. Der Fuchs bekniete den Schuhmacher. Schau nur, wie es um mich steht, klagte er, vom Herumrennen bin ich vollkommen erschöpft. Flick doch bitte die Schuhe der Mädchen. Die Mädchen sollen an der Quelle singen und tanzen, dann bringe ich Wasser von der Quelle zum Baum. Die Blätter vom Baum gebe ich der Ziege. Die Milch der Ziege bringe ich dem Mütterchen. Bekommt das Mütterchen die Milch, gibt sie mir meine Rute zurück und ich kann wieder mit meinen Freunden spielen. Sie verspotten mich, so wie ich jetzt aussehe. Der Schuhmacher war ein armer alter Mann. Ich habe Hunger, sagte er, hol mir ein paar Eier von den Hühnern, ich habe seit heute Morgen noch nichts gegessen. Höflich trat der Fuchs zu den Hühnern. Liebe Hühner, sagte er, meine Freunde, ich komme mit einer Bitte zu euch. Zum ersten Mal möchte ich euch um einen Gefallen bitten. Schenkt mir doch zwei von euren hübschen Eiern, nicht für mich bitte ich darum, sondern für den Schuhmacher. Der Schuhmacher soll die Schuhe der Mädchen flicken. Die Mädchen sollen singen und über die Quelle springen. Wasser von der Quelle soll ich auf die Erde des Baumes gießen. Die Blätter vom Baum soll ich der Ziege bringen. Wenn ich die Milch der Ziege dem Mütterchen gebe, gibt sie mir meine Rute zurück und ich kann endlich wieder mit meinen Freunden spielen. Gackernd brachten die Hühner ihre Forderung vor. Geh zum Dreschplatz und bitte die Bauern um etwas Weizen. Du warst höflich zu uns, vergiss nicht, auch zu ihnen höflich zu sein. Der Fuchs war aus der Puste und hatte die Faxen dicke. Verehrte Bauern, sagte er, darf ich bitte etwas von eurem Weizen nehmen, nicht für mich, ihr wisst ja, dass ich keinen Weizen fresse, die Hühner bitten darum, und ich bemühe mich, ihnen den Wunsch zu erfüllen. Dafür geben sie mir Eier. Auch die Eier will ich nicht für mich, ich bringe sie dem Schuhmacher. Der Schuhmacher flickt die Schuhe der Mädchen, die Mädchen ziehen die Schuhe an, tanzen um die Quelle und singen. Mit dem Wasser der Quelle lösche ich den Durst des Baumes. Mit den Blättern vom Baum sättige ich die Ziege. Die wunderbare Milch der Ziege bringe ich dem Mütterchen. Und wenn das Mütterchen mir meine

Rute wiedergibt, werde ich der glücklichste Fuchs in Feld und Flur sein und wie in alten Zeiten mit meinen Freunden spielen. Die Bauern hatten keinen guten Tag. Sie waren nicht nett zum Fuchs, sie verscheuchten ihn und warfen mit Steinen nach ihm. Hört euch den listigen Fuchs an, sagten sie, der hält uns für blöd, stellt sich vor uns hin und spielt mit uns, wer weiß, was er sich ausgerechnet hat.«

Erst hatte ihm das Mütterchen leidgetan, jetzt bedauerte Baki den Fuchs.

»Der arme Fuchs«, sagte er, »was muss er alles ertragen. Er büßt für seine Frechheit, aber das ist denn doch zu viel. Hilft ihm denn keiner?«

»Keine Sorge, Baki«, entgegnete Avdo, »der Fuchs ist auf niemanden angewiesen, er findet immer einen Ausweg. So war es auch diesmal. Als die Bauern ihn davonjagten, versteckte er sich hinter dem Hügel, dort wartete er darauf, dass es dunkel wurde. Als sich die Decke der Nacht senkte, schrie er los: Zu Hilfe, der Wolf kommt! Der wird eure Schafe und Esel fressen, rettet euer Vieh, rief er und sorgte für Tumult. Als die Bauern das Geschrei hörten, schnappten sie Äxte und Forken und liefen zu ihren Herden. Kaum waren sie fort, schlich der Fuchs zum Dreschplatz. Was soll ich tun, sagte er, ihr versteht nur diese Sprache. Der Fuchs flitzte zu den Hühnern und streute ihnen die Weizenkörner hin. Die Eier, die ihm die Hühner gaben, brachte er zum Schuhmacher. Gesättigt flickte der Schuhmacher die Schuhe. Die Mädchen schlüpften in die geflickten Schuhe, sangen fröhlich und sprangen über die Quelle. Das klare Wasser der Quelle goss der Fuchs auf die Wurzeln des Baumes und brachte seine Blätter der Ziege. Mit der Milch der Ziege flitzte er zum Mütterchen, doch die Alte war nicht daheim. Sie war in den Wald gegangen, weil ihre Kuh dort kalbte. Der

Fuchs kletterte durchs offene Fenster hinein. Er holte seine Rute von der Wand und betrachtete sie begeistert. Wie herrlich sie zu Zöpfen geflochten und mit bunten Perlen verziert aussah! Der Fuchs dankte dem Mütterchen dafür, trank die Hälfte der Milch, die er ihr gebracht hatte, und ließ ihr die andere Hälfte da. Er klebte sich die Rute an und lief singend zu seinen Freunden. Die Freunde staunten und sagten: Du siehst ja wie der Fuchsprinz in den Märchen aus. Woher hast du denn den prächtigen Schwanz? Liebe Freunde, sagte der Fuchs, ihr habt mich verspottet, habt *Kurzer Schwanz, kurzer Verstand* gerufen, das habe ich euch übelgenommen, dennoch will ich euch einen Gefallen tun. Wisst ihr, woher ich diese Rute habe? Ihr kennt doch den See unten im Tal, daher habe ich sie. Auf dem Grund wimmelt es nur so von schönen Ruten. Wie gern wäre ich an die tiefste Stelle hinuntergetaucht, denn dort liegen die allerschönsten. Doch ihr kennt mich, ich bin faul, so tief zu tauchen war mir zu anstrengend. Da hetzten die Füchse zum See, sprangen ins Wasser und versuchten zu tauchen. Sie konnten aber nicht schwimmen und wären beinahe ertrunken. Reuig kletterten sie ans Ufer. Der Fuchs aber hatte sie beobachtet und lachte schallend. Seither ist der Fuchs vernünftiger und barmherziger und lebt viel glücklicher. Von seinem Glück profitieren auch die alten Mütterchen.«

MERKEZ-EFENDI-FRIEDHOF

ISTANBUL, 1995

Reyhan verbrachte den Abend damit, wieder und wieder Süreyyas Brief zu lesen. Anschließend zog sie sich auf ihr Zimmer zurück und setzte sich an die Antwort. Seit Süreyya in Frankreich lebte, schrieben sie sich regelmäßig. Solange Reyhan mit dem Brief beschäftigt war, saß Avdo allein auf der Veranda. Die Zigarette zwischen den Fingern, horchte er auf die Stimmen der Nacht und wartete darauf, dass die Schlaffee, die noch im Viertel drüben unterwegs war, zu ihm käme.

Als eine gelbe Sternschnuppe von West nach Ost fiel, lauschte Avdo wie damals als Kind, ob er nicht hören konnte, wie sie fiel. Von seinem Meister in Mardin hatte er gelernt, sich auch das Hören vorzustellen. In Wellen kam das Geräusch der Sternschnuppe herbei, stieg durch alle Himmelsstufen herunter und mischte sich unter das Wasser des Brunnens. Die Leute, die von dem Wasser tranken, weil sie es für heilig hielten, und behaupteten, sie seien daraufhin von einer Krankheit geheilt worden oder hätten einen Wunsch erfüllt bekommen, hatten doch recht. Der Judasbaumbrunnen speiste sich von den Tränen der Menschen und klärte sich durch die Reinheit der Seelen, die nach dem Tod alles

Böse vergaßen. Avdo sah, wie die gelbe Sternschnuppe verschwand, ohne auch nur den geringsten Lichtstaub zurückzulassen, und wünschte sich etwas.

An diesem Tag hatte er eine wichtige Arbeit vollendet. Der Grabstein, mit dem er seit Jahren beschäftigt gewesen war, war fertig, er hatte ihn am Kopfende der Grabstätte des Mannes mit den sieben Namen aufgestellt. Während er das Tagebuch gelesen hatte und dabei in eigene Erinnerungen eingetaucht war, hatte er zuweilen gedacht, er würde die Seele dieses Steins nie erfassen, und war recht niedergeschlagen. Im Laufe der Zeit hatte er etliche Steine gestaltet und sich in schlaflosen Nächten neue Modelle ausgedacht, war schlussendlich aber an den Anfang zurückgekehrt und hatte erkannt, dass seine erste Idee die Seele dieses Mannes am besten abbildete. Wissen war das eine, Verstehen etwas anderes. Als er den ersten Stein hergestellt hatte, wusste er, dass er zur Seele des Siebennamigen passte, konnte es aber noch nicht verstehen. Um es zu begreifen, musste er aufgeben, was er in Händen hielt, musste sich auf den Weg machen, sieben Täler durchqueren, in jedem Tal einen anderen Stein behauen und, als endlich der Stein fertig war, den er im Sinn hatte, mit Staunen erkennen, dass es der erste Stein war, den er sich ausgedacht hatte. So wie es die Sagen erzählen. Der Grabstein war schwarz mit weißen Flecken, die an die Sterne der Milchstraße denken ließen. Das kleine Loch, das er in die Mitte des Steins gehauen hatte, zog in der Dunkelheit des Steins alle Sterne an und verschluckte sie. Wer nah heranging und durch das Loch hindurchschaute, stürzte in einen Höllenschlund, verlor den Verstand, vermeinte, von dort blicke Gott ihn an. Schaute er anschließend von der anderen Seite her durch das Loch, sah er, dass auf der anderen Seite nichts anderes war als das Nichts. In dem Loch, das sämtliche Sterne und Dunkelheiten schluckte, befand sich entweder Gott oder das Nichts. Zwischen diesen beiden Polen pendelnd, war der Siebennamige sein Leben lang von Stadt zu Stadt gewandert.

Da das Werk, das ihn all die Zeit beschäftigt hatte, nun vollendet war, konnte Avdo darangehen, seinen eigenen Grabstein zu gestalten.

War es wirklich schon dreißig Jahre her? Damals, als er hergekommen war und Elifs Grab ausfindig gemacht hatte, hatte er die freie Grabstätte daneben für sich reserviert, ein wenig Erde darauf gehäufelt und am Kopfende einen nackten Stein ohne Inschrift aufgestellt. Noch in derselben Nacht war ihm klargeworden, dass er hier sein Leben verbringen und hier auch sterben würde. Ging jemand an dem leeren Grab, das er für sich reserviert hatte, vorüber, dachte er, dort läge ein Toter begraben, und ahnte nicht, dass dort im Grunde die Seele eines Lebenden ruhte. Der weiße Marmor aus früheren Zeiten wirkte schlicht auf dem Grab. Vielleicht brauchte Avdo gar keinen neuen Stein für sich zu gestalten. Ebendieser Grabstein passte zu seinem Tod. Glatt und rein. Es brauchte keine Inschrift darauf. Weiß wie Muttermilch. Jeden Morgen erhob sich der Schatten von Elifs Grabstein gleich einer Zypresse und fiel auf den weißen Marmor. Dieser Schatten reichte Avdo.

Er drehte am Knopf des Radios und hatte plötzlich Lust auf Tee. Als er den Deckel der seit Stunden auf dem Tisch stehenden Teekanne hob, sah er, dass noch ein Rest darin war. Er schenkte sein Glas voll. Drei Stück Zucker warf er hinein, wohl wissend, dass er im kalten Tee kaum schmelzen würde. Im Radio hörte er die Nachrichten. Die politische Krise infolge des Sturzes der Regierungskoalition erschütterte die Märkte; der Unternehmer Vahit Koçsanlı hatte gesagt, eine

Regierungskrise in Zeiten wirtschaftlichen Wachstums überwinde man mit Gelassenheit; dem Bericht zufolge, der angeblich zur Auflösung der Regierung geführt hatte, war nahezu die Hälfte aller Präfekten im Land Fundamentalisten und Gegner der Republik; über fünfzigtausend Arbeiter waren in den Ausstand getreten; bei den Krawallen in der Haftanstalt Buca waren drei politische Gefangene umgekommen; ein US-Dollar war über achtundvierzigtausend Lira wert.

Avdo blickte in die Dunkelheit hinaus und summte ein Lied, das er damals in Elifs Dorf gesungen hatte. *Zal âşık revan yoluna ey canan / Bir yol bir ömürlük uzundur / Yetim kuş yaren dalına ey canan / Bir ömür bir yolluk uzundur.* (Greiser Sänger auf dem Weg zu dir, Geliebte / Ein Weg ist so lang wie ein Leben / Verwaister Vogel verliebt in deinen Zweig, Geliebte / Ein Leben ist so lang wie ein Weg.)

Nicht von ungefähr liebte er die Dunkelheit. Im Dunkeln sangen die Seelen, er lauschte ihrem Kummer und schüttete auch sein Herz aus. Die Seelen waren unter der Erde in ein Reich ohne Sünden eingegangen, spitzten aber nach wie vor die Ohren für das überirdische Geschehen und hofften, auf die Welt zurückzukehren. Abends seufzten und jammerten sie wie frisch ins Gefängnis gekommene Häftlinge. Da sie gedacht hatten, nach dem Tod seiner ansichtig zu werden, flehten sie zu Gott, der sich partout nicht zeigte, vor lauter Warten glaubten sie schließlich, womöglich noch gar nicht gestorben zu sein, darum auch war Gott nicht aufgetaucht, nun würden sie aus diesem Traum, in den sie gestürzt waren, sicher bald erwachen. Sie zählten die Morgen, sie zählten die Nächte, die Monate und Jahreszeiten, doch es wollte ihnen nicht gelingen aufzuwachen. Gott, fragten sie, hast du uns hier in der feuchten Erde vergessen? Wenn es dich gibt, komm und zeige uns deine Barmherzigkeit. Gibt es dich aber nicht, wohin sind wir dann gekommen und wohin kommen wir später? Gott.

Avdo merkte, dass er, in Gedanken versunken, vergessen hatte, den Tee zu trinken. Er griff nach dem Glas, trank die Hälfte mit einem Schluck, holte Luft und kippte die restliche Hälfte mit einem zweiten Schluck herunter. Dann beschloss er, aufzustehen und herumzulaufen. Er tappte zum Brunnen, schob sich durch die Frösche, die bei seinen Schritten nach links und rechts flohen, und schöpfte Wasser in die Hände. Damit befeuchtete er Bart und Haare. Dann stapfte er weiter zu Elifs Grab und blieb davor stehen. »Elif«, sagte er, »ich glaube, die Schlaffee hat mich heute Nacht vergessen.« Er lief zurück, umrundete den Werkhof und blieb dahinter vor einem Grab stehen. Auf dem Stein am Grab Toteves und seiner Familie waren neun Hundezähne eingraviert. Einer für Toteve, einer für Havari, die anderen für die Mutterhündin und ihre weiteren Welpen. Avdo legte die Hand auf die Gravur, die für Toteves Zahn stand. Er ließ ihn schnuppern. Verweilte er länger, würden ihm Tränen in die Augen steigen. Er zog die Hand zurück und stapfte nach Westen in Richtung Moschee. Vor der Mauer dort hielt er bei einem kleinen Grab inne. Hier ruhte die zweijährige Tochter Selim Beys, des Standesamtvorstehers. Würde sie noch leben, wäre sie heute zwölf Jahre alt und besuchte vielleicht dieselbe Schule wie sein Enkel Baki. Die beiden Kinder würden sich in der Pause begegnen, aber sich ansonsten nicht kennen. Herangewachsen würden sie in unterschiedliche Stadtteile ziehen, andere Schulen besuchen, unterschiedliche Berufe ergreifen und das Gesicht des anderen vergessen. Begegneten sie sich eines Tages, würden sie einander anschauen und meinen, der andere käme ihnen bekannt vor, aber nicht herausfinden, woher sie sich kannten. Vernähmen sie einen Duft aus der Kindheit, würde ihr Gedächtnis erwachen und jeder dem anderen Fragen über die Vergangenheit stellen. Hätten sie die Vergangenheit mit der Gegenwart verbunden, würden sie, betört von dem Duft, einander schwören, nie wieder auseinanderzugehen. Sie würden zusammenziehen, die auf der Landkarte angekreuzten Länder bereisen, gemeinsam alt werden und zusehen, wie ihr Haar ergraute. Eines Tages, wenn sie in einem Park, durch den sie bedächtig spazierten, auf einer Bank ausruhten, würde die Tochter des Standesamtvorstehers Bakis knöcherne alte Hand halten. »Weißt du«, würde sie sagen, »ich starb, als ich zwei Jahre alt war, was für ein schönes Leben hätte ich mit dir geführt, wenn ich damals nicht gestorben wäre.«

Avdo lief Richtung Süden weiter. Vom Meer her wehte eine kühle nächtliche Brise. Vielleicht brachte auch die Schlaffee die Kühle mit. Avdo kniete vor einem Grab nieder. Es war das Grab des Vaters des Blonden Seemanns. »Guten Abend, Alter Seemann«, sprach Avdo ihn an. »Wie lange war ich nicht bei dir. Die Welt draußen ist so, wie du sie hinterlassen hast. Vielleicht noch schlechter, ich weiß nicht, aber sicher nicht besser. Du hast dich mit der Vergangenheit verbunden, weil du wusstest, dass die Zukunft schlechter wird. Das Mädchen aus deiner Jugend hast du dein Leben lang im Herzen getragen. Dein Sohn sagt, ich sei dir ähnlich. Wenn er das sagt, stimmt es.« Avdo nahm eine Handvoll Erde vom Grab und wendete sich gen Westen. Er kannte den Friedhof auswendig wie eine Landkarte, deshalb stieß er an keinen Stein, geriet in keine Grube, obwohl es dunkel war. Ebenso sicher wäre er mit verbundenen Augen gelaufen. Vor Madlens Grab hielt er inne und rechnete, bevor er sagte: »Seit achtzig Jahren liegst du hier.« Er streute die mitgebrachte

Erde auf ihr Grab. »Hier, das habe ich dir vom Alten Seemann gebracht. Als du ihn geliebt hast, war er dein junger Seemann. Dann bist du gestorben und damit ewig jung geblieben, er musste die Mühsal auf sich nehmen, ohne dich alt zu werden. Glaub nicht, das wäre leicht gewesen, ich weiß es von mir selbst, der Mensch ähnelt den Göttern der alten griechischen Sagen, du bist an den Felsen geschmiedet, und jeden Tag fressen wilde Vögel deine Leber. Du schläfst und glaubst, der Schmerz vergeht, doch am nächsten Morgen findest du dich wieder an denselben Felsen geschmiedet.« Mit Madlen sprach Avdo stets Armenisch. Er berührte den Grabstein, zeichnete mit den Fingern den Buchstaben Mim und die eingravierte Rose nach. »Mein Armenisch ist ganz schön eingerostet«, klagte er. »Wenn du nicht wärst, würde ich es ganz vergessen. Ich gehe jetzt, beim nächsten Mal nehme ich eine Handvoll Erde von deinem Grab und bringe sie dem Alten Seemann.«

Avdo fiel ein, dass er das Radio auf der Veranda angelassen hatte. Er eilte zum Haus, als würde das Radio Reyhan wecken. Als er die Veranda erreichte, fand er das Radio stumm. Wann hatte er es ausgeschaltet? Er konnte sich nicht entsinnen. Es war still ringsum. Überall lag der von der Schlaffee verstreute Sternenstaub. Die Fee war also gekommen, nachdem er fort war. Als sie ihn nicht vorfand, hatte sie rundherum blauen Staub ausgestreut. Avdo löschte das Licht der Veranda, zog Schuhe und Strickjacke aus, legte sich auf die Sitzbank und hüllte sich in die Wolldecke. Die Lider wurden ihm schwer. Er schloss die Augen, dachte daran, wie wunderschön der Grabstein war, den er heute vollendet hatte, und tauchte sanft in einen Traum ein. Im Traum näherte er sich dem schwarzen Loch im Grabstein des Siebennamigen. Einer Sternschnuppe gleich rann er in das Loch hinein.

MARDIN

MESOPOTAMISCHE EBENE, 1939

20. September 1939, Mittwoch.
Seit einem Jahr ist dieses Tagebuch bei mir. Unterleutnant Adem Giritli, dem es gehört, fiel letztes Jahr in einem Gefecht am Ufer des Euphrat. Es war Nacht, unerwartet wurde auf uns gefeuert, und wir warfen uns hinter die Felsen. Als das kurze Gefecht vorüber war, lag Adem Giritli niedergeschossen auf dem Boden. Die Kugel hatte ihn in den Rücken getroffen. Im Dunkeln hatten wir nach vorn gefeuert, hatte der eigentliche Feind etwa in unserem Rücken gestanden? Ich beugte mich über ihn, nahm seine Hand. Zwei Wörter konnte ich hören, die er mit dem letzten Atemzug wisperte, das eine lautete Miskal, das andere Tagebuch. Ich nahm das Tagebuch, das ich in seiner Tasche fand, an mich und barg es unter meinem Mantel. Nun lese ich seit einem Jahr fast täglich darin. Versuche, in entlegenen Ecken und Winkeln der Seiten, den verschatteten Biegungen die nicht zur Sprache kommenden Seiten von Unterleutnant Adem aufzuspüren, suche unter den Schatten nach einer Spur, einem Zeichen mit Bezug auf mich. Beim Militär haben sie mich ausgetrickst, alle Offiziere außer Unterleutnant Adem sahen mir zwar freundlich ins Gesicht, verhöhnten mich aber, sobald

ich ihnen den Rücken kehrte. Obwohl sie wussten, dass ich nicht ich bin, verheimlichten sie das vor mir. Ich hatte das Gedächtnis verloren, brauchte Hilfe. Ein einziges Wort hätte mir geholfen, meine Richtung zu finden, dieses Wort war mein wahrer Name, doch den verrieten sie mir nicht. Sie nannten mich Haydar. Später tauchte ein alter Dörfler auf, der mir einen anderen Namen nannte, er behauptete, ich sei Ali. Ein Name ist nicht bloß ein Wort, er bedeutet eine andere Vergangenheit und einen völlig anderen Menschen. Haydar war ein Soldat, der die Peitsche schwang, Ali dagegen ein armer Bauer. Welcher von beiden war ich? War ich überhaupt einer von beiden, war ich beide zugleich oder auch keiner von beiden? Ich floh, weil ich nicht wusste, wie ich mich finden sollte, überwand Berge und Flüsse und kam nach Mardin. Jetzt laufe ich auch hier davon. Ich gehe fort, bevor der in Europa ausgebrochene Krieg auch hierher kommt. Über Damaskus will ich nach Jerusalem. Kommt der Krieg auch dorthin? Dann finde ich einen anderen Ort, an den ich mich flüchten kann.

Miskal Hanım! Seit einem Jahr gibt es nichts, das ich nicht unternommen hätte, um mich meiner Vergangenheit zu entsinnen, ich besuchte Heiligengräber, knotete Tücher an heilige Bäume, beugte mich in Moscheen zum Gebet, betete in Kirchen. Als auch die Medikamente der Ärzte nichts nützten, schlug ich meinen Kopf gegen die Wand. Wenn ich weder Ali noch Haydar erinnern kann, probiere ich einmal aus, ein anderer zu sein, sagte ich mir, zündete in einer Kirche eine Kerze an und nannte mich Isa. Es sind andere, die uns unsere Namen geben. Ich bin ein armer Kerl, der das Pech hat, sich selbst einen Namen geben zu müssen, daher rührt meine Armut. Mir wirbeln alle möglichen Gedanken durch den Kopf und manchmal denke ich: Wenn ich mich nicht an meine Vergangenheit erinnere, woher will ich dann wissen, dass ich nicht Unterleutnant Adem bin? Vielleicht trage ich deshalb dieses Tagebuch bei mir. Als ich in einem Gefecht verletzt wurde, erlitt ich eine Gehirnerschütterung, womöglich glaubte ich, statt des Soldaten Haydar, der an meiner Seite starb, selbst gestorben zu sein. Ich vergaß meinen Namen und floh aus meiner Kompanie. Jetzt ist es Nacht. Ich schreibe diese Zeilen beim Licht einer Petroleumlampe auf einem Friedhof. Über meinem Kopf funkeln die Sterne. Am Himmel steht für jeden Menschen ein Stern, sagen die Leute hier. Nur mein Stern ist abgestürzt, hat seinen Platz verloren und fliegt durchs Nichts. Ich bin auf der Suche nach meinem Stern. Liebe Miskal Hanım, bin ich dein Verlobter? Falls ja, dann warte auf mich. Warte, bis sich der am Himmel verrutschte Stern wiederfindet. Ich kehre zu dir zurück. Wir halten Hochzeit und beziehen unser Haus mit dem weitläufigen Garten am Ufer von Bebek. Wir werden Kinder haben, eins hübscher als das andere. Jedes benennen wir mit der Bedeutung deines Namens zu einer anderen Zeit. Während ich dies schreibe, steht es mir lebendig vor Augen, nur dein Gesicht sehe ich nicht. Wenn ich dich nicht erkenne, sobald ich bei dir bin, wie soll ich dann wissen, dass ich dich liebe? Vielleicht sollte ich statt mich meiner selbst zu entsinnen lieber versuchen, mich an dein Gesicht zu erinnern. Sobald ich mich an dein Gesicht erinnere, werde ich mir deiner wie auch meiner selbst gewiss sein und zu dir eilen. Warte auf mich bis dahin.

DAMASKUS

SYRIEN UNTER FRANZÖSISCHEM MANDAT, 1940

22. Mai 1940, Mittwoch.

Miskal Hanım, die du in Istanbul auf mich wartest! Nun bin ich schon acht Monate auf der Reise nach Jerusalem, von der ich angenommen hatte, sie würde drei Monate dauern. Als ich von Aleppo über Hama und Homs am Orontes in Damaskus ankam, brach der Winter an, ich war so mager, dass mir die Haut an den Knochen klebte. Ich kippte auf der Straße um, und als ich die Augen aufschlug, fand ich mich im französischen Militärhospital wieder, wo Ärzte und Nonnen umherliefen. So wie Mutter Rakel, die mich in den Wochen versorgte, als ich krank darniederlag, erwartete auch ich jeden Tag meinen Tod. Die Ärzte und Mutter Rakel kümmerten sich um mich, weil sie mich für einen aus Hatay geflohenen Syrer hielten. Die Stadt Hatay gehörte früher zu Syrien, wurde aber im letzten Sommer der Türkei angegliedert, weshalb zahllose Menschen von dort hierher kamen, sie glaubten, ich wäre einer von ihnen. All die Flaggen, die ich in den Straßen sah, als ich aus dem Hospital kam, deuteten einerseits darauf hin, dass man für Hatay eintrat, waren aber unterschwellig vor allem ein Ausdruck der Sehnsucht nach Unabhängigkeit vom französischen Mandat. Selbst ich, der sich hier kaum auskannte, konnte spüren, dass die Macht der Franzosen, die im eigenen Land von Deutschland angegriffen worden waren, in Syrien im Schwinden begriffen war. Hätte ich noch länger im Hospital liegen müssen, wäre ich an Herzeleid gestorben. Jeden Tag im Radio in voller Lautstärke vom Fortschritt des Kriegs in Europa zu hören, war, als vernähme man die Stimme des Todesengels. An einem Tag hörte ich, Hitler habe sich mit Mussolini verständigt, sie wollten den Krieg gemeinsam ausdehnen, an einem anderen Tag erfuhr ich, dass Hitler Dänemark und Norwegen erobert hatte. Hielt Hitler laute Reden, schlug das deutsche Heer anschließend eine neue Route ein und besetzte Frankreich, Holland, Belgien oder Luxemburg. Ich fürchtete, eines Morgens auf der Straße vor dem Hospital deutsche Soldaten marschieren zu sehen. Erst als ich getreu meiner Route gestern endlich wieder den Weg nach Jerusalem beschritt, atmete ich erleichtert auf. Ich bin wieder bei Kräften, meine Beine sind flink, mein Atem ist kräftig, in spätestens einem Monat bin ich in Jerusalem. Ich marschierte schneller als die Soldaten im Krieg. Meine Last war leicht, mein Ziel ist klar. Irgendwo auf diesem Weg, so hoffe ich, finde ich mich selbst. Auch der Apostel Paulus fand auf diesem Weg einst sich selbst. Seine Geschichte hatte ich bereits von Meister Dikran gehört und jetzt im Hospital erneut von Mutter Rakel.

Eintausendneunhundertfünf Jahre zuvor.
Geboren in Tarsus, der bedeutendsten römischen Stadt in der Region, war Paulus in der Jugend zur Unterweisung in jüdischer Religionslehre nach Jerusalem gekommen, dort schloss er sich der Bewegung der Pharisäer an und erregte ob seiner Fähigkeiten binnen kurzer Zeit Aufmerksamkeit.

Jerusalem stand seit langem unter römischer Herrschaft und die jüdische Gemeinschaft anverwandelte sich von Tag zu Tag mehr der römischen Kultur. Die Pharisäer stellten sich gegen diese kulturelle Verschiebung, während sich der andere jüdische Zweig, die Sadduzäer, sie für normal hielten. Die vor allem von der Unterschicht unterstützten Pharisäer und die von der Elite getragenen Sadduzäer waren über etliche politische und religiöse Themen verschiedener Meinung. Während die Sadduzäer die erste Niederschrift der Tora zugrunde legten, machten die Pharisäer sich auch die heiligen Texte zu eigen, die erst nach vielen Generationen oraler Tradierung verschriftlicht worden waren. Die Pharisäer glaubten an die Unsterblichkeit der Seele, die Sadduzäer hingegen an die Wiederauferstehung nach dem Tod. Auch die Auslegung der heiligen Worte unterschied sie. Während die Sadduzäer den Spruch »Auge um Auge« dahingehend auslegten, dass ein Verbrechen mit Gleichem zu vergelten sei, hielten die Pharisäer die Zahlung einer Strafe für hinreichend. Die Jüdische Gemeinde, die mit einer Vielzahl von das Alltagsleben spaltenden Debatten kämpfen musste, bekam es nun auch noch mit den Anhängern eines neuen Propheten aus den eigenen Reihen zu tun, der sich Isa nannte: Jesus. Während jene, die Jesus folgten, mit den Pharisäern und Sadduzäern über die Art der Bestrafung wetteiferten, tat sich der Richter Paulus hervor, indem er von Stadt zu Stadt zog und Sünder bestrafte. Zwei Jahre nach Jesu Kreuzigung war die Reihe, bestraft zu werden, an den Christen in Damaskus. Auf dem Weg von Jerusalem nach Damaskus hörte Paulus eine Stimme, und ein Licht blendete ihn. Stimme und Lichtstrahl kamen von Jesus. Als Paulus nach drei Tagen, in denen er nicht sehen konnte, die Augen öffnete, verkündete er, auf dem Weg nach Damaskus die Wahrheit gesehen und dank göttlicher Erleuchtung sein wahres Ich gefunden zu haben. Fortan lebte er als der Berufenste aller berufenen Christen. War er früher als Verfolger von Sündern berühmt, machte er sich jetzt einen Namen mit seiner Gefolgschaft des Jesus, der die Sünden der Sünder auf sich genommen hatte, manche betrachteten ihn gar als Apostel, der auf die zwölf Apostel folgte. Als Mutter Rakel mir das erzählte, sagte sie, jeder habe ein Damaskuserlebnis im Leben, auch ich würde mein Damaskuserlebnis finden und eines Tages zweifellos von der Wahrheit erleuchtet werden. Sie glaubte ebenso an das Wunder des Heiligen Paulus wie auch an meinen Schmerz.

Heute, Abend.
Wenn ich jetzt so überlege, wird mir klar, dass Unterleutnant Adem Giritli sein eigenes Damaskuserlebnis gefunden hatte. Sein Wunsch, in einem von Blut und Tod strotzenden Klima den Leichnam des Dorfmädchens Miskal zu begraben und sie vom kalten Zorn der Welt fernzuhalten, hat ihn wohl zu sich gebracht und an sein früheres Selbst erinnert. Seit jenem Tag war er gut zu mir und nahm mich vor anderen in Schutz. Dank ihm ging es mir allmählich besser. Wäre er nicht umgekommen, wäre es vielleicht auch mir mit seiner Hilfe gelungen, mein Licht zu finden. Das blieb unvollendet. Ich bin verwirrt, habe mich vollkommen verloren. Vielleicht finde ich jetzt hier meine Vergangenheit wieder, die ich am Ufer des Euphrat verlor, und erinnere mich daran, selbst Unterleutnant Adem Giritli zu sein. Liebe Miskal Hanım, ich wünsche mir, dass meine Augen auf diesem Weg, den ich jetzt eingeschlagen habe, vom heiligen Licht geblendet werden, die Ohren mir von der heiligen Stimme klingen und vor mir nicht das Antlitz Jesu auftaucht, sondern deins. Dann eile ich unverzüglich nach Istanbul, erkenne

dich unter allen anderen, so dicht gedrängt die Menge auch sein mag, schließe dich in die Arme und bin deinen blauen, dem Istanbuler Meer gleichenden Augen ganz nah. Wir umarmen einander, halten uns bei den Händen und laufen zur Uferstraße. Auf dem Spaziergang nach Istinye beobachten wir wie früher die Schiffe auf dem Bosporus und das gegenüberliegende Ufer von Kanlıca. Du summst einen gerade populären Schlager europäischer Art, anschließend erzähle ich dir, was mir widerfuhr.

JERUSALEM

PALÄSTINA UNTER BRITISCHEM MANDAT, 1945

12. Juni 1945, Dienstag.
Miskal Hanım, mein Augenlicht, aus dem Fenster sehe ich den jüdischen Friedhof, baumlos ist er, nackt. In diesem Zustand wird die Unrast der Seelen nur umso deutlicher. Ich vermisse die Bäume des Friedhofs in Mardin, ihre die Seelen umfangenden Schatten. Auch heute spielte ich auf den Straßen Flöte, wanderte durch einander verfeindete Viertel, ich bin niemandes Feind und verdiente gut. Die Abendsonne geht mittlerweile erst spät unter, zu der Zeit kam ich im Mediterranean Hotel an, in dem ich nun wohne und von meinem Fenster aus den Friedhof sehe. In dieser Stadt stelle ich mich als Musa vor, Moses, Juden, Christen und Muslime mögen meinen Namen gleichermaßen und sind freundlich zu mir. Alle grüßen mich mit ihren jeweiligen heiligen Formeln, ich antworte in schlichten Worten, die kein bisschen heilig sind. Ich weiß nicht, welchen Platz Gott in der Sprache einnimmt. Wie sollte ich Gott kennen, wenn ich mich selbst nicht kenne? Auch jener Tag wird kommen. Wenn ich mein altes Ich wiederfinde, finde ich auch den Gott, an den mein altes Ich geglaubt hat. Beides hängt zusammen. Gott muss mir meinen Namen geben, und mein Name muss mich auf

Gott verweisen. Mehr erwarte ich nicht. Andere Erwartungen sollten wir an Gott nicht haben. Doch so denken die Jerusalemer nicht. Die Angehörigen unterschiedlicher Religionen kabbeln sich, bekämpfen einander, benutzen nicht einmal die Straßen der jeweils anderen. Hitler ist tot, Mussolini ist tot, der Krieg in Europa ist vorbei, doch Jerusalem gelang es zwar, sich sechs Jahre lang aus dem Krieg herauszuhalten, aber nicht, die inneren Streitigkeiten beizulegen. Es sieht auch nicht danach aus, dass die Zwietracht in der Stadt, die im Laufe der Geschichte zahllose Kriege erlebte, unter assyrischer, römischer, osmanischer Herrschaft stand und jetzt den Engländern in die Hände gefallen ist, je endet. Alle meinen, Jerusalem gehöre ihnen, ihre Forderungen unterstreichen sie nicht mit Worten, sondern mit Waffen, und weisen hartnäckig jeweils die Seite der Geschichte vor, die für sie spricht. Ich, der ich die Zeit des Weltkriegs hier in Sicherheit verbracht habe, fühle, dass ich mich einer unsichtbaren Grenze nähere, und sehe eine Reise kommen. Fern von Katastrophen will ich sein und nur an mich denken. Abends lese ich, darüber hinaus vertiefe ich mich in letzter Zeit in die Landkarte. Auf der Suche nach einer neuen Stadt und einem neuen Namen stöbere ich im Weltatlas. Wo es auch sein wird, Miskal Hanım, auch von dort schicke ich dir schöne Postkarten.

Nach der Religion ist Geschichte das Thema, über das in Jerusalem am meisten geredet wird. Wie alle anderen lese ich und beteilige mich an den Diskussionen, weil es mir dabei helfen könnte, mich selbst zu finden. Ich grüble, welche Religion ich als Nächstes wähle. Auch wenn ich sehr viel lerne, fürchte ich doch, mich womöglich niemals zu finden. Was, wenn ich mich nie an meine Vergangenheit erinnern werde? Was soll ich dann tun, Miskal Hanım, und was wirst du dort ohne mich tun? Die Zeit ist schnell wie ein vom Himmel stürzender Stein, sie kennt kein Halten, sie wartet nicht auf uns. Muss ich mir etwas anderes einfallen lassen? Die Kreuzfahrer, die in früheren Zeiten nach Jerusalem kamen, waren zehn, zwanzig Jahre fern von daheim, ihre Familien gaben die Hoffnung auf, sie je wiederzusehen. Kehrten die Soldaten dann nach vielen Jahren doch nach Hause zurück, erkannten sie ihre Angehörigen nicht wieder, und ihre Familien konnten das auf dem Kreuzzug veränderte Aussehen und Verhalten nicht mit dem jungen Mann in Übereinstimmung bringen, der vor langer Zeit in den Krieg gezogen war. Es dauerte, bis man sich wieder aneinander gewöhnte. In Kenntnis dieser Geschichten wählten einige der heimkehrenden Kreuzfahrer einen anderen Weg. Statt ins eigene arme Dorf zurückzukehren, gingen sie zu bessergestellten Familien, deren Angehörige unterwegs umgekommen waren. Sie stellten sich mit dem Namen des erwarteten Kreuzritters vor und erklärten auf die erstaunten Blicke hin, die Zeit habe die Fortgegangenen ebenso verändert wie die Daheimgebliebenen, auch sie selbst würden sich an niemandes Gesicht erinnern. Sie wohnten der Frau bei, die jahrelang auf sie gewartet hatte. Mehr als alle anderen wollten die Frauen es glauben, ja fürchteten, es nicht zu glauben. Die Gefühle der Familien, die sich auf der Linie von Argwohn, Zögern und Akzeptanz bewegten, renkten sich bald ein, man ließ sich überzeugen. Man freute sich über die Heimkehr des großen Kriegers und feierte. Statt um einen Menschen zu trauern, der lange nicht da war und auch nie wiederkommen würde, war es doch besser, sich dem Glück eines Mannes zu verbinden, der verändert heimgekehrt war. So war das Leben, es knüpfte sein Netz aus anderen Wegen. Wie vor tausend Jahren so ist es auch heute. Miskal Hanım, jahrelang habe ich versucht, mich meiner Vergangenheit zu entsinnen, denke, ich könnte dein Verlobter Adem Giritli sein, und male mir unsere gemeinsame Zukunft aus, die sich daraus ergibt. Wie lange soll ich noch träumen? Warum kann ich nicht einfach zu dir kommen? Und käme ich, was, wenn ich dich nicht erkenne gleich einem Kreuzritter, der seine Verlobte jahrelang nicht sah, und du mich nicht erkennst, wie eine Frau, die viele Jahre auf ihren Verlobten gewartet hat, der beim Militär war? Wir würden bald verstehen, dass die Schwierigkeit nicht von uns herrührt, sondern von dem Staub, den der Wind namens Zeit auf uns gestreut hat, nicht wahr? Nach einem Tag wechseln wir Blicke, nach zwei Tagen sitzen wir nebeneinander, am dritten Tag überwinden wir die Fremdheit zwischen uns und lächeln. Wie in alten Tagen.

KAIRO

ÄGYPTEN UNTER BRITISCHEM MANDAT, 1952

24. Juli 1952, Donnerstag.
Liebste Miskal Hanım, die Flucht aus Ägypten gelang mir auf einem Schiff, das heute früh auslief. Sechs Jahre lang ging es mir gut in Kairo, ich konnte dort viele Freunde gewinnen, ihnen verdanke ich es, auf diesem Schiff zu sein. Ich hatte vor, noch eine Weile in Kairo zu bleiben, doch gestern änderte sich alles. Gestern erhob sich eine Gruppe Offiziere gegen König Faruk und seine Schutzmacht England. Sie fordern die Abdankung des Königs und das Ende der britischen Vormachtstellung im Land. Ich fürchte, es wird Blut fließen, alle anderen aber strömen auf die Straßen, als wäre es ein Fest, auch meine Freunde. Vor dem Leid eines Kriegs scheuen sie nicht zurück, das heißt, es kümmert sie nicht. Was morgen wird, ist ungewiss. So suchte ich den schnellsten Weg, hier fortzukommen, eilte in den Hafen von Alexandria und bestieg dieses Schiff. Es heißt Weißer Wind. Als es ablegte, stand ich auf Deck und spähte zum Ufer hinüber, erst als ich sicher war, dass wir fuhren, stieg ich in meine Kabine hinunter und begann zu schreiben. Das Schiff wird mehrere Häfen im Mittelmeer anlaufen. In einem davon, ich weiß noch nicht in welchem, steige ich aus. Erst einmal muss

sich meine innere Unruhe legen. Als ich gestern in der Aufregung mit allen von hier nach dort lief, tauchte in meinem Kopf ein seltsamer Gedanke auf. Was wenn der Wirrwarr auch meinen Geist erschüttert und ich mich plötzlich meiner Vergangenheit entsinne? Das war ein schöner Gedanke, doch gleichzeitig fiel mir etwas anderes ein. Was, wenn sich, sobald ich meine Vergangenheit wiederhabe, herausstellt, dass ich nicht Unterleutnant Adem Giritli bin, sondern jemand anders? Was, wenn ich ein anderer bin als die Person, die ich mir vorstelle zu sein? Dieser Gedanke ereilte mich gestern, als ich an einem Garten vorüberkam. Die mich umgebende Menge rannte, doch ich blieb stehen und lehnte den Rücken an die Gartenmauer. Nein, sagte ich. Ich kann niemand anders sein. Miskal Hanım! Dir gehört meine Seele, ich akzeptiere keine andere Vergangenheit als die, dein Adem zu sein. Erinnern ist sinnvoll, wenn ich mich an dich erinnere. Andere Erinnerung will ich nicht. Welches Ich ich ohne dich auch sein mag, es ist mir fremd. Dann bleibe ich lieber in dem Zustand, in dem ich mich jetzt befinde, mir genügt die Vorstellung, Teil deiner Vorstellung zu sein. Damit kann ich mein Leben zubringen. Nacht für Nacht denke ich an dich und schlafe in der Hoffnung ein, von dir zu träumen.

MERKEZ-EFENDI-FRIEDHOF

ISTANBUL, 2002

Der Tag, an dem Baki sich im Fachbereich Wirtschaft an der Bosporus-Universität einschrieb, war heiß und schwül. Die Sonne wurde größer und größer. Avdo bearbeitete den ganzen Tag lang Marmor auf dem Werkhof, nachmittags bekam er Nasenbluten und ihm wurde schwindelig. Er rief nach Reyhan, schleppte sich mit ihrer Hilfe auf die Terrasse und legte sich auf die Sitzbank. Das Nasenbluten hörte auf, aber der Schwindel verging nicht, er schloss die Augen wie zum Mittagsschlaf. Geschwind lief Reyhan zur Praxis in der Gasse dem Friedhof gegenüber und holte im selben Tempo den Arzt, den sie seit Jahren bei jedem Leiden konsultierte, ins Haus. Als Avdo ihre Stimmen hörte, schlug er die Augen auf und starrte sie mit leerem Blick an, als wären sie Fremde. Auf die Fragen des Arztes gab er nur kurze Antworten.

Der Arzt maß Avdos Blutdruck, schaute ihm in Augen, Ohren und Mund, hörte sein Herz ab. Dann holte er eine Spritze aus der Tasche und gab sie Avdo. Er sagte, der Blutdruck sei zu hoch, für eine genaue Untersuchung aber müsse Avdo ins Krankenhaus.

»Ins Krankenhaus gehe ich nicht«, brummte Avdo. »Ich

hatte Nasenbluten, mehr nicht, das muss man nicht zum Problem machen. Der Sommer ist sehr heiß dieses Jahr, daran liegt es, als ich klein war, blutete mir bei Hitze auch immer die Nase.«

Reyhan wusste, wie unleidlich ihr Vater war. Tat ihm der Rücken weh oder grimmte sein Magen, weigerte er sich, den Arzt aufzusuchen, nahm höchstens die Medizin, die Reyhan aus der Apotheke holte, setzte aber auch die nach wenigen Tagen wieder ab.

»Hören Sie nicht auf meinen Vater, Herr Doktor«, sagte Reyhan, »verschreiben Sie ihm etwas, ich hole es.«

»Ich schreibe euch ein Rezept aus, aber vergesst nicht, dass er eingehend untersucht werden muss. Lasst Gehirn und Herz untersuchen.«

»Papa ist auch vergesslich in letzter Zeit, er bringt Namen durcheinander, letzte Woche hatte er sogar vergessen, für wen der Grabstein war, den er in Arbeit hatte.«

»Seht ihr, noch ein Grund, ins Krankenhaus zu gehen, mit Gesundheit ist nicht zu spaßen.«

»Schreiben Sie auch ein Mittel gegen Vergesslichkeit auf, ja?«

»Seit wann besteht das Problem?«

»Früher kam es ab und zu vor, aber seit zwei Monaten gehäuft. Wenn ich darauf dränge, zum Arzt zu gehen, sagt er immer, er kommt schon wieder zu sich, wenn die Sommerhitze vorüber ist.«

»Gut«, sagte der Arzt. »Ich verschreibe ihm vier Medikamente, alle muss er regelmäßig nehmen.«

Kurz nachdem der Arzt gegangen war, kam Baki nach Hause. Er lächelte und zeigte den soeben erhaltenen Studentenausweis vor.

Reyhan umarmte ihn. »Gratuliere, mein Sohn!«

Baki merkte, wie bedrückt sie war. »Geht es dir gut, Mama?«

»Mir geht es gut, aber deinem Opa nicht besonders. Er liegt drinnen und schläft.«

»Was hat er denn?« Baki klang alarmiert. »Bringen wir ihn doch ins Krankenhaus.«

Reyhan bat ihn, auf der Sitzbank Platz zu nehmen, beruhigte ihn und erzählte, was vorgefallen war.

Während andere in seinem Alter das Haus nur noch verließen, um zur Moschee zu gehen, und selbst das mitunter nicht mehr konnten, arbeitete Avdo den ganzen Tag im Werkhof, glaubte wohl, sein kräftiger Körper sei aus Marmor. Von außen wirkte er gesund und rüstig, doch in letzter Zeit gab sein Körper andere Signale von sich. Eine Stunde nachdem er gegessen hatte, vergaß er es und aß noch einmal, erst wenn Reyhan es merkte, kam er zu sich. Bisweilen legte er sich sogar tagsüber aufs Ohr, was er noch nie getan hatte.

»Mama«, sagte Baki, »ich ziehe nun aus und komme im Wohnheim unter, auch ihr könnt hier nicht so weiterleben, das tut Opa nicht gut. Lass uns eine Wohnung im Viertel nehmen, da zieht ihr ein, und wenn Opa unbedingt will, kann er ja ab und zu herkommen und Steine bearbeiten. Ich weiß, dass er von seinen Grabsteinen nicht lassen wird.«

»Rede du mal mit ihm«, bat Reyhan. »Auf mich hört er nicht. Er gibt mir stets die gleiche Antwort, wenn ich vorschlage wegzuziehen. Einverstanden, Tochter, sagt er, mieten wir eine Wohnung, dort ziehst du ein, ich komme dich oft besuchen, aber ich gehe hier nicht fort.«

»Soll ich mal nach ihm schauen?«

»Ja, mach das«, sagte Reyhan. »Setz dich zu deinem Opa, wenn er aufwacht, wird er sich freuen, dich zu sehen. Ich laufe eben zur Apotheke und besorge die Medikamente.«

Baki ging ins Haus und setzte sich an Avdos Kopfende. Trotz der Hitze draußen war das Zimmer kühl. Außer Avdos tiefen Atemzügen war kein Laut zu hören.

Baki betrachtete die rechte Hand seines Großvaters, die ihm auf der Brust lag. Die knöcherne, von Adern überzogene Pranke war von Runzeln übersät. Baki konnte sich nicht daran erinnern, die Haut des Großvaters je so faltig gesehen zu haben. Er beugte sich zu ihm und musterte seine Gesichtszüge. Auch Stirn und Augenwinkel waren stark verrunzelt. Gleich steht er auf, als hätte er einfach nur geschlafen, dachte Baki, und geht in den Hof, um weiterzuarbeiten, ohne auf mich zu hören. Er legte seine Hand auf die des Großvaters, wie er es als Kind getan hatte. Zuweilen hatte er beim Großvater geschlafen statt bei seiner Mutter, dann hatte er ihn umarmt und sich in seiner Gegenwart sicher gefühlt. Wenn die Kinder im Viertel von den Helden in ihren Familien erzählten, sprach Baki von seinem Großvater.

»Da bist du ja, mein Löwe«, sagte Avdo, als er die Augen aufschlug. »Hast du dich eingeschrieben?«

»Das hab ich, Opa.« Baki fingerte seinen Studentenausweis aus der Tasche und hielt ihn Avdo unter die Nase. Der betrachtete den Ausweis von vorn und von hinten. Als er das Foto küsste, auf dem Baki streng blickte, wurden ihm die Augen feucht.

»Ich bin stolz auf dich«, sagte er. »Nun kann ich gehen, ohne mich zu sorgen. Ich hab immer befürchtet, dass deine Mutter allein zurückbleibt. Du bist jetzt erwachsen, bist ein großer junger Mann geworden. Ihr passt auf euch auf.«

»Opa, was redest du da?« Baki klang vorwurfsvoll. »Als würdest du uns verlassen …«

»Nein, ich habe nicht vor, euch zu verlassen, ich bin bei

guter Gesundheit. Du gehst jetzt auf die Universität, das meine ich.«

»Du bist bei guter Gesundheit, aber dir ist doch wohl klar, dass du besser auf dich achten musst.«

»Wenn jemand auf sich achtgeben muss, dann ja wohl du«, widersprach Avdo. »Lass die Finger von den politischen Auseinandersetzungen an der Uni. Deine Mutter hat niemanden außer dir. Wir hören jeden Tag die Nachrichten im Radio, ständig ist da was los. Kümmere dich um dein Studium, sieh zu, dass du dich mit deinen Lehrern gutstellst.«

»Keine Sorge, Opa, ich tu immer, was du sagst.«

»Baki, ich war mein Leben lang ein Gavsono, und deine Mutter hat hier ein schweres Leben gehabt. Ich möchte nicht, dass du wirst wie wir.«

»Was ist ein Gavsono, Opa?«

»Das ist ein Wort aus meiner Kindheit, auf Aramäisch bedeutet das Flüchtling. Stolperst du einmal im Leben, verschlägt es dich hierhin und dorthin, überall lebst du freudlos. So ist es mir ergangen, mach du es nicht genau so.«

»Opa, wäre es nicht gut, wenn du und Mama in gesünderen Verhältnissen leben würdet? Der Sommer geht zu Ende, ich ziehe bald ins Studentenwohnheim, wollt ihr dann nicht auch umziehen? Suchen wir euch eine Wohnung im Viertel jenseits der Moschee, mit Heizung, wo es im Winter warm und im Sommer kühl ist, wie schön wäre es, wenn du mit Mama dort wohnen könntest.«

»Darüber haben wir doch schon geredet. Du weißt, dass ich vom Friedhof nicht wegkann.«

»Du brauchst das alles hier doch nicht aufzugeben, Opa, ein, zwei Tage in der Woche kommst du her und arbeitest auf deinem Hof, aber du kannst nicht so weitermachen wie bisher, das schadet deiner Gesundheit.«

»Redet deine Mutter dir so was ein?«

Auf Avdos Lächeln reagierte Baki mit besorgtem Blick.

»Ich denke selber so. Ist es so schwer zu tun, was ich vorschlage?«

»Wo ist deine Mutter? Warum spricht sie das nicht selber an?«

»Sie ist zur Apotheke gegangen, die Medizin holen. Der Arzt hat dir vier Medikamente verschrieben. Bitte lass das nicht schleifen, mach Mama nicht traurig.«

»Hol mir doch ein Glas Wasser.«

Baki schenkte ein Glas voll und brachte es dem Großvater. Avdo trank es aus und legte sich wieder hin. Er fühlte sich erschöpft, schloss die Augen und atmete tief ein und aus.

»Geht es dir gut, Opa?«

»Ja ja.« Avdo öffnete die Augen. »Unter dem Bett liegt eine Tasche, zieh die mal raus.«

Baki bückte sich, kramte die Tasche hervor und stellte sie auf seinen Schoß.

»Was ist da drin?«

»Fotos, von dir und deiner Mutter, ein paar Zeitungsausschnitte, und ein Tagebuch. Hol das bitte raus.«

»Schreibst du Tagebuch, Opa?«

»Dazu bin ich nicht in der Lage«, erwiderte Avdo. »Es gehört einem alten Freund von mir. Eigentlich hat es vorher einem anderen gehört. Das ist ein bisschen kompliziert.«

»Jetzt bin ich aber neugierig.«

»Ein merkwürdiges Tagebuch, wie soll ich sagen, es hat einen Anfang, aber kein Ende. Oder vielleicht besser umgekehrt, es hat ein Ende, aber keinen Anfang.«

Baki schlug das Tagebuch auf und blätterte darin.

EMIRGÂN

ISTANBUL, 2002

Baki klapperte ganz Emirgân ab und fragte nach der Salkımlı-Gasse, doch niemand kannte sie. Auch von der Villa Cevher hatte nie jemand gehört. In Istanbul waren die Adressen von vor sechzig, siebzig Jahren nicht mehr dieselben, Bakis letzte Hoffnung war schließlich das Postamt. Doch auch die Postbeamten fanden weder die Salkımlı-Gasse noch die Villa Cevher in ihren Büchern. Nur in der Fatih-Gasse war ein Appartementhaus auf den Namen Cevher eingetragen. Baki beschloss, sein Glück mit der einzigen Information, die er bekommen hatte, zu versuchen, tauchte erneut in die Gassen ein und fand auch bald das Gebäude, über dessen mit Blumenmuster verzierter Eisentür Cevher-Appartement stand. Vielleicht hatte hier früher die Villa gestanden, war abgerissen und durch diesen vierstöckigen Wohnbau ersetzt worden. Baki lief durch den Garten zur Haustür und las die Namen an den Klingeln, Miskal Hanıms Familienname, Durusu, war nicht dabei. Es wäre auch verwunderlich gewesen, die Familie hier vorzufinden, nachdem ein ganzes Leben vergangen, der Straßenname geändert, die Villa abgerissen und an ihrer Stelle ein mehrstöckiges Wohnhaus errichtet worden war.

Trotz der Oktoberkälte war der weitläufige Garten des Appartementhauses noch grün. Neben kleinen Judasbäumen ragten hohe Zedern und eine Silberlinde auf. Über die gesamte Fläche erstreckte sich frisch gemähter Rasen. Baki betrachtete die Schönheit des Gartens und wandte sich zum Gehen, da rief ihn hinter den Bäumen jemand an.

»Suchen Sie jemanden?«

»Ich suche die Wohnung von Miskal Hanım«, gab Baki Auskunft. »Aber ich bin wohl an die falsche Adresse geraten.«

»Sie sind hier richtig.«

»Wirklich?«, fragte Baki überrascht am Ende eines anstrengenden Tages.

»Ja, Miskal Hanım wohnt im Penthouse. Was wollen Sie denn von ihr? Ich bin der Hauswart. Ich achte darauf, wer hier herumläuft, in letzter Zeit haben sich in der Gegend die Diebstähle gehäuft.«

»Verstehe«, sagte Baki. »Ich habe ein Tagebuch, das Miskal Hanım gehört, das wollte ich ihr geben.«

»Kommen Sie herein, die sind zu Hause.«

Es war Samstag. Baki war morgens vom Wohnheim nicht zu Mutter und Großvater gegangen, sondern hatte beschlossen, das Wochenende auf den Spuren des Tagebuchs, in dem er zwei Monate lang gelesen und es nahezu auswendig gelernt hatte, in Emirgân zu verbringen. Das Tagebuch trug er stets bei sich, als wäre es das wichtigste Lehrbuch für sein soeben aufgenommenes Studium, irgendwann war ihm der Gedanke gekommen, es gehöre weder Unterleutnant Adem Giritli, noch dem siebennamigen Mann, vielmehr müsse Miskal Hanım es sehen, die eigentliche Besitzerin des Tagebuchs.

Die Türklingel zwitscherte wie ein Vogel, kurz darauf öffnete eine Frau mittleren Alters.

Baki lächelte höflich.

»Guten Tag, ich hoffe, ich störe nicht, ich wollte Miskal Hanım sprechen.«

»Ach so?« Die Frau lächelte leicht und aufmerksam. Sie drehte den Kopf zur Seite und rief nach drinnen: »Miskal Hanım! Sie haben Besuch, können Sie bitte zur Tür kommen?«

Wie alt mochte Miskal Hanım sein? Den Daten im Tagebuch nach musste sie über achtzig sein. Wie komisch, dass die Frau, die geöffnet hatte, Baki nicht hereinbat, sondern die alte Frau herausrief.

Ein junges Mädchen kam an die Tür. »Ja bitte?«

Baki hatte eine alte Frau erwartet, irritiert sagte er: »Ich wollte Miskal Hanım sprechen.«

»Ja, das bin ich«, sagte das Mädchen.

»Ich glaube …« Bakis Stimmte zitterte. »Ich glaube, da liegt ein Irrtum vor, ich suche Miskal Durusu.«

Das Mädchen und die Frau wechselten einen Blick, bevor die Frau einen Schritt näher trat. »Sie suchen meine Mutter?«, fragte sie verwundert. »Sie ist schon lange tot. Worum geht es denn?«

Bakis gleich Spinnweben sein Hirn durchziehende Gedanken webten weitere Fäden. »Ich habe ein Tagebuch, das ihr gehört, das wollte ich ihr bringen.«

Er holte das abgegriffene alte Heft aus der Tasche und reichte es der Frau. Sie nahm es entgegen, schlug die erste Seite auf, las ein paar Zeilen. Dann hob sie mit starrem Blick den Kopf und sah Baki an.

»Kommen Sie doch herein, entschuldigen Sie, wir haben Sie vor der Tür stehen lassen.«

»Keine Ursache.«

 Im Wohnzimmer nahmen sie auf den Sesseln einander gegenüber Platz. Hinter dem breiten Fenster wirkten das blaue Wasser des Bosporus und die grünen Hänge am anderen Ufer wie ein Gemälde.

»Als Sie Miskal sagten, dachte ich, Sie fragen nach meiner Tochter, mir wäre nie in den Sinn gekommen, dass Sie meine Mutter meinen. Meine Mutter starb in dem Jahr, in dem meine Tochter geboren wurde, ich gab ihren Namen meiner Tochter.«

»Ich will es erläutern, wenn Sie erlauben«, sagte Baki. »Der Verlobte Ihrer Mutter Miskal Hanım kam 1938 beim Militärdienst ums Leben, wobei, ich weiß nicht, vielleicht hat er auch aufgrund eines Unfalls sein Gedächtnis verloren. Der Soldat Adem Giritli führte ein Tagebuch, darin sprach er Miskal Hanım direkt an. In der Notiz ganz vorn bat er darum, dass, wer das Tagebuch findet, es an Miskal Durusu schickt, und setzte ihre Anschrift dazu. Auf der Suche nach dieser Adresse bin ich hergekommen. Als Adem Giritli starb, fiel das Tagebuch dem Kameraden an seiner Seite in die Hände. Das war ein seltsamer Mann, er wusste nichts von seiner Vergangenheit, weil er sein Gedächtnis verloren hatte. Er reiste in der Welt umher und führte dabei das Tagebuch fort. Beim Schreiben bildete er sich ein, selbst Adem Giritli zu sein, und stellte sich vor, sich eines Tages an alles zu erinnern, wenn sein Gedächtnis zurückkehrte. Als dieser Mann starb, erhielt mein Großvater das Tagebuch. Er gab es mir vor zwei Monaten. Seither lebe ich in den Seiten. Und dachte, so viele Jahre auch vergangen sind, Miskal Hanım, an die sich das Tagebuch richtet, hat ein Recht darauf, es zu sehen.«

»Wir hatten gerade Tee aufgesetzt«, warf die Frau ein.

Auf die Worte der Mutter hin sprang die junge Miskal auf, lief in die Küche und war kurz darauf mit einem Tablett Teegläser zurück. Eines setzte sie Baki vor, eines ihrer Mutter.

Baki ließ drei Stück Zucker in seinen Tee gleiten.

»Übrigens, ich habe ganz vergessen, mich vorzustellen, ich bin Baki.«

»Ich bin Zübeyde«, sagte die Frau. »Meine Tochter kennen Sie ja schon. Sind Sie Student?«

»Ja, ich studiere Wirtschaft an der Bosporus-Universität, im ersten Jahr.«

»Was für ein Zufall, meine Tochter hat auch gerade an der Bosporus angefangen.«

»Tatsächlich? Welches Fach denn?«

»Ich studiere Mathe«, verkündete Miskal und wandte sich an ihre Mutter. »Mama, hatte Oma früher einen anderen Verlobten?«

»Ja«, bestätigte Zübeyde. »Meine Mutter war mit einem Lehrer verlobt. Ihr Verlobter ist als Wehrpflichtiger gefallen. Damals gab es im Osten einen Krieg, so ähnlich wie heute. Weil ihr Verlobter bei einem Gefecht starb, wurde er dort begraben und nicht nach Istanbul überführt. Als meine Mutter noch damit beschäftigt war, den Schmerz zu verwinden und sich zu fassen, trafen merkwürdige Briefe ein. Die kamen angeblich von ihrem Verlobten. Er schrieb, er habe das Gedächtnis verloren, sobald er sich an die Vergangenheit erinnern würde, käme er heim nach Istanbul und würde sie heiraten. Mutter hat die Briefe in einem Karton aufbewahrt. Damals stand hier anstelle des Appartementhauses unsere Villa. Als Mutter meinen Vater heiratete, zog sie auf die Insel Büyükada, die Villa hier wurde abgerissen und das jetzige Haus gebaut. Als später erst mein Vater und dann meine Mutter starben, bin ich wieder hergezogen. Falls noch mehr solche Briefe gekommen sein sollten, sind sie nicht angekommen, weil der Straßenname geändert und die Villa abgerissen worden war.«

»Mama, davon hast du noch nie ein Wort gesagt.«

»Was weiß ich, Tochter, es ist so lange her, sogar ich hatte es vergessen.«

Wie Baki so Mutter und Tochter betrachtete, die ihm gegenüber saßen, stellte er fest, dass ihre Augen von der Farbe des Bosporus draußen vor dem Fenster waren. Ihm fiel ein, was Adem Giritli über Miskal Hanıms Augen geschrieben hatte. Die Vergangenheit, an die Baki dachte, war nicht seine eigene, sondern die, die ein anderer Mensch gelebt hatte, und jetzt stand sie plötzlich vor ihm.

»Mama, wo sind die Briefe jetzt, weißt du das?«

»Sie müssen im Haus auf Büyükada sein, unter den Sachen, die meine Mutter hinterlassen hat.«

Sie sprachen über eine verloren gegangene Geschichte.

»Wollen wir morgen nach Büyükada fahren und nach den Briefen schauen?«

»Langsam, langsam, lesen wir erst einmal das Tagebuch und erfahren, was geschehen ist.«

»Wie spannend«, rief Miskal aufgeregt, »Oma hatte ein Leben wie im Film.«

Baki lächelte, als spräche er mit jemandem, den er seit langem kannte.

»Miskal Hanım«, sagte er, »Sie tragen den ungewöhnlichen Namen Ihrer Großmutter und führen im Grunde ihr Leben fort.«

»Mein Name ist nicht ungewöhnlich«, empörte sich Miskal und verzog das Gesicht. »Miskal ist ein Gewichtsmaß, nichts weiter, in der Grundschule haben sich alle über meinen Namen lustig gemacht.«

»Was sagen Sie da?« Baki setzte sich auf. »Miskal ist der schönste Name überhaupt!«

»Miskal soll schön sein?«

»Wissen Sie denn nichts von sich selbst? Vor viertausend Jahren nannten die Akkader Sie Meshkalu. Die Aramäer sprachen Sie mit Schikla an, die Hebräer mit Schekel. Die Assyrer rühmten Sie als Siglos, die Armenier als Mispal. Alle Völker und Religionen haben sich Ihren Namen zu eigen gemacht und aus Ihrer Existenz Kraft bezogen. Sie sind Miskal, die Geschichte verschiedenster Horizonte versammelt, die ferne Gegenden und Zeiten miteinander verknüpft. Ohne Sie hätte keine Epoche Sinn gehabt.«

BOSPORUS-UNIVERSITÄT

ISTANBUL, 2002

Ein heftiger Regenschauer ging nieder, als die Studierenden im Park der Universität aus Protest gegen das Bildungssystem ein Forum veranstalteten. Die Studenten hielten Reden und riefen Slogans und zeigten, wie ernst es ihnen war, indem sie ausharrten, obwohl es stark regnete. Die Menge der Zuschauer ringsum dagegen verlief sich rasch, es blieben nur ein paar Leute mit Schirmen oder in Regenmänteln, vermutlich Polizisten in Zivil. Bei den verbliebenen Zuschauern stand auch Baki, hätte er nicht auf Miskal gewartet, die mit den anderen protestierte, wäre er längst in die Mensa geflohen. Glücklicherweise rief der Redner, der soeben im Forum das Wort ergriffen hatte, sie würden die Proteste jeden Tag mit neuen Aktionen fortsetzen, und verkündete, damit sei das Forum beendet.

Miskal und Baki liefen in die Cafeteria Orta Kantin gleich gegenüber dem Park, holten sich Tee und setzten sich an einen Tisch am Fenster. Sie zogen die Regenmäntel aus, dank derer sie trocken geblieben waren, und hängten sie auf die Rückenlehnen ihrer Stühle. An den Teegläsern wärmten sie ihre frierenden Hände.

»Bist du bei den Aktionen immer dabei?«, fragte Baki.

»Mama hat mich zweimal zu Aktivitäten zum Weltfrauentag mitgenommen. Das hier war meine dritte Kundgebung. Als ich gestern den Aushang am Schwarzen Brett sah, nahm ich mir vor hinzugehen.«

»Hast du keine Angst?«

»Ich weiß nicht.«

»Wäre es nicht besser, wenn du es wüsstest?«

»Hast du denn Angst?«

»Angst nicht«, entgegnete Baki, »aber ich will nicht vom Studium abgelenkt werden. Von solchen Dingen halte ich mich fern.«

»Es gibt vieles, das dich vom Unterricht ablenkt, lesen, ins Kino gehen, die Adressen von Leuten suchen, die du nicht kennst, und ihnen alte Tagebücher geben …«

»Da hast du recht.« Baki wurde rot und grinste. »All das mache ich viel zu viel.«

»Ich bin wie du«, räumte Miskal ein. »Ich lese, gehe ins Kino, stelle das Haus meiner Großmutter auf den Kopf, um die im Tagebuch erwähnten Briefe zu finden.«

»Warst du im Haus auf Büyükada?«

»Ja, Mama und ich waren auf Büyükada, und in einem Schrank haben wir die Briefe gefunden. Wenn man gelesen hat, was im Tagebuch steht, wirken die Briefe irgendwie seltsam, melancholisch und auch erschreckend.«

»Habt ihr das Tagebuch ganz durchgelesen?«

»Mama und ich lesen es einander laut vor.« Miskal zögerte und kniff die Augen zusammen. »Wir haben auch ganz schön geheult. Was für ein trauriges Leben die hatten!«

»Ich konnte gar nicht wieder aufhören, die Seiten im Tagebuch wieder und wieder zu lesen«, gestand Baki.

»Du bist also längst abgelenkt vom Studium, oder täusche ich mich?« Miskal klang weniger spöttisch als ernst.

»Das stimmt schon ein bisschen. Als ich mich nicht mehr konzentrieren konnte, wurde mir klar, dass ich erst wieder zu mir kommen würde, wenn ich Miskal Hanım und die Adresse finde, die im Tagebuch steht, und erfahre, wie die Geschichte weiterging.«

»Hat es dich denn beruhigt, uns gefunden zu haben?«

»Ich habe gespürt, dass ich in der Tagebuchgeschichte nicht mehr allein unterwegs sein werde, es tat mir gut zu wissen, dass auch du und deine Mutter dabei sind, das hat mir die Bürde leichter gemacht.«

»Weißt du, was Mama gesagt hat?«

Plötzlich wurde es laut in der Cafeteria, als in einer Ecke eine Gruppe laut zu singen anfing. Baki beugte sich zu Miskal, um sie besser zu verstehen.

»Was denn?«

»Der junge Mann lebt offenbar mit den Menschen im Tagebuch, hat sie gesagt, die Verletzlichkeit in seiner Stimme hat nichts mit heute zu tun, sondern mit der damaligen Zeit.«

»Merkt man das wirklich?«

»Ja, total.«

»Mir ist, als wäre ich in einen Brunnen gefallen, ich weiß nicht, wie ich da wieder herauskomme, und will es eigentlich auch gar nicht.«

»Na, so schlimm ist es doch nicht«, hielt Miskal dagegen, »ich sitze ja jetzt mit im Brunnen und beklage mich nicht darüber.«

»Freut mich zu hören.«

»Ich habe dir etwas mitgebracht, worüber du dich noch mehr freuen wirst.«

Miskal zog ein Lehrbuch aus der Tasche. Sie schlug es auf, nahm zwischen den Seiten ein paar Postkarten heraus und legte sie vor Baki hin.

»Die Schreiben an deine Großmutter …« Bakis Augen strahlten. Er berührte die verblichenen Umschläge, als wären es seltene Kunstwerke. Aufs Geratewohl zog er Postkarten heraus und betrachtete die Bilder auf den Vorderseiten. Straßen und Gebäude von Städten, die er nicht kannte, und Sonnenuntergänge. Baki schnupperte an den Karten mit den Spuren all der Jahre. Dann hob er den Kopf und schaute Miskal in einer eigenartigen Mischung aus Kummer und Glück an.

»Ist das alles?«, fragte er.

»Nein, zu Hause sind noch mehr. Ich habe nur die hier mitgebracht, damit du sie siehst.«

»Wo du das Tagebuch nun schon gelesen hast, sag mir doch, was du denkst, ist Adem Giritli deiner Meinung nach im Wehrdienst gefallen oder hat er sein Gedächtnis verloren und ist Weltreisender geworden? War es Adem Giritli, der das Gedächtnis verlor, oder ein anderer?«

»Darüber reden Mama und ich schon seit Tagen. Einerseits denken wir, eine einzige Person hat das Tagebuch verfasst, dann aber waren wir doch wieder davon überzeugt, dass es zwei verschiedene Personen geschrieben haben.«

»Genau so habe ich auch geschwankt. Monatelang konnte ich mich nicht entscheiden.«

»Mama hat sich die Handschrift genau angeschaut. Sie sagt, sie sieht keinen Unterschied zwischen den Seiten, die beim Militär geschrieben wurden, und den Jahre später verfassten. Wenn das nicht dieselbe Person geschrieben hat, muss der Soldat, der das Heft gefunden hat, lange geübt haben, um Adem Giritlis Handschrift zu imitieren.«

»Was du neulich gesagt hast, stimmt: Es ist wie im Film.«

»Einerseits tun sie einem leid, andererseits wünscht man sich verrückterweise, teilzuhaben an den Leben, die im Tagebuch geschildert sind«, stellte Miskal fest.

Baki drehte die zuoberst liegende Karte um, warf einen Blick auf das Datum, an dem sie geschrieben worden war, und auf die Unterschrift.

»Du hast recht, Miskal. Diese Karte zum Beispiel … Wer weiß, an was für einem Tag, mit welcher Hoffnung oder Verzweiflung sie geschrieben wurde.«

ROM

ITALIEN, 1966

13. Oktober 1966, Donnerstag.

Liebste Miskal Hanım, heute war ich früh auf. Ich verließ mein Zimmer im zweiten Stock mit Blick auf die Piazza Navona und ging zum Café neben dem Springbrunnen Fontana del Nettuno auf der anderen Seite des Platzes hinüber. Am frühen Morgen ist es ruhig, ich setzte mich draußen an einen Tisch. Als Fiammetta, die Inhaberin, mir Kaffee und Croissant wie immer brachte, packte ich Papier und Stift aus und machte mich daran, dir zu schreiben. Fiammetta, die um meine Furcht vor dem Krieg weiß, sagte, die Amerikaner hätten wieder Nordvietnam bombardiert. Dann lachte sie und sagte, ich bräuchte keine Angst zu haben, Vietnam läge noch immer am selben Ort auf der Landkarte, nämlich sehr weit weg. Ich dankte ihr, dass sie mich beruhigte, und lachte ebenfalls. Sie fragte, auf welchem Postamt ich heute den Brief aufgebe. Ich schicke meine Briefe jedes Mal von einem anderen Postamt ab, denn vielleicht bringt mir ja eines Glück und ich bekomme Antwort von dir. Diesen Brief werde ich zur Post in der Via Marmorata bringen. Mich wundert, dass es Leute gibt, die dieses Postamt mögen, dessen sonderbares Gebäude wie die Negierung der römischen Geschichte aussieht. Was soll an diesem Bau mit seinen glatten Mauern und schmucklosen Fenstern liebenswert sein? Schon von weitem spürt man, wie seelenlos es ist. Wer weiß, vielleicht beseelen die Umschläge, die deinen Namen wie ein Flüstern tragen, die Mauersteine der Post. Nachher stehe ich auf und laufe die Stunde zum Postamt am Tiber. Dort werde ich beobachten, wie der breite Strom dahinfließt, und darüber nachgrübeln, warum sich die geheime Tür meines Lebens einfach nicht öffnen will, dass ich seit Jahren meinen Namen ändere und als Isa oder Musa oder sonstwer andere Religionen annehme. Mögen die Mysterien der Welt nur den Propheten vorbehalten bleiben, ich will bloß mein eigenes Geheimnis kennen. Warum bleibt mir das vorenthalten? Das frage ich den Tiber. Wenn ringsum keine Menschenseele da ist. Ins Wasser zu schauen und in die Unendlichkeit seines Flusses einzutauchen, löst den Kummer in meinem Herzen. Es sind die letzten schönen Herbsttage. Bald weichen die kühlen Winde beißender Kälte, dann Regen und Schnee. Die Winter sind hart in Rom. Wie ist es in deinem Istanbul, meine liebe Miskal? Gibt es schon Frost? Hat sich das Blau des Bosporus schon in Grau verwandelt? Fiammetta hat mir den zweiten Kaffee gebracht, sich selbst auch einen geholt und mir gegenüber Platz genommen. Sie sagt, ihrer Mutter geht es noch schlechter als gestern. »Geh fort, sobald sie herunterkommt«, sagt sie. Fiammetta wohnt mit ihrer Mutter Rosa im Geschoss über dem Café. Rosa erträgt die Bürde des Alters nicht länger, kämpft mit Vergesslichkeit und verwechselt die Leute. Als es ihr letzte Woche schlecht ging, hielt sie mich für ihren vor Jahren verstorbenen Ehemann und fiel mir um den Hals. Voller Sehnsucht. Sie nahm meine Hand und legte sie sich auf den Kopf. Als ich ihr übers Haar strich, erfüllte sie das mit kindlicher Freude. »Hast du Hunger, soll ich dir Kartoffeln kochen?«, fragte sie. Als ich entgegnete, ich hätte keinen Hunger, war sie traurig. Trübsinn löste die Freude in ihrer Miene ab, Tränen traten ihr in die Augen. Wir glauben zwar, dass niemand die Vergangenheit zu fassen bekommt, die Alten aber drehen an ihrem Verstand und holen die Vergangenheit ein. Gegen Ende ihres Lebens erreichen die Alten die Grenze der Zukunft und finden dort einen Weg, die Vergangenheit am Kragen zu packen und zurückzuholen. Sie zerschlagen das Glas der Uhr, die man Zeit nennt, in ihrem Gehirn und führen Vergangenheit und Zukunft im jetzigen Augenblick zusammen. Es war keiner Krankheit geschuldet, dass Rosa mich für ihren längst gestorbenen Ehemann hielt, im Grunde war es ein über die Gnadenlosigkeit der Zeit errungener Sieg. Ein Triumph der Glückseligkeit. Als Rosa meine Hand an die Lippen führte und küsste, war sie die Herrin der Zeit. Die Welt vor ihren Augen war eine andere als die, die ich sah. In meinen Augen war sie eine Fremde, ich aber war in ihren Augen ihr Ehemann aus der Vergangenheit. Wir lebten in zwei verschiedenen Wirklichkeiten. Wessen Wirklichkeit war von Bedeutung? Ich trank einen Schluck Kaffee und überlegte. Fiammetta sagte ich, ich würde nicht fortgehen, wenn ihre Mutter herunterkommt. Sollte Rosa kommen und mich sehen. Sollte sie mich für ihren Ehemann halten. Mich umarmen. Auch ich würde sie umarmen. Würde ihr Gesicht in meine Hände nehmen, ihr in die Augen schauen, ihr übers Haar streichen und sagen: »Ich habe Hunger, Rosa, kochst du mir Kartoffeln?«

EMIRGÂN

ISTANBUL, 2002

Beim zweiten Besuch im Cevher-Appartementhaus hatte Baki einen Blumenstrauß dabei. Zübeyde nahm ihm die Astern ab und stellte sie in eine Vase. Die Vase platzierte sie neben zwei Blumentöpfe vor dem Fenster, in dem einen wuchsen Veilchen, im anderen Primeln.

»Vielen Dank, Baki, die rosa Blumen von dir machen sich gut neben meinen Blumen in Lila und Gelb.«

»Es freut mich, dass Sie Ihnen gefallen.«

Mit den Worten: »Ich habe in der Küche zu tun«, verließ Zübeyde das Wohnzimmer und ließ Baki und Miskal allein.

»Blumen sind alles für Mama«, erklärte Miskal. »Das ganze Haus ist voller Blumen.«

Draußen begann es zu nieseln.

Baki und Miskal standen vor dem großen Fenster und schauten auf das sturmgepeitschte Wasser des Bosporus hinaus. Als der Regen stärker wurde, waren die Bäume am Ufer gegenüber nicht mehr zu erkennen. Bald sahen sie sogar die Schiffe kaum noch.

»Wie schön«, stellte Baki fest. »Man möchte den ganzen Tag hier stehen und hinausschauen.«

»Ja, das ist schön«, bestätigte Miskal. »Doch wenn man

mittendrin lebt, sieht man gar nicht mehr, wie schön es ist. Es kommt vor, dass ich tagelang im Wohnzimmer sitze, ohne hinauszuschauen. Das ist die Gefahr daran, etwas zu besitzen.«

»Warum sagst du das?«

»Wenn du sie besitzt, bemächtigt man sich der Schönheit, und bald wird sie banal.«

»Aber diese Schönheit hat ja jeden Tag ein anderes Gesicht«, gab Baki zu bedenken. »Heute regnet es. Der Dampfer dort hält sich dicht am Ufer. Von Norden kommt ein roter Frachter her. Die Schönheit bleibt nicht dieselbe, sie wandelt sich unablässig. Die Schönheit, die ich letzte Woche durch dieses Fenster sah, ist sowohl die gleiche wie die von heute als auch eine andere.«

Miskal wandte den Kopf und sah Baki an, der nur einen Atemzug neben ihr stand.

»Es braucht also ein Auge, ein Wort von draußen, um das Schöne immer wieder wahrzunehmen.«

»Komm einmal zu uns nach Hause«, schlug Baki vor. »Vielleicht entdeckst du dort etwas Schönes, das ich übersehe.«

Da rief Zübeyde Hanım: »Setzt euch doch, Kinder.«

Sie stellte ein Tablett mit Süßspeisen und Teegläsern auf den Tisch. Als Baki und Miskal auf den Sesseln Platz nahmen, reichte sie ihnen je einen Teller und servierte ihnen Tee.

»Du nimmst drei Stück Zucker, stimmt's?«

»Ja, danke.« Baki war überrascht.

»Probiert den Milchreis, ob der euch wohl schmeckt? Danach gibt es Kurabiye-Kekse.«

»Mama hat ein Händchen für so was«, sagte Miskal.

»Baki, als du letztens hier warst, hat mich das Tagebuch in Beschlag genommen, um dich konnte ich mich gar nicht kümmern«, sagte Zübeyde Hanım. »Deshalb habe ich Miskal gebeten, dich noch einmal einzuladen.«

»Der Milchreis ist sehr lecker, danke«, sagte Baki schon beim zweiten Löffel. »Und danke auch für die Einladung.«

»Also, Kinder, nun erzählt mal, wie läuft das Studium?«, fragte Zübeyde Hanım. »Die Frage richtet sich an euch beide.«

»Ich erzähle doch jeden Tag davon«, entgegnete Miskal.

»Egal, erzähl noch mal.«

»Soweit ich sehe«, fing Baki an, »läuft es bei Miskal gut mit dem Studium, sie hat sich rasch hineingefunden. Ich dagegen habe mich etwas schwer getan, wegen dem Tagebuch konnte ich mich nicht recht aufs Studium konzentrieren.«

»Dir habe ich zu verdanken, dass ich eine Menge Dinge über meine Mutter erfahren habe, Baki«, sagte Zübeyde Hanım. »Gestern habe ich mir das Tagebuch erneut vorgenommen und beschlossen, noch einmal zum Haus auf Büyükada zu fahren und die Hinterlassenschaften meiner Mutter systematisch zu durchsuchen. In dem Haufen findet sich sicher noch mehr. Wenn du magst, komm doch nächstes Wochenende mit, fahren wir drei zusammen hin.«

»Das tu ich sehr gern.«

»Warum bis zum Wochenende warten?«, beschwerte sich Miskal. »Lasst uns gleich morgen hinfahren.«

»Miskal Hanım, morgen ist Montag, müsst ihr nicht zur Uni?«, fragte ihre Mutter.

»Einen Tag können wir mal schwänzen …«

»Das Haus auf der Insel läuft nicht weg, wir fahren am Wochenende hin.«

Draußen donnerte es. Als sich das Grollen verzogen hatte, rauschte der Regen noch einmal so laut. Ein Unwettertag in Istanbul.

»Gut, dass ich nicht in den Regen gekommen bin«, sagte Baki.

»Wie geht es deiner Mutter?«, fragte Zübeyde Hanım. »Miskal sagte, deine Mutter wohnt mit deinem Großvater zusammen, sind beide wohlauf?«

»Meiner Mutter geht es gut, aber von meinem Opa kann ich leider nicht dasselbe sagen.«

»Ist er krank?«

»Eigentlich ist er ein kräftiger Mann, arbeitet tagein tagaus von morgens bis abends und beklagt sich nicht. Aber in letzter Zeit ist er verwirrt und wird vergesslich. Das sind immer nur kurze Anfälle, danach geht es ihm wieder gut.«

»Was sagen die Ärzte?«

»Opa weigert sich, ins Krankenhaus zu gehen, wir haben einen Arzt, der ins Haus kommt, aber Opa nimmt die verschriebenen Medikamente leider auch nicht regelmäßig. Darüber gibt es immer wieder Streit mit Mama.«

»Ich kenne einen guten Arzt, wenn er bei dem mal vorstellig wird …«

»Vielen Dank, wenn wir Opa überreden können, den Friedhof zu verlassen, bringen wir ihn zu Ihrem Arzt.«

»Was soll das heißen: den Friedhof verlassen …«

»Mein Großvater ist Grabsteinmetz«, erklärte Baki gelassen. »Er lebt seit Ewigkeiten auf dem Friedhof, da steht sein Haus und auch seine Werkstatt. Meine Großmutter liegt dort begraben, deshalb ist er auf den Friedhof gezogen. Abends sitzt er auf der Veranda, schaut zu meiner Großmutter hinüber, die unter dem Judasbaum liegt, und redet mit ihr. Das klingt befremdlich, aber er ist glücklich, ich habe nie jemanden gesehen, der so glücklich ist wie er.«

»Fantastisch!«, warf Miskal ein.

»Ja, Tochter«, sagte Zübeyde Hanım. »Aus der Ferne sieht es fantastisch aus.«

MERKEZ-EFENDI-FRIEDHOF

ISTANBUL, 2002

Die Herbststürme kletterten über die breiten Wogen des Meeres und erreichten den Friedhof, wo sie Erde und Bäume erfassten. Der Sternenhimmel drehte sich gemächlich wie ein gigantischer Kronleuchter und streute sein Licht über den Friedhof. Avdo hob den Kopf, machte die Sterne, die er kannte, ausfindig und zeichnete Pfade von einem zum anderen. Das war ein Spiel aus den Nächten seiner Kindheit, er tauchte ein in die Unendlichkeit der Pfade, die sich über den Himmel zogen. Die Zeit verstrich, das Leben verlosch, die Sterne blieben immer gleich. Die Tage wurden immer weniger, doch die Sterne zogen unablässig dieselbe Bahn. In seine Wolljacke gehüllt stapfte Avdo bei dem kühlen Wetter einher, schaute bald zu den Sternen hinauf, bald zu den Grabsteinen, die er passierte. Welche standen auf der Erde, welche am Himmel, in solchen Nächten brachte er alles durcheinander. Wenn er durch die Sterne wanderte und seine Hand die Grabsteine berührte, vermeinte er, Sternenstaub an den Fingern zu haben. Ein Geräusch ließ ihn innehalten. Er drehte sich um und spähte umher. Niemand war zu sehen, aber sanfte Schritte zu hören. Es war seine Kindheit, das erkannte er daran, wie sie auf die Gräser trat, sie folgte ihm. Er hielt den Atem an, wartete darauf, dass die bloßen Füße im Dunkeln näher kamen. Zeit verstrich, während er wartete, die Nacht vertiefte sich, das Plätschern des Brunnenwassers umrundete den Friedhof siebenmal. Doch die Kindheit kam und kam nicht näher. Die Schritte hielten sich stets im selben Abstand. War es das, was man Vergangenheit nannte? Fern und doch so nah, dass man sie hören konnte.

Avdo stapfte weiter versonnen durch die dürren Gräser. Still passierte er die Gräber des Alten Seemanns, Madlens und Toteves, bevor er zum Grab des Siebennamigen kam. Er musterte das von Laub übersäte Grab und den imposanten Grabstein am Kopfende. Er bückte sich, sammelte welke Blätter ab und säuberte die Oberfläche des Grabes. Mit seinen von Laub und Erde verschmutzten Händen berührte er den Grabstein. Der Stein war schwarz wie die Nacht, und von weißen Flecken gleich Sternen auf ihren Bahnen überzogen. Im Loch in der Mitte heulten die Herbstwinde. In dem Heulen umschlangen ein Leben und ein Universum einander. Avdo reckte den Kopf zum Loch hin und wisperte dem Siebennamigen zu: Ich kenne dich nicht, so wenig wie du mich kennst. Der Avdo, den du gekannt hast, war kein alter Mann mit müdem Verstand, sondern ein zehnjähriger Junge. Dieser Junge hat mich mein Leben lang verfolgt, hier und jetzt beobachtet er uns aus der Dunkelheit. Avdo wandte das Gesicht der Dunkelheit zu. Die Finsternis war heilige Leere, die weder Anfang noch Ende hatte. Sie wuchs und wuchs. Im Finstern war Norden Süden, Osten war Westen, alle Himmelsrichtungen lagen am selben Ort. Wo man stand, befand sich der Mittelpunkt der Dunkelheit. Sämtliche Wahrheiten wurden zum Mysterium. Sie bezauberte und war zugleich so beängstigend, dass sie einem den Verstand rauben konnte.

Die Finsternis vertiefte sich, gemächlich schwoll das Heulen an. Mit breiten Schwingen wehte ein Wind, ließ die Zweige der Zypressen rauschen. Eine Eule rief, ungewiss, woher. Vom plätschernden Brunnen her waren wieder Schritte zu hören. Wer war wem auf den Fersen? Verfolgte seine Kindheit Avdo oder Avdo ein Leben lang seine Kindheit?

MERKEZ-EFENDI-FRIEDHOF

ISTANBUL, 2002

Heute, Abend.

Als der Blonde Seemann eintraf, hatte der Fächer des Südweststurms Lodos die Wolken weggefegt, am Himmel war strahlend der Vollmond aufgegangen. Obwohl draußen abendliche Kälte herrschte, trat der Blonde Seemann nicht ein, wollte lieber auf der Veranda sitzen. Am Tisch hatten Reyhan, Baki und Miskal Platz genommen. Sie schwiegen eine Weile und schauten nicht einander an, sondern zum Brunnen und zu den Zypressen hinüber. Der Blonde Seemann überdachte die im Tagebuch geschilderten Ereignisse, ein paar Seiten hatte er gelesen, aber vor vielen Jahren bereits von Avdo davon gehört. Er rückte die Brille zurecht und richtete den Blick auf Miskal, die zwei Schritte vor ihm saß. Aus den hageren Zügen des Mädchens versuchte er zu erschließen, was die Miskal von damals für ein Mensch gewesen sein mochte, deren Name auf den verblichenen Seiten des Tagebuchs wie der einer Göttin genannt war. Er verengte die Augen und klagte, dass mittlerweile nicht einmal die Brille seinen alten Augen helfe. Reyhan fragte ihn, ob er hungrig sei. »Essen ist jetzt nicht wichtig«, sagte er. »Erzähl mir von Avdo, seit deinem Anruf geht er mir nicht aus dem Sinn.«

Eine Woche zuvor.

Als Avdo, der jeden Morgen früh aufzustehen und zum Marmor, zu den Steinen zu gehen pflegte, noch schlief, obwohl die Sonne schon hoch stand, wurde Reyhan unruhig. Lange schlich sie um sein Bett herum, endlich sprach sie ihn an und weckte ihn. Avdo schlug die Augen mit verschwommenem Blick auf, als befände er sich im Nebel. Er sah Reyhan an. Ungewiss, ob er wach war oder noch im Schlaf. »Wo bin ich?«, fragte er. Reyhan wusste nicht, was sie darauf antworten sollte. Sie setzte sich neben das Bett. Mit unverändertem Blick sagte Avdo: »Lass mich noch ein wenig schlafen.« Er schloss die Augen und versank mit rasselndem Atem erneut im Schlaf. Reyhan weinte lautlos, überlegte, was sie tun sollte. Er würde sich wehren, wenn sie versuchte, ihn ins Krankenhaus zu bringen. Riefe sie den Arzt, würde er sich aufregen und die verschriebenen Medikamente doch nicht nehmen. Es gab nur einen, auf den ihr alter Vater hören würde, der Blonde Seemann, der noch immer so hieß, auch wenn sein Haar längst weiß war. Reyhan lief zum Telefon, rief in Venedig an und schilderte Avdos Zustand.

Heute, Abend.

»Ich habe das hier vermisst«, sagte der Blonde Seemann und wandte den Kopf zum Friedhof. »In Venedig mag ich das Rauschen der Wellen, die Stimmen der Menschen, deren Echo von den feuchten Mauern widerhallt, mit jedem Tag mehr aber sehne ich mich nach dem Plätschern dieses Brunnens, das sich unter die stumme Nacht mischt. Am meisten aber vermisse ich natürlich Avdo. Wenn ich so rede, sagt meine Frau Roberta, ich sei alt geworden.« Reyhan reagierte auf die Worte des Blonden Seemanns mit einem Lächeln. »Mein Vater hat dich auch vermisst«, sagte sie. »Wenn er doch nur akzeptieren könnte, dass er krank ist. Er vertraut so sehr auf seinen kräftigen Körper, für ihn ist undenkbar, dass auch sein Verstand erschöpft ist. Er will nicht akzeptieren, dass sein Geist schneller altert als sein Körper. Weißt du, was er heute getan hat, der Mann, der jeden Tag bis spät hier sitzt und Radio hört, ist schon in der frühen Dämmerung zu Bett gegangen, und das, obwohl er sich so freute, dass Miskal gekommen ist.«

Heute, Nachmittag.
Avdo hatte den ganzen Tag über Steine bearbeitet und für die Seelen Gravuren gestochen, als er aber den Namen des Mädchens hörte, mit dem Baki am Nachmittag erschien, ließ er die Arbeit liegen, kam auf die Veranda und setzte sich zu ihnen. Seit einer Woche wohnte Baki nicht im Wohnheim, sondern wieder im Haus auf dem Friedhof, für den Fall, dass sich der Zustand seines Großvaters verschlechterte. Er hatte nicht angekündigt, dass er heute mit Miskal kommen würde, es sollte eine Überraschung sein. Aufgeregt war Miskal mit ihm zum Friedhof gekommen, als sie das Haus erblickte, das wie auf einem alten Ölgemälde zwischen den Grabsteinen stand, hatte sie das Gefühl, einen Schritt in ein Leben wie jene zu setzen, von denen sie im Tagebuch gelesen hatte. Sie trank Wasser am Brunnen, musterte die umgestürzten Steine und uralten Bäume. Als sie auf der Veranda saßen, ließ sie weiter den Blick schweifen und lauschte Avdos Stimme, die in Wellen bald lauter, bald leiser klang. Avdo sprang von Thema zu Thema, hielt irgendwo inne und blickte dem jungen Mädchen ins Gesicht. »Miskal Hanım, hattest du früher auch so lange Haare?«, fragte er. »Ich verstehe nicht, meinen Sie als Kind?«, fragte Miskal zurück. Avdo lachte schallend und fuhr fort. »Ich meine noch früher, vor sechzig, siebzig Jahren, als

du noch mit Unterleutnant Adem Giritli verlobt warst.« Es verschlug Miskal die Sprache. Stille senkte sich herab. Blicke wurden gewechselt. Avdo fing sich, setzte eine ernste Miene auf, drehte den Kopf zum Friedhof und verlor sich in der Ferne. Kurz darauf aber wandte er sich erneut dem jungen Mädchen zu. »Miskal Hanım, ich will dir ein Märchen erzählen«, verkündete er, »das Märchen von dem Tischler und der Königin mit den langen Haaren.« Avdo liebte es, abends im Dunkeln am Feuer Märchen zu erzählen, dass er es am helllichten Tag tat, war ungewöhnlich. »Es war einmal ein Tischler«, fing er an. »Der Tischler schreinerte Möbel für den Palast, dabei erblickte er die Königin und verliebte sich in sie. Die Königin saß auf einem Diwan und betrachtete ihr Antlitz und ihr langes Haar im Spiegel. Als sie den Tischler sah, glitt ihr der Spiegel aus der Hand und zerschellte auf dem Boden in tausend Stücke. Da trafen sich ihre Blicke, wichen aber sogleich wieder einander aus. Der Tischler verließ den Palast und kehrte in seine Werkstatt zurück, die ganze Nacht hindurch verzehrte er sich innerlich und erkannte, dass er diese Liebe nicht wieder aufgeben würde. Er besaß eine Truhe, die ihm sein Meister geschenkt hatte. Er holte die Truhe aus dem Lager, nahm den Zauberhammer und die Zaubernägel heraus und zimmerte eine Tür. Die Tür trug er zum Palast, lehnte sie dort an die Mauer und betrat durch sie eine unsichtbare Welt. Ein Bettler hatte ihn von weitem beobachtet und wunderte sich, als der Tischler durch die Tür verschwand. Er lief zur Tür und rief die Leute herbei. Doch sosehr er auch schwor, ein Mann sei verschwunden, nachdem er durch diese Tür geschritten war, niemand glaubte ihm. Der Bettler versuchte es selbst, doch vergebens, er verschwand nicht. Als die Menge sich verlief, eilte der Bettler vor Furcht einerseits und vor Neugier auf das Geheimnis andererseits zur Stadtwache. Und wo war unterdessen der Tischler? Durch die Tür hatte er einen grünenden, blühenden Garten betreten. Dort fand er die Königin und sprach ihr von seiner Liebe und auch von seiner Zauberkunst. Damals rührte die Würde von Königinnen nicht von ihrem Prunk her, sondern von der Tiefe ihrer Herzen. Die Königin gestand, auch sie habe sich in ihn verliebt. Sie umarmten einander und kosten. Bis die Sonne sank und vom Himmel stieg, blieben sie beieinander. Der Tischler verabschiedete sich und versprach wiederzukommen. Dann schlüpfte er durch seine Tür hinaus. Als der Bettler ihn durch die Tür zurückkehren sah, brüllte er vor Aufregung. Im Handumdrehen nahmen die Wachen den Tischler fest und brachten ihn mitsamt seiner Tür vor den König. Der König fragte den Tischler nach seinem Geheimnis und bot ihm zwei Möglichkeiten, entweder er redete oder er müsse sterben. Der Tischler erklärte, jede Tür werde für eine bestimmte Person gemacht, nur er könne durch diese Tür treten. Der König probierte es trotzdem, setzte einen Schritt in die Tür, war aber sogleich auf der anderen Seite wieder heraus und befand sich am selben Ort. Mach auch für mich eine Tür, verlangte er vom Tischler. Ich lasse dir die besten Hölzer kommen. Der Tischler aber widersprach. Es liege nicht am Holz, erklärte er, es gäbe aber eine Tür, die der aus Holz überlegen sei, das sei eine aus Eis. Könige haben angeblich stets das Beste verdient. Schon damals raubte die Gier den Königen den Verstand. Der König befahl seinen Dienern, aus dem Gebirge Eis herbeizuschaffen. Unverzüglich machte sich der Tischler an die Arbeit. Der König schlief nicht, sondern wachte die ganze Nacht an der Seite des Tischlers, solange dieser arbeitete. Noch vor Tagesanbruch war die Eistür fertig. Der König berührte sie, trat mit funkelnden Augen hindurch und war verschwunden. Die Sonne ging auf und schickte ihre Strahlen durch die bunten Fenster in die Räume des Palastes. Eis ist ja nicht Holz … Die Zeit verstrich, und das Eis begann zu schmelzen. Als es so schmolz, erwachte die Königin und die Hofdamen berichteten ihr, was geschehen war. Das Eis aber schmolz und schmolz …« An dieser Stelle hielt Avdo versonnen inne. War das Gedächtnis ein Vogel, merkte er, wie der Vogel in seinem Kopf auf und davon flog. Eine Weile wartete er darauf, dass er zurückkehrte. Der Gedächtnisvogel schwang seine breiten Flügel und stieg immer höher, bis in die verblassenden Wolken am Himmel hinauf. Avdo richtete den Blick in den Himmel und lachte. Dass sein Gelächter seltsam klang, scherte ihn nicht. »Ich habe heute viel gearbeitet«, murmelte er, »auch mein Kopf hat viel gearbeitet, ich will ins Haus gehen und ein wenig ruhen.« Schwerfällig, wie nur Alte es tun, erhob er sich. Als er die Tür öffnete und über die Schwelle schritt, glaubte er, wie der Tischler im Märchen diese Welt zu verlassen und in ein anderes Reich einzutreten.

Heute, Nachmittag.

Reyhan servierte Tee, bediente erst Miskal, dann Baki, und setzte jedem ein Stück Kuchen vor. Als sie mit Miskal sprach, sah sie ihr nicht in die blauen Augen, sondern auf ihr langes Haar. Zu diesem Haar passt der Kamm mit dem Bild von Shahmeran, dachte sie, die Schlangenkönigin würde lächeln, wenn die Hornzinken des Kamms sanft von oben nach unten strichen.

Heute, Abend.

Der Blonde Seemann hörte Reyhans Bericht an, dann sagte er: »Diese Geschichte kannte ich nicht. Es gibt also noch Geschichten, die Avdo mir nicht erzählt hat.« In seiner Stimme schwangen Sorge und Neugier mit. Die abgebrochene Geschichte zeigte, wie ernst es um Avdo stand. Seine Gesundheit verschlechterte sich. Es galt, ihn zu überzeugen und keine Zeit mehr zu verlieren, diese Aufgabe fiel dem Blonden Seemann zu. Gelang es auch ihm nicht, würde es niemandem gelingen. Da ging die Tür auf. Mit starrer Miene, wie aus einer anderen Welt herabgestiegen, stand Avdo auf der Schwelle. Er richtete den Blick in die Dunkelheit. Mit schweren Schritten trat er an den Rand der Veranda. Seine Aufmerksamkeit galt nicht den Menschen, die auf der Veranda saßen, sondern den Gräbern oder auch den uralten Bäumen. Er hob den Kopf, suchte den Himmel ab. Er wartete darauf, dass der Vogel mit den breiten Schwingen erschien. Auch wenn er ihn nicht sah, spürte er doch, dass der Vogel am dunklen Himmel schwebte. Ungeduldig stand der Blonde Seemann auf. »Avdo, mein lieber Freund, wie lange haben wir uns nicht gesehen«, sagte er. »Ich komme direkt aus Venedig. Ich bin hier, um dich zu sehen. Und habe dir viele Grüße von meiner Frau Roberta mitgebracht.« Er wartete darauf, dass die Worte bei Avdo eine Erinnerung weckten. Auch Avdo wartete, sobald er den Flügelschlag des Vogels im Dunkeln hörte, würde er zu ihm kommen. Der Blonde Seemann umarmte ihn, legte ihm die Arme auf die Schultern, hielt ihm die Nase an den nach Feuchtigkeit, Schweiß und Sehnsucht riechenden Hals. Avdos Arme aber baumelten wie zwei verdorrte Äste an seiner Seite. So stand er da und wartete. Der rauschende Wind leckte durch die Baumkronen, die Stimme der Zeit weckte die Seelen auf, der Flügelschlag des Vogels aber stellte sich nicht ein. Behutsam löste Avdo sich aus den Armen des Blonden Seemanns. Er schaute jeden einzeln an. »Warum habt ihr mich nicht geweckt?«, fragte er streng. »Es ist schon dunkel!« Dann wandte er sich erneut dem Friedhof zu. Die aus ihren Gräbern steigenden Seelen schauten ihn an. Sie suchten zu verstehen, was an diesem Abend bei diesem Haus geschah, und fragten sich, was Avdo tun würde. Auch die Seelen waren offenbar ein Teil der Geschichte, durch die Eistür waren sie auf die andere Seite gegangen, hatten ein anderes Reich betreten, dort saßen sie nun fest und konnten nicht in ihre alten Leben zurück, weil die Eistür geschmolzen war. Sie schauten und lauschten nur von Ferne und litten darunter. Die Grabsteine, an die die Seelen sich anlehnten, funkelten in der Finsternis, wie vom bronzenen Licht des Vollmonds gewaschen. Auch das Wasser des Brunnens hatte Anteil an diesem Lichtschein, es plätscherte vor sich hin. Avdo hob die Hand und deutete hinüber. »Mandelbäume!«, rief er. »Da drüben, die Mandelbäume!« Der Blonde Seemann trat näher und sagte so sanft wie möglich: »Avdo, lieber Freund, setzen wir uns, plaudern wir ein wenig.« Erschrocken wandte Avdo ihm das Gesicht zu. »Uns setzen? Ist denn jetzt die Zeit dafür, sich zu setzen? Elif wartet auf mich, dort drüben.« Die anderen sahen im Dunkeln drüben nur Grabsteine und Zypressen, Avdo aber sah einen ausgedehnten Mandelhain. Seine Worte klangen gebieterisch, als er fortfuhr: »Ich darf nicht länger zögern. Ich muss sogleich zu den Mandelbäumen.« Avdo hörte nicht mehr, was die Menschen auf der Veranda sagten. Er fühlte, wie ein Vogel mit breiten Schwingen ihn bei den Schultern packte, behutsam in die Luft hob und in weite Ferne trug.

DORF KONAK GÖRMEZ

HAYMANA-EBENE, 1958

Seit die Steppe grünte und das Gras kräftig spross, kehrten die Rinder erst spät ins Dorf heim. Der Hirtenjunge wollte zwar vor Sonnenuntergang im Dorf sein, doch das Vieh hielt sich bei jedem Grün am Wegrand auf. Als Elif sah, dass ihre beiden weißen Kühe aus der Herde ausgeschert waren und auf der Wiese am Pfad zum Friedhof standen, ließ sie ihren Eimer bei den Mädchen am Brunnen und eilte hinzu. Sie trieb die Kühe über den Bach, anschließend trotteten sie von allein zum indigoblau getünchten Haus.

Als die Herde am nächsten Abend ins Dorf kam, waren die beiden weißen Kühe nirgends zu sehen. Sie standen auch nicht auf der Wiese, also hielten sie sich zweifellos zwischen den Mandelbäumen auf. Elif lieferte den Krug mit Wasser zu Hause ab und machte sich auf die Suche nach den Kühen. Die Sonne versank hinter dem Hügel und malte den Himmel rot an. Von weitem entdeckte Elif die weißen Kühe unter den Mandelbäumen und beschleunigte ihre Schritte. Beeilte sie sich nicht, würden die Kühe in der Dunkelheit verschwinden. Als sie nah herankam, sah sie unter einem der Bäume jemanden sitzen. Sie ging langsamer, dann erkannte sie den Mann.

Avdo stand auf.

»Keine Sorge, ich will nur mit dir reden«, sagte er.

»Hast du die Tiere hier zurückgehalten?«, fragte Elif ihn.

»Würdest du mir glauben, wenn ich nein sage?«

»Ich bin verlobt, hör auf, mir nachzustellen.«

»Dass ich dich nicht aufgebe, habe ich in dem Brief geschrieben, den du nicht beantwortet hast.«

»Ich beantworte keine Briefe von jemandem, den ich nicht kenne, ich habe dir über Baki Nachricht geschickt, du sollst mich vergessen, habe ich gesagt.«

»Obwohl er noch so jung ist, hat sogar Baki verstanden, dass ich dich nicht vergessen kann.«

Elif zögerte, überlegte, wie sie reagieren sollte. Sie wollte nichts falsch machen.

»Im Taschentuch«, sagte sie, »hast du mir eine Cumhuriyet-Münze geschickt.«

»Ja, die gaben sie mir, als ich anfing, hier zu arbeiten, und ich habe sie dir geschenkt.«

»Ich kann sie nicht annehmen. Sag Baki, er soll zu mir kommen, ich gebe ihm die Münze, er soll sie dir zurückbringen.«

Nun war es an Avdo zu zögern. Er sprach zum ersten Mal mit Elif, womöglich würde sich nie wieder die Chance dazu ergeben.

»Elif, ich habe nichts, das einzige Vermögen, über das ich verfüge, ist die Goldmünze, ich habe dir mein Vermögen gegeben. Von nun an soll alles, was ich habe, dir gehören.«

Es erschreckte Elif, dass Avdo sie mit Namen ansprach. Damit schien auf einen Schlag der Abstand zwischen ihnen zunichte gemacht.

»Du bist als Fremder in unser Dorf gekommen, mach deine Arbeit und geh auch als Fremder wieder fort.«

»Ich gehe nicht, solange du nicht mit mir kommst.«

Mehr hatte Elif nicht zu sagen. Das genügte. Beinahe hätte sie vergessen, dass sie wegen der Kühe hier war. Sie straffte sich, schickte sich an, zu den Kühen zu laufen.

Vorsichtig, um sie nicht zu erschrecken, vertrat Avdo ihr den Weg. Erst zwei Schritte vor ihr blieb er stehen.

Statt zurückzuscheuen, ballte Elif die Brauen und sagte streng:

»Tritt zurück! Sonst schreie ich und rufe das ganze Dorf herbei.«

»Du brauchst nicht zu schreien«, entgegnete Avdo. »Ich will nur reden, hör mich bitte an.«

»Du hast gesagt, was du zu sagen hast, was willst du sonst noch sagen?«

»Ich habe noch nicht alles gesagt.«

Unbekümmert trat Elif vor und ging an Avdo vorbei. Sie packte die Kühe am Nacken und führte sie auf den Weg zum Dorf. Vermutlich würde Avdo sie aufhalten. Was sollte sie dann tun? In der Ferne hörte sie die Hunde bellen. Sie spähte zu den Dorfhäusern hinüber. Sie zählte ihre Schritte, ein Schritt, zwei, drei, dann blieb sie stehen. Drehte sich um und sah Avdo an.

»Na gut. Sag rasch, was du zu sagen hast. Gleich wird es dunkel.«

Der rote Himmel wurde dunkelblau. Der Wind fuhr durch die Bäume, raschelte in den Blättern. An den Zweigen schaukelten die Mandeln, nicht weit entfernt trillerten Haubenlerchen. Die Dunkelheit senkte sich rasch, während Elif darauf wartete, was Avdo zu sagen hatte.

»Die Venus strahlt schon hell«, sagte Avdo. »Siehst du sie?«

Die Worte ergaben für Elif keinen Sinn, erstaunt blickte sie ihn an. Würde er sie mit leerem Gerede hier festhalten? Gingen die Sterne auf, musste jeder im Dorf zu Hause sein. Käme sie noch später, würde man sich daheim Sorgen machen und losgehen, um sie zu suchen. Als sie sah, dass Avdo nicht sie anschaute, sondern weiter zum Westhimmel hinaufblickte, wurde sie neugierig und reckte den Kopf zwischen den Kühen hervor.

»Welches ist die Venus?«

»Da drüben, schau genau von der Mitte des Hügels nach oben, der funkelnde Stern dort.«

»Der silberne?«

»Genau der.«

»Woher weißt du das?«

»Das ist einfach, der silberne Stern strahlt sehr hell. Er steht immer auf der Seite der Sonne, abends ist er im Westen zu sehen, morgens im Osten. Von der Sonne trennt er sich nie.«

»Wirklich einfach.«

»Ja, das ist einfach«, bestätigte Avdo. »Und genauso wenig trenne ich mich von dir.«

Elif hielt sich an den Hälsen der Kühe fest, zog sie zu sich heran, wie um sich zu schützen, verbarg ihr Gesicht.

»Das kann nichts werden«, sagte sie. »Dein Weg ist ein anderer als meiner.«

Avdo trat zwei Schritte zurück. Er wollte, dass Elifs Nervosität, die sie mühsam zu verbergen suchte, nachließ.

»Ich werde nicht nach deiner Hand greifen und dich mit Gewalt entführen«, sagte er. »Ich möchte, dass du mich verstehst, dass du mich liebst. Auf jenen Tag werde ich warten, egal was du sagst. Ich habe nichts, worauf ich sonst warten könnte.«

»Die Zeit wird zeigen, dass du vergebens wartest.«

Kummer lag in Avdos Blick.

»Weißt du, wenn ich als kleiner Junge in den Gassen Lieder sang, fassten die Kinder, die an mir vorüberkamen, ihre Mütter bei den Händen. Die Mütter hatten Namen, die Kinder kannten das Gesicht und den Namen ihrer Mutter, wenn sie einschliefen. So einzuschlafen, war mir nicht vergönnt. Auf das Gesicht meiner Mutter hatte ich bereits verzichtet, doch ich lief mit meinen Kinderschritten von Stadt zu Stadt, um wenigstens ihren Namen herauszufinden. Jeden, der mir begegnete, fragte ich nach ihr, in jeder Sprache, die ich lernte, suchte ich nach ihrem Namen. Stets dachte ich: Und wenn ich all die Sprachen, all die Wörter vergesse und sprachlos werde, einzig den Namen meiner Mutter möchte ich kennen. Der Sinn des Lebens lag in einem einzigen Wort, mit diesem Wort schlief und wachte ich und verpasste auf diese Weise das Leben. Ich war ein Kind, es gelang mir nicht, jenes Zauberwort zu finden. Ich war verzagt. Mir blieb nichts anderes übrig, so beschloss ich, mein Leben bei den Toten, in Gesellschaft der Grabsteine zu verbringen. Wie hätte ich ahnen können, dass ich das Wort, nach dem ich jahrelang gesucht und dann die Suche aufgegeben hatte, unvermutet hier in diesem Dorf in der Steppe finden würde? Eines Abends sah ich dich am Brunnen, hörte deinen Namen und schlief in der Nacht darauf so wunderbar, dass mir klar wurde, du hast das Wort. Am nächsten Morgen stand ich als ein anderer auf. Du warst das Wort, nach dem ich gesucht hatte, du warst Elif, Elif war dein Gesicht. Als Kind hatte mir das Schicksal befohlen, ohne Mutter zu leben, dasselbe Schicksal befiehlt mir jetzt, mit dir zu leben. Und ich beuge mich meinem Schicksal.«

»Rede nicht so.« Elifs Stimme klang jetzt sanfter. »Du bist ein Fremder, du kommst von ferne, ich habe Angst vor dir.«

»Fürchte dich nicht, Elif, hab keine Angst vor mir.«

Schweigen senkte sich herab. Die Tage waren heiß und die Abende warm. Der Wind wehte schwächer als sonst. Die Stille verwirrte Elif nur umso mehr, sie wusste nicht, was sie sagen sollte.

»Daheim«, brachte sie mühsam über die Lippen, »daheim vermisst man mich.«

»Darf ich dich noch um etwas bitten?«, fragte Avdo.

»Worum denn?«

»Würdest du mich mit meinem Namen ansprechen?«

Elif hielt sich erneut am weißen Hals der Kühe fest. Das Weiß der friedlichen Kühe war die einzige Farbe, an die sie sich inmitten der wechselnden Farben von Himmel und Erde halten konnte. Sanft hob sie den Kopf.

»Avdo«, flüsterte sie. »Es ist dunkel geworden, ich muss los.«

GLOSSAR

Abi »Älterer Bruder«, Anrede auch für fremde männliche Personen, die zwar derselben Generation angehören, aber älter sind als man selbst.

Abla »Ältere Schwester«, Anrede für fremde weibliche Personen, die zwar derselben Generation angehören, aber älter sind als man selbst.

Aleviten aus der Schia entwickelte eigenständige, synkretistische Religionsgemeinschaft, hier für den Text wichtig: Aleviten beten nicht in einer Moschee, sondern in einem sogenannten Cem Evi, Gemeinschaftshaus.

Arabesk populäre Musikrichtung mit sentimentalen Texten von unerfüllter Liebe und Leiden an der Welt und am Schicksal

Ayran Erfrischungsgetränk aus Joghurt, Wasser und etwas Salz

Bey Herr, höfliche Anrede, mit dem Vornamen verwendet

Dhikr türkisch Zikr, meditative Übung zur Vergegenwärtigung Gottes; hier: Meditationstanz

Dolmuş Sammeltaxi

Dürüm Wrap

Gözleme dünne gebackene Teigfladen, gefettet oder belegt mit Käse, Spinat o.ä.

Halay traditioneller Tanz in einer oder mehreren Reihen

Hanım Frau, Dame, höfliche Anrede für Frauen, mit dem Vornamen verwendet

Hıdırellez Frühlingsfest, wird bei vielen Turkvölkern am 6. Mai gefeiert und beginnt bereits am Abend des 5. Mai.

Kolonya türkische Variante von Kölnisch Wasser

Lahmacun türkische Fladenpizza mit Hackfleisch

Lodos starker Südwestwind

Meltem ablandiger Sommerwind

Meze Antipasti, gehören traditionell zu einer Rakı-Tafel

Poyraz starker Nordostwind

Saz türkische Langhalslaute

Tandır-Ofen offener Stein- oder Lehmofen

Tarhana fermentierte, getrocknete Mischung aus Joghurt und Mehl zur Suppenherstellung

Türbe Grabbau, Mausoleum mit Kegel- oder Kuppeldach

Türkan Şoray bekannte Schauspielerin, als »Sultanin des türkischen Kinos« bezeichnet

Zaza alevitische Volksgruppe mit eigener Sprache in Ostanatolien

Die türkische Originalausgabe erschien 2021 unter dem Titel »Taş ve Gölge« bei İletişim Yayınları, Istanbul.

Dies ist eine Fiktion. Alle Verweise auf reale Begebenheiten, Institutionen, Orte oder Personen dienen lediglich dazu, ein fiktives Universum zu erschaffen.

MIX
Papier | Fördert gute Waldnutzung
FSC® C104608

Penguin Random House Verlagsgruppe FSC® N001967

1. Auflage
Deutsche Erstausgabe September 2025
btb Verlag in der Penguin Random House Verlagsgruppe GmbH,
Neumarkter Straße 28, 81673 München

produktsicherheit@penguinrandomhouse.de
(Vorstehende Angaben sind zugleich Pflichtinformationen nach GPSR.)

Umschlaggestaltung: semper smile, München
Umschlagmotiv: © Shutterstock/GTW
Satz: Uhl + Massopust, Aalen
JT · Herstellung: KH
Druck und Einband: Nørhaven A/S, Viborg
Printed in Denmark
ISBN 978-3-442-77553-8

www.btb-verlag.de
www.facebook.com/penguinbuecher

Craniomandibuläre Dysfunktion für Anfänger

Wie Sie CMD auch ohne Medizinstudium verstehen und Ihre Lebensqualität drastisch steigern können

Christian Prawitz

Craniomandibuläre Dysfunktion für Anfänger

www.inselliebe-verlag.de

Für Fragen und Anregungen:
info@inselliebe-verlag.de
Auflage 2019

INHALT

Vorwort

Die Zähne, der Kiefer, der gesamte Kopf, der Hals, die Ohren, der Nacken, der Rücken, die Knie und sogar die Knöchel: Alle diese Körperteile können schmerzhaft betroffen sein, wenn Sie unter craniomandibulärer Dysfunktion leiden.

Woher haben Sie diese Erkrankung? Wie kommt der Arzt zu der Diagnose? Was wird der Arzt nun tun, um Ihnen zu helfen? Wie können Sie sich selbst helfen? Welcher Art wird die Therapie aussehen? Gibt es eine Therapie gegen CMD?

Dieser Ratgeber wird Ihnen nicht nur unzählige Fragen beantworten. Er wird Ihnen auch abseits der bisherigen Erscheinungen eine umfangreiche und gut verständliche Einsicht in die Diagnostik, Therapie und

Herkunft craniomandibulärer Dysfunktion geben.

Sie werden nicht nur verstehen, was hinter all den Fachbegriffen steckt, die Ihnen im Laufe Ihrer Therapie begegnen werden, Sie werden auch zahlreiche Hilfestellungen erhalten. Auf diese Weise können Sie sich besser um sich kümmern und sich auf das Wesentliche konzentrieren, anstatt innerhalb der medizinischen Fachsprache nur schwer zu verstehen, worum es im Grunde geht: Ihren Gesundheitszustand und dessen Verbesserung.

Es gibt wenige Dinge, die uns im Alltag mehr behindern als andauernde Schmerzen. Das Essen schmeckt weniger gut, die Farben sind nicht mehr so strahlend, wir lachen weniger, haben weniger Ambitionen, uns und unsere Lieben aktiv zu beschäftigen.

Nehmen Sie diesen Ratgeber an – als Hilfe zur Selbsthilfe und für mehr Lebensqualität.

Über diesen Ratgeber

Hat Ihnen ein Arzt schon einmal gesagt, Sie würden sich die Schmerzen nur einbilden? Oder sind Sie derzeit dabei, einen Marathon zu laufen – und zwar von einem Arzt zum anderen? Hat Ihnen jemand aus Ihrem Umfeld von CMD berichtet und Sie haben die Symptome wiedererkannt?

In jedem Fall tun Sie gut daran, diesen Ratgeber miteinzubeziehen, denn besonders bei so umfangreichen und schwierigen Diagnosen wie bei der craniomandibulären Dysfunktion kann es den Medizinern und besonders den Patienten helfen, wenn der Betroffene weiß, auf welche Signale seines Körpers er achten muss. Nur, wenn man dem Arzt sagen kann, was alles zwickt, schmerzt, knirscht, knackt oder sich komisch anfühlt, kann dieser sein Fachwissen auch anwenden und Ihnen wirklich helfen.

Bei Erkrankungen wie CMD kommen zahlreiche Beschwerden in Betracht, auch diverse andere Diagnosen können in Betracht kommen und bei manchen Symptomen der Fehlfunktion kann nur das Fachpersonal darauf schließen, dass möglicherweise der Kiefer ursächlich für die Beschwerden ist.

Wir werden uns auf den folgenden Seiten gemeinsam die medizinischen Hintergründe anschauen, damit Sie einen Einblick erhalten, wie sich ein dysfunktionales Kiefergelenk auf Ihren Körper auswirken kann, wie die physischen und psychischen Zusammenhänge aussehen, aber, was am wichtigsten ist, wie Sie Ihre CMD behandeln und heilen können.

Sie erhalten nicht nur eine Zusammenstellung des Basiswissens über Muskeln, Sehnen, Knochen und darüber, wie diese in Bezug auf die craniomandibuläre Dysfunktion Schaden nehmen, sondern auch darüber, wie und bei welchem Fachpersonal Sie Hilfe bekommen und wie Sie sich vor, nach und zwischen den Terminen selbst helfen können.

Auf unserem Weg durch die verschiedenen Stationen werden wir einigen Fachtermini begegnen. Dennoch ist dieser Ratgeber so verfasst, dass Sie das medizinische Grundlagenstudium überspringen können, ohne hier etwas nachschlagen zu müssen. Sie werden in jedem Fall aber die eine oder andere nutzbringende Information mitnehmen, die Ihnen den Alltag erleichtern wird.

Schmerzen und Probleme, wie sie durch CMD verursacht werden können, sind eine starke Behinderung, wann es um Ihre Lebensqualität geht. Die Symptome stören Sie bei lebenswichtigen Tätigkeiten wie beim Essen, beim Schlafen oder bei der alltäglichen Arbeit. Lassen Sie sich eine große Portion Freude und (Bewegungs-) Freiheit wiedergeben und nutzen Sie diesen Ratgeber ausgiebig.

Craniomandibuläre Dysfunktion

Wie zahlreiche medizinische Fachbegriffe klingen die Worte „craniomandibuläre Dysfunktion" nicht nur bereits so, als würde es sehr wehtun, vielen Menschen verursacht schon der Versuch, alles korrekt auszusprechen, einige Mühe. Laut der Gesellschaft für Zahngesundheit, Funktion und Ästhetik, die GFZA, hat wenigstens jede fünfte Person in Deutschland mit Beschwerden zu kämpfen, die mit der Diagnose CMD in Verbindung stehen – Frauen sind dabei etwa doppelt so häufig betroffen wie Männer.

Unter Physiotherapeuten wird seit Jahren daran gearbeitet, die CMD-Therapie mit in die Ausbildung einzubauen, anstelle mehr oder minder freiwilliger oder auf persönlichem Interesse begründeter Fortbildungen. Grund dafür ist die stetig wachsende Anzahl an Patienten, die sich mit der Diagnose CMD zu den Therapeuten begeben. Auch die interdisziplinäre Zusammenarbeit unter Fachärzten wird weiter verknüpft, denn der Physiotherapeut ist nur das Ende des Ärztemarathons, den so mancher CMD-Patient gelaufen ist. Zuvor kommen in jedem Fall Zahnärzte, sehr wahrscheinlich Kieferorthopäden, unter Umständen Hals-Nasen-Ohren-Ärzte, Augenärzte oder sogar Neurologen und Orthopäden, vielleicht aber auch Psycho- oder Verhaltenstherapeuten zum Einsatz, je nachdem, wie weit die CMD fortgeschritten ist, welche Ursachen sie hat und wie lange sie bereits andauert.

Durch die Folgeerkrankung von CMD kann die Konsultation weiterer Spezialisten erforderlich werden. Diese Fälle sind jedoch verhältnismäßig selten, da eine Erkennung der Fehlfunktion häufig in einem frühen Stadium stattfinden kann, womit die normale Behandlung meist schnelle Erfolge erzielt. Unter anderem wird diese Funktionsstörung in der Hälfte aller Diagnosen der Trigeminusneuralgie-Leidenden als Ursache betrachtet. Diese Erkrankung ist eine sehr schmerzhafte Erkrankung des Trigeminus, eines der Hauptnerven im menschlichen Gesicht. Neben dieser Folgeerkrankung sind zahlreiche andere, gesundheitliche Beschwerden und Spätfolgen durch die craniomandibuläre Dysfunktion möglich. Bevor wir uns damit jedoch genauer befassen, lassen Sie uns die CMD detaillierter betrachten.

DEFINITION

Die Dysfunktion ist ein Fachbegriff, der sich aus der griechischen Vorsilbe „dys“ für „schlecht“ und der Lateinvokabel „functio“ für „Leistung“ herleitet. Das „Cranium“ wiederum ist der medizinische Fachbegriff für den Schädelknochen und „Mandibula“ nennen Ärzte den Unterkiefer. Unser Unterkiefer ist dabei einer von zwei beweglichen Knochenteilen am Schädel, wobei die Wirbelsäule – als zweiter, beweglicher Teil – über zwei besondere Gelenke mit dem Kopf verbunden ist.

Der Begriff „craniomandibuläre Dysfunktion“ bedeutet also, dass auf irgendeine Art und Weise das Zusammenspiel zwischen dem Unterkiefer und dem Schädelknochen gestört ist. Da, wie bei allen anderen Gelenken auch, der Gelenkknorpel mithilfe von Sehnen und Muskeln in der Gelenkpfanne gehalten wird, ist von CMD also nicht nur der Knochen betroffen, sondern auch das weiche Gewebe in der Umgebung.

Besonders der Körperbereich, der dafür sorgt, dass unsere „Schaltzentrale“ (das Gehirn) stabil und sicher ist, ist eng mit Nerven, Muskeln, Sehnen und

Blutgefäßen besiedelt. So ist es nicht verwunderlich, dass die Diagnose „CMD" mit der Kennung K07.6 nach der „International Statistical Classification of Diseases and Related Health Problems", kurz ICD, nur ein Überbegriff für eine Vielzahl von Symptomen ist. Die craniomandibuläre Dysfunktion zählt damit zu den Erkrankungen des Verdauungssystems, obwohl sie nicht nur Beschwerden im Bereich der Nahrungsaufnahme durch eine Fehlstellung des Kiefers, sondern auch zahlreiche Herausforderungen in Bezug auf Stress, Kopfschmerzen aller Art und Verspannungen im Hals-Nacken-Bereich mit sich bringt.

Wer unter CMD leidet, kann von Problemen beim Kauen bis hin zu der Fehlstellung des Beckens zahlreiche Problematiken mit in die Arztpraxis bringen. Viele Patienten haben Herausforderungen mit dem Kaumechanismus, die Zähne stehen schief oder sie neigen zum Zähneknirschen. Dies ist eines der weiterverbreiteten Symptome der craniomandibulären Dysfunktion. Aber neben Zahnschmerzen sind auch Kopfschmerzen häufig eine Folge der Fehlfunktion. Dies ist wenig verwunderlich, denn die zum Kauapparat gehörigen Muskeln sind seitlich am Kopf großflächig um die Ohren verteilt – immerhin ist der Kaumuskel der (in Relation zu allen anderen Muskeln) stärkste unseres Körpers und braucht ausreichend Platz. Der Umstand, dass die Kaumuskulatur die Ohren umgibt, begründet leider auch, dass manche CMD-Patienten sich bei einem Hals-Nasen-Ohren-Arzt über Ohrenschmerzen oder Tinnitus beklagen. Die Nähe des gesamten Kieferbereiches zur Wirbelsäule hingegen kann vollkommen andere Herausforderungen mit sich bringen. So können die Kopfschmerzen von CMD-Patienten auch daher rühren, dass die Kiefermuskulatur sich so schief stellt, dass die empfindlichen Muskeln des Genicks Schaden nehmen. Der Muskel, der für die Drehung des Kopfes zu beiden Seiten zuständig ist, der Musculus sternocleidomastoideus, verläuft zwischen dem Bereich unterhalb des Ohres bis hin zum Schlüsselbein, ist also direkt unterhalb der Kiefermuskulatur und daher sehr nahe am Kiefergelenk.

Die „craniomandibuläre Dysfunktion", wobei Sie selbst entscheiden, ob Sie craniomandibulär oder kraniomandibulär schreiben möchten, wird in internationalen Medizinerkreisen als „temporomandibular Disorders", also TMD, oder verallgemeinert als „Myoarthropathie des Kausystems", kurz MAP, veraltet auch als Costen-Syndrom, nach dem benennenden Kieferchirurgen Dr. James Bray Costen, bezeichnet. All diese Begriffe beziehen sich dabei auf die bereits erklärte Region: Der Wortteil „temporo" bezieht sich auf das Os temporale, der Teil des Schädelknochens, der mit dem Kiefergelenk verbunden ist. Sie werden im folgenden Kapitel die Bezeichnungen und Beziehungen zueinander genauer kennenlernen. Die Teile „Myo-" und „Arthro-" bezeichnen lediglich „Muskel-" und „Gelenk-". Die alternative, englischsprachige Bezeichnung „temporomandibular joint syndrome", also TMJ, ist mit seiner Bezeichnung als „Syndrom" insofern angemessen, als dass per Definition ein Syndrom eine Ansammlung von Symptomen ist, dennoch ist besonders bei einem Syndrom die Einzeldiagnose unschätzbar wertvoll, da jeder CMD-Patient so individuell ist wie sein Krankheitsbild.

MEDIZINISCHER HINTERGRUND

Dieses Kapitel enthält diverse Fachbegriffe, da es Ihnen den Zusammenhang zwischen dem Kiefergelenk und anderen, möglicherweise von CMD betroffenen Körperregionen darstellen möchte. Damit bildet dieser Abschnitt eine notwendige Ausnahme, denn nur Verständnis kann zu einer heilsamen Therapie führen.

Craniomandibuläre Dysfunktion ist keineswegs eine reine Kopfsache. Zugegeben: Die meisten der Symptome befinden sich im Kopfbereich, dennoch ist der menschliche Körper stets darauf ausgelegt, dass alle Körperteile gut miteinander harmonieren, was der Grund dafür ist, dass er immer bemüht ist, ein Gleichgewicht herzustellen. Hat er nicht die Möglichkeit dazu, kompensiert er Unregelmäßigkeiten, so gut er es kann. In dem Moment, in dem er dabei an seine Grenzen stößt, verspüren wir Schmerzen, Druck, Unwohlsein, Schwindel und anderes, was als Zeichen des Körpers gewertet werden sollte, dass wir besser auf ihn Acht geben müssen.

Im Fall der CMD ist es so, dass sehr viele Menschen eine leichte Fehlstellung des Kiefers haben, die jedoch nicht unbedingt zu Problemen führen muss, denn der Körper kann besonders in diesem Bereich gute Kompensationsarbeit leisten. Die Muskulatur ist sehr stark und überaus belastbar, das Gelenk ist innerhalb eines großzügigen Radius dreidimensional flexibel, das weiche Gewebe im Kopf- und Gesichtsbereich so kräftig und kompakt, dass eine Fehlstellung sehr deutlich sein muss, um größere Schäden anzurichten. Das bedeutet: Um eine craniomandibuläre Dysfunktion in dem Ausmaß zu haben, dass sie starke und weitreichende Schmerzen und Schäden verursacht, ist entweder eine stetig wiederkehrende oder massive Belastung notwendig.

Die stetig wiederkehrende Belastung erfährt der Kiefer durch Zähneknirschen oder durch das Zähnepressen, bei dem die Zahnreihen, im Vergleich zum Knirschen, nur fest aufeinandergedrückt werden, ohne diese aneinander zu reiben. Eine einmalige, quasi traumatische Ursache kann ein Unfall oder ein Faustschlag ins Gesicht sein. Eher selten verbeißen wir uns bei einem etwas härteren Essen wie Nüsse und lassen dadurch den Kiefer in seiner Gelenkmulde verschieben.

Bevor wir jedoch das Gelenk im Detail betrachten, beginnen wir mit der groben Schädelstruktur: Der menschliche Schädelknochen besteht aus vielen einzelnen Knochen, die häufig durch Nähte miteinander verwachsen und somit unbeweglich, aber eine Schwachstelle sind. Die folgende Abbildung vermittelt Ihnen einen Eindruck derjenigen Schädelteile, deren später abgebildete Weichteile eine Beeinträchtigung durch CMD erfahren können:

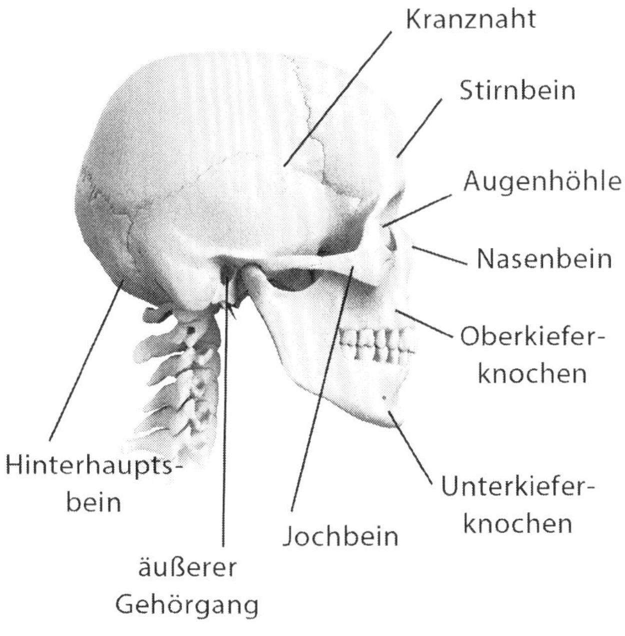

Wie Sie erkennen können, befindet sich das Kiefergelenk auf skelettaler Ebene direkt neben unserem Gehörgang. Dies wird später bei dem Aufbau der Muskeln und Nerven noch von Bedeutung für die orofazialen Herausforderungen bei der Diagnose CMD sein. Orofazial ist der medizinische Fachbegriff für den Bereich des Mundes (aus dem Lateinischen von „os, oris“) und des Gesichtes („facies“) und wird uns noch häufiger begegnen. Eine tatsächliche Besonderheit des Kiefergelenks ist es, dass beide Seiten voneinander abhängig sind. Alle anderen Körperteile können wir unabhängig voneinander bewegen, aber bewegen wir das linke Kiefergelenk, ist das nicht möglich, ohne auch die rechte Seite in gleicher Weise zu bewegen. Das verleiht dem Kiefer einerseits eine große Stärke, da die Seiten sich gegenseitig unterstützen, andererseits trägt dies auch dazu bei, dass bei einer Verschiebung der rechten Seite auch die linke sozusagen aus den Fugen gerät.

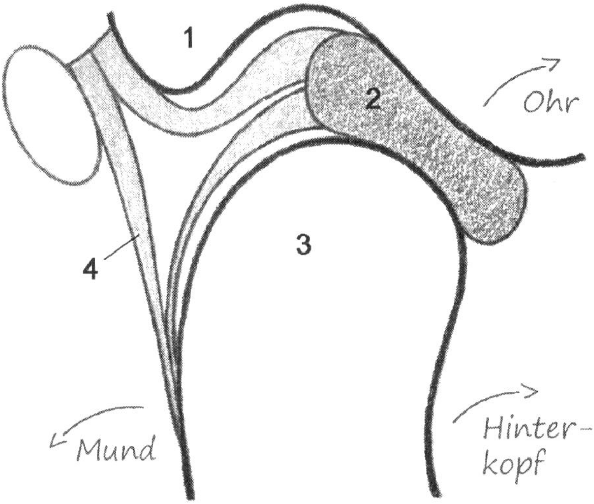

1 Schädelknochen
2 Diskus (Knorpelscheibe)
3 Kopf des Unterkiefer-knochens
4 Bänder und Muskeln zur Stabilisierung der Gelenke und Dynamisierung des Diskus

Das Kiefergelenk ist in der für uns relevanten Betrachtung dreiteilig: Zuerst einmal gibt es die Gelenkpfanne, die sich in dem Teil des Schädels befindet, der als Os temporale (Os ist in diesem Fall die Lateinvokabel „os, ossis" in der Bedeutung „Knochen" und nicht mit dem lateinischen Wort „os" für Mund zu verwechseln) bezeichnet wird. Die Gelenkpfanne ist durch ihre Lage am Schädelknochen nahezu unveränderlich. Lediglich ein schweres Schlag- oder Stoß-Trauma kann diese beschädigen. Zum Zweiten haben wir den fachlich „Condylus" genannten

Gelenkkopf. Dieser gehört wiederum zur Mandibula, ist also der bewegliche Teil des Gelenks. Um sich besser vorstellen zu können, wie sich der Gelenkkopf innerhalb der Gelenkpfanne bewegt, können Sie Ihre eine Hand gewölbt mit der Handfläche nach unten vor sich in die Luft halten und die andere Hand zur Faust geballt mit etwas Abstand darunter. Die obere Hand bildet nun ein Dach über der Faust. Die Faust können Sie innerhalb dieses Schutzes nun aus dem Handgelenk heraus auf unterschiedliche Weise bewegen: Sie können eine Wackel- oder Klappbewegung zwischen dem Handgelenk und den Fingerspitzen der oberen Hand machen, die untere Hand unter der Haube hin- und herdrehen oder die Faust seitlich vom Daumen der oberen Hand zu deren Handkante bewegen. Als dritter, relevanter Teil des Gelenks fehlt an dieser Stelle noch der Diskus Articularis, besser bekannt als die Gelenkscheibe des Kiefergelenks. Um bei dem Bild mit der Hand zu bleiben, können Sie sich diesen Knorpel als relativ festes Gelkissen zwischen der gewölbten Hand und der Faust vorstellen.

Die Knochen selbst können keinen Schmerzreiz an das Gehirn weiterleiten. Über den Knochen jedoch sind speziell im Gesicht zahlreiche Muskeln, Sehnen und Nerven gespannt. Allein, um uns diese wunderbar vielseitige Mimik zu ermöglichen, hat Mutter Natur uns in diesem kleinen Bereich über 20 verschiedene Muskeln gegeben, an denen ebenfalls die vier Kaumuskeln partiell Anteil haben. Die dort befindlichen Nerven sind diejenigen Informationswege, die später den Schmerz als Signal für „etwas stimmt nicht“ an das Gehirn weitergeben und uns zum Verzweifeln bringen.

Die Kaumuskulatur befindet sich gespiegelt jeweils zu beiden Seiten des Gesichtes. Die vier Muskeln sind namentlich der Musculus Masseter, der Musculus Temporalis, der Musculus Pterygoideus Medialis und der Musculus Pterygoideus Lateralis. Diese Muskeln sind nicht nur die ausführenden Körperteile beim Kauvorgang und auch beim Sprechen, sondern haben ebenfalls die Funktion, das Kiefergelenk an Ort und Stelle zu halten und diesem nur den naturgegebenen Bewegungsradius zu ermöglichen. Bei der craniomandibulären Dysfunktion sind die Muskeln entweder durch die hohe Belastung durch Daueranspannung beim Knirschen und Pressen oder durch das erwähnte Trauma nicht mehr ohne äußere Hilfe in der Lage, das Kiefergelenk wieder in die vorgesehene Position zu bringen.

Der Musculus Masseter hält den Unterkiefer gemeinsam mit dem Musculus Pterygoideus Medialis am Oberkiefer befestigt und ist sowohl für die Laterotrusion, die Seitwärtsbewegung des Unterkiefers, als auch für das Schließen des Mundes verantwortlich. Interessanterweise hat er im Vergleich zu den

Pterygoidei wenige Aufgaben, ist jedoch der Muskel, der uns mitunter am ehesten Schmerzen bereitet. Er beginnt ertastbar am Rand des Gesichts vor dem Ohr und unterhalb des Jochbeines und verläuft von dort aus relativ gerade unter den Unterkiefer.

Der Musculus Temporalis ist, wie der Name sagt, an das Os Temporale geknüpft: Er ist der größte Kaumuskel, nimmt seinen Ursprung hinter dem Jochbein und verläuft von dort an der Schädelplatte des Os Temporale entlang, wobei er beinahe vollständig den Schädelbereich um das Ohr abdeckt. Da er auch den Bereich an den Gesichtsseiten zwischen Haaransatz und Augenwinkeln abdeckt, ist es nicht verwunderlich, dass er auch als Schläfenmuskel bekannt ist. Er ist als einziger Muskel an der Retrusion, also am Zurückziehen des Kiefers beteiligt.

Die beiden Musculi Pterygoidei sind auf der Innenseite des Kiefers zuhause. Dort sind sie etwas mehr an der Bewegung des Kiefers beteiligt als die beiden großen Geschwister an der Außenseite. Der Musculus Pterygoideus Lateralis, aus dem Lateinischen „latus, lateris“ für „Seite, Flanke“, ist für die Protrusion zuständig und als einziger Kaumuskel am Öffnungsvorgang des Mundes beteiligt – der Masseter schließt den Mund, er öffnet ihn nicht. In Bezug auf die Masse ist dieser Muskel der kleinste der Kaumuskeln. Er residiert ein Stück weit unterhalb der Augenhöhlen auf

Höhe des Jochbeines und wird von eben diesem geschützt, während er dem Lauf desselben in der Richtung – zur Gesichtsseite, also lateral – folgt. Im Gegensatz zum Masseter und Temporalis hat der Lateralis direkten Kontakt zum Kiefergelenk und ist somit einer der Muskeln, die es stabilisieren. Der innere Flügelmuskel, der Musculus Pterygoideus Medialis, verläuft schräg hinter den Backenzähnen bis oberhalb des Oberkiefers, etwa auf Höhe der Naseneingänge des Schädels. Das „Medialis" ist, wie bei dem äußeren Flügelmuskel zuvor, die Bezeichnung für die Laufrichtung des Muskels in Bezug zum Körper und bedeutet „zur Körpermitte". Dieser Muskel hilft bei der Schließung des Kiefers, indem er den Unterkiefer anhebt. In Zusammenarbeit mit dem Musculus Masseter hält der Medialis in einer Schlaufe mit dem Antagonisten den Unterkiefer fest und trägt so dazu bei, dass wir den Kiefer nicht bewusst krampfhaft am Körper halten müssen, sondern diesen einfach lockerlassen können.

Neben dieser hauptsächlich beteiligten Muskulatur befinden sich die Mimik-Muskeln ebenfalls zahlreich um die Kieferregion herum, sind dabei jedoch nicht am Kauvorgang beteiligt. Bleiben wir jedoch vorerst im Mundraum und betrachten die innere Muskulatur desselben: Neben den bereits detailliert beschriebenen

Muskeln befinden sich weitere innerhalb des Mundes. Diese sind in supra- und infrahyoidale oder auch -hyale Muskulatur unterteilt. „Supra“ und „infra“ bezeichnen dabei die Standorte der Muskulatur, in diesem Fall „über“ und „unter“, der Wortteil „hyal“ oder auch „hyoidal“ leitet sich dabei wie bei dem Musculus temporalis von dem Knochen ab, dem die Muskulatur zugeordnet ist. In diesem Fall handelt es sich um das Os Hyoideum, im Volksmund besser als Zungenbein bekannt. Das Zungenbein ist nur durch Weichgewebe, in diesem Fall durch Bänder, mit dem Teil des Schädelknochens verbunden, der auch die Kiefergelenkpfanne bildet.

Jeweils vier weitere Muskeln sind ober- und unterhalb des Zungenbeins insofern an Kaubewegungen beteiligt, als dass sie die Zunge beim Hin- und Herschieben der Nahrung im Mund unterstützen. Weiterhin sind diese acht Muskeln unerlässlich für die Sprachbildung, an der ganz nebenbei auch teils die Kaumuskulatur beteiligt ist. Die wichtigsten Arbeitsschritte dieses Oktetts sind jedoch sowohl der Akt des Schluckens als auch das Offenhalten der Vena jugularis interna, besser bekannt als Halsvene, für die der untere Zungenbeinmuskel Musculus Omohyoideus zuständig ist. Eine gestörte Funktion der Vene kann eine grundlegende Problematik in Bezug auf Kopfschmerzen darstellen, was mitunter auch bei der Therapie einer

CMD berücksichtigt werden sollte.

Die Muskulatur des Zungenbeines ist, wie Sie sich vorstellen können, eng mit den Muskeln und Sehnen des Halses verbunden. Eine Störung dieser Muskulatur kann Halsschmerzen und Schluckbeschwerden hervorrufen und ist somit Teil der craniomandibulären Dysfunktion. Außerdem haben diese Muskeln über den Hals- und Nackenbereich direkte Verbindungen zu Schultern und Brustkorb und verlaufen direkt neben den Hauptnerven, deren Weg in die oberen Extremitäten führt. Nur selten wird bei Taubheit in Armen und Händen eine Verbindung zum Kiefer hergestellt, da die Entfernung die Zusammenhänge nur zu schnell verdrängt. Nichtsdestotrotz gibt es einige CMD-Patienten, deren Herausforderungen in den Händen durch eine CMD-Therapie beseitigt werden konnte. Das folgende Bild erklärt den groben Zusammenhang zwischen dem Kiefer und den Bereichen unterhalb des Kopfes:

Die mimische Muskulatur kann in verschiedene Bereiche aufgeteilt werden: Stirn, Augen, Mund, Nase, Ohren und im Endeffekt auch Hals, denn das Platysma, welches den vorderen Bereich des Halses auf beiden Seiten dünn bedeckt und dabei nur auf der Vorderseite einen kehlkopfbreiten Spalt freilässt, gehört ebenfalls zu der Muskulatur der Gesichtsausdrücke. Bei einer Kieferfehlfunktion kann durch die Belastung der Nerven eine Reizung dieser empfindlichen Muskeln verursacht werden, was zu Schmerzen in den Augen, an der Stirn oder in anderen, eher hautnahen Bereichen führt.

Die Nerven spielen dementsprechend die beklagenswerte Hauptrolle bei der craniomandibulären Dysfunktion: Im Gesichtsbereich befinden sich drei Hauptnerven, die den Schädelknochen durch die Öffnung beim Gehörgang verlassen. Eine kleine Besonderheit bei der mimischen Muskulatur ist, dass diese sich an manchen Stellen direkt am Schädelknochen befindet, an anderen Stellen ist jedoch zwischen der Muskulatur und dem Knochen noch eine Schicht Bindegewebe, im medizinischen Fachjargon auch unter „Faszien" bekannt. Meist verhüllt dieses Bindegewebe ganze Muskeln, besonders in Regionen, in denen viele Muskeln nebeneinanderliegen, um nicht durch die Kontraktion des einen Muskels den benachbarten zu reizen und auf diese Weise unkontrollierte Muskelzuckungen zu verursachen. Dieser Umstand wird Ihnen als CMD-Patient in den alternativen Behandlungsmethoden noch einen Vorteil verschaffen und ein weiterer Schritt in Richtung Heilung sein.

An dieser Stelle schauen wir uns die Nerven an, die wir gern für diverse Dinge verantwortlich machen, um zu verstehen, wie Kopfschmerzen, Tinnitus und Sehstörungen mit den bisher benannten Knochen und Muskeln zusammenhängen.

Der Nervus Trigeminus, der Drillingsnerv, ist bei allen Schmerzen im Gesichtsbereich derjenige, der oft in Zusammenhang mit CMD genannt werden muss. Nicht nur, dass die craniomandibuläre Dysfunktion ursächlich für die äußerst schmerzhafte Entzündung dieses Nervs, in der ärztlichen Diagnose auch Trigeminusneuralgie, sein kann, er ist durch seine Dreiteilung auch derjenige Nerv im menschlichen Gesichtsbereich, der die größte Fläche sowohl als motorischer, also bewegungsgebender, als auch als sensibler, also fühlender, Nerv einnimmt.

Dieser Nerv wird in Bildern oft mit V bezeichnet, da er der fünfte der Hirnnerven ist. Er verlässt den Schädel in der Öffnung des Gehörgangs, verdickt sich dort kurz und spaltet sich dann in drei Nerven, von denen der Nervus Ophthalmicus sich im oberen Gesichtsdrittel weiter in drei Nerven verzweigt, der Nervus Maxillaris im mittleren Drittel gabelt sich in zwei Nerven und der Nervus Mandibularis bildet vier weitere Nerven im Bereich der Mandibula, die an dieser Stelle namensgebend ist.

Betrachtet man die feineren Abzweigungen der drei Hauptäste des Trigeminus, so wird auch hier durch die Namen deutlich, welche Funktionen diese innehaben: Die Äste des Ophthalmicus heißen Frontalis, nach dem lateinischen „frons, frontis“ für Stirn; Lacrimalis, nach dem lateinischen „lacrima, lacrimae“ für Träne; und

Nasociliaris, eine Kombination aus „nasus, nasi“ (Nase) und „cilium, cilii“ (Wimper). Die Versorgungsbereiche der drei sind wenig überraschend: Der Frontalis versorgt die Stirn und das obere, bewegliche Augenlid; der Lacrimalis führt zum äußeren Augenrand, verzweigt sich dort weiter und versorgt so den Tränenkanal; der Nasociliaris führt an den Innenwinkeln des Auges entlang, von wo aus er den Augapfel steuert.

Die beiden Abzweigungen des Nervus Maxillaris sind Nervus Zygomaticus und Nervus Infraorbitalis. Der Zygomaticus bezeichnet nichts weiter als den „Jochbeinnerv“ und versorgt eben diesen Bereich, ebenso einen Teil des Schläfenbeins; der Infraorbitalis befindet sich, seinem Namen entsprechend, unterhalb des Orbitals, also der Augenhöhle, wobei er auch die Schmerzen der oberen Zahnreihe an das Gehirn weiterleitet. Der Nervus Mandibularis und seine jeweils vier motorischen und sensiblen Äste, die sich übrigens ebenso wie die zuvor genannten Nerven noch weiter verzweigen, versorgen den Unterkiefer. Die für die Bewegung zuständigen Nerven verbinden das Gehirn mit den Muskeln und sorgen dafür, dass die Bewegung, die wir ausführen möchten, auch ausgeführt wird: Der Nervus Massetericus bewegt der Musculus Masseter, der Nervus Mylohyoideus versorgt den gleichnamigen Muskel und sorgt, obwohl sein Name aus dem griechischen in etwa „u-förmiger Mahlstein“ lautet, dafür, dass unser Schluckvorgang funktioniert. Er befindet sich in unserem Mund unterhalb der Zunge. Mehrästige Abzweigungen des Nervus Mandibularis, namentlich Nervi Pterygoidei und Nervi Temporales Profundi, bewegen die beiden Flügelmuskeln, die wir weiter oben bereits kennengelernt haben und den großen Musculus Temporalis.

Die sensiblen Nervenzweige des Nervus Mandibularis hingegen sorgen dafür, dass wir Berührungen im Schläfenbereich vor den Ohren (Nervus Auriculotemporalis), am Unterkiefer und der unteren Zahnreihe (Nervus Alveolaris Inferior) und an den Wangeninnenseiten (Nervus buccalis) wahrnehmen. Der vierte Zweig, der Nervus Lingualis („lingua, lingua" aus dem Lateinischen für „Zunge"), ist wiederum sowohl für schmerzhafte Bisse als auch für die Geschmacksnerven zuständig.

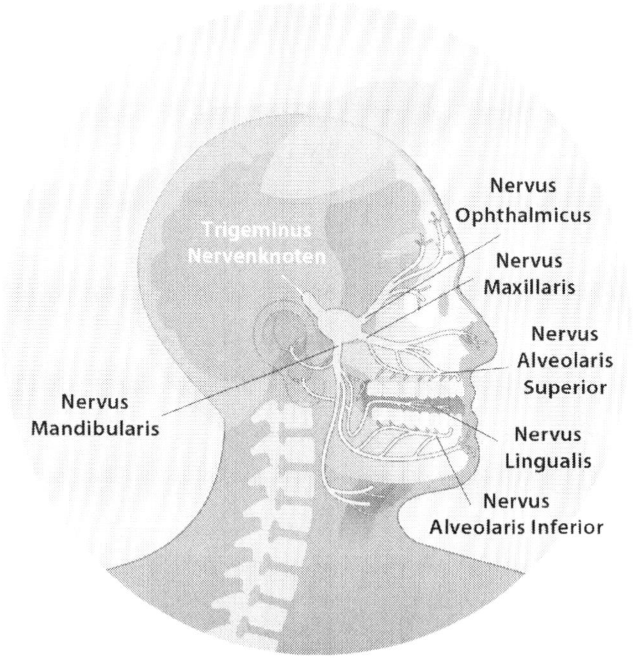

Als hätte unser Kiefer mit den Sprösslingen des Trigeminus nicht bereits hinreichende Möglichkeiten, eine CMD mit zahlreichen Symptomen auszustatten, gibt es noch drei weitere Hauptnerven, deren Funktionen im Bereich des Kopfes von großer Bedeutung sind: Der Nervus Facialis (Gesichtsnerv), der Nervus Hypoglossus („Unterzungennerv") und der Nervus Glossopharyngeus, der, nach griechischer Vorlage des Wortes, Zunge und Rachen mit dem Gehirn verbindet.

Der Nervus Facialis ist derjenige, der für die

Funktion unserer Mimik in Gänze verantwortlich ist. Er ist der siebte der Hirnnerven und derjenige, der für ein hängendes Augenlid oder hängende Mundwinkel nach einer Hirnhautentzündung oder einem Schlaganfall verantwortlich ist. Das Besondere an diesem Nervenstrang, beziehungsweise an dieser Verästelung, denn auch der Facialis teilt sich während seines Verlaufs in verschiedene Äste, ist seine Struktur: Sie haben bereits gelernt, dass es verschiedene Arten von Nervenfasern gibt. Einerseits haben wir die motorischen Nerven, welche die Befehle zur Kontraktion vom Gehirn an den Muskel weiterleiten. Weiterhin haben wir parasympathische Nerven, deren Funktion es ist, uns am Leben zu erhalten: Das sympathische und parasympathische Nervensystem sind Puzzleteile des vegetativen, also ohne aktives Denken oder Handeln des Menschen funktionierenden Systems. Diese Bestandteile steuern Reflexe, Atmung, Herzschlag, Hirnfunktion, Verdauung und alle anderen Vorgänge in unserem Körper, die wir nicht aktiv aufrechterhalten müssen. Im Fall des Nervus Facialis ist es so, dass seine parasympathischen Fasern für sogenannte Mikroausdrücke, für das Befeuchten der Augen und für die Speichelbildung zuständig sind.

Die beiden anderen möglichen Anteile eines Nervenstranges sind auf der einen Seite die sensorischen, auf der anderen Seite die sensiblen. Beide sind dabei auf die Wahrnehmung der Sinne bezogen, wobei die sensorischen Nerven einerseits das Gleichgewicht steuern, da sie auch für das Gehör verantwortlich sind, andererseits ist aber auch die Wahrnehmung von Gerüchen, Aromen, Geschmacksrichtungen und der optischen Eindrücke eine sensorische Aufgabe. Die sensiblen Nerven hingegen versorgen ausschließlich den Tastsinn, sind also verantwortlich für das Empfinden von Schmerz, Kälte, Wärme, Druck und Streicheleinheiten.

Sie sehen: Auch, wenn der Trigeminus gefühlt der größere Nerv ist, so sollte der Facialis durch seine Vielzahl an Aufgaben besonders geschützt und gepflegt werden, denn zahlreiche Aufgaben dieser Nervenbahn geraten in Ungleichgewicht, wenn der Kiefer mit einer Fehlstellung diesen Nerv irritiert oder reizt:

Der Nervus Hypoglossus ist der zwölfte Gehirnnerv, der, wie sein Name aus dem griechischem abgeleitet verkündet, für das Gewebe unterhalbe der Zunge zuständig ist. Seine Funktion ist rein motorischer Natur, weshalb eine Störung dieses Nervs durch biomechanische Überstimulation Schmerzen beim Sprechen oder Schlucken, aber auch Herausforderungen bei der Artikulation von Sprachlauten verursachen kann, denn Schmerz schränkt die Bewegung ein und die Zunge ist grundlegend für die Bildung von Lauten verantwortlich.

Der letzte wichtige Hirnnerv, nämlich der Hirnnerv IX, ist der bereits erwähnte Nervus Glossopharyngeus. Dieser Strang unterhält zweierlei Nervenfasern: sensible und motorische. Mehr als die anderen erwähnten Nerven ist bei diesem von hoher Bedeutung, dass seine motorischen Nervenstränge steuerbare, im Fachjargon speziell-viszeromotorisch, und nicht steuerbare, allgemein-viszeromotorisch, Teile enthalten. Dieser Nerv steuert den Schluck- und Würgereflex, außerdem das Öffnen und Schließen von Speise- und Luftröhre, je nach Bedarf kann er aber auch aktiv zum Schlucken, Essen und Sprechen genutzt werden, da er die Zunge versorgt, die wir glücklicherweise auch selbst steuern können. Seine sensiblen Nervenbahnen zweigen sich schon beim Austritt aus dem Schädelknochen von dem Hauptnerv in Form des Nervus Tympanicus, dem Nerv der Paukenhöhle, ab. Dieser ist einer der Gehörnerven, womit wir die vorerst letzte Grundlage beleuchtet haben und nun zurück zur eigentlichen Problematik übergehen können.

Da ich bereits auf das vegetative Nervensystem zu sprechen kam und die CMD nicht nur durch Stress ausgelöst werden kann, sondern auch andersherum, lassen Sie mich noch einige erklärende Worte zum sympathischen und parasympathischen Nerv verlieren: Für das Überleben der menschlichen Art sind beide von essenzieller Bedeutung. Die Lage dieser beiden Nerven ist nur bedingt von Bedeutung, die wichtigeren Details liegen in den Aufgaben der Nerven: Der Parasympathikus kann als Ruhe-Nerv angesehen werden, der Sympathikus hingegen ist besonders in Gefahren- oder Stresssituationen gefordert. Der Parasympathikus versorgt nicht nur den benannten Hirnnerv IX, er verzweigt sich auch zu nahezu allen lebenswichtigen Organen, wie beispielsweise Leber, Milz, Herz, Lunge und Verdauungssystem. Der Sympathicus hingegen zieht es vor, sich nur auf den Bereich der Brust- und Lendenwirbelsäule zu beschränken. Der Bereich wird fachlich als thorakolumbales System bezeichnet.

Warum sind diese beiden nun so wichtig für die erfolgreiche Behandlung einer craniomandibulären Dysfunktion? Der „Ruhe-Nerv" wird auch Selbstheilungsnerv genannt. Man kann diesen durch verschiedene Übungen in Eigenregie stimulieren, sodass der Sympathikus, der, sobald wir Gefahr wittern, auf den Flucht-oder-Kampf-Modus umschaltet, wieder stillgelegt wird. Der Sympathikus, als Antagonist des Parasympathikus, trägt dazu bei, dass alle Körperfunktionen innerhalb einer Stresssituation auf Überlebens-Modus schalten: Die Herzschlagfrequenz wird erhöht, die Atmung wird flacher, die Verdauung wird vorerst auf ein Minimum reduziert, die Pupillen werden erweitert, die Muskeln angespannt, der Kopf wird zwischen den Schultern gezogen – kurzum: Dauerhaft unter Stress zu stehen, verursacht nicht nur Verspannungen im Kopfbereich, sondern auch Herz-Rhythmusstörungen, Sauerstoffmangel und Verdauungsprobleme. Der Parasympathikus hingegen wirkt auf den Körper beruhigend. Seine uneingeschränkte, korrekte Funktion lässt uns gut schlafen, fördert die Fähigkeit, uns auf das zu konzentrieren, worauf wir uns konzentrieren möchten, verhindert Verstopfung, Durchfall und Übelkeit und ist im Allgemeinen wesentlich gesundheitszuträglicher als sein Gegenspieler. Bitte missverstehen Sie mich nicht: Der Sympathikus ist ungemein wichtig. Er sorgt dafür, dass wir in Prüfungssituationen unseren Fokus kennen, in Gegenwart von gefährlichen Tieren oder Menschen besonders wachsam sind, nach einer Verletzung oder in einer akuten Gefahrensituation einen hohen Adrenalinausstoß erleben, der schon mehr als einer Person das Leben rettete und so weiter. Nichtsdestotrotz ist in der heutigen Zeit nur selten die Situation gegeben, dass ein echter Wolf vor unserer Höhle lauert und uns angreifen will. Meist ist es die Steuererklärung, der Streit mit dem Nachbarn um den Apfelbaum auf der Grundstücksgrenze, die Tatsache, dass der Chef das Gehalt nicht erhöht oder die Benzinpreise, die unseren Sympathikus aktivieren. Die heutigen, alltäglichen Gefahren sorgen in zu vielen Fällen dafür, dass wir unter Dauerstress stehen – dafür ist unser vegetatives Nervensystem nicht ausgestattet und wir werden krank. Wir nehmen die erneute Ablehnung der Beförderung zähneknirschend hin und müssen die Zähne wortwörtlich bei jedem Besuch an der Tankstelle fest zusammenbeißen und nur selten kriegen wir unsere Beißerchen wirklich auseinander, wenn es darauf ankommt, und schlucken den Ärger hinunter, wo er direkt den Sympathikus füttert.

Nach all diesen Fachbegriffen und den verwirrenden Verzweigungen der Nerven ist Ihnen nun vermutlich um einiges klarer, warum die Fehlfunktion des Kiefergelenks, dessen Lage direkt neben derjenigen Öffnung im Kopf ist, aus der drei der Hirnnerven austreten, die den gesamten Kopf-Hals-Bereich mit Bewegungsmöglichkeiten und Empfindungen versorgen, derart weitreichende, physische Probleme hervorrufen kann.

RISIKOGRUPPEN

Der Begriffe „Risikogruppe“ ist ein sehr ungenauer Begriff, der versuchen soll, Statistiken für die Allgemeinheit klarer auszudrücken. Er bedeutet nicht, dass Sie, wenn Sie keiner Risikogruppe angehören, vor CMD geschützt sind. Diese Erkrankung kann alle betreffen. Es reicht schon ein stressiger Tag mit

Zähneknirschen oder ein Unglück, in dessen Folge die Konstellation der Knochen und Muskeln beschädigt wurde, um die Dysfunktion auszulösen. Dennoch gibt es – statistisch betrachtet – jene Gruppierungen, die wahrscheinlicher von craniomandibulärer Dysfunktion betroffen sind als andere:

1. Frauen sind beinahe doppelt so oft betroffen wie Männer. Die Gründe dafür liegen unter anderem in der unterschiedlichen Hormonproduktion der Geschlechter: Die schwankende Produktion des Sexualhormons Östrogen beeinflusst die Neurotransmitter im Gehirn, wodurch Frauen für Stress anfälliger sind als Männer, da Letztere weniger mit Hormonschwankungen zu kämpfen haben.

2. Die meisten CMD-Patienten sind mitten in der Ausbildung oder im Berufsleben, also etwa zwischen 18 und 60 Jahre alt. Im Alter nimmt die Anzahl deutlich ab, auch Kinder sind verhältnismäßig selten davon betroffen.

3. Stresspatienten: Sollten Sie mit Disstress, also mit negativem Stress, zu kämpfen haben, sei es durch finanzielle Sorgen, Ärger im Job oder durch private Herausforderungen in Familie und Bekanntenkreis, ist das Risiko erhöht, dass Ihre Symptome auf eine CMD hindeuten.

4. Burn-Out und Depressionen, außerdem auch schwere, körperliche Erkrankungen sind ebenfalls

Stressauslöser: Sie produzieren mehr Stresshormone und weniger Glückshormone. Das beeinflusst nicht nur das Konzentrationsvermögen, es aktiviert auch das sympathische System und hält es dauerhaft aktiv. Auf der anderen Seite können Angststörungen und auch Perfektionismus dazu beitragen, dass nächtliches Zähneknirschen oder -pressen den Kiefer dauerhaft und damit ungesund belastet. Wer übrigens ein ausgeprägtes Problem damit hat, seine Aggressionen zu bewältigen, oder wer stets seine Emotionen unterdrückt, gehört ebenfalls zu den Risikopatienten.

5. Trauma-Patienten, besonders dann, wenn die Halswirbelsäule oder der Schädel direkt eine schwere Verletzung erlitten hat, ist die Wahrscheinlichkeit, dass durch die Problematik in den eng zusammenstehenden Muskelgruppen des kraniosakralen Systems (Kopf, Nacken, Hals, Schultern und das Kreuzbein am unteren Ende der Wirbelsäule) Schäden entstehen und der Kiefer negativ beeinflusst wird, sehr hoch. Zu Trauma-Patienten lassen sich auch Kampfsportler rechnen, die, je nachdem, wie gut ihre Deckung ausgebaut ist, mehr oder weniger häufig mit Schlägen ins Gesicht und auf den Kopf rechnen müssen.

6. Angeborene oder erworbene Fehler im Zahnsystem: Fehlende Zähne, schlechtsitzende Prothesen, Brücken oder Kronen können einen fehlerhaften Biss verursachen, wodurch der Kiefer stets zum Ausgleich

angehalten ist. Er verschiebt sich und eine CMD ist vorprogrammiert.

7. Eine weitere Gruppe traumatisierter Personen sind diejenigen, denen ein psychisches Trauma angetan wurde. Frische Traumata in diesem Bereich sind meist noch nicht in die Gruppe der Depressionen oder Angststörungen zu zählen, dürfen hier aber nicht außer Acht gelassen werden. Wer einen lieben Menschen verloren hat, Opfer einer Gewalttat wurde, einen schlimmen Einsatz im Ausland hatte oder anderweitig traumatisiert wurde, beißt oft auch real die Zähne zusammen, um sein „altes Leben" zurückzuerhalten, oder vergeht vor Kummer, wobei sich auch dabei der Kiefer stark an- und verspannen kann.

8. Auch die Risikogruppen anderer Erkrankungen sind hier nicht ausgeschlossen: Raucher, Diabetiker, Patienten mit Arthritis, Arthrose, Rheuma und anderen muskulären sowie skelettalen Vorbelastungen. Das Risiko ist hierbei einerseits durch möglicherweise erhöhte Entzündungswerte gegeben, andererseits durch falsches Kauverhalten, wegen durch Schmerzen schlechter Körperhaltung oder Ähnlichem.

9. Ständiges Kaugummikauen oder die Nahrungsaufnahme von großen Mengen harter Lebensmittel wie Nüsse, aber auch ungesundes Verhalten von Jugendlichen, beispielsweise das Öffnen von Bierflaschen mit den Zähnen und andere Mutproben,

können unter Umständen eine Fehlstellung des Kiefers verursachen.

10. Ein fehlerhafter Stoffwechsel, beispielsweise durch Diabetes oder mangelhafte Ernährung, kann in jedem Fall unterstützend wirken. Auch Epileptiker und Vorerkrankungen mit erhöhten Entzündungswerten wie Arthritis, aber auch Arthrose und Muskelschwund wirken wenigstens begünstigend, können aber hin und wieder auch Auslöser der CMD sein.

Die Mediziner unterscheiden die Risikogruppen in auslösende und unterhaltende Faktoren, wobei Ihnen gewiss aufgefallen ist, dass gelegentliches oder aufmerksames Kaugummikauen keineswegs alleinige Ursache einer CMD sein kann. Auch die weihnachtlichen Paranüsse oder der eine oder andere Karamell-Bonbon wird sicherlich keine jahrelange Verhaltens- oder Physiotherapie nach sich ziehen. Allerdings sollte auf diese Dinge bei einer akuten CMD-Problematik bestenfalls verzichtet werden. Die Risikogruppe „Bruxismus" habe ich an dieser Stelle nicht separat aufgelistet, denn selten knirschen Menschen mit den Zähnen, ohne dass eine Ursache physischer oder psychischer Natur dahinter verborgen ist.

Medizinische Behandlung

Wer sich ein wenig mit den „Volkskrankheiten“ der vergangenen Jahre befasst oder von einer dieser betroffen ist, erfährt immer wieder, wie begrenzt die Möglichkeiten der regulären Schulmedizin sein können. Ob eine Therapie wirklich in vollem Umfang und individuell und ideal für den Patienten konzipiert ist, kommt stets darauf an, ob der jeweilige Arzt sich tatsächlich die notwendige Zeit nimmt, ob er die Weiterbildungsmöglichkeiten seit dem Ende seines Studiums wahrgenommen hat, wie und wie gut der Patient versichert ist und auch, was manche Menschen leider vergessen, auf welche Weise der Patient seine

Leiden mitteilt: Geht er nur zum Arzt und sagt „Ich habe Schmerzen“ oder beschreibt er, wann er diese hat, wie oft, wie sich diese anfühlen und wo genau sich diese befinden. Sicherlich: Der schlimmste Patient ist derjenige, der selbst ein Studium der Medizin absolviert hat, aber wie soll der Arzt helfen, wenn er nicht weiß, wie sich die Symptomatik des Patienten in Gänze äußert?

Dennoch kann auch der beste Arzt in Kombination mit dem besten Patienten und der besten Krankenversicherung nicht in jedem Fall gewährleisten, dass die ideale Therapie für den Betroffenen gefunden wird. Allerdings ist in den vergangenen Jahren vermehrt an einheitlichen Therapien und Wissensständen der unterschiedlichsten Ärzte gearbeitet worden.

Ein wichtiger Faktor, sowohl bei der konkreten und korrekten Diagnose als auch bei der Therapie, ist die Zeit. Bei eine craniomandibulären Dysfunktion brauchen Sie Geduld mit sich und auch ein wenig mit denjenigen, die dafür bezahlt werden, Ihnen Linderung zu verschaffen. Ein zweiter Faktor ist Ihre Mitarbeit. Eine Therapie, dabei ist nicht wichtig, ob diese physiologisch oder psychologisch ist, ist in nahezu allen Fällen nur dann erfolgreich, wenn der Patient sich einerseits an die Anweisungen der behandelnden Ärzte hält, andererseits aber auch aktiv an den Übungen mitarbeitet. Dies kann beinhalten, dass Sie zuhause zwischen den verschiedenen Terminen einige Übungen machen sollen, Ihre Essgewohnheiten umstellen oder sich ein neues Kopfkissen oder eine neue, ergonomische Matratze besorgen, andererseits aber auch, dass Sie die Fragen der Ärzte wahrheitsgemäß beantworten: Wenn ein Physiotherapeut Sie danach fragt, ob eine Bewegung schmerzt, oder Sie bittet, eine Bewegung auszuführen, bis Sie an Ihre Grenzen stoßen, dann tut er das, weil er die Therapie auf Ihre Bedürfnisse und Einschränkungen anpassen möchte. Das bedeutet nicht, dass Sie bei jeder Bewegung in Tränen ausbrechen oder sich den Kiefer ausrenken, sondern dass Sie aktiv an Ihrer Genesung mitarbeiten und sich nach Kräften bemühen. Es ist Ihre Gesundheit, der Arzt, Physiotherapeut, Osteopath oder die Krankenschwestern sind dabei nur Lehrer. Sie gehen nach der Sitzung nach Hause und nehmen Ihre Leiden wieder mit, der Behandelnde hilft dem nächsten Patienten.

Sicherlich kann ein „normaler“ Patient nicht wissen, dass das Taubheitsgefühl in seinen Händen auch von einem verschobenen Kiefergelenk herrühren kann, das ist auch nicht notwendig, dafür haben wir Ärzte, die viele Jahre den menschlichen Körper und die Zusammenhänge der verschiedenen Körperteile studiert haben. Ich möchte Ihnen aber an dieser Stelle Mut machen: Vielleicht leiden Sie seit Jahren an CMD und wurden von einem Arzt zum anderen geschickt, mussten sich vielleicht auch vorwerfen lassen, sei es von Ärzten oder im privaten Bereich, Sie würden simulieren, sich den Schmerz einbilden oder wären ein Hypochonder, aber es gibt Hoffnung. Es gibt Mediziner, die Ihnen helfen können. Sie müssen nicht länger mit den Schmerzen, den Einschränkungen, dem Mangel an Lebensqualität leben – CMD ist heilbar, auch die meisten Spätfolgen von CMD sind es. Sie können wieder Mut und Kraft schöpfen und sehen vielleicht nach diesem Ratgeber die Zusammenhänge klarer, können Ihrem Arzt helfen, Ihnen zu helfen oder bringen es endlich übers Herz, eine alternative Therapie in Betracht zu ziehen, wenn die bisherigen, Odyssee-ähnlichen Versuche und Ansätze keine oder nur temporäre Linderung gebracht haben. Vertrauen Sie auf sich und darauf, dass es Hilfe gibt und Sie diese bald finden werden.

Im Idealfall wird die medizinische Behandlung von der genauen Diagnose abhängig gemacht: Welche Vorerkrankungen gibt es? Wie verhalten sich die Symptome im Detail? Gibt es bestimmte Faktoren, durch welche die Symptome verbessert oder verschlechtert werden? Wie sehen die Lebensumstände des Patienten aus: Stress, Ernährung, sportlich oder nicht?

Je nach Ursache und Ausmaß der Dysfunktion wird dann die Behandlung dem jeweiligen Fall angepasst. Dabei nutzt die Schulmedizin die Funktionsdiagnostik, um möglichst viele Informationen über die CMD des Patienten herauszufinden. Bevor wir uns mit den Details der Diagnostik befassen, lassen Sie uns gemeinsam die Symptome der craniomandibulären Dysfunktion betrachten.

SYMPTOME DER CMD

Sie haben bereits einige der Symptome in den vorigen Abschnitten ein wenig kennengelernt. Nun geht es darum, Ihnen einen vollständigen Bericht über die möglichen Symptome und Folgen oder Folgeschäden darzulegen, damit Sie, sollten Sie diese Symptome haben, bei einem Facharzt prüfen lassen können, ob die jeweiligen Störungen mit der craniomandibulären Dysfunktion zusammenhängen können. Der Grund dafür ist einfach: Vielleicht wird ein Laie die CMD noch mit Kopfschmerzen in Verbindung bringen, aber Nackenschmerzen oder Taubheitsgefühle in den Händen wahrscheinlich eher nicht. Der Patient geht also wegen zwei unterschiedlichen Leiden zu zwei voneinander unabhängig untersuchenden Spezialisten. Der eine, vielleicht ein Kieferorthopäde oder ein Zahnarzt, stellt eine CMD fest, weiß nichts von den Symptomen, die der Patient noch aufweist, verordnet eine Beiß- oder Knirsch-Schiene und die Symptome im Kopfbereich nehmen sehr wahrscheinlich ein wenig ab, vielleicht sogar die anderen Symptome. Dennoch ist es sehr wahrscheinlich, dass eine craniomandibuläre Dysfunktion, die bereits so weit fortgeschritten ist, dass eine Behandlung notwendig ist und Herausforderungen außerhalb des Schädel-Kiefer-Bereichs verursacht, auch schon die Muskulatur und Nerven des Nackens oder der Arme so in Mitleidenschaft gezogen hat, dass an diesen Stellen nicht nur leichte Verspannungen, sondern bereits Schäden aufgetreten sind. Kurz: Eine dauerhafte Verspannung von Muskeln kann Nervenreizungen und andere, behandlungsbedürftige Schäden verursachen, auch vermeintlich unabhängig vom craniomandibulären System. Auch, wenn das Kapitel „Symptome der CMD“ heißt, bedeutet das nicht, dass wir uns an dieser Stelle mit den Ursachen beschäftigen. Die Ursachen folgen später. Symptome bedeutet in diesem Fall nur, dass Sie anhand der hier aufgelisteten Fakten erkennen können, ob es sich in Ihrem Fall um eine craniomandibuläre Dysfunktion handelt oder ob Sie weitere Symptome untersuchen lassen sollten, die Sie bisher nicht mit CMD in Verbindung gebracht haben. Besonders im Falle einer Fehlstellung des Kiefers ist es, sofern kein physisches Trauma nach einem Unfall oder Ähnlichem vorliegt, zumindest anfänglich nicht oder nur schwer zu erkennen, ob ein Symptom zu den Ursachen oder zu den Auswirkungen der CMD gehört – sofern die CMD überhaupt die Ursache ist, denn auch, wenn der Kiefer eine Verspannung der Nackenmuskulatur verursachen kann, besteht die Möglichkeit, dass es andersherum schädlich sein kann, genauso. Dieser Umstand ist ein weiterer Grund, warum die spätere Diagnostik und die Behandlung sehr schwierig werden können.

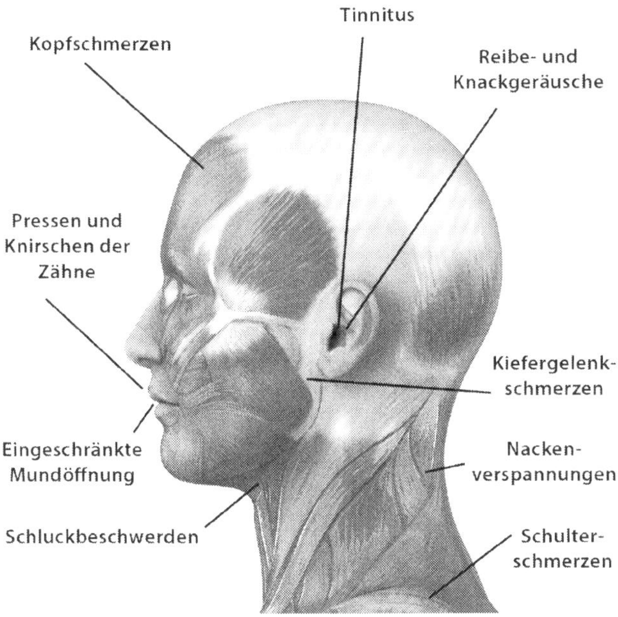

Zähne, Zahnfleisch, Kiefer

Die wohl offensichtlichsten Folgen einer Kiefer-Fehlstellung sind Schäden an den Zähnen sowie an Ober- und Unterkiefer. Das wohl am häufigsten auftretende Symptom einer CMD ist der Bruxismus. Hierbei handelt es sich um den Fachbegriff für das meist unbewusste Pressen der Zahnreihen aufeinander oder, wenn der Kiefer dabei Mahlbewegungen ausführt, das

Knirschen mit den Zähnen. Jeder von uns wird im Laufe seines Lebens gelegentlich dieses Verhalten an den Tag legen. Wir alle kennen Situationen, in denen wir „die Zähne zusammenbeißen müssen“ oder „verbissen“ an etwas arbeiten. Diese geflügelten Worte haben ihren Ursprung in eben dieser Verhaltensweise. Gelegentlich kann uns das Pressen helfen, um beispielsweise sehr konzentriert an etwas zu arbeiten, aber dauerhaft, besonders unbewusst oder sogar im Schlaf kann es schwere Schäden anrichten. Der normale Druck der Zähne beim Kauen liegt bei etwa 48 kg je Quadratzentimeter. Das ist eine ganze Menge, kann jedoch bis auf das Zehnfache ansteigen, wenn wir mit den Zähnen knirschen oder diese krampfhaft aufeinanderpressen. Auch, wenn unsere Zähne die härtesten Komponenten des Körpers sind, höhlt hier der sprichwörtliche Tropfen den Stein: Die Dauerbelastung durch den Bruxismus verursacht im geringsten Fall Schleifstellen auf den Kauflächen der Zähne, an den Schneidezähnen ist die Substanz jedoch weniger stark und auch die Backenzähne können bei sehr starkem Bruxismus Risse bekommen. Diese Risse können am Zahnschmelz oder im Zahninneren, teilweise auch an den Zahnwurzeln entstehen. Für Prothesen, Kronen und Brücken kann dies eine schwerwiegende Schädigung der teuren Produkte bedeuten, auch eine Verschiebung ist möglich. Für die eigenen Zähne bedeutet das, dass einerseits Zahnsubstanz verloren geht, sowohl durch die Schleifspuren als auch durch die Risse, die unter Umständen dazu beitragen, dass Stücke der Zähne abplatzen. Andererseits werden aber auch die Nerven weniger gut geschützt, was zu Temperaturempfindlichkeit und Zahnschmerzen sowie außerdem, wenn tiefe Risse im Zahn sind, zu Entzündungen führen kann. Ein weiterer Nebeneffekt des Knirschens und Pressens ist die Lockerung der Zähne, da diese unnatürlich stark hin- und herbewegt werden. Dadurch werden die empfindlichen Zahnhälse freigelegt und die Gefahr einer Parodontose steigt an. Unschöne Nebenwirkungen des Knirschens und Pressens sind ebenfalls Druck- oder Bissstellen an der Wangeninnenseite und an den Außenseiten der Zunge. Sollten Sie diese an sich bemerken, bitten Sie Ihren Zahnarzt, Ihre Zähne auf weitere Anzeichen von Bruxismus zu untersuchen.

Bruxismus-Patienten belasten ihre Zähne und Kiefer mit täglich bis zu einer Dreiviertelstunde übermäßigem Druck. Dass die Muskulatur bei einer derartigen Belastung an ihre Grenzen stößt, ist nicht weiter verwunderlich. Da beim Zähnepressen und -knirschen die Kiefer aufeinandergepresst werden, sind die Muskeln stets und ständig in Bewegung und Anspannung, wodurch diese überlastet werden und auch verspannen oder krampfen können. Diese Verspannungen reiben an den Nerven, wodurch diese gereizt werden und wir Schmerzen empfinden.

Verspannt sich die Muskulatur, besonders die beiden Flügelmuskeln, können diese ihrer Funktion nicht mehr ausreichend nachkommen und das Kiefergelenk wird instabil. Die Muskeln haben es bisher stets im richtigen Abstand zur Gelenkpfanne gehalten, doch das kann nun nicht mehr gewährleistet werden. Es kommt zu Gelenkverschiebungen. Dabei kann sich der Gelenkkopf entweder zur einen oder zur anderen Seite der Gelenkpfanne verschieben, wodurch sich der Diskus Articularis, die Gelenkscheibe des Kiefers, verschiebt. Aber auch eine erhöhte oder verringerte Distanz des Condylus zur Gelenkpfanne ist möglich, wodurch der Knorpel entweder zu viel Bewegungsfreiheit erhält oder zu wenig.

An dieser Stelle möchte ich diejenigen unter Ihnen, die an einem physischen Trauma leiden, darauf hinweisen, dass der Bruxismus auch dadurch ausgelöst werden kann, dass das Gelenk mit plötzlicher Gewalt aus seiner natürlichen Position gebracht wurde. In diesem Fall ist erst das Gelenk verschoben und die Muskelverspannungen sind darauf zurückzuführen, dass diese in ständiger Unruhe sind, um das Gelenk wieder zu stabilisieren.

Ungeachtet der Ursache des verschobenen Kiefergelenks ist diese Störung jedoch dafür verantwortlich, dass es zu Bewegungseinschränkungen im Kieferbereich kommt. Diese können unterschiedliche Formen und Ausmaße annehmen. Wie Sie später noch sehen werden, gibt es eine Liste an Bewegungsradien, die der Kiefer zu vollziehen imstande sein sollte. Anhand dieser Bewegungsradien wird die Reichweite und der Fortschritt der craniomandibulären Dysfunktion gemessen. Es gibt dementsprechend Normwerte für die Depression (das Öffnen des Mundes), die Laterotrusion (die Seitwärtsbewegung des Unterkiefers), die Protrusion (die Vorwärtsbewegung des Unterkiefers) und die Retrusion (das Zurückziehen des Unterkiefers), wobei die zuletzt genannte kaum vorhanden ist. Sind diese Bewegungsradien außerhalb der Norm durch eine Gelenkfehlfunktion eingeschränkt oder anderweitig fehlerhaft, kommt es zu schmerzhaften und unschönen Herausforderungen: Der Kiefer kann nur noch eingeschränkt genutzt werden, entweder kann er nicht mehr vollständig geschlossen oder geöffnet werden, vielleicht geht der Unterkiefer beim Öffnen aber auch schräg nach unten, sodass der Mund schließlich schief geöffnet wird.

Hierdurch entstehen massive Schwierigkeiten beim Kauen: Entweder die Zähne begegnen sich zu früh, die Zahnreihen treffen kaum noch ausreichend aufeinander, um Nahrung zu zermahlen, oder die Zähne greifen aneinander vorbei. Hierdurch wird der Lebensstandard des Betroffenen gravierend beeinträchtigt, denn die tägliche Nahrungsaufnahme wird zur Qual.

Ebenfalls störend bei der Nahrungsaufnahme kann ein gestörter Speichelfluss sein. Auch dies kann mitunter zu einer CMD gehören, denn die Gesichtsnerven, die oben ausführlich besprochen wurden, steuern die drei Speicheldrüsen des Mundraumes. Die größte, die Ohrspeicheldrüse, wird von einem Zweig des Nervus Glossopharyngeus versorgt.

Eine Problematik, die häufig geschildert wird, ist das ständige Knacken oder Knirschen, Mediziner nennen es Krepitus, während der Kieferbewegung. Dieses Geräusch entsteht, wenn der Diskus des Kiefergelenks durch eine Fehlstellung bei der Bewegung verschoben wird. Normalerweise gleiten die Gelenkteile, durch den Knorpel sanft und gleichmäßig voneinander getrennt, geräuschlos durch die Bewegung.

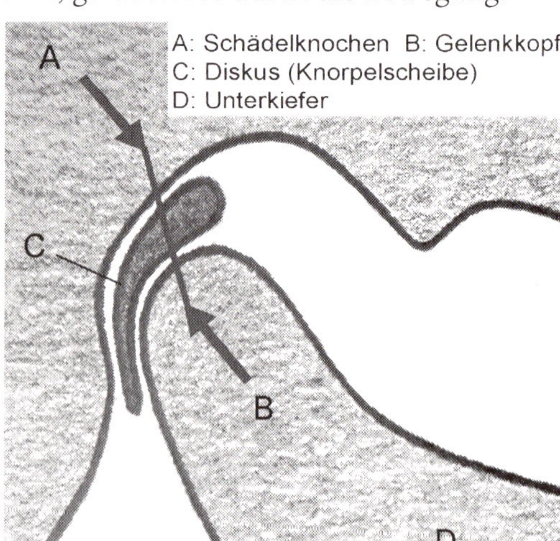

Wie Sie anhand der Abbildung erkennen können, ist der Knorpel auf der einen Seite des Gelenkkopfes durch die verringerte Distanz zur Gelenkpfanne dicker als auf der anderen Seite. Wird der Kiefer in dieser Position bewegt, entstehen die bekannten Geräusche. Durch die dreidimensionale Bewegungsmöglichkeit des Kauapparates ist dieses Gelenk eine besondere Körperstelle. Das Kiefergelenk wird in der Gelenkpfanne bis zu 2,5 cm bewegt, wenn sich der Mund öffnet oder schließt. Diese Strecke ist für die Größe des Gelenks im Verhältnis zu anderen Gelenken immens.

Wie Sie sehen, ist allein der Bereich des Kiefers mit all seinen Symptomen schon eine besondere Herausforderung, denn wer stets Schmerzen im Gesicht hat, seien es die Zähne oder die Muskeln, kann seinen Alltag nur noch schwerlich in Gänze ausführen, geschweige denn genießen. Bevor ich Ihnen jedoch alle notwendigen Informationen gebe, wie Sie Ihren Lebensstandard und das gute Gefühl beim Essen zurückerhalten, beschäftigen wir uns mit den anderen Symptomen.

Hals

Der Bereich des Halses ist ein besonderer Teil des Körpers, denn hier ist zum einen seine schmalste Stelle in der Längsachse, zum anderen beinhaltet er allerdings die wichtigen Verbindungen zum Gehirn. Er ist sehr sensibel und trägt dennoch viel Verantwortung. Auf der Vorderseite beinhaltet er den Kehlkopf und das Zungenbein, beidseitig jeweils Vene und Arterie zum Gehirn, in seiner Mitte sind Luft- und Speiseröhren und auf seiner Rückseite ist der Beginn der Wirbelsäule, die uns aufrechterhält. Außerdem beherbergt er noch unsere Stimmbänder und beinahe alle Gehirnnerven laufen hindurch, die wir ebenfalls stets gut geschützt wissen wollen.

Bei all diesen schützenswerten Körperteilen und seinem geringen Umfang ist es nicht verwunderlich, dass der Halsbereich sehr angreifbar ist. Durch seine Nähe und die bereits geschilderten, zahlreichen Verbindungen zur Kiefer- und Gesichtsmuskulatur und -innervation kann es auch in diesem Bereich zu Beschwerden kommen.

Der Nervus Glossopharyngeus, der mitunter für den Schluckreflex zuständig ist, ist im Fall der craniomandibulären Dysfunktion häufig für Herausforderungen im Hals-Rachen-Bereich zuständig. Seine Nähe zu der überaus starken Kaumuskulatur trägt dazu bei, dass diese bei Überspannung an dem Nerv reibt oder ihn sogar quetschen kann. Die Folgen können zahlreich sein: nicht nur, dass der Schluckreflex schlechter funktioniert, in etwa so, als würden Sie versuchen, mit weit aufgerissenem Mund zu schlucken, es kann auch zu Schmerzen im oberen Halsbereich oder Rachen kommen, da der Nerv vermehrt die Information an das Gehirn weitergibt, dass er gereizt wird.

Aber auch andere Symptome können sich zeigen, wenn der Glossopharyngeus nicht wie gewohnt arbeiten kann, denn er versorgt auch das hintere Drittel der Zunge mit Geschmackssinn. Zugegeben: Man könnte denken, dass wir den bitteren Geschmack wohl kaum vermissen, aber glauben Sie mir: Ihr Kaffee und alle anderen Gerichte und Getränke, auch dunkle Schokolade, verlieren an Aroma, wenn die herben Stoffe nicht mehr wahrgenommen werden können. Weiterhin sorgt er für die Speichelfunktion und kann somit auch für Mundtrockenheit verantwortlich sein, sollte er nicht richtig funktionieren können. Ebenfalls benötigen wir den hinteren Rachenraum, um sprechen zu können, denn der benannte Nerv hilft uns bei der Bildung der kehligen Laute, wie beispielsweise den Gutturalen „k" und „g" sowie einigen Frikativen, an dieser Stelle also „sch" oder „ch". Sie können dies prüfen, indem Sie das Wort „wach" so aussprechen, dass Sie das „ch" am Ende lang ziehen, es kitzelt nach geraumer Zeit im Gaumen. Bei einer Störung des Glossopharyngeus werden diese Laute nur schwer über Ihre Lippen kommen und verwaschen klingen.

Ein anderer Grund für Halsschmerzen bei einer craniomandibulären Dysfunktion kann in einer Reizung oder – im schlimmsten Fall – einer Entzündung des

Platysmas begründet sein. Das Platysma, ich hatte es weiter oben kurz erwähnt, ist ein Muskelpaar an der Vorderseite des Halses. Es verläuft jeweils ab dem unteren Rand des Unterkiefers bis hin zum Schlüsselbein. Der uns bereits gut bekannte Nervus facialis hat einen seiner Zweige in diesem Muskelpaar und ist somit für den hier gefühlten Schmerz verantwortlich.

Augen, Ohren, Gesicht und Kopf

Bevor wir uns ansehen, warum craniomandibuläre Dysfunktionen beinahe in einem Atemzug mit Nackenschmerzen in Verbindung gebracht werden, wollen wir uns die Konsequenzen einer CMD im Bereich des Gesichts weiter ansehen: Um mit dem Nervus Glossopharyngeus weiterzumachen, betrachten wir den ersten Zweig, der von diesem abgeht: Der Nervus Tympanicus bildet ein Nervengeflecht (Fachjargon: Plexus Tympanicus), welches direkt zur Paukenhöhle des Ohres führt. Ist dieser Nervenast beschädigt oder in seiner Funktion gestört, können Geräusche nicht mehr klar wahrgenommen werden, auch kann es zu einem Druckgefühl auf den Ohren kommen, denn dieses Nervengeflecht ist es, dass beim Abheben von Flugzeugen im menschlichen Ohr meist Schwerstarbeit leisten muss, damit das Gehör weiterhin klar und deutlich Geräusche an das Gehirn weitergeben kann.

Der Tinnitus, ein langer, meist hoher Pfeifton ohne äußere Ursache, ist ein nervenaufreibendes Phänomen, das bei vielen Menschen auftritt. Rein medizinisch handelt es sich um einen Gehörknochen, der dauerhaft in Bewegung ist, was diesen Ton erzeugt. Das kann einerseits daran liegen, dass der winzige Gehörknochen durch zu starken Lärm beschädigt ist und seinen Ruhezustand nicht wiederfindet, andererseits kann der Tinnitus jedoch auch dadurch ausgelöst werden, dass die Mandibula eine Fehlstellung hat, was den größeren Nervus Facialis und damit auch die kleineren Nerven, welche direkt in die Gehörgänge führen, dauerhaft zu einer Bewegung antreibt. Bedauerlicherweise kann es sein, dass ein Tinnitus nicht gänzlich geheilt werden kann, da die Nerven, die das Gehör mit den sensiblen Fasern versorgen, zu fein sind. Dennoch sollte in jedem Fall eine Besserung des Störgeräuschs auftreten, wenn die CMD behandelt wird, da der gereizte Nerv so wenigstens partiell wieder zur Ruhe kommen kann.

Neben den Störgeräuschen durch den malträtierten Gelenkknorpel, dem Tremolo der gereizten Nerven, dem Druckgefühl und der gedämpften Geräusche kann die craniomandibuläre Dysfunktion auch anderweitige Fehlfunktionen des Gehörsinns verursachen, da alle Nervenbahnen, welche das Gehirn mit akustischen Signalen versorgen, in unmittelbarer Nähe zum Kiefergelenk liegen. Wenn Sie also relativ plötzlich schlechter hören, kann dies ebenfalls zu der Symptomatik der CMD gehören.

Wie Sie vielleicht wissen, liegt der Gleichgewichtssinn in den Ohren. Bei einer Mittelohrentzündung beispielsweise dürfte es Ihnen wesentlich schwerer fallen, eine Linie mit geschlossenen Augen entlangzulaufen als in gesundem Zustand. Jedoch ist die Nähe der Ohr-Nerven zum Mittelpunkt der CMD, zum Kiefergelenk, auch ein Risiko für Schwindelgefühle, da auch die dafür zuständigen Nerven bei Überreizung, Quetschung oder sonstigen Problemen den Mitteilungskanal ans Gehirn nicht störungsfrei aufrechterhalten können.

Wenn es bereits soweit ist, dass die Ohren betroffen sind, kann es auch schnell zu wiederholtem Kopfschmerz kommen. Dies kann einerseits ein Schmerz in der Muskulatur sein, den Sie für Kopfschmerz halten (dies ist bei der Größe des Musculus Temporalis nicht weiter verwunderlich), andererseits können Schmerzen im Stirn- und Schläfenbereich, aber auch an der Kopfhaut oder im Gesicht durchaus von überreizten Gesichtsnerven herrühren. Sofern keine weiteren spezifischen Symptome auftreten, beispielsweise ein dysfunktionales Gehör, Schwindel, Schluckbeschwerden oder ständig tränende oder trockene Augen, kann an dieser Stelle nur schwer gesagt werden, welcher Nerv die Schmerzen explizit verursacht. Ein anderer Grund für Kopfschmerzen kann in Nackenverspannungen liegen, die ebenfalls ein Teil der CMD sind, dazu im folgenden Abschnitt mehr.

Innerhalb des Kapitels über den medizinischen Hintergrund habe ich Ihnen erklärt, dass zwei der drei Gehirnnerven, nämlich der Nervus Facialis und der Nervus Trigeminus, auf unterschiedliche Art die Augen mit Informationsbahnen versehen. Einige der Abzweigungen steuern das fehlerfreie Sehen, geben sensorische Reize weiter, steuern die Tränendrüse oder die Bewegung der Augenlider. Die zuletzt genannten hängen schlaff herab, wenn das dazugehörige Hirnareal durch einen Schlaganfall, eine Hirnhautentzündung oder Ähnliches beschädigt wurde. Zum Glück kann dies bei einer CMD nicht passieren, aber der Nerv kann, wie schon die anderen zuvor, überreizt oder zwischen den verspannten Muskeln eingeklemmt werden, sodass er seiner Funktion nicht mehr vollständig gerecht werden kann. Die Folgen können Fotosensibilität oder Sehstörungen, aber auch Schmerzen hinter den Augen sein. Die Sehstörungen äußern sich durch ein Flimmern vor den Augen, möglicherweise auch ein Schimmer am Rand des Sichtfeldes, oder durch das doppelte Sehen. Letzteres kann durch die optische Verwirrung auch einen leichten Schwindel auslösen, da das Gehirn den neuen und fehlerhaften Reiz nicht ausreichend kompensieren kann.

Sofern ein Nerv dauerhaft durch Reibung gereizt ist, kann es auch zu Entzündungen kommen. Die schmerzhafte Trigeminusneuralgie hatte ich bereits kurz erwähnt. Sie ist eine gravierende Folge der craniomandibulären Dysfunktion und verursacht starke Schmerzen im gesamten Gesichtsbereich. Die Haut fühlt sich taub, brennend oder stechend an, jede Bewegung ist unangenehm. Nichtsdestoweniger ist es wichtig, dass Sie die Anzeichen einer CMD erkennen, verstehen und dann dagegen handeln können.

Nacken, Schultern, Arme

Da uns das Platysma nun schon zum Schlüsselbein geführt hat, wollen wir uns ansehen, was hier und auf der Rückseite, also im Nackenbereich, geschieht: Manche Muskelstränge am Kopf führen von dort aus den Hals hinunter bis zu weiteren, größeren Körperteilen. Der Begriff „Stiernacken" wird für Menschen genutzt, deren Schultern und Nackenmuskulatur derart ausgeprägt sind, dass die Muskulatur auffällig im Nacken ansteigt. Diese Möglichkeit ist deshalb gegeben, weil zahlreiche Muskeln an den Kopfbewegungen beteiligt sind. Einerseits schützt der Körper mit diesen Muskelsträngen die empfindliche Wirbelsäule an ihrem empfindlichsten Punkt, andererseits sind diese etwas kleineren Muskeln im Kopfbereich die Voraussetzung für den stabilen Sitz der großen Muskeln, die unsere Arme in der

Gelenkpfanne der Schulter halten müssen. Es gilt: Je beweglicher ein Körperteil ist, desto mehr Muskeln sind notwendig, denn ein Muskel funktioniert durch Dehnen und Zusammenziehen. Wenn ein Körperteil wie der Kopf mit Muskulatur versorgt werden muss, dann benötigt man Muskeln, die sowohl das Kippen nach links, rechts, vorn und hinten als auch die Drehung um etwa 90°, bis das Kinn auf der Schulter liegt, sowie das Rollen des Kopfes bei Entspannungsübungen und auch das Einziehen zwischen die Schultern und das Strecken, um über andere Köpfe hinwegzugucken, gewährleisten. Ein Großteil dieser bewundernswerten Muskulatur beginnt bereits am Hinterkopf oder ist seitlich am Hals befestigt. So auch der Trapezmuskel, der vom Hinterkopf trapezförmig bis zwischen die Schulterblätter verläuft, oder die Kopfwender, die links und rechts hinter den Ohren beginnen und von dort aus nach vorn zum Schlüsselbein laufen.

Für uns in diesem Fall ist von Bedeutung, dass bei einer Fehlstellung des Kiefergelenks mehrere Möglichkeiten bestehen, wie die Nacken- und damit zwangsläufig auch die Schulter- und Rückenmuskulatur Schaden nehmen können. Die eine Möglichkeit: Durch die Fehlstellung Ihres Kiefers sind Sie darauf angewiesen, den Kopf in eine unnatürliche Haltung zu bringen, um beispielsweise schmerzfrei essen oder schlafen zu können. Es kommt zu Haltungsschäden der

Nackenmuskulatur, ähnlich wie bei nicht dynamischem Sitzen in der Büroarbeit oder fehlerhaft ausgeführtem Kraftsport. Eine weitere Möglichkeit ist, dass Ihre Kaumuskulatur derzeit so verspannt ist, dass der Körper alle angrenzenden Muskeln, Nerven und Gewebe im Rahmen seiner Möglichkeiten verschieben muss, um die Position der einzelnen Körperteile möglichst an Ort und Stelle zu halten – ein Paradoxon, aber notwendig, denn versucht der Körper nicht, die Position aller Teile beizubehalten, würde das bedeuten, das ein Teil starken, möglicherweise irreparablen Schaden annimmt. Ihr Körper versucht also, den Schaden auf die umliegenden Muskeln und Nerven zu verteilen und schenkt Ihnen damit Zeit, den zugrunde liegenden Problemen Abhilfe zu schaffen.

Ist es so weit, dass umliegende Muskelgruppen in Mitleidenschaft gezogen werden, spricht man von einer fortgeschrittenen craniomandibulären Dysfunktion. Im Fall der Nackenschmerzen ist die Gefahr der Kopfschmerzen drastisch erhöht, auch kann es vermehrt zu Druckgefühl auf dem Kopf kommen, aber auch Müdigkeit und schlechte Laune können sich einstellen.

Werden die Verspannungen der Muskulatur nicht behoben, üben diese dauerhaften Druck auf die Halswirbelsäule und die Nerven aus, die in diesem Bereich und im Bereich des vorderen Halses den Rest des Körpers mit Sensorik und Motorik versorgen.

Besonders der Kopfwender kann in diesem Bereich Schwindel, durch die Nähe zum Ohr, oder Schmerzen in Hals und Kopf verursachen.

Das Nervengeflecht, welches die oberen Extremitäten versorgt, verläuft unterhalb des Kopfwenders. Ist dieser durch eine Kieferfehlstellung beeinträchtigt, kann er Druck auf das Plexus Brachialis ausüben, was zu Schmerzen oder Taubheitsgefühlen in Armen und Händen führen kann.

Restlicher Körper

Betrachtet man die Auswirkungen der Verspannungen des Trapezmuskels im Nacken und dem damit verbundenen Druck auf die Halswirbelsäule, so wird man feststellen, dass von diesem Punkt aus eine Menge weiterer Folgen möglich sind. Die Wirbelsäule ist, auch wenn diese aus einzelnen Wirbeln besteht, ein Gesamtkonstrukt, dessen Haltung stets davon abhängt, wie seine einzelnen Teile stehen. In Einzelfällen kann es durch eine massive Verspannung der Nackenmuskulatur zu Fehlstellungen der Wirbelsäule kommen: Die Halswirbel werden, einer oder mehrere, in eine bestimmte Richtung gedrückt, was den Körper dazu bringt, durch ein Verstellen der anderen Wirbel diese Ungleichheit zu korrigieren. Die Wirbelsäule wird verstellt, es kommt zu weiteren Beeinträchtigungen der Nerven, auch in den Beinen, der Rücken schmerzt und in Extremfällen kam es bereits dazu, dass das Becken sich ebenfalls schief gestellt hat, um die Fehlstellung der Wirbelsäule auszugleichen.

Neben den physischen, quasi lokalisierbaren, Symptomen, können auch Herzrasen, der bereits erwähnte Schwindel, Unruhe oder Schlaflosigkeit als Begleiterscheinungen der craniomandibulären Dysfunktion auftreten. Dies liegt mitunter daran, dass die erwähnten Nerven zum Teil mit dem parasympathischen System verbunden sind und dieses aus der Ruhe bringen. Aber auch die Nähe der Muskulatur zu wichtigen Blutgefäßen kann bei Verspannungen Probleme bereiten, da Druck auf Venen und Arterien den Blutkreislauf stört und so zu Herzrhythmusstörungen führen kann. Die Schlafstörungen und die Unruhe können ebenfalls daher rühren, andererseits kann der Körper bei ständiger Anspannung einer Muskelgruppe, in diesem Fall die Kiefermuskulatur, nur schwer Ruhe finden. Der Körper versucht, eine angenehme Position zu finden, in der er Entspannung findet, was jedoch besonders bei Anspannung durch Stress nicht möglich ist. In solchen Fällen ist es für Ihre Gesundheit ein Segen, wenn Sie ein gutes Bett mit guter Matratze, gutem Lattenrost und Kissen haben, denn je weniger Störfaktoren Ihren Körper zur Unruhe bringen, desto besser.

Das sind alles keine guten Nachrichten, aber ich möchte Sie an dieser Stelle gerne beruhigen: Eine craniomandibuläre Dysfunktion muss lange unbehandelt bleiben, um schwerwiegende Schäden an den Extremitäten und am Rücken zu erzeugen. Die bekannten Fälle hatten entweder Unfälle oder haben sich sehr lange Zeit nicht in Behandlung begeben. Die wahrscheinlichsten Symptome sind diejenigen im Gesicht und nach mehreren Monaten unbehandelter Symptome auch Nackenbeschwerden. Weiterhin ist jedes der genannten Symptome behandelbar, nur sehr wenige Schäden lassen sich am menschlichen Körper nicht regenerieren.

WIE VERLÄUFT DIE DIAGNOSTIK?

Die Diagnose von CMD kann in vielen Fällen sehr einfach, in manchen Fällen allerdings auch sehr schwierig sein. Sollten Sie unter Kieferschmerzen und Bruxismus leiden, dürfte es für Ihren Zahnarzt keine Herausforderung sein, mithilfe von Abtasten der Kiefermuskulatur eine Verspannung und Druckschmerzen festzustellen. Auch wird er durch einfache Übungen mit Ihrem Kiefer, bei denen geprüft wird, wie Ihre Zahnreihen zueinanderstehen, schnell deutlich werden, dass Ihr craniomandibuläres System fehlerhaft ist.

Eine größere Herausforderung für Ihre Ärzte und unter Umständen eine Odyssee kann es werden, wenn

Sie beispielsweise an einem Tinnitus oder an Kopfschmerzen leiden. Kopfschmerzen haben zahlreiche Ursachen, darunter mangelhafte Ernährung, zu wenig Flüssigkeitsaufnahme, Verspannungen im Nacken, Sauerstoffmangel oder allgemein schlechte Luft oder schwerwiegende Gründe, wie beispielsweise Blutgerinnsel oder Tumore. Auch das lästige Pfeifgeräusch hat unterschiedliche Herkünfte, wobei die wohl bekannteste ist, dass zu laute Geräusche die Hörfunktion beinträchtigen. Dabei ist es nicht tatsächlich von Bedeutung, unter welchen Symptomen Sie leiden, denn Ihr Leid sollte schlicht schnellstmöglich ein Ende finden. Dabei ist es nicht hilfreich, wenn Sie einen Ohrenarzt aufsuchen, der Ihnen jedes Mal aufs Neue sagt, dass Ihre Ohren in bester Ordnung sind. Immerhin haben Sie einen Tinnitus und der zehrt an den Kräften und raubt einem den letzten Nerv. Nichtsdestotrotz steht der Hals-Nasen-Ohren-Spezialist Ihres Vertrauens ziemlich im Regen, wenn er in Ihren Gehörgängen keine Ursache für den Tinnitus findet. Sicherlich wird dieser aufhorchen, wenn Sie ihm sagen, dass Sie zusätzlich zum Tinnitus auch noch Knackgeräusche beim Essen hören. Nur durch solch einen Hinweis kann die Diagnose von Tinnitus zu der Diagnose CMD führen, jedoch nicht bei Ihrem HNO-Arzt, denn sobald die Symptome nicht mehr nur die Ohren betreffen, wird die Diagnostik interdisziplinär.

Der Anamnesebogen bezieht sich auf sechs Felder, in denen jeweils vier bis fünf unterschiedliche Symptome auf einer Skala von eins bis zehn bewertet werden: die Zähne, der Kiefer, die Ohren und das Gesicht, der Nacken und die Augen. Diese Reihenfolge ist auf dem Anamnesebogen vorgegeben, was bereits darauf hindeutet, dass CMD hauptsächlich durch Zahnärzte diagnostiziert wird. Bei der Diagnose gilt, dass, sofern die Bereiche Kiefer und Zähne nicht betroffen sind, vorerst der entsprechende andere Fachbereich andere Erkrankungen und Ursachen ausschließen soll. Wenn Sie also keine Kiefergeräusche hören, sondern nur das Pfeifen, dann wird Ihr Hals-Nasen-Ohren-Arzt erst alle anderen Dinge ausschließen müssen, bevor Ihr craniomandibuläres System in den Kreis der Verdächtigen rückt. Ebenso wird Ihr Augenarzt zurate gezogen, sofern Sie Sehstörungen, Druck auf den Augen, Flimmern oder doppelte Sicht haben, aber weder Zahnschmerzen noch andere Herausforderungen im Kieferbereich aufweisen.

Von den genannten sechs Bereichen des Anamnesebogens sind zwei Abschnitte verbindlich zu prüfen: die Zähne und der Kiefer. Dabei werden Sie als Patient stets befragt, ob die Symptome sich nur links, nur rechts oder beidseitig befinden. Es werden folgende Symptome abgefragt:

1. Knirschen Sie mit den Zähnen oder pressen Sie diese aufeinander?
2. Haben Sie Zahnschmerzen? An dieser Stelle wird Ihr Zahnarzt auch Ihre Zahnhälse auf Übersensibilität überprüfen und nachsehen, ob sich Zähne schon gelockert haben.
3. Haben Sie das Gefühl, dass Ihre Zähne richtig ineinandergreifen? Auch hier kann der Arzt mittels einfacher Tests überprüfen, ob Ihre Einschätzung korrekt ist.
4. Schmerzen Ihre Kiefergelenke oder Ihr Kiefer, unabhängig von den Zähnen?
5. Wenn Sie den Kiefer bewegen, kommt es zu Reibungsgeräuschen oder vernehmen Sie ein Knacken?
6. Haben Sie beim Aufwachen das Gefühl, dass Ihr Kiefer sich über Nacht verspannt hat?
7. Können Sie Ihren Mund dem Gefühl nach richtig öffnen? Ihr Arzt wird sich das an dieser Stelle sicherlich gerne selbst ansehen, daher kann es sein, dass er Sie bittet, aufzustehen. Da Ihr Kiefergelenk mittelbar mit

der Wirbelsäule in Verbindung steht, ist es notwendig, in einer aufrechten Position die Öffnung des Mundes zu beobachten, um beispielsweise feststellen zu können, ob der Mund sich schief öffnet. Für einen Selbsttest Zuhause stellen Sie sich dazu aufrecht hin, die Füße schulterbreit auseinander, der Rücken und der Kopf müssen gerade sein. Nun können Sie sehen, ob eventuell Ihr Kopf entweder nach vorn geschoben ist (stellen Sie sich dazu seitlich zum Spiegel) oder ob er zur Seite geneigt oder sogar leicht verdreht ist. Auch können Sie in dieser Position den Mund richtig öffnen und überprüfen, ob beim Öffnen der Unterkiefer gerade nach unten geht oder sich seitlich verschiebt.

Weiterhin beinhaltet die grundlegende Untersuchung, dass der Zahnarzt überprüft, wie die Beweglichkeit des Kiefers in alle Richtungen aussieht. Dazu werden Sie mit einer Messschiene ausgestattet, bei der Sie ein Stück Kunststoff zwischen die Vorderzähne nehmen. An diesem Kunststoff befindet sich eine Konstruktion aus unterschiedlichen Stangen und Rädchen, die dann die Messergebnisse liefern. Dabei wird das Gestänge an Ihrem Kopf befestigt, der Arzt nimmt verschiedene Messungen vor, bittet Sie, den Kiefer vor und zurück und seitwärts zu bewegen, um den Bewegungsradius Ihrer Mandibula genau dokumentieren zu können. Während Sie diese Übungen durchführen, spürt der Arzt mit den Händen nach, was Ihr Kiefergelenk tut, während Sie dieses bewegen. So kann er Verspannungen oder abnormale Bewegungsabläufe ertasten. Ihr Arzt wird dabei einerseits darauf achten, dass die Bewegungen auf beiden Seiten gleich verlaufen, andererseits gibt es Werte über den Bewegungsradius, die als Norm gelten. Dabei stößt die Medizin auf die Herausforderung, dass unterschiedliche Personen unterschiedliche Werte als Norm angeben. Dennoch sind die Werte kaum voneinander abweichend, sodass ein Konsens zwischen den verschiedenen Werte-Tabellen gefunden werden kann:

- Die Depression, also das Öffnen des Kiefers, sollte in etwa 40 mm weit möglich sein.
- Die Laterotrusion, also die Seitwärtsbewegung des Unterkiefers, sollte zwischen 7 und 14 mm betragen.
- Die Protrusion, also das Vorschieben des Kiefers („eine dicke Lippe machen“), sollte sich im Bereich zwischen 6 und 11 mm befinden.
- Die Retrusion, also das Zurückziehen des Kiefers, sollte nicht mehr als 3 mm möglich sein.

Diese Werte geben den funktionellen Gelenkraum an, der maßgeblich zur korrekten Funktion des Kiefers beim Kauen und Sprechen von Bedeutung ist. Die Einteilung nach Helkimo hat für diese Bewegungsradien eine Punktetabelle vorgesehen, ob diese angewandt wird, liegt dabei im Ermessen des Arztes, denn einige der angegebenen Werte weichen von den Werten anderer Tabellen ab, weshalb ich Ihnen oben einen Durchschnitt aufgeschrieben habe. Helkimo ist bei diesen Indizes der älteste Index, der noch in Benutzung ist. Eine weitere Tabelle wurde 1992 veröffentlicht: Die *Research diagnostic criteria for temporomandibular disorders* (RDC/TMD) unternehmen dabei eine Einteilung, die bei Helkimo kaum Beachtung findet, weshalb diese für präziser betrachtet wird. Die Unterteilung erfolgt ebenfalls in drei Gruppen, wobei die erste Gruppe Schmerzen im Kieferbereich oder in den Zähnen hat, ohne dass Gewebe- oder Knochenschäden nachweisbar sind. Die zweite Gruppe hingegen leidet an den Konsequenzen einer Diskusverlängerung: Der Gelenkknorpel hat sich auf irgendeine Weise verschoben, was die Mobilität des Kiefergelenks einschränkt oder schmerzhaft macht. Die dritte Gruppe hat bereits Schäden am Kiefergelenk, die sich wie Arthritis mit Entzündungen abbilden, wie Arthrose mit abnormer Abnutzung des Gelenks oder als Arthralgien notiert werden, als eine schmerzhafte Vorstufe der beiden letztgenannten.

Wie die folgende Abbildung zeigt, gibt es unterschiedliche Störungen, die im Kiefergelenk zu Schmerzen, Geräuschen oder Fehlfunktionen führen können. Bei allen ist der Diskus, also die Gelenkscheibe, stark in Mitleidenschaft gezogen.

A: Schädelknochen B: Gelenkkopf C: Diskus (Knorpelscheibe) D: Unterkiefer

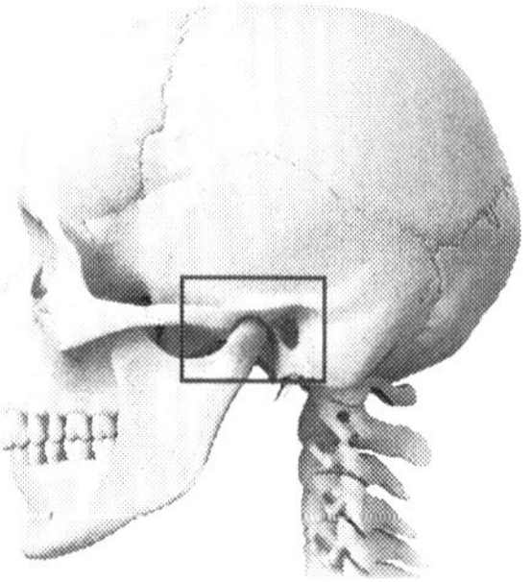

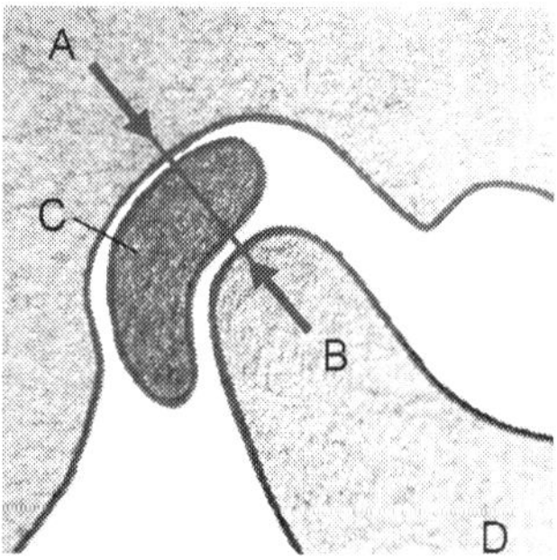

1) Kiefergelenk in zentrischer (korrekter) Position

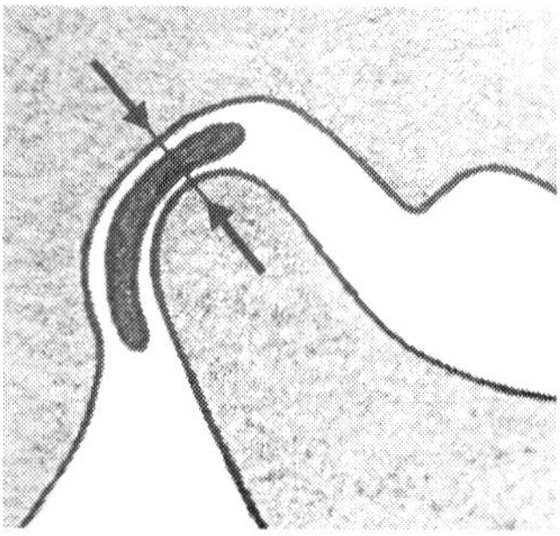

2) Einengung des Gelenkspaltes

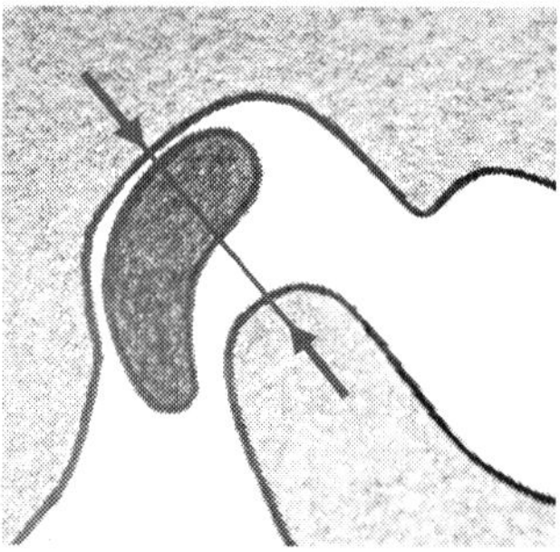

3) Erweiterung des Gelenkspaltes

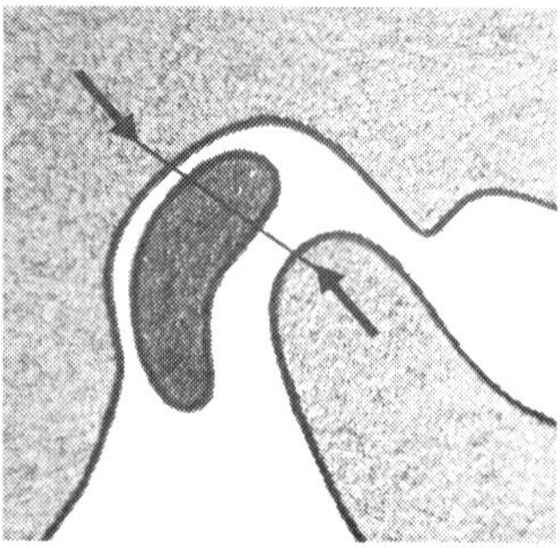

4) Verlagerung des Gelenkkopfes

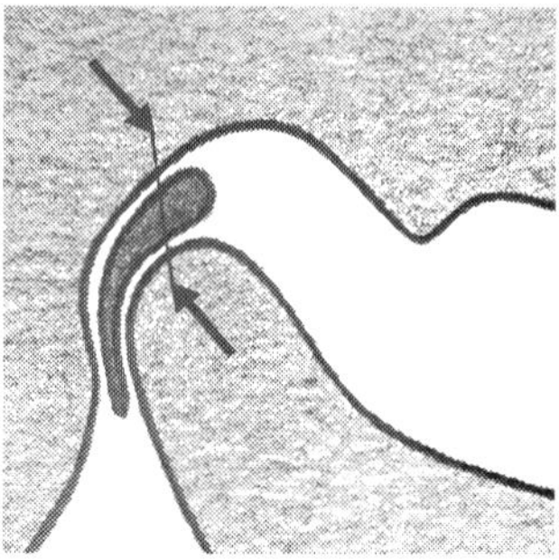

5) Verlagerung des Gelenkkopfes

Es besteht ebenfalls die Möglichkeit, die Aufnahme der Bewegung Ihres Kiefers elektronisch aufzunehmen und diese mittels eines Gebissmodells, dem Kausimulator, im Labor nachzustellen. Die medizinischen Meinungen sind dazu kontrovers: Manche Mediziner halten es für eine sogenannte „Überdiagnostik“, da keine besseren Ergebnisse dadurch erzielt werden, andere hingegen finden die Erkenntnisse aus diesen Untersuchungen hilfreich, da in manchen Fällen eine genauere Analyse der Fehlfunktionen möglich ist. Dennoch sind die Grundaussagen, ob es sich um eine craniomandibuläre Dysfunktion handelt, wie die Fehlstellung aussieht und welches Ausmaß die Störung annimmt, grundsätzlich auch mit der manuellen Grundanamnese durchführbar.

Weiterhin können bei Unklarheiten andere Diagnose-Geräte zurate gezogen werden. Dabei kommen häufig Röntgenaufnahmen, aber auch die Computer-Tomographie (CT) oder die Magnet-Resonanz-Tomografie (MRT) in Betracht. Dabei können entweder das weiche Gewebe oder die Knochen detaillierter in Augenschein genommen werden, um die Schäden, welche die CMD bisher verursacht hat, besser sehen und beheben zu können. Besonders in Fällen des Bruxismus sind Röntgenaufnahmen von großer Bedeutung, um die Zahnschäden, die durch die dauerhafte Belastung verursacht wurden, zu erkennen.

Nur auf diese Weise kann bestimmt werden, ob eventuelle Risse in den Zähnen als Indikatoren für Schmerzen mitverantwortlich sein können.

Der freiwillige Teil nach der Basisuntersuchung bezieht sich auf das Gehör des Patienten und beinhaltet die folgenden weiteren Fragen:

8. Haben Sie Ohrenschmerzen?
9. Ist Ihnen öfter schwindelig?
10. Haben Sie das Gefühl von Wasser im Ohr oder häufig Juckreiz im Ohr?
11. Wie sieht es mit der Hörqualität aus? Hören Sie so gut wie sonst, haben Sie Störgeräusche wie beispielsweise einen Tinnitus im Ohr?

Bei den Untersuchungen durch einen Hals-Nasen-Ohren-Arzt werden nicht nur optisch die Gehörgänge geprüft, es werden auch Gehörtests gemacht, um abzugleichen, inwieweit es zwischen der linken und rechten Seite Unterschiede im Gehör oder im Empfinden gibt. Sofern bereits ein Verdacht auf CMD besteht, soll durch alle Untersuchungen jedoch nur die Möglichkeit einer anderen Erkrankung ausgeschlossen werden. Sollten Sie also nicht nur Herausforderungen mit Ihrer Kauapparatur haben, sondern auch Handlungsbedarf bei Ihrem Gehör verspüren, teilen Sie dieses Ihrem Zahnarzt mit, damit eine interdisziplinäre Diagnostik erfolgen kann. Nichts wäre nervenaufreibender, als wenn Sie Ihre CMD erfolgreich behandeln und anschließend feststellen, dass die Probleme mit Ihrem Gehör oder Ihr Schwindelgefühl von anderer Stelle herrühren – dann würde der Ärzte-Marathon erneut beginnen.

Aus dem gleichen Grund erwähnen Sie bitte auch, wenn Sie bemerken, dass Sie Schmerzen im Gesicht, im Nackenbereich oder Migräne oder andere Kopfschmerzen haben, denn auch diese gehören zur interdisziplinären Diagnostik, die ein Zahnarzt nicht unbedingt bei einer CMD-Diagnose abfragt.

Bei der fortführenden Untersuchung der craniomandibulären Dysfunktion werden weitere Angaben von Ihnen bedeutend sein:

12. Haben Sie Kopf- oder Gesichtsschmerzen?
13. Leiden Sie unter einem Druckgefühl im Kopf?
14. Ist Ihre Haut sehr sensibel und reagiert schmerzhaft auf Berührungen?
15. Haben Sie Schmerzen im Nacken- oder Schulterbereich? Wie sieht es mit Rückenschmerzen aus?
16. Nehmen Sie vermehrt ein Steifheitsgefühl im Nacken wahr?
17. Schmerzen noch andere Körperteile, besonders die Gelenke, Arme oder Hände?

Die letzten Fragen kann Ihnen ein Zahnarzt stellen, der bei Ihnen eine belastende CMD vermutet. Anschließend wird ein Besuch bei einem Orthopäden notwendig, um andere mögliche Ursachen auszuschließen.

Ein weiterer Arzt kommt hinzu, wenn Sie folgende Fragen mit „Ja" beantworten können:

18. Haben Sie Schmerzen hinter den Augen?
19. Leiden Sie unter Lichtempfindlichkeit?
20. Sehen Sie doppelt, haben Sie ein Flimmern oder anderweitige Sehstörungen?

Hier wird ein Augenarzt prüfen müssen, ob möglicherweise ein anderer Grund für diese Symptome zu finden ist. Sofern einige dieser Fragen von Ihnen positiv beantwortet werden, wird der Arzt Sie möglicherweise bitten, eine Skalierung der Intensität vorzunehmen, um zu prüfen, welche der Symptome vielleicht schlimmer sind als andere, um so herauszufinden, wo die Problematik im Detail liegt und dann eine entsprechende Therapie zu konzipieren.

Auch können weitere Fragen auftreten, welche die Umstände der Schmerzen im Einzelnen betrachten:

- Treten die Schmerzen zu bestimmten Tageszeiten auf?
- Haben Sie die Symptome, wenn Sie bestimmte

Lebensmittel, beispielsweise Nüsse, Kaugummi, oder Eis, zu sich genommen haben?

- Kommen als Auslöser für die Schmerzen bestimmte Bewegungen in Frage oder können Sie manche Symptome mit bestimmten Wetterbedingungen in Verbindung bringen?
- Ist es ein drückender oder ein stechender Schmerz?

Nachdem diese Fragen beantwortet wurden, Ihre Kiefermuskulatur abgetastet oder gegebenenfalls elektronisch in Augenschein genommen wurde, wird eine Einteilung vorgenommen werden, die den Grad Ihrer Fehlfunktion beschreiben soll. Dafür gibt es die Einteilung nach Helkimo, die in den Dysfunktions-Graden A0 bis A2 angibt, wie Ihre Anamnese ausgefallen ist. Werden Sie nach Grad A0 eingeteilt, besteht kein Handlungsbedarf. Bei Grad A1 leiden Sie an einer milden Dysfunktion, haben Kiefergeräusche und morgens steckt Ihnen die Müdigkeit besonders im Kieferknochen. Der Grad A2 hingegen beschreibt, dass Sie Schmerzen haben und die Funktion Ihres Kiefergelenks in der Bewegung bereits so eingeschränkt ist, dass Depression, Laterotrusion und/oder Profusion eingeschränkt sind.

HERKÖMMLICHER BEHANDLUNGSVERLAUF

Wie sich Ihre persönliche Therapie gestaltet, hängt selbstverständlich auch davon ab, woher Ihre CMD ihren Ursprung nimmt. Die vermeintlich einfachste und meist schnellste Lösung bietet sich, wenn die Fehlstellung Ihres Kiefers noch nicht weiter fortgeschritten ist und sich aufgrund einer schlechtsitzenden Prothese, eines Zahnimplantates, einer Krone oder einer Brücke gebildet hat. In den meisten Fällen besteht hier die Möglichkeit, den Zahnersatz zu korrigieren, sodass Ihre Zahnreihen beim Kauen wieder schließen und Ihr Kiefer wieder in den normalen Radien bewegt werden kann.

Meist ist es leider nicht so leicht, denn in der heutigen Zeit gibt es glücklicherweise immer bessere Techniken, um Zahnersatz korrekt anzupassen und einzusetzen. Daher sind die Ursachen für CMD oft in anderen Bereichen zu suchen. Da die meisten CMD-Patienten auch mit den Zähnen knirschen, wird meist als erste Instanz eine Beißschiene eingesetzt. Die erste Schiene ist nicht direkt auf Ihr Gebiss angepasst, sondern soll vorerst die weitere Beschädigung von Zahnschmelz und anderen Zahnsubstanzen durch Bruxismus verhindern. Diese wird für etwa acht Wochen über Nacht getragen und kann in manchen

Fällen bereits nach ein wenig Eingewöhnung eine Linderung der Symptome verschaffen. Dennoch ist Zähneknirschen keine Freizeitaktivität, die wir Menschen aus Langeweile betreiben, und im nächsten Schritt sollte in jedem Fall die Ursache für das Zähneknirschen auf der einen Seite herausgefunden werden, auf der anderen Seite ist es von essenzieller Bedeutung für Ihren Lebensstandard, dass Folgeschäden, also Kopf- oder Gesichtsschmerzen und andere, gelindert, am besten aber beseitigt werden.

Wenn die erste Schiene nicht ausreichend ist, folgen noch zwei weitere Stufen der Schienenversorgung: Die zweite Schiene, eine Äquilibrierungs- oder Zentrikschiene, ist dann notwendig, wenn die Kiefergelenkscheibe bereits Schaden durch Fehlpositionierung des Gelenks genommen hat. Dieser Mundeinsatz wird angepasst und trägt dazu bei, den Kiefer wieder in die natürliche Stellung zu bringen, wodurch diese, im Vergleich zur vorigen Schiene, eher auf den Unterkiefer einwirkt. Für die Anpassung dieser Schiene ist es unabdingbar, dass Ihre Kiefermobilität elektronisch gemessen und dass sie im Labor mithilfe eines Gebissmodells hergestellt wird.

Die dritte Stufe der Versorgung ist langwierig, da diese Schiene nicht nur ständig, sondern auch für mindestens sechs Monate getragen werden muss. Die Exzentrikschiene nimmt die stärksten Veränderungen vor und wird in einigen Ländern als Behandlungsmethode abgelehnt, da die Erfolge noch nicht statistisch bewiesen sind. Die Wirkung dieser Schiene ist, im Vergleich zu den vorhergenannten, drastisch: Anstelle der sanften Bisskorrektur wird der Kiefer dauerhaft nach vorn gezogen. Damit diese Schiene fördernd und nicht schädlich wirkt, müssen spezielle Voraussetzungen erfüllt sein, weshalb Zahnärzte in vielen Fällen die Tragezeit der zweiten Schiene verlängern oder diese nach einigen Wochen erneut anpassen, da nur wenige Patienten gute Chancen auf die Hilfe durch die dritte Schienenstufe haben.

Bevor ich jedoch im Detail auf die weiteren Behandlungsmöglichkeiten eingehe, die entsprechend Ihrer Diagnose mit Ihrem Hintergrund und Ihren ganz persönlichen Ursachen in Betracht kommen, muss ich betonen, dass zahlreiche CMD-Behandlungen vorerst mit der benannten Schiene enden. Wie oft in der Zahnmedizin ist diese Hilfestellung keine Kassenleistung und fordert daher auch Ihre Geldbörse heraus. Dennoch lohnt sich die Investition, wenn es bereits zu Verschluss- oder Öffnungsstörungen des Kiefers gekommen ist, da Sie diese Schiene tragen können, wann immer es in Ihren Zeitplan passt, um die Stellung des Kiefers wieder zu normalisieren. Nichtsdestotrotz ist diese Korrektur kein Spaziergang, da Sie nun mit dieser Schiene zwar Ihrem Körper helfen, allerdings werden Sie merken, dass sich etwas bewegt. Diese Bewegung wird jedoch nicht unangenehmer werden als die Schmerzen, die Sie bisher durch die CMD erleiden mussten. Haben Sie also etwas Geduld mit der Schiene und tragen Sie diese, auch, wenn es unangenehm sein könnte.

Je nach Schweregrad der Dysfunktion und den Schmerzen des Patienten werden andere Behandlungsmethoden hinzugezogen. Vorerst wird zur Lockerung der schmerzhaft verspannten Kiefermuskulatur Wärme empfohlen. Dies kann mit Kirschkernkissen oder Wärmflasche geschehen, aber auch eine heiße Rolle, eine Fangopackung oder eine Rotlichtlampe kann an dieser Stelle gute Unterstützung leisten. Ebenfalls in gravierenden Fällen, in denen die Kieferbewegung bereits stark eingeschränkt ist, wird eine Physiotherapie angeraten, aber auch ein Osteopath kann helfen, die Muskulatur von außen zu lockern. Sofern Sie bereits wissen, dass Sie stressbedingt mit dem Zähneknirschen angefangen haben, werden Sie im medizinischen Bereich nur innerhalb einer Psycho- oder Verhaltenstherapie fündig. Falls Sie dies für unnötig oder übertrieben erachten, werden die Maßnahmen gegen den Stress in Ihrer eigenen Hand liegen. Der medizinische Bereich kann hier nur einen kleinen Teil der Möglichkeiten abdecken, die Ihnen im großen Spektrum der Entspannungsmedien gegeben sind.

Muskelrelaxantien oder Schmerzmittel sind bei der stressbasierten CMD keine dauerhafte Lösung, sondern in jedem Fall nur für eine kurze Phase geeignet, die Sie nutzen können, um einen Weg für sich aus dem Stress zu finden.

Sofern Ihre CMD allerdings auf einem physischen Trauma beruht, beispielsweise durch einen Unfall oder einen schlimmen Faustschlag, wird die Schulmedizin Ihnen gute Dienste leisten. Mehr zu den medizinischen Dimensionen lesen Sie hier.

UNTERSCHIEDLICHE BEHANDLUNGSMÖGLICHKEITEN

Wie bei allen Erkrankungen gibt es auch das eine Horrorszenario, vor dem jeder, betroffen oder gefährdet, furchtbare Angst hat. Im Fall der craniomandibulären Dysfunktion stößt man dabei auf eine komplette Fehlstellung der Wirbelsäule und komplizierte, kieferchirurgische Eingriffe. Ich kann Sie beruhigen: Die Chancen auf dieses Unglück sind statistisch nicht mehr erheblich und in jedem Fall entweder auf einen sehr schweren Unfall oder eine absolute Vernachlässigung der eigenen Gesundheit zurückzuführen. Die größte Problematik bei der craniomandibulären Dysfunktion ist die Symptomatik, die in hohem Maß unterschiedlich ausfallen kann. Später bei der Therapie haben sich bisher viele Methoden bewährt und nur wenige Fälle der Kiefer-Fehlfunktion sind in der Behandlung so schwer, dass sich diese über Jahre hinzieht. Sobald die Diagnose gestellt und die Ursachen eingeschränkt wurden, haben Sie die freie Wahl zwischen unterschiedlichen Behandlungsmöglichkeiten, sei es die Allgemeinmedizin, der Physiotherapeut oder alternative Methoden.

Neben der Schiene gibt es noch das Hilfsmittel des Relaxbogens. Dieser ist quasi eine äußere Schiene, die über den Hinterkopf gelegt wird. Am Ende sind auf beiden Seiten je zwei Gummipfropfen angebracht, die man oberhalb der Schläfe am Haaransatz, also im vorderen Bereich des Musculus temporalis, und vor dem Ohrläppen, also im hinteren Bereich des Musculus Masseter, aufsetzt. Diesen Bogen kann man tagsüber gut tragen, auch während man seinen alltäglichen Aufgaben, beispielsweise der Hausarbeit, nachgeht oder abends beim Fernsehen.

Dieser Bogen ist mit einer Druckpunktmassage, also der Akupressur, gleichzusetzen, aber auch Lockerungsübungen, die Sie in Eigenregie oder unter Anleitung eines Physiotherapeuten machen, gehören in das Spektrum der Möglichkeiten. In jedem Fall ist davon abzuraten, auf die reine Wirkung von Medikamenten zu setzen, denn diese können die Haltungsschäden nicht korrigieren. Daher ist eine medikamentöse Behandlung nur begleitend sinnvoll.

Die Richtungen der Behandlungen sind vielseitig: Es gibt Hilfen für die Bisskorrektur, die Stimulation die Muskulatur, die Entspannung der Muskulatur oder medizinische Eingriffe zur Korrektur der biomechanischen Struktur. Bei einigen Behandlungen werden Sie ausschließlich durch die Hände eines Spezialisten behandelt, wieder andere verwenden elektronische Stimulation oder fördern durch gezielte Bewegungsabläufe oder Einsätze wie der Bissschiene Entspannung und Beweglichkeit Ihrer Kiefermuskulatur. Sinnvoll ist sicherlich in jedem Fall eine Kombination aus verschiedenen Methoden. Bevor wir uns aber im Detail die verschiedenen Fachbereiche ansehen, die Ihnen bei der Heilung einer craniomandibulären Dysfunktion behilflich sein können, betrachten wir zunächst die Entstehungsmöglichkeiten der CMD, denn nur, wer die Ursache kennt, kann die Behandlung spezifisch anpassen.

Theorien zur Entstehung von CMD

Es gibt diverse Ursachen der craniomandibulären Dysfunktion. Wie auch schon zuvor, werde ich versuchen, Ihnen eine möglichst vollständige Übersicht zu geben, um zu gewährleisten, dass Sie die für Sie gültigen Ursachen finden und beheben können. Wenn nur die Symptome behandelt werden, kann keine Heilung erfolgen und es werden immer wieder Probleme auftreten.

Um Ihnen die Suche nach den Ursachen zu erleichtern, habe ich Ihnen das Kapitel in die drei wichtigsten Risikofaktoren unterteilt: Okklusal bezieht sich streng genommen ausschließlich auf die Zähne, die eine Kaufläche haben, also auf die Backenzähne. Im Fall der CMD ist ein okklusaler Faktor jedoch erweitert auch eine skelettale Ursache, also entweder eine körperliche oder eine traumatische Beschädigung der Knochen. Die neuro-muskulären Faktoren umfassen alle Ursachen im Bereich von Nerven und Muskeln, die psychosozialen Faktoren sind hingegen diejenigen, die oft nur schwer zu erkennen und noch schwerer zu behandeln sind.

OKKLUSALE FAKTOREN

Einige der Ursachen einer craniomandibulären Dysfunktion habe ich bereits angeschnitten. Die am leichtesten zu behebenden Ursachen sind die dentalen: Eine schlecht sitzende Prothese, Brücke oder Krone, vielleicht aber auch die Unverträglichkeit eines vom Zahnarzt genutzten Materials, die dazu beiträgt, dass Sie wegen einer Zahnfleischentzündung oder anderen Schmerzen nur einseitig kauen können und somit Ihre Kiefermuskulatur nicht korrekt auslasten. Aber auch angeborene Fehlstellungen oder fehlende Zähne können eine CMD verursachen. Sofern Sie zu denjenigen gehören, die durch solche Ursachen zu den Symptomen gekommen sind, haben Sie „Glück im Unglück“, denn dies sind die Ursachen, die meist in kurzer Zeit behoben werden können, unter anderem auch durch die erwähnte Schiene. Im Anschluss an die Schiene ist es dann noch notwendig, die bereits entstandenen Folgeschäden durch Physiotherapie oder Ähnliches zu beheben.

Traumata im craniomandibulären Bereich können ebenfalls zu einer Fehlstellung des Kiefers führen. Vielleicht sind Sie Kampfsportler und mussten beim letzten Training einen üblen Schlag einstecken. Ein Kieferorthopäde kann dies relativ leicht bereinigen, da direkt nach einem Trauma, je nachdem, welche anderen Verletzungen dringender behandelt werden müssen, die CMD binnen weniger Wochen geheilt sein kann. Weniger auffällig ist eine Fehlstellung des Kiefers, wenn Sie eine Verletzung der Halswirbelsäule hatten. Bei dieser Art von Verletzung ist es aufgrund der ausreichend erklärten Zusammenhänge mit der Kauapparatur naheliegend, dass auch das Kiefergelenk beschädigt werden kann. Oft wird nach Unfällen, beispielsweise nach einem Autounfall oder einem Treppensturz, das Hauptaugenmerk auf die offensichtlichen Verletzungen gelegt und diese werden behandelt. Es ist möglich, dass nur eine leichte Verschiebung des Kiefergelenks durch den Unfall verursacht wurde und oft merkt man diese Verletzung erst Wochen oder Monate später, wenn die anderen Verletzungen bereits abgeklungen sind. Immerhin ist unser Körper sehr robust und sendet nur dann

Schmerzen, wenn er von selbst nicht mehr zu einer sofortigen Lösung findet. So kann es sein, dass nach einem Trauma alles in Ordnung erscheint und erst viel später die Symptome auftreten. In solchen Fällen ist es angeraten, auch dann, wenn man unzählige andere Verletzungen zuerst behandeln und sich um Versicherungsangelegenheiten kümmern muss, doch auch daran zu denken, zur Überprüfung der Kiefergelenkfunktion einen Zahnarzt oder Kieferorthopäden aufzusuchen.

NEURO-MUSKULÄRE FAKTOREN

Eine weitverbreitete Ursache der craniomandibulären Dysfunktion ist eine ungünstige Körperhaltung. Diese wird meist im Sitzen eingenommen: Man lässt die Schultern nach vorn und unten hängen, der Kopf wird leicht zwischen die Schultern gezogen und die Wirbelsäule wird krumm gemacht. Dies gefährdet nicht nur die gesamte Wirbelsäule und verhindert eine gesunde Atmung und Durchblutung aller Körperteile, sondern verursacht auf Dauer auch Haltungsschäden, die dann besonders im Nacken- und Schulterbereich auftreten. Ein häufiges Phänomen ist in diesem Fall das Engschultersyndrom, bei dem die Schultern durch die Muskelverspannungen stetig nach vorn gedrückt werden. Nach einiger Zeit ist es den Betroffenen nicht mehr möglich, die Schultern schmerzfrei gerade zu halten, die Muskulatur blockiert, im schlimmsten Fall kann dies im Alter zu einem Buckel führen. Die Konsequenzen, die wir aus dieser ungesunden Körperhaltung mitnehmen, sind nicht nur Kopf- und Rückenschmerzen, sondern wir nehmen auch in Kauf, dass die Nacken- und Halsmuskulatur die Kau- und Gesichtsmuskeln sowie die Nerven negativ beeinflusst. Es kommt zu einer Fehlbelastung der Kiefermuskulatur, diese drückt falsch oder zu wenig auf das Kiefergelenk, dieses quetscht oder verschiebt sich und wir leiden an einer craniomandibulären Dysfunktion, die wiederum in den Nacken zurückstrahlt. Nichtsdestoweniger ist es in solchen Fällen zwingend für die vollständige Genesung erforderlich, dass wir nicht nur die Symptome, sondern auch die Ursachen behandeln.

Neben der schlechten Körperhaltung können auch andere Verhaltensweisen die craniomandibuläre Dysfunktion begünstigen oder sogar verursachen. Hierbei überschneiden sich die Ursachen im Einzelfall unter Umständen mit den psychosozialen Faktoren, wobei manche Verhaltensweisen eher als Symptome einer psychischen Auffälligkeit gesehen werden können. Die craniomandibuläre Dysfunktion ist bei Kindern verhältnismäßig selten, aber nicht unmöglich. In vielen Fällen tritt diese durch das Lutschen am Daumen auf. Dabei wird der Kiefer dauerhaft zur Vor- und

Zurückbewegung gezwungen, was zwar nicht so belastend ist, wie beispielsweise das Zähneknirschen, aber auch hier kommt es auf die Dauer und Menge an. Viele Eltern versuchen, Ihre Kleinkinder mithilfe von Schnullern vom Daumenlutschen abzuhalten, wobei auch hier irgendwann ein Ende gefunden werden muss, denn spätestens nach dem Zahnen verleiten Schnuller unter Umständen dazu, darauf herum zu beißen, was wiederum einem anderen Auslöser, nämlich dem exzessiven Kaugummikauen, sehr nahekommt. Aber auch ohne extern zugeführte Gegenstände kann ein Mensch seine Zähne und seinen Kiefer stetig in Bewegung halten, beispielsweise dadurch, dass er auf der Lippe herumkaut oder beißt, was nahezu die gleichen Bewegungsmuster verlangt, wie das Daumenlutschen.

Die letztgenannten Verhaltensweisen haben alle miteinander gemeinsam, dass diese an Suchtverhalten grenzen. Selbstverständlich kann auch Drogensucht zu Fehlstellungen des Kiefers führen, allerdings bei illegalen Drogen eher mittelbar durch vernachlässigte Körperhaltung oder Ähnliches. Raucher hingegen sind in den Risikogruppen aufgeführt, da diese einerseits ihren Mund sehr häufig nutzen, andererseits aber auch vermehrt an Zahn- und Zahnfleischproblemen leiden, die ihrerseits wieder ursächlich, wenigstens aber unterstützend auf eine craniomandibuläre Dysfunktion wirken.

Der Vollständigkeit halber stelle ich auch das Zähneknirschen und -pressen mit in diese Kategorie, wobei verhältnismäßig wenige Menschen dieses bewusst praktizieren.

PSYCHOSOZIALE FAKTOREN

Die wohl schwierigste Gruppe der Ursachen stellen die psychosozialen Faktoren dar. Bereits unter dem Abschnitt der Risikogruppen habe ich einige psychische Faktoren genannt, die eventuell als Ursache in Frage kommen können. Viele dieser Faktoren können auch miteinander in Verbindung stehen, so kann ein psychisches Trauma wie beispielsweise der Verlust eines geliebten Menschen, eine Angststörung oder eine Depression hervorrufen.

Aber auch Aggressionsstörungen können ursächlich für eine CMD sein, denn nur zu oft kommt es vor, dass eine überaus wütende Person die Aggression gegen sich selbst richtet, auch dann, wenn sie es nur unbewusst tut. Es werden die Zähne aufeinandergebissen, das Gesicht ist ständig wutverzerrt, die Muskeln werden überanstrengt, die Folgen sind bekannt. Eine andersartige Emotion, die Angst, verursacht eine andere Körperhaltung, bei welcher der Kopf zwischen die Schultern gezogen wird, womit wieder die

Körperhaltung ins Spiel kommt: Wer zu oft und lange den Kopf einzieht, bringt seine Gesundheit in große Gefahr, sei es, dass man in einer längeren, traurigen oder frustrierenden Lebenssituation ist oder gegen Depressionen kämpfen muss – alle hiervon Betroffenen könnten eine CMD erleiden oder eine bereits vorhandene Fehlstellung des Kiefers verschlimmern.

Als größter Risikofaktor gilt jedoch Stress. Damit ist nicht der Stress vor dem ersten Date gemeint, sondern der Disstress, der durch die immer schnelllebigere Welt, schlechte Nachrichten, Kriege, schlechte Beziehungen, finanzielle Engpässe, Leistungsdruck und zahlreiche andere Umstände ausgelöst und gefördert wird. Ich erwähnte bereits den sympathischen Nerv, der einem, wenn man seine Auswirkungen in Bezug auf Stress betrachtet, immer weniger sympathisch wird: Der Sympathicus steuert uns in Zeiten von Gefahr. Er lässt uns flacher atmen, beschleunigt den Herzschlag und zieht unseren Kopf ein, auch, wenn wir das vielleicht nicht wollen. Nahezu alle psychosozialen Faktoren können auf einen dauerhaft aktiven Sympathicus zurückgeführt werden. Dieser dämmt die Produktion von Glückshormonen ein, was Depressionen stark begünstigt. Entsprechend sollte er nach Möglichkeit nur in Ausnahmesituationen aktiv werden.

Wer unter Stress steht, achtet nicht auf seine Ernährung, seine Körperhaltung, seine Gewohnheiten oder darauf, in sein Zwerchfell und nicht in den Brustkorb hinein zu atmen. Man ist nur noch darauf bedacht, das, was den Stress verursacht, so gut es geht zu beseitigen. Unachtsamkeit gegenüber dem eigenen Körper ist stets ungesund.

URSACHENGRUPPEN

Die genannten Faktoren lassen sich jeweils in Gruppen einteilen, von denen es vier gibt:

1. Myogene Ursachen: Alle Ursachen, welche die Muskulatur betreffen – ein Muskelfaserriss der Kaumuskulatur durch einen schweren Autounfall, eine gravierende Verspannung oder Ähnliches. Fachlich werden diese unterschieden in Myopathie (Muskelschwund), Myalgie (Muskelschmerz), Myositis (durch Krankheiten, Viren oder Bakterien hervorgerufene Muskelentzündung) und Myospasmus (Muskelkrampf).
2. Arthrogene Ursachen: In diesem Fall liegen der craniomandibulären Dysfunktion Knochenschäden zugrunde. Dazu gehören Arthropathien jeder Art, Frakturen, Arthritis, Arthrose und Arthralgie.
3. Neurogene Ursachen: Hierbei wird der Arzt Ihre Nerven im Detail betrachten, denn diese sind hier ursächlich für Ihre CMD. Darunter wird auch die Neuralgie, die Nervenentzündung, gezählt.

4. Diskogene Ursachen: Hier ist die Ursache eine Herausforderung mit dem Kiefergelenkknorpel, dem Discus Articularis.

Durch die engen Zusammenhänge dieser Ursachen ist es oft schwer, sich auf eine Ursachengruppe zu beschränken. Immerhin ist nach längerer Zeit kaum herauszufinden, ob erst der Muskel oder erst der Nerv entzündet war.

Dennoch wird die CMD auch in diese Gruppen eingeteilt, wenn es um die Symptome geht, denn nicht jede Person mit einer craniomandibulären Dysfunktion hat Nervenschäden oder Probleme mit den Knochen selbst.

Dimensionen und Behandlungen

Glücklicherweise ist in der heutigen Welt jeder mit jedem vernetzt, wenn er es wünscht. So haben sich mittlerweile nicht nur nationale, sondern auch internationale Gemeinschaften zwischen Ärzten, medizinischen Fakultäten und anderen Institutionen gebildet, die eine allgemeingültige Therapie gegen CMD entwerfen. Ein wichtiger Faktor dieses Prozesses ist die, wie Sie oben gesehen haben, noch nicht gänzlich einheitliche Anamnese, aber auch das Teilen von Fachwissen, Behandlungserfolgen durch neue oder alternative Methoden und die Einführung der Grundlagen zur Physiotherapie des Kiefers haben sich Einrichtungen wie die DGZMK, Deutsche Gesellschaft für Zahn-, Mund- und Kieferheilkunde, zur Aufgabe gemacht. Auch, wenn heutzutage noch die Schiene und einige Sitzungen Physiotherapie im Vordergrund stehen, werden stetig neue Untersuchungen zu Behandlungsmethoden fortgeführt und die Verfahren verbessert. Damit Sie wissen, welche Möglichkeiten Sie haben, Ihre CMD schulmedizinisch behandeln zu lassen, folgen nun wichtige Informationen zu den unterschiedlichen Praktiken.

PHYSIOTHERAPIE

Die Physiotherapie ist bei einer Kieferfehlstellung nach dem Zahnarzt meist die erste Anlaufstation zu Beginn der Behandlung. Hier erhalten Sie nicht nur eine genaue Einweisung, welche Übungen für Sie im Speziellen hilfreich sind, Sie werden auch von Fachpersonal betreut. Im Unterschied zu den später folgenden, selbst durchführbaren Behandlungen weiß ein Physiotherapeut genau, wie eine Bewegung aussehen muss und sich in den Muskeln anfühlen sollte.

Bei der Physiotherapie werden Sie mit verschiedenen Übungen konfrontiert werden. Ihnen hier alle aufzuschreiben, würde den Rahmen des Ratgebers sprengen, aber manche Übungen können Sie auch zuhause selbst durchführen:

Nutzen Sie Ihre Hände, um einen Widerstand zu

erzeugen und so die Muskeln kontrolliert zu belasten. Legen Sie dazu Ihre flache Hand an die Stirn und üben Sie leichten Druck in Richtung Ihres Hinterkopfs aus. Halten Sie nun mit dem Kopf dagegen, so können Sie gezielt die Muskulatur anspannen, ohne eine Überlastung herbeizuführen. Die gleiche Vorgehensweise können Sie vornehmen, indem Sie die flache Hand in Ihren Nacken legen und nun in Richtung Ihres Kehlkopfes drücken und auch hier wieder mit dem Kopf dagegenhalten. Wenn Sie sich die Faust unter das Kinn legen und damit den Unterkiefer nach oben drücken, mit diesem aber dagegenhalten, erzielen Sie für die Kaumuskulatur den gleichen Effekt. Halten Sie diese Position für einige Atemzüge und entspannen Sie anschließend Ihre Muskeln wieder.

Sofern Ihre Physiotherapie beginnt, werden zu Beginn eingehende Untersuchungen angestellt, die nicht nur Ihren Kieferapparat und dessen Knochen und Weichgewebe genau in Augenschein nehmen sollen, sondern Ihr ganzer Körper wird untersucht. Beispielsweise wird Ihre Wirbelsäule daraufhin geprüft, ob sie noch in Ordnung ist oder ob dort auch Handlungsbedarf besteht, denn bei den Übungen einer Physiotherapie werden Bewegungen ausgeführt, die nicht ausschließlich diese eine Muskelgruppe betreffen. Auch wird hinterfragt, ob Sie unter anderen schmerzhaften, eventuell sogar chronischen

Erkrankungen leiden, die eine Behandlung erschweren oder eine Physiotherapie gar unmöglich machen, sodass lediglich mit Osteopathie, Akupressur oder anderen alternativen Behandlungsmethoden gearbeitet werden kann. Ob und inwieweit Sie eine Physiotherapie machen können, kann Ihnen nur ein Physiotherapeut sagen. Sofern Sie für eine Physiotherapie in Frage kommen, was höchstwahrscheinlich der Fall sein wird, wundern Sie sich bitte nicht darüber, wenn der Therapeut beispielsweise Übungen mit den Füßen macht. Sollte nämlich Ihre Wirbelsäule schief sein, entweder als Auslöser oder als Folge einer craniomandibulären Dysfunktion, dann kann es sein, dass Ihre Füße mittlerweile entweder platt oder hohl sind. Sofern nicht mehr festzustellen ist, ob die craniomandibuläre Dysfunktion oder die Störungen anderer Körperbereiche ursächlich sind, wird der Physiotherapeut alle betroffenen Körperstellen behandeln. Und auch dann, wenn noch eine Ursache erkennbar ist, aber schon Spätfolgen auftreten, müssen auch diese behandelt werden. Schließlich wäre es kontraproduktiv, wenn er Ihnen hilft, den Kiefer wieder ins Lot zu bringen, und einige Monate später hat Ihre in Mitleidenschaft gezogene Halswirbelsäule diesen wieder schief gestellt.

Die Möglichkeiten der Physiotherapie sind vielzählig. So können einerlei physische Maßnahmen ergriffen werden, die, je nachdem, ob eine Entzündung bereits vorliegt oder nicht, aus Wärme oder Kälte bestehen, aber auch eine Arbeit mit Reizstrom oder Ultraschall ist möglich, um einerseits die Nerven zu stimulieren und gezielte Muskelkontraktionen durchzuführen, zu denen Sie aus eigener Kraft vielleicht nicht mehr imstande sind, oder um andererseits untere Gewebeschichten wie das Bindegewebe oder tieferliegende Muskelschichten zu entspannen. Auch in den Übungen und Praktiken der Physiotherapie spiegeln sich diese Ziele wider. Die Mobilisation der Muskulatur kann durch von Ihnen aktiv mitgestaltete Übungen unterstützt werden, aber auch durch Eingriffe des Therapeuten von außen, so zum Beispiel durch Massagen. Er kann aber auch für Sie die einzelnen Körperteile bewegen, während Sie die Muskulatur soweit es geht entspannen. Alle Techniken zielen also einerseits auf die Entspannung verspannter Muskulatur sowie auf die Mobilisierung von Muskel und Gelenk ab, andererseits auf die Stimulation der Nerven, wodurch Ihre Schmerzen reduziert werden.

Je nach Schwere Ihrer Erkrankung und Präferenz des Therapeuten besteht auch die Möglichkeit, dass er bei Ihnen mit der TENS arbeitet oder Ihnen anrät, sich ein entsprechendes Gerät für Zuhause zu besorgen. Die TENS ist eine Variante der Muskelstimulation, bei der mittels Reizstrom gezielt Ihre Nerven, genauer gesagt der Drillingsnerv, stimuliert werden.

Manchen Praxen, auch diejenigen anderer Spezialisten, bieten Ihnen unter Umständen eine Injektion zur akuten Schmerzbehandlung an. In Fällen von Entzündungen wird dies Kortison sein, in anderen Fällen, in denen keine Entzündungswerte vorliegen, kann auch Botox in seiner Funktion als Nervengift in Betracht kommen. Dadurch wird der Muskel für einige Zeit in eine Art Ruhemodus versetzt, bei dem er noch immer eingesetzt werden kann, aber nur noch in eingeschränktem Maß.

Ziel einer Physiotherapie ist in jedem Fall, Ihnen die Beweglichkeit Ihrer Gelenke zurückzugeben, den Schmerz wenigstens zu lindern, besser aber noch, in Gänze aufzuheben und Muskeln und Gelenke wieder in einen gesunden Zustand zu versetzen. Der Unterschied zu einer alternativen, osthepatischen Behandlung ist, dass ein Physiotherapeut auch mit unterschiedlichen Instrumenten und Geräten arbeitet.

KIEFERCHIRURGIE

Ich weiß nicht, wie es Ihnen geht, aber das Wort „Kieferchirurg“ verursacht bei mir stets ein etwas mulmiges Gefühl. Nicht, weil ich negative Erfahrungen gemacht hätte, sondern weil diese Ärzte hauptsächlich Unfallopfern helfen. Wenn man darüber nachdenkt, dass man eine craniomandibuläre Dysfunktion hat, vielleicht einfach dadurch, dass man furchtbar gestresst ist, und dann sagt der Zahnarzt, diese könne nur durch einen Kieferchirurgen behoben werden, dann schlägt das ganze Ausmaß des zuvor gefühlten Stresses mit einem Mal auf einen nieder, es fühlt sich furchtbar an. Dennoch besteht die Möglichkeit, dass alle Behandlungsmethoden und Therapieansätze bei Ihrem Fall von craniomandibulärer Dysfunktion zu spät kommen.

Jedoch ist so ein Eingriff nur im äußersten Notfall notwendig und ratsam. Die Kieferchirurgie sollte erst dann als Behandlungsmethode ins Gespräch gebracht werden, wenn alle anderen Möglichkeiten ausgeschöpft wurden. Wenn die Dysfunktion beispielsweise ausgelöst wurde, weil zu viele Zähne fehlen und der Kiefer zu wenig Gegendruck bekommt, um im natürlichen Rahmen zu arbeiten, dann sollte zuerst an einen kleinen Eingriff, etwa eine Zahnimplantation oder ein Gebiss, gedacht werden, anstatt chirurgisch das Gelenk reparieren zu lassen. Ohnehin kann eine Operation nur dann dauerhaft von Erfolg gekrönt sein, wenn die Ursachen für den Schaden in ihrer Gänze behoben wurden.

Dennoch ist es möglich, dass der Zahnarzt Ihres Vertrauens Sie zu einem Kieferchirurgen verweist, denn dieser hat unter Umständen die bessere Ausrüstung. Nicht jeder Zahnarzt ist auf craniomandibuläre

Dysfunktion spezialisiert und so kann es sein, dass Sie für weitere Untersuchungen in die Praxis eines Kieferchirurgen geschickt werden, falls kein Kieferorthopäde mit der entsprechenden Qualifikation in der Nähe ist. Übrigens können Sie über www.cmd-arztsuche.de einen Spezialisten in Ihrer Nähe finden, falls Ihr Lieblingsarzt nicht weiter weiß.

PSYCHOTHERAPIE

Vielleicht wissen Sie schon, dass Ihre cranio-mandibuläre Dysfunktion durch Stress, ein psychisches Trauma, eine Angststörung, eine Aggressionsproblematik oder durch andere psychische Faktoren ausgelöst oder wenigstens zu einem Großteil unterstützt wird. Wenn Sie diese Kenntnis bereits besitzen, ist das gut, wenn nicht, überlegen Sie bitte, ob es in Ihrer Psyche einen Auslöser dafür geben könnte, dass Sie ständig die Zähne „zusammenbeißen" oder ständig auf einer Sache „herumkauen" müssen. In einem Fall, in dem Sie bereits alles versucht haben, aber nicht vorankommen, oder aber durch eine seelische Erkrankung auf irgendeine Art in Ihrem Alltag behindert werden, ist es an der Zeit, Hilfe in Anspruch zu nehmen. Wenn die CMD psychologische Ursachen hat, werden Sie solange nicht geheilt sein, bis Sie die Ursachen erkannt und beseitigt haben.

Nicht jede Psychotherapie, Verhaltenstherapie oder andere Behandlung Ihrer psychischen Leiden geht mit der Einnahme von Psychopharmaka einher oder verlangt anderweitige, medikamentöse Behandlung. In vielen Fällen hilft es schon, mit jemandem zu sprechen, der sich mit möglichen Ursachen auskennt, die Ihren psychischen Handlungsbedarf erklären. Für manche Menschen kann es hilfreich sein, Selbsthilfegruppen aufzusuchen, beispielsweise Trauergruppen für Hinterbliebene, Gruppen für Menschen mit Angststörungen oder mit Aggressionsproblemen.

In der Psychotherapie werden verschiedene Dinge untersucht und behandelt. So wird zum Beispiel überprüft, ob die Ursache Ihrer Problematik in Ihrer Kindheit liegt oder einem späteren Erlebnis folgte, denn auch in seelischen Belangen gilt: Nur derjenige, der die Ursache kennt, kann das Symptom heilen. Eventuell ist für Sie aber auch dann eine Therapie ratsam, wenn Sie keine offensichtlichen Traumata oder Störungen haben, sondern schlicht Ihren Stresspegel nicht gesenkt bekommen. In solchen Fällen liegt meist Perfektionismus oder ein anderer Schutzmechanismus im Hintergrund, der Sie steuert. Ich kann Ihnen nur empfehlen, einen Therapeuten aufzusuchen, wenn Sie auf die eine oder andere Weise nicht mehr weiter wissen.

Sofern Bruxismus oder das Verkrampfen der

Kiefermuskulatur als Folge Ihrer psychischen Überlastung auftritt, kann eine Therapie dazu beitragen, dass die anderen Behandlungsmethoden auch dauerhaften Nutzen bringen. Lassen Sie in einem solchen Fall nur die Schmerzen behandeln, werden die Probleme wiederkehren. Sollten Sie nun denken, Sie haben keine Zeit, um sich mit einer fremden Person über Ihr Seelenleben auszutauschen, oder, „Was soll ich bei einem Therapeuten, ich bin doch nicht verrückt!“, dann bitte ich Sie, eine Verhaltensstörung, eine chronische Stresssituation oder eine dauerhaft gedrückte, depressive Stimmung nicht als Verrücktheit anzusehen. Wenn Sie sich aus Stolz oder Angst die Möglichkeit nehmen, sich helfen zu lassen, wird Ihre craniomandibuläre Dysfunktion nicht besser werden. Sprechen Sie mit Ihrem Hausarzt, dieser ist soweit geschult, dass er erkennen kann, ob eine Therapie notwendig oder angeraten ist oder nicht. Dieser kann Ihnen auch helfen, einen Platz zu bekommen, oder Ihnen beratend zur Seite stehen.

INTERDISZIPLINÄRE BEHANDLUNGEN

Eine craniomandibuläre Dysfunktion kann vielerlei Symptome mit sich bringen, die nicht in den Bereich des Zahnarztes fallen. Viele Patienten klagen zuvor Ihrem Hausarzt Ihr Leid über Kopfschmerzen oder Rückenschmerzen, da diese die häufigsten gemeldeten Krankheiten sind. Dadurch kommt es dazu, dass viele der Betroffenen erst zu einem Orthopäden gehen, der Nacken und Rücken einrenkt, vielleicht ein wenig die Haltung korrigiert und nicht weiter untersucht, woher die Verspannungen kommen. Es ist leider häufig so, dass ein Orthopäde bei Studenten, Kassenmitarbeitern der Supermärkte, Büroangestellten und bei anderen, häufig im Sitzen arbeitenden Personen eine schnelle Diagnose namens „Engschultersyndrom“ stellt oder anderweitig die schlechte Körperhaltung für die Kopfschmerzen verantwortlich macht. Dies geschieht nicht aus Bösartigkeit, sondern weil der craniomandibuläre Bereich in den Aufgabenbereich der Zahnärzte und Kieferorthopäden fällt und die CMD zwar schon lange ein Bestandteil der ICD ist, also eine Krankheit mit eigener Klassifikation, aber durch die komplizierten Zusammenhänge häufig übersehen wird.

Der gleiche Fall tritt ein, wenn Sie wegen Sehstörungen zu einem Augenarzt oder wegen eines

Tinnitus zu einem Ohrenarzt gehen: Beide klären ab, ob es sich um eine in ihrem Fachgebiet ursächliche Erkrankung handelt. Finden diese eine Ursache, beispielsweise eine Reizung der Bindehaut oder einer der Gesichtsnerven, wird dies zwar behandelt, es behebt aber nicht die Ursache und Sie werden einige Zeit später gezwungen sein, einen weiteren Termin bei diesen Spezialisten wahrzunehmen. Die Alternative ist, dass der HNO und der Augenarzt keine Ursache finden, die Symptome als stressbasiert, psychosomatisch oder sogar als eingebildet eingestuft werden und Sie auf diese Weise nur weiter mit Ihren Symptomen leben müssen.

Sofern Sie dann endlich doch eine Diagnose haben, beginnt der nächste Teil Ihrer Reise, denn trotz der Diagnose CMD muss abgeklärt werden, ob andere Symptome außerhalb des craniomandibulären Systems noch andere Ursachen haben können. Dieser Umstand bedingt, dass Sie doch den einen oder anderen Fachspezialisten aufsuchen müssen, denn nur ein Orthopäde oder Physiotherapeut kann abklären, inwieweit der Rest Ihres Körpers von weiteren Schäden betroffen ist, und mit Ihnen gemeinsam an einer Haltungskorrektur arbeiten. Auch kann es vorkommen, dass Sie einige Wochen auf einen Termin für ein CT oder MRT warten müssen. Dennoch ist es besonders im Fall einer fortgeschrittenen craniomandibulären Dysfunktion wichtig, dass eine möglichst detaillierte

Untersuchung stattfindet, um zu gewährleisten, dass alle Schäden, sowohl am Weichgewebe als auch an Körperhartsubstanzen, gefunden und behandelt werden.

Nichtsdestotrotz sollten Sie sich Mut und Hoffnung bewahren, auch in Fällen, in denen einige Zeit und einige Arztbesuche nötig sind, um die richtige Behandlung für Sie herauszufinden. Schmerz ist immer ein Zeichen dafür, dass etwas nicht in Ordnung ist. Auch sogenannter psychosomatischer Schmerz ist mit einem EEG messbar und dementsprechend real und nicht eingebildet. Psychosomatisch bedeutet in diesen Fällen nur, dass keine körperliche Ursache, wie beispielsweise ein Unfall oder eine Sportverletzung, hinter den Symptomen steht. Im Fall einer psychischen Belastung, die von dem Betroffenen vielleicht nicht erkannt oder aus persönlichen Gründen nicht behandelt wird, versucht der Körper, den Menschen durch unterschiedliche, physische Symptome dazu zu bewegen, dass er sich mit der Belastung auseinandersetzt.

Sobald psychische Gründe ursächlich für eine CMD sein können, kommt also die Reihe der Gesprächs-, Verhaltens- und Psychotherapeuten mit auf die Liste der möglichen Arztbesuche. Aber auch Neurologen können notwendig werden, um die Nervenbahnen und die Gehirnfunktionalität zu überprüfen. Kommt es beispielsweise zu Lähmungserscheinungen im Gesicht, kann auch ein schwerwiegender Nervenschaden vorliegen. Durch Vorerkrankungen, wie beispielsweise Entzündungsherde durch Arthritis oder Rheuma, kann im weiteren Verlauf auch die Rheumatologie hinzukommen.

Alternative Ansätze zur Behandlung

Wie bei jeder Schmerzerkrankung empfiehlt es sich, ein sogenanntes Schmerztagebuch zu führen. In diesem Tagebuch notieren Sie, wann Sie an welcher Stelle Schmerzen hatten, wie diese sich angefühlt haben und deren Stärke. Außerdem tragen Sie dort das Wetter und Ihre allgemeine Stimmung ein sowie mögliche andere Ursachen, wie beispielsweise Lebensmittel, Stress im Büro oder andere Faktoren. Es gibt unzählige Vordrucke, sowohl in gebundener Form als auch als Bogen zum Ausdrucken. Bei einer dauerhaften Belastung wie der craniomandibulären Dysfunktion ist es hilfreich, solch ein Tagebuch zu führen, denn wir sind alle einzigartig und reagieren unterschiedlich auf das alltägliche Leben und die Dinge, die zu eben diesem dazugehören. Daher empfehle ich Ihnen, besonders dann, wenn Sie noch nicht wissen, woher die Dysfunktion ihren Ursprung nimmt, wenigstens einen Monat derartige Notizen zu machen, um Ursache und Wirkung miteinander in Verbindung zu bringen. Sie können in diesem Büchlein ebenfalls notieren, wenn Sie einige der folgenden oder der bereits genannten Behandlungsmethoden ausprobiert haben und wie diese auf Sie und Ihre Symptome wirken. Bei einigen Therapien und Behandlungen kann es einige Zeit dauern, bis sich Ergebnisse spürbar machen, sodass es angeraten ist, allen Ansätzen eine Chance von mindestens drei, besser jedoch sechs Wochen einzuräumen.

Eine Herausforderung bei alternativen Heilmethoden ist die Übernahme der Kosten. Nur wenige Krankenkassen gewährleisten diese – und das meist mit strengen Auflagen. Daher sollten Sie sich in jedem Fall über die Kosten und die Leistungen Ihrer Krankenkasse informieren, bevor Sie eine Behandlung durchführen lassen, denn sonst wird die Rechnung den Behandlungserfolg gleich wieder zunichtemachen.

AKUPUNKTUR

Bevor wir die chinesische Akupunktur besprechen, sei hier erwähnt, dass auch eine elektronische Akupunktur zur Unterstützung der Therapie möglich ist. Diese Form der Behandlung nennt sich EAV: **E**lektro**a**kupunktur nach **V**oll. Bei der dazugehörigen Apparatur handelt es sich um ein Gerät, das entweder über größere Flächen an Händen und Füßen den Energiefluss, oder besser, die Intensität der durch den Körper geleiteten, elektrischen Reize, misst oder das über diese Elektroden oder auch über kleine Nadeln an bestimmten Stellen des Körpers Reizstrom leiten kann. Diese Methode gilt bisher, wie auch die „richtige" Akupunktur, lediglich als plausibel und gehört nicht zu den Therapien, die eine Krankenkasse übernimmt. Allerdings werden stetig Fortschritte im Bereich der Reiztherapie gemacht, sodass ich Ihnen diesen kleinen Einschub nicht vorenthalten wollte.

Die „richtige" Akupunktur gehört zur Traditionellen Chinesischen Medizin und ist besonders im Bereich der Schmerzlinderung, Muskelentspannung und Suchtheilung erfolgreich, wenigstens, was unsere Breitengrade anbelangt. Diese Art der Medizin geht davon aus, dass bei Schmerz und Krankheit stets ein Ungleichgewicht innerhalb des Körpers vorliegt. Die Akupunktur, bei der winzige Nadeln in bestimmte Hautstellen gestochen werden, soll dafür sorgen, dass über das Stimulieren von Nervenbahnen im Körper das Ungleichgewicht behoben wird. Bisher konnte nicht im Detail geklärt werden, wie Akupunktur auf den menschlichen Körper einwirkt, dennoch erzielt diese Behandlungsmethode große Erfolge und kann auch bei craniomandibulärer Dysfunktion helfen.

Die auserwählten Punkte liegen an den Akupunkturmeridianen, bei denen die Traditionelle Chinese Medizin davon ausgeht, dass hier Energien fließen, deren Fluss bei Erkrankungen möglicherweise gestört ist. Das Interessante an diesen Meridianen ist, dass diese nicht, wie zu erwarten wäre, entlang derjenigen Nerven verlaufen, die stimuliert werden sollen, sondern sich überall im Körper befinden. So finden sich innerhalb des Mundraumes beispielsweise Punkte für die Heilung der Galle und Leber, einige Punkte für den Kiefer befinden sich aber zum Beispiel auf der Oberseite des Fußes vor dem zweiten bis vierten Zeh und die Punkte für die Zähne sind auf dem Ansatz der Zehen. Bedauerlicherweise gibt es strenge Regeln für die Kostenübernahme der Krankenkassen, in welchen die Behandlung einer craniomandibulären Dysfunktion leider nicht enthalten ist.

AKUPRESSUR

Die Akupressur arbeitet im Gegensatz zur Akupunktur mit Druck auf bestimmte Punkte. Diese entsprechen ebenfalls den Punkten auf und vor den Zehen. Wenn Sie schmerzen an den Zähnen haben, drücken Sie dazu sanft, aber stetig auf die Flächen vor den Zehen, um den Energiefluss im Kiefer anzuregen. Gegen Zahnschmerzen hilft es ebenfalls, Druck auf die einzelnen Zehen selbst auszuüben. Dabei steht der große Zeh für die zwei mittleren Schneidezähne, der zweite Zeh für den zweiten und dritten Zahn, der mittlere Zeh für die vorderen Molaren (Zahn vier und fünf), der vierte Zeh steht für die Zähne sechs und sieben und der kleine Zeh steht für den achten Zahn, den Weisheitszahn.

Eine schnellere und mobilere Alternative ist es, die Reflexzonen am Ohr zu nutzen. Hier steht das Ohrläppchen für die Bereiche Nase, Augen, Ohren, Zunge, Zähne, Kiefer, Stirn, Scheitel und Hinterkopf. Üben Sie leichten, spürbaren Druck auf das Ohrläppchen aus oder massieren Sie es sanft, davon kann Ihr gesamter, von der craniomandibulären Dysfunktion geplagter Bereich profitieren.

Alternativ können Sie auch hier einen Spezialisten aufsuchen, doch auch dabei stellt sich das Problem der Kostenübernahme durch die Krankenkasse.

LASERBEHANDLUNG

Der sogenannte Low-Level-Laser ist eines der speziellen Geräte, die meist von einem Kieferchirurgen genutzt werden. Dieser kann hiermit minimale Eingriffe vornehmen, ohne Gewebe verletzen zu müssen. Der Laser wird bereits seit einigen Jahren zielgerichtet eingesetzt, um Angstpatienten und Kinder zu behandeln, aber auch bei anderen Patienten findet diese Behandlung großen Anklang, denn ohne Schmerzen können hiermit Zahnhälse von Karies befreit, Parodontose behandelt oder exakte Messungen zum Erstellen von Prothesen vorgenommen werden.

Bei der Anwendung des Lasers entscheidet die Wellenlänge, welches Gewebe erreicht werden soll, sodass mitunter auch die Implantologie davon profitiert, da mittels des Lasers der Knochen präzise geöffnet und das Implantat eingesetzt werden kann. Die Tatsache, dass der Laser durch unterschiedliche Gewebeschichten dringen kann, ohne dort Schaden anzurichten, hilft auch dabei, eventuelle Verletzungen der Zähne zu desinfizieren.

Bei der Diagnose craniomandibuläre Dysfunktion kann dieser Laser nicht nur helfen, die geschädigten Zähne zu heilen, sondern auch, gezielt die geschädigten Muskelpartien mit Wärme zu behandeln. Dazu muss zuvor durch elektronische Bildgebungsverfahren, beispielsweise durch Computertomografie, Röntgen oder Magnetresonanztomographie, im Detail erfasst werden, welche Schäden die Fehlfunktion bereits angerichtet hat, welche Muskelfasern und Nerven betroffen sind und ob der Gelenkknorpel und Knochen schon beschädigt sind oder nicht.

HOMÖOPATHIE ZUR UNTERSTÜTZUNG

Die Naturheilkunde kann nur als unterstützende Therapie genutzt werden, da diese die tiefsitzenden Herausforderungen an Muskeln und Nerven, vielleicht sogar am Gelenk, nicht beheben kann. Wobei Ihnen die Homöopathie jedoch wirklich helfen kann, sind die Nebensymptome, welche beispielsweise durch die Aktivierung des Sympathikus ausgelöst werden oder bei der Reinigung der Verdauungswege. Bei dieser Art der Heilkunde wird der Patient eingehend untersucht, hauptsächlich über Fragestellungen, die nicht nur seinen Gesundheitszustand, sondern auch seine Lebensumstände und Gewohnheiten in Erfahrung bringen, sodass dann eine Kombination verschiedener natürlicher Mittel individuell für den Patienten zusammengestellt werden kann.

Falls Sie sich bisher nicht mit dieser Art der Heilkunde auseinandergesetzt haben: Die Homöopathie, ein Wortkonstrukt aus den griechischen Worten für

„ähnlich" und „Krankheit", beruht auf der verifizierten Faktenlage, dass Heilmittel besonders dann wirksam sind, wenn diese ähnliche Symptome verursachen können, wie es die Symptomatik des Patienten vorgibt. Das klingt vorerst merkwürdig, auf Latein etwas eloquenter „Similia similibus curentur" („Ähnliches soll/kann Ähnliches heilen"), wurde aber nicht nur von Hippokrates, der ein sehr kluger Mann war, begründet, sondern auch von einem Arzt und Pharmakologen des 19. Jahrhunderts überprüft und verifiziert. Dr. Samuel Hahnemann wollte eine Behandlung für seine Patienten, die nicht so brutal und – aus heutiger Sicht – gefährlich war, wie diejenigen Methoden, die seine Kollegen anwandten. Er forschte lange Zeit an der Aussage von Hippokrates und konnte diese schließlich bestätigen. Seither stand die Forschung selbstverständlich nicht still, konnte aber auch keine gegenteiligen Tatsachen ergründen. So ist die Homöopathie ein wichtiger Bestandteil der Medizin geworden.

Eine der Besonderheiten der Homöopathie ist, dass der Mensch behandelt wird anstelle der Symptome. Sie haben gelesen, dass die größte Problematik bei der craniomandibulären Dysfunktion die umfangreiche und schwierige Diagnostik ist. Genau an diesem Schwachpunkt der Schulmedizin setzt die Naturheilkunde an. Ein weiterer Vorteil: Immer mehr Krankenkassen unterstützen in bestimmten Fällen auch homöopathische Therapien oder wenigstens Medikamente aus diesem Bereich. Bevor Sie einen Naturheilkundler dieser Art aufsuchen, informieren Sie sich bitte bei Ihrer Krankenkasse, ob der von Ihnen gewählte Spezialist von der Kasse unterstützt wird, denn besonders bei einer privaten Krankenversicherung kann die Auswahl der unterstützten homöopathischen Praxen sehr klein sein.

KRANIOSACRALTHERAPIE UND OSTEOPATHIE

Die Kraniosakraltherapie ist ein Sprössling der Osteopathie. Beide Behandlungsmethoden verlaufen ausschließlich durch manuelle Praktiken. Bei der Kraniosakraltherapie geht es um den Körperbereich zwischen dem Cranium, der Gesamtheit aller Schädelknochen, und der Sacrum, dem Kreuzbein, welches sich kurz über dem Steiß befindet. Diese Therapieform hat es sich zur Aufgabe gemacht, den Bereich der gesamten Wirbelsäule in Relation zu den Schädelknochen zu setzen und das System in Gänze zu behandeln. Dies ist für Betroffene der craniomandibulären Dysfunktion insofern von Vorteil, als dass diese Therapie einen wichtigen Teil der Symptome bei CMD zu behandeln versucht. Dennoch handelt es sich hierbei nicht in erster Linie um eine physiotherapeutische oder orthopädische Behandlung, denn bei dieser Behandlungsmethode spielen auch die Rückenmarksflüssigkeit, der Liquor cerebrospinalis, und die Schutzhüllen des Nervensystems eine besondere Rolle. Da durch diesen Bereich alle wichtigen Nervenbahnen fließen, kann die Kraniosacraltherapie für Sie von großem Nutzen sein.

Ziel dieser Behandlungsmethode ist es, die körpereigenen Heilungskräfte zu aktivieren, indem der natürlich Fließrhythmus des Liquors wiederhergestellt wird. Die Theorie der Wirkung basiert darauf, dass mithilfe von kleinen Druckbewegungen und sanften Massagen der Fluss der Rückenmarksflüssigkeit angeregt wird, wodurch der Körper besser mit der eigenen Medikation arbeiten kann.

Durch die bisher nicht vollständig wissenschaftliche Belegbarkeit der Wirkung übernehmen nur wenige Krankenkassen, meist nur private oder Zusatzversicherungen, die Kosten. Dennoch sind die Erfahrungsberichte dieser Therapieform durchaus positiv, sodass Sie einen Versuch wagen sollten.

Die Osteopathie hingegen widmet sich dem gesamten Körper und behandelt hauptsächlich die uns bereits bekannten Faszien und die großen Blutbahnen. In der Osteopathie geht man davon aus, dass diese für das Weitergeben von gesundheitlichen Herausforderungen zuständig sind. Daher widmet die Osteopathie diesen, auch stets ohne Instrumente, ihre volle Aufmerksamkeit.

Der Osteopath wendet unterschiedliche Techniken zur Entspannung, Stimulation und Mobilisation der Muskulatur an, wobei er unterschiedlich starken Druck mit Handballen, Fingern oder Daumen ausübt. Auch kann er dabei teils Massage, teils Akupressur und teils kurze, schnelle Bewegungen anwenden. Hier gibt es ebenfalls zahlreiche positive Resonanzen von den bisher Behandelten, sodass die Krankenkassen im Falle der Osteopathie etwas freigebiger sind.

Akute Beschwerden lindern

Dieses Kapitel befasst sich damit, wie Sie selbst Hand anlegen können, um Ihre Beschwerden zu lindern. Es wird Ihnen helfen, wenn Sie bereits seit geraumer Zeit mit der Diagnose umgehen müssen und derzeit akute Schmerzen haben, aber auch, wenn Sie die Vermutung hegen, es könnte sich bei Ihren Problemen um craniomandibuläre Dysfunktion handeln, und wenn Sie noch auf einen Arzttermin und die Diagnose warten müssen. Selbst dann, wenn es sich in Ihrem konkreten Fall am Ende doch nicht um CMD, sondern um eine ähnliche Erkrankung handeln wird, können Ihnen die folgenden Behandlungsmethoden in den meisten Fällen Linderung verschaffen.

Bevor wir uns mit speziellen Themengebieten auseinandersetzen, habe ich noch einige allgemeine Hinweise, wie Sie die unterstützenden Risiken verringern oder abschaffen können, um eine Verschlimmerung Ihrer Symptome zu verhindern:

1. Achten Sie auf eine ausgewogene Ernährung. Unser Darm ist der Träger eines wesentlichen Bestandteils unseres Immunsystems. Dort werden alle Nährstoffe verarbeitet sowie wichtige Botenstoffe, Hormone und andere essenzielle Produkte für unseren Körper hergestellt, sodass unser vegetatives Nervensystem bestmöglich arbeiten und uns gesund halten kann. Dies sorgt nicht nur dafür, dass alle Zellen des Immunsystems gebildet werden und sich so um Entzündungsherde im Körper kümmern und diese beseitigen können, sondern auch dafür, dass unser Gehirn in ausreichender Menge mit Nährstoffen und Glückshormonen versorgt wird. Je gesünder wir uns ernähren, desto leistungsfähiger ist unser gesamter Körper. Ist Ihre craniomandibuläre Dysfunktion stressbedingt, so kann eine ausgewogene Ernährung Ihren Körper beim Abbau der schädlichen Stresshormone unterstützen und somit dazu beitragen, dass Sie weniger mit den Zähnen knirschen und entspannter in den Tag gehen können.

2. Vermeiden Sie die unnötige Nutzung Ihrer Kauapparatur. Verzichten Sie dementsprechend auf

Kaugummi, Dauerlutscher, Zigaretten und harte oder zähe Lebensmittel. Der Musculus Masseter, der beim Kauen stark beansprucht wird, ist im Falle einer craniomandibulären Dysfunktion ohnehin schon starker Überlastung ausgesetzt. Schonen Sie ihn deshalb, indem Sie auf unnötiges Kauen verzichten.

3. Wenn Sie bereits in Behandlung sind und eine Schiene zur Schonung Ihrer Zahnsubstanz erhalten haben, tragen Sie diese, auch dann, wenn Sie Ihnen unangenehm ist, denn Zahnschmerzen durch Risse bis zum Nerv sind unangenehmer. Wählen Sie in diesem Fall das kleinere Übel, die Schiene, und freuen Sie sich darauf, wenn Ihr Körper sich nach spätestens drei Wochen regelmäßigen Tragens daran gewöhnt hat.

4. Vermeiden Sie Gelenkknacken, so gut wie es Ihnen möglich ist. Wie Sie nun wissen, ist das Knacken ein Zeichen dafür, dass Ihr Gelenkknorpel im wahrsten Sinne des Wortes in der Klemme steckt. Jedes Knacken fügt ihm weiteren Schaden zu, wenn es nicht unter Aufsicht durch einen Arzt veranlasst wird, denn nur Ärzte können exakt bestimmen, in welche Richtung das Geräusch eine gute Nachricht darstellt. Je häufiger Sie ein Geräusch verursachen, desto wahrscheinlicher wird es, dass Ihr Diskus Articularis irreparablen Schaden nimmt.

5. Eine gute Kombination aus Entspannungsübungen und der Besserung der Mundflora ist das Öl-Ziehen.

Hierzu nehmen Sie einen oder eineinhalb Esslöffel Speise-Öl (ob Kokos-Öl, Sonnenblumenkern-Öl oder andere, ist Ihnen überlassen) und spülen damit sehr gründlich den Mund aus. Dies unterstützt die empfindliche Mundflora, indem es einige Schadstoffe aufnimmt, so das Infektionsrisiko empfindlicher Zähne minimiert und weniger Krankheitserreger in den Darm durchlässt. Außerdem ist Öl verhältnismäßig zähflüssig, was sich beim Spülen noch erhöht, sodass Sie Ihre Muskulatur zu entspannenden Bewegungen bringen. Immerhin befindet sich um Ihren Mund herum ein Konsortium an Mimik-Muskulatur, das ebenfalls unter der ständigen Anspannung Ihres Kiefers leidet.

6. Reduzieren Sie Ihren Stress auf ein möglichst geringes Maß: Richtig, die heutige Zeit ist sehr anstrengend. Die Arbeit verlangt einem immer mehr ab, wenn man mehr möchte und seinen Lebensstandard erhöhen möchte, dann muss die Karriereleiter mit zwei Stufen auf einmal genommen werden, damit man während der Zeit der Rente nicht nur von der Hand in den Mund lebt. Und sicherlich, auch die Familie ist wichtig, die Kinder haben Hobbies und wollen Zeit mit Ihnen verbringen. Das ist alles zeitaufwendig. Aber halten Sie inne und überlegen Sie, wann Sie das letzte Mal Zeit nur für sich hatten; ein ausgedehntes heißes Bad, ein Buch lesen, ohne auf die Uhr zu sehen, mit einer Freundin einen Kaffee oder mit einem Kumpel ein

Bier trinken, dem eigenen Hobby nachgehen – all diese Dinge sollten Sie wenigstens gelegentlich machen können, ohne danach ein schlechtes Gewissen haben zu müssen.

7. Achten Sie auf guten und ausreichenden Schlaf. Schlaf ist wichtig, denn in dieser Zeit regeneriert sich der Körper. Mindestens sieben Stunden Schlaf sollte ein erwachsener Mensch täglich zur Verfügung haben. Dabei ist es besonders wichtig, dass dieser Schlaf ungestört ist. Sorgen Sie für absolute Dunkelheit und Ruhe in Ihrem Schlafzimmer, optimieren Sie Ihr Bettzeug und Ihre Matratze. Vielleicht ist das ein tiefer Griff in die Tasche, aber im Gegensatz zu Ihrer Gesundheit sind Schlafmöbel und Zubehör bezahlbar.

Auch, wenn diese Hinweise Ihnen albern vorkommen oder Sie sich sagen, dass das alles gerade nicht möglich ist, dann nehmen Sie sich kurz fünf Minuten Zeit und überlegen Sie sich, wie sehr Ihre Symptome Sie aktuell einschränken, um wie viel Sie besser gelaunt und agiler sein werden, wenn die Symptome abklingen, Sie wieder schmerzfrei lächeln können und Sie Ihr (gesundes) Essen endlich genießen können. Sie werden sehen, dass diese Kosten-Nutzen-Rechnung durchaus Sinn ergibt, denn eine Investition in Ihre Gesundheit ist eine Investition in Ihre Zukunft. Was haben Sie von Ihrer Rente noch übrig, wenn Sie einen krummen Rücken, schlechte Zähne oder Magen-

Darm-Beschwerden haben? Nehmen Sie sich die Zeit und setzen Sie die Hinweise um – es lohnt sich!

YOGA

Nach wie vor behaupten viele Personen, Yoga wäre etwas für diejenigen, die „keine Lust auf richtigen Sport" hätten oder, im Gegenteil, dass man unglaublich flexibel sein müsste, um Yoga richtig praktizieren zu können. Beide Behauptungen – und auch die meisten anderen Vorurteile – sind falsch. Jeder kann Yoga praktizieren. Dieser Sport bringt zahlreiche Vorteile mit sich, beispielsweise ist er unabhängig von Körpergröße, Körpergewicht, Fitnesslevel oder Dehnbarkeit. Weiterhin ist es auch mit unterschiedlichsten Behinderungen dennoch möglich, Yoga zu praktizieren. Wenn Sie nun denken, dass es Ihnen aber nicht hilft, auf dem Boden zu knien oder den Sonnengruß zu machen, irren Sie sich. Yoga aktiviert eine große Anzahl positiver Vorgänge im Körper. Beispielsweise wird durch die Bewegung und die Atemtechniken nicht nur der Kreislauf angeregt, sondern auch der Parasympathikus – der Selbstheilungsnerv – aktiviert, sodass Ihr Stresslevel sich spürbar verringert.

Weiterhin werden bei den unterschiedlichen Asanas, der Fachbegriff für die Stellungen beim Yoga, alle Muskelgruppen beansprucht, also auch die bei der

CMD belastete Nackenmuskulatur. Und auch, wenn es das Vorurteil bekräftigt, dass Yoga nur etwas „für Mädchen" ist, können Frauen von dieser Sportart in vielerlei Hinsicht profitieren, denn, wie im Abschnitt der Risikogruppen erwähnt, haben Frauen durch Hormonschwankungen möglicherweise Probleme, ausreichende Mengen an Neurotransmittern zu produzieren, was den Stresslevel sehr ansteigen lässt. Yoga hingegen, durch die Kombination aus Atmung, Bewegung und Ruhe, unterstützt die Ausschüttung von Glückshormonen und die Produktion von Neurotransmittern.

Weiterhin gibt es bestimmte Übungen, die speziell für den Nacken-Kopf-Bereich konzipiert sind, aber nicht, wie bei Dehnübungen, die Muskulatur überspannen. Wichtig bei allen Übungen ist die aufrechte Körperhaltung. Dabei sollten Sie in jedem Fall lieber sitzen als stehen. Wenn Ihnen das Sitzen auf dem Boden schwerfällt, können Sie ein Kissen oder Ähnliches unter Ihr Gesäß legen. Dies erleichtert die Zeit des Sitzens.

Eine der Yoga-Übungen für die obere Muskulatur ist das Rollen des Kopfes. Diese habe ich Ihnen in den 10 besten Übungen aufgeschrieben. Ebenfalls finden Sie dort weitere Übungen, die als Kiefer-Yoga bezeichnet werden können und eine positive Auswirkung auf Sie haben werden. Eine weitere Übung funktioniert wie folgt:

Nehmen Sie eine aufrechte Sitzposition ein. Verschränken Sie die Hände am Hinterkopf, sodass Ihre Daumenspitzen neben dem ersten oder zweiten Halswirbel zum Liegen kommen. Legen Sie nun Ihr Kinn beim Ausatmen auf die Brust, während Sie Ihre Ellbogen so weit es geht nach vorne ziehen, ohne den Kopf gewaltsam nach vorn zu beugen oder gegen übermäßige Schmerzen anzukämpfen. Beim Einatmen richten Sie den Kopf wieder auf und öffnen die Ellbogen. Diese Übung können Sie fünf bis zehn Mal wiederholen – Ihre Nackenmuskulatur wird es Ihnen danken und die Entspannung auch an die Kiefermuskulatur weiterreichen.

Anschließend können Sie kurz Ihre Muskulatur lockern, Ihre Haltung erneut prüfen und in die nächste Übung übergehen:

Um die Position gut einnehmen zu können, ist es sinnvoll, im Schneidersitz zu sitzen. Legen Sie nun die rechte Hand auf das linke Knie, aber achten Sie darauf, den Rücken nicht nach vorn zu beugen. Mit der linken Hand berühren Sie den Boden neben Ihrem linken Bein und „krabbeln" mit den Fingern hinter Ihren Rücken. Wer bereits Erfahrung hat, kann das Krabbeln überspringen, wer aber das erste Mal diese Übung macht, bekommt so Hilfe, um die Drehung, die nun folgt, auszuführen. Wandern Sie also mit der linken

Hand weiter hinter Ihren Rücken, der Po bleibt auf dem Boden und die notwendige Drehung vollführen Sie nur mit dem Oberkörper. Der Kopf bleibt bei dieser Drehung mit dem Oberkörper in einer Linie, also die Nasenspitze auf der Scheitelachse, denn den Kopf an dieser Stelle nach hinten zu drehen, würde einen wichtigen Teil dieser Übung negieren. Wenn Sie nun den äußersten Punkt für Ihre linke Hand gefunden haben und keine weitere Drehung mehr möglich ist, ohne das Gesäß vom Boden zu entfernen, atmen Sie ein paar Mal tief ein und aus. Dabei sollten Sie in Ihren Bauch atmen. Vielleicht merken Sie so, dass doch noch ein wenig mehr Rotation nach hinten möglich ist. Wenn Sie Ihre Position gefunden haben, heben Sie den linken Arm während des Einatmens über den Kopf. Der Arm beugt sich dabei mit der Handinnenfläche nach unten über den Kopf. Folgen Sie mit dem Oberkörper leicht seiner Bewegung und wenden Sie den Körper in Richtung Ihres rechten Knies. Die Halswirbelsäule bleibt dabei in einer Linie mit den restlichen Wirbeln. Die Beugung muss an dieser Stelle nicht sehr stark sein, Sie sollten jedoch etwas Dehnungsgefühl verspüren. Beim Ausatmen richten Sie den Oberkörper und den Kopf wieder auf und senken den Arm in die Position hinter Ihrem Gesäß. In Kombination mit dieser Atmung können Sie die Übung drei bis fünf Mal wiederholen, anschließend folgt die andere Seite, also die linke Hand auf dem rechten Knie und die rechte Hand erst hinter dem Rücken und dann über dem Kopf.

Eine dritte Übung, die Sie problemlos auch an der Warteschlange im Supermarkt oder im Auto durchführen können, betrifft die Zungenmuskulatur: Nehmen Sie eine aufrechte Haltung ein und rollen Sie Ihre Zunge nach hinten. Anschließend drücken Sie diese gegen Ihren Gaumen. Halten Sie diese Position für circa zwei Minuten, atmen Sie derweil tief ein und aus, der Mund bleibt bei dieser Übung geschlossen.

Die unterschiedlichen Arten von Yoga habe ich Ihnen hier nicht aufgelistet, da Ihnen eine kleine Auswahl an Übungen für Zuhause und unterwegs mehr hilft.

MEDITATION UND ACHTSAMKEIT

Bedauerlicherweise ist Meditation ebenso mit Vorurteilen behaftet wie Yoga. Dennoch wird sie immer häufiger praktiziert, was mehrere Gründe hat. Der wohl wichtigste Grund, warum Menschen häufiger, am besten regelmäßig, meditieren sollten, ist, dass Meditation den Stresspegel nachweislich und dauerhaft senkt, wenn die Meditationen in regelmäßigen Abständen, wenigstens zweimal wöchentlich, durchgeführt werden.

Im Fall einer craniomandibulären Dysfunktion kann Meditation aber nicht nur denjenigen helfen, die aufgrund von Stress angefangen haben, mit den Zähnen zu knirschen, sondern auch allen anderen Patienten. Meditation kann, wie auch Yoga, schließlich dabei helfen, den Selbstheilungsnerv zu aktivieren, außerdem ist der Schmerz, den wir durch die craniomandibuläre Dysfunktion erleiden, ebenfalls Stress für den Körper, der somit abgebaut werden kann.

Für Unerfahrene ist eine angeleitete Meditation die beste Möglichkeit. Diese finden Sie zahlreich in Apps oder im Internet. Um nicht direkt zu verzweifeln, sollte die Meditation eine Länge von 10 Minuten kaum überschreiten, da man als Anfänger noch wenig Übung darin hat, sich für einen langen Zeitraum auf eine vermeintlich banale Angelegenheit wie die eigene Atmung zu konzentrieren.

Verwandt mit der Meditation sind Achtsamkeitsübungen, die jeder zu jeder Zeit durchführen kann. Im Fall der craniomandibulären Dysfunktion eignet sich das achtsame Essen in hohem Maße. Hierbei kommt es darauf an, dass Sie sich nur auf die Nahrung vor sich konzentrieren: Was sehen, riechen, schmecken Sie? Führen Sie nebenbei keine Gespräche und sehen Sie keine Nachrichten, diese sind ohnehin meist wenig appetitanregend. Nehmen Sie kleine Bissen und kauen Sie ausgiebig. Achten Sie dabei darauf, dass Sie so kauen, dass Ihr Kiefer nicht knackt. Betasten Sie den Happen mit der Zunge und spüren Sie nach, wie dieser beim Schlucken Ihren Hals hinuntergleitet. Auf diese Weise können Sie in Ruhe erkunden, ob Ihre Zahnreihen überall richtig ineinandergreifen, ob sich Schmerzen oder Taubheitsgefühle in Ihrem Mund entwickelt haben oder bei welcher Bewegung das Gelenk am meisten zu Geräuschbildung neigt.

WÄRMEBEHANDLUNG

Die Behandlung mit Wärme ist ein nicht zu vernachlässigender und hilfreicher Faktor, wenn es um die Heilung von Verspannungen geht. Es gibt unterschiedliche Methoden, Ihrem Körper Wärme zuzuführen. Beachten Sie jedoch, dass bei einer entzündlichen Erkrankung Wärme die Entzündung verschlimmern kann, weshalb man in solchen Fällen auf andere Behandlungsmethoden zurückgreifen sollte.

Mehrmals täglich, gerne dreimal jeweils eine Viertelstunde, können Sie auf unterschiedliche Arten Ihrer Muskulatur Entspannung und Entlastung verschaffen, indem Sie diese warm halten. Das Zähneklappern im Winter kommt immerhin daher, dass die Muskelstränge sich durch die Kälte verkürzen. Der Körper versucht durch die Klapper-Bewegungen, dieser Unterkühlung entgegenzuwirken, indem er Wärme durch Bewegung erzeugt. Bei einer craniomandibulärer Dysfunktion ist die Kaumuskulatur durch das Pressen und Knirschen mit den Zähnen oder auch durch die Fehlstellungen des Kiefers stark belastet. Nutzen Sie unterschiedliche Wärmemöglichkeiten, um dieser Belastung entgegenzuwirken. Die Muskulatur hält den Kieferknochen stabil im Schädelknochen. Ist die Stabilität durch den Muskel nicht mehr gewährleistet, verrutscht der Kiefer, wird in die eine oder andere falsche Richtung gedrückt und belastet den Muskel weiter – ein Teufelskreis, wenn Sie Ihrem Körper an dieser Stelle nicht helfen.

Nutzen Sie für die Wärme eine Rotlicht-Lampe, ein Wärme- oder Kirschkernkissen, die gute, alte Wärmflasche, die heiße Rolle oder machen Sie sich eine entspannende Fangopackung. Für unterwegs kann ein Wärmepflaster helfen, Hals- und Nackenmuskulatur zu entspannen. Diese halten, je nach Fabrikat und Wirkstoff, bis zu 12 Stunden eine konstante und für die meisten Personen gut erträgliche Wärme. Auch Wärmecremes sind eine gute Möglichkeit, unterwegs seine Muskulatur gut zu durchbluten.

Wer Fango bisher nicht kannte, sollte es in jedem Fall einmal versuchen, denn dieser Heilschlamm ist nicht nur gut für Muskeln und anderes Gewebe, er ist auch voller Mineralien, welche in die Haut eindringen und dort sowohl dem Weichgewebe als auch dem Hautbild zuträglich sind. Sollten Sie eine Fangopackung anwenden wollen, planen Sie etwa eine halbe Stunde ein, in der die Packung einwirkt. Tragen Sie die Masse auf die schmerzenden Muskeln großzügig auf und decken Sie den Bereich schließlich mit einem Tuch ab. Die Temperatur der Masse sollte in etwa 50 ° Celsius betragen. Sie können diesen Vorgang auch in einem Spa oder bei einem Physiotherapeuten durchführen lassen.

SELBSTHYPNOSE

Die Selbsthypnose ist eine besondere Form der Meditation, die Ihnen nicht nur in Bezug auf Schmerzen, sondern speziell gegen Stress eine gute Waffe sein kann. Während der Selbsthypnose sollten Sie in jedem Fall für wenigstens eine Viertelstunde vollkommen ungestört sein. Suchen Sie sich einen bequemen und schönen Platz aus, um sich dort niederzulassen. Sie können selbst wählen, ob Sie liegen oder sitzen möchten, wobei die Entspannung im Liegen leichter ist und besonders bei Anfängern hilfreich sein kann, um in den bei dieser Praktik gewünschten Entspannungszustand zu gelangen.

Um in die Selbsthypnose zu gelangen, schließen Sie die Augen und atmen Sie ein paar Mal tief ein, bis Sie etwas ruhiger geworden sind. Die Gedanken des Tages legen Sie ab. Wenn Ihnen das ohne Hilfestellung schwerfällt, stellen Sie sich jeden Gedanken als Seifenblase vor, die bei jedem Atemzug weiter von

Ihnen weg schwebt, bis Sie außerhalb Ihrer Sichtweite ist. Achten Sie nun nur noch auf Ihre Atmung. Die Selbsthypnose hat zum Ziel, dass man die negativen Gedanken loslässt und ein gutes Gefühl bekommt. Sie können sich dazu vorstellen, dass überall um Sie herum gute Gefühle in der Luft sind. Vielleicht sind es Töne oder auch buntes oder schimmerndes Licht oder ein Duft. Mit jedem Atemzug nehmen Sie mehr von diesen guten Gefühlen in sich auf, diese gleiten, als sanfte Töne vibrierend oder als strahlendes Licht, durch Ihren ganzen Körper. Überall dort, wo diese Gefühle eintreffen, werden schlechte Gefühle, Schmerzen, Druckempfinden oder Müdigkeit vertrieben, die Sie mit jedem Ausatmen mehr und mehr aus Ihrem Körper tragen. Um nicht einzuschlafen, könnten Sie sich zuvor einen Wecker gestellt haben, dessen Klang Sie dazu bringt, langsam aus der Entspannung aufzuwachen, indem Sie anstelle der guten Gefühle nun die frische, reale Luft einatmen, Gerüche wahrnehmen und so sanft wieder in die Realität zurückgleiten. Bereits nach dem ersten Versuch werden Sie sich besser fühlen, was unter anderem durch die Atmung zustande kommt, bei der Sie das parasympathische Nervensystem anregen und auf diese Weise Ihre Stresshormone reduzieren und die Produktion von Glückshormonen anregen.

Für einen tieferen Einstieg in die Selbsthypnose kann sich eine sogenannte Traumreise sehr gut eignen.

Diese hilft, Ziele zu visualisieren, wie beispielsweise Schmerzfreiheit. Dazu stellen Sie sich, sobald Ihr Körper von Licht, Musik oder Duft gefüllt ist, einen Ort vor, an dem Sie sich absolut sicher fühlen. Dies kann eine bunte Blumenwiese sein, aber auch ein Zelt, ein Raum oder ein Ort wie ein Jahrmarkt oder Zoo, der Sie an einen glücklichen Teil Ihrer Kindheit erinnert. Es muss kein realer Ort sein, Sie können hier Ihrer Fantasie freien Lauf lassen. Sobald Sie also mit positiver Energie versorgt sind, öffnen Sie langsam eine Tür, hinter der sich Ihr geheimer Ort verbirgt. Sie sind allein an diesem Ort, es ist eine angenehme Temperatur, Sie fühlen sich sehr gut, die Luft ist klar und riecht so, dass Sie sich noch besser fühlen. Nun sehen Sie sich um: Überall sind kleine Bilder und Monitore. Diese zeigen Sie in den unterschiedlichen Situationen: Sie werfen laut lachend den Kopf in den Nacken, ohne Schmerzen zu empfinden, Sie beißen kräftig von einem Apfel ab, lächeln. Stellen Sie sich all diejenigen Situationen vor, die Ihnen außerhalb dieses Ortes unmöglich erscheinen: Wenn Sie etwas gerne tun möchten, dann sehen Sie an diesem Ort den Film, der zeigt, wie Sie genau das tun. Sehen Sie die Bilder und Filme nur an und erfreuen Sie sich daran, sich so glücklich und lebensfroh zu sehen. Sobald der Wecker klingelt, sehen Sie sich noch einmal um, lächeln und verlassen den Ort durch die Tür, die Sie zu Beginn hierhergebracht hat.

Diese Methode mag für Sie klingen, als würde sie nicht funktionieren, ich kann Ihnen an dieser Stelle aber aus eigener Erfahrung widersprechen. Sicherlich, die Selbsthypnose stimuliert keine Muskeln, aber sie impliziert Ihnen, dass die Möglichkeit auf Heilung besteht. Der Ausdruck „selbsterfüllende Prophezeiung" wird zu oft genutzt, um negative Ereignisse, wie das Nichtbestehen einer Klausur oder ein negatives Bewerbungsgespräch, zu beschreiben. Diese Art der Suggestion funktioniert auch in die positive Richtung, also machen Sie sich das zunutze und genehmigen Sie sich eine viertelstündige Auszeit an Ihrem geheimen Ort.

PROGRESSIVE MUSKELRELAXATION

„Bei progressiver Muskelrelaxation schlafe ich immer ein", lautet der Satz, den Menschen am häufigsten über diese Methode äußern. Das Gute daran ist, dass im Gegensatz zu Meditation, Yoga, autogenem Training und sonstigen Methoden das Einschlafen bei der Progressiven Muskelrelaxation nach Jacobsen nicht unerwünscht ist, Sie dürfen sich hierbei also vollständig fallen lassen und in tiefe Entspannung sinken.

Die PMR ist eine Vorgehensweise, bei der Sie ohne Hilfsmittel, mit Ausnahme einer bequemen Unterlage,

Ihre Skelettmuskulatur, also diejenigen Muskeln, die Sie aktiv steuern können, bewusst anspannen und wieder entspannen. Die Funktion in diesem Fall ist einfach: Sie stimulieren die jeweilige Muskulatur für einige Sekunden durch starke Anspannung bewusst, um so anschließend eine höhere Entspannung als vor der Übung zu erreichen. Auch, wenn es für Sie merkwürdig klingt, es funktioniert. Nachgewiesen haben Sie dies bereits selbst, als Sie sich das letzte Mal gründlich nach dem Aufstehen von der Couch oder aus dem Bett gestreckt haben. Auch beim morgendlichen Strecken führen Sie eine Entspannung der vom Schlafen noch müden Muskulatur durch aktives Anspannen herbei, das funktioniert mit allen Muskeln, die Sie aktiv nutzen können.

Der Grund für das häufige Einschlafen bei den Muskelrelaxationsübungen ist übrigens, dass diese meist auf den ganzen Körper ausgeweitet werden. Man beginnt mit den Füßen und arbeitet sich dann über die Beine und das Becken bis hin zum Torso, den oberen Extremitäten und dem Kopf. Da eine größere Entspannung eintritt als zuvor, erlebt der Körper kurzfristig eine Absenkung der Stresshormone, wodurch das Einschlafen vereinfacht wird.

Um Ihre Kiefermuskulatur zu entspannen, können Sie sowohl unterschiedliche Bewegungen mit der Zunge machen als auch eine stark ausgeprägte Mimik anwenden. Wenn Sie beispielsweise die Mundwinkel drastisch nach unten ziehen, können Sie das Platysma anspannen. Das Rollen der Zunge oder der Versuch, die Nasenspitze zu erreichen, bewegt die Muskulatur der Zunge und die darunterliegende. Kneifen Sie die Augen fest zusammen, runzeln Sie übertrieben die Stirn, legen Sie ein Grinsen auf, das versucht, Ihre Ohren zu erreichen und so weiter. Halten Sie die Grimassen und Ausdrücke drei bis vier tiefe Atemzüge lang und entspannen Sie die Muskeln dann wieder. Sie werden begeistert sein, welchen Unterschied das für Ihre Kopf- und Kieferschmerzen macht. Diese Übung können Sie übrigens gerne morgens und abends durchführen, dann starten Sie direkt besser in den Tag. Für die Nachtruhe empfiehlt sich, die Übungen auf den gesamten Körper auszuweiten, da die folgende Entspannung sich positiv auf Ihren gesamten Körper auswirkt und Ihr Schlaf auf diese Weise angenehmer werden wird.

FASZIEN-ROLLER

Die Faszien, wie Sie sich vielleicht aus dem Kapitel über den medizinischen Hintergrund erinnern, sind ein Bindegewebe, welches zahlreiche Muskelgruppen umgibt, sowie davor schützt, dass diese miteinander verkleben, und das dafür sorgt, die Position des Muskels zu stabilisieren. Es handelt sich hierbei um eine besondere Art des Bindegewebes, deren Massage mit speziellen Faszien-Rollern eine Entspannung der darunterliegenden Muskulatur und die Durchblutung des Bereichs fördern kann. Einer der Vorteile, im Vergleich zur manuellen Massage, ist, dass man diese auch mit wenigen Kenntnissen selbst einsetzen kann. Bei der manuellen Massage können durch fehlerhafte Ausführung Verletzungen der Sehnen und Muskeln entstehen, die Anwendung des Faszien-Rollers verhindert das.

Faszien-Roller sind verschieden geformt; es gibt Bälle oder Zylinder in verschiedenen Größen, manche sind glatt, manche haben eine strukturierte Oberfläche. Das Schöne an diesen Formen ist, dass Sie den ausgeübten Druck besser verteilen als eine Massage mit den Fingern. Sie erreichen auf diese Art die gesamten Muskeln.

Sie können mit einem Faszien-Ball direkt am Unterkiefer beginnen und diesen langsam und unter gleichbleibendem Druck rollen, am besten, indem Sie diesen mit den Fingerspitzen beider Hände stabilisieren und immer in sehr geringem Maß verändern. Rollen Sie diesen von dem Bereich neben Ihrem Mundwinkel hoch, bis er den Wangenknochen erreicht, dort führen Sie den Ball am Knochen entlang zu dem Bereich vor dem Ohr, anschließend rollen Sie ihn langsam wieder seitlich in Richtung Kiefer, jedoch nicht darunter. Wiederholen Sie diesen Vorgang doppelt oder dreifach.

Nach der Masseter-Massage ist nun der große Musculus Temporalis an der Reihe. Hier empfiehlt sich eine kleine Faszien-Rolle, Sie können aber auch den Ball weiter nutzen, dann werden Sie allerdings einige Durchgänge mehr benötigen. Um den Musculus Temporalis in seiner Gänze massieren zu können, setzen Sie die Rolle knapp unterhalb des Scheitels an und Rollen Sie wie oben gelernt das Utensil mit beiden Händen langsam abwärts, bis Sie mit der Rolle auf Ihr Ohr treffen. Gerne können Sie auch ein wenig den Bereich an der Schläfe und den Bereich schräg über dem Ohr in Richtung des Hinterkopfs mit behandeln.

Bei beiden Übungen sollte je Muskelabschnitt nur in eine Richtung gerollt worden, um die maximal positive Wirkung zu gewährleisten. Auch ist es von großer Bedeutung, dass Sie die Geräte sehr langsam bewegen, um die Aktivierung der Faszien zu garantieren. Diese können, wenn sie richtig stimuliert werden, nicht nur Verspannungen lösen, sondern auch die Heilung geschädigter Muskelfasern beschleunigen, die bei Überanstrengung entsteht. Als Empfehlung kann ich Ihnen anraten, keine Faszien-Roller zu benutzen, die durch und durch aus hartem Material sind. Ein harter Kern mit einer weichen, leicht nachgiebigen Ummantelung ist um einiges wirksamer und verhindert durch seine flexible Hülle, dass weitere Schmerzen entstehen.

Auch ohne Faszien-Roller können Sie die Faszien massieren und lockern, indem Sie von den betroffenen Regionen stets ein wenig Haut mit Untergewebe zwischen Daumen und Zeigefinger nehmen und diese zwischen den Fingern rollen. Je stärker das Gewebe belastet und verklebt ist, desto mehr wird dieser Vorgang schmerzen, aber wenn Sie sich diese Stellen einmal täglich für wenige Minuten vornehmen, wird der Schmerz schon nach wenigen Tagen nachlassen.

MASSAGE

Bei angespannter Muskulatur gibt es wenige Dinge, die entspannender wirken als gute Massagen. Zu unserem Glück ist der eigene Kiefer für uns besser erreichbar als der eigene Rücken und so können wir unterschiedliche Massagen im craniomandibulären Bereich selbst durchführen, wann immer wir das Gefühl haben, dass es notwendig ist oder wenn wir einfach Lust darauf haben. Die zwei wichtigsten Massagen habe ich Ihnen im Bonusteil hinterlegt, hier lernen Sie nun weitere Möglichkeiten.

Wenn wir Schmerzen haben, greifen wir instinktiv zu der betroffenen Stelle. Solange dort keine offenen Wunden sind, beginnen wir nahezu automatisch, den Bereich zu Reiben oder zu Kneten. Es gibt dabei verschiedene Möglichkeiten, wobei Sie die Akupressur (Druckpunktmassage) und die Bindegewebsmassage (Faszien-Massage) bereits kennengelernt haben.

Einige der verspannten oder belasteten Stellen bei einer craniomandibulären Dysfunktion sind nur schwer zu erreichen, beispielsweise die infrahyoidale Muskulatur. Dennoch können Sie, stets unter der Prämisse, dass Sie Ihren Körper in einer aufrechten Position und den Kopf gerade halten, sanft mit Mittel- und Zeigefinger oder mit dem Daumen den Bereich unter Ihrer Zunge mit sanften Kreisbewegungen massieren. Auch eine Massage des Zahnfleisches kann, besonders bei Belastung der Zähne, entspannend wirken, die Durchblutung fördern und so zu schnellerer Heilung von Reizungen der empfindlichen Zahnhälse verhelfen. Zum Glück befindet sich an unserer Hand ein Bereich, der ideal an die Kieferform angepasst ist: zwischen Daumen und Zeigefinger. Spreizen Sie diese beiden voneinander ab, können Sie bequem das empfindliche Gewebe an oberer und unterer Zahnreihe massieren. Auch hier sind sanfte, kreisende Bewegungen von hinten nach vorn angemessen.

Um den schwer erreichbaren Musculus Pterygoideus Medialis zu erreichen, legen Sie beiden Hände an den Gesichtsrand, indem Sie die vier Finger auf Ihre Wangen legen und die Daumen neben die Lymphknoten des Halses, dorthin, wo der Kieferknochen liegt. Sie können hier mit Kreisbewegungen – vorsichtig – den gesamten Raum innerhalb des Kieferknochens massieren, so erreichen Sie den Flügelmuskel und die Zungenbeinmuskulatur.

Massagen außerhalb des Mundraumes sind im gesamten Gesichts- und Halsbereich zuträglich, da wir wissen, dass alle Muskeln und Nerven von einer CMD belastet sein können. Nutzen Sie hier Zeige- und Mittelfinger, um beispielsweise an den Schläfen entlang in Richtung Jochbein zu streichen. Auf diese Weise unterstützen Sie den vorderen Bereich des Musculus Temporalis und das Nervengeflecht im Bereich vor den Ohren, innerhalb dessen alle Hauptnerven des craniomandibulären Systems angesiedelt sind.

Mit kleinen Kreisen können Sie den Bereich unterhalb des Auges entspannen, um einen Teil der für die Augen zuständigen Nerven und die Mimik-Muskulatur zu stimulieren und die möglicherweise verklebten Gewebeteile zu lockern. Auch die Nasenwurzel an den Augeninnenrändern kann ein guter

Massagepunkt sein.

Bei Schmerzen im Stirnbereich beginnen Sie beidseitig mit sanften Kreisen an den Innenwinkeln Ihrer Augenbrauen und bewegen sich so nach oben, wo Sie die Stirn in Richtung der Schläfen weitermassieren können. Sofern Sie selbst ein wenig in Ihrem Nacken arbeiten wollen, streichen Sie bitte mit zwei oder drei Fingern beidseitig schräg vom Kopf nach unten weg. Sie können hier direkt am Hinterkopf kurz über dem Haaransatz beginnen und den gesamten hinteren Hals „ausstreichen". Um den Trapez- und Deltamuskel zu erreichen, ist es sinnvoll, nur eine Seite zur selben Zeit jeweils mit der gegenüberliegenden Hand kreisförmig zu kneten. Sie legen also Ihre linke Hand über Ihre Brust zur rechten Schulter und beginnen dort die Massage. Auch hier achten Sie bitte darauf, die Bewegungen von der Wirbelsäule wegzuführen.

Der vordere Halsbereich und der Brustansatz sind ebenfalls gut erreichbar. Hier können Sie sowohl den Bereich unterhalb des Schlüsselbeins mit kreisenden Bewegungen der Finger entspannen als auch das Platysma seitlich des Kehlkopfes durch Streichbewegungen vom Kinn zum Schlüsselbein massieren.

Achten Sie bei allen Massagen darauf, dass Sie den Druck spüren, dieser sich während der Zeit der Massage, die zwischen zwei und fünf Minuten liegen sollte, aber nicht in schlimmer werdenden Schmerzen äußerst. Ob eine Massage hilft, erkennen Sie daran, dass der Schmerz, den Sie bei Druck auf eine verspannte Muskelgruppe verspüren, weniger wird. Wird er mehr, muss der Druck zurückgenommen werden. Sollte Ihnen an manchen Stellen wegen zu starker Schmerzen eine Massage unerträglich sein, arbeiten Sie mit Wärme, sofern keine Entzündung vorliegt.

Die besten 10 Übungen bei CMD

1. Als grundlegende Übung überprüfen Sie mehrfach täglich, ob sich Ihr Kiefer und Ihre Zunge in einer entspannten Haltung befinden. Wenn Sie merken, dass Sie die Muskeln unbewusst anspannen, nutzen Sie einen labiodentalen Laut wie „N“ oder „L“, um die Zunge und den Kiefer in die natürliche Position zurückzubringen. Ziehen Sie die Laute dabei gerne über mehrere Sekunden lang, um in eine entspanntere Haltung zu geraten.

2. Mobilisieren Sie Ihren Kiefer: Nehmen Sie Ihr Kinn in die Hand, der Daumen liegt auf der einen Seite, die Finger auf der anderen. Entspannen Sie nun Ihre Gesichtsmuskulatur so gut es geht und bewegen Sie

Ihren Unterkiefer mit der Hand von einer Seite zur anderen. Wichtig ist, dass Sie die Kiefermuskulatur dabei nicht bewegen und versuchen, nicht zu blockieren. Sollte es zu Knack-Geräuschen im Kiefergelenk kommen, dezimieren Sie den Bewegungsradius, bis das Knacken aufhört. Wiederholen Sie diese Übung ein bis zweimal täglich mit je fünf sanften Schüben pro Seite.

3. Entspannen Sie mehrfach täglich Ihre Kiefermuskulatur: Mithilfe Ihres Daumens auf der Innenseite und Ihren Fingern auf der Außenseite massieren Sie Ihre Kiefermuskulatur bei locker geöffnetem Mund. Nutzen Sie dazu die linke Hand für die rechte Gesichtshälfte und die rechte Hand für die linke Gesichtshälfte. Legen Sie den Daumen innen unterhalb des Jochbeines an und massieren Sie den Muskel spürbar von oben nach unten, indem Sie Daumen und Finger aneinanderreiben. Führen Sie die Massage durch, bis eine merkliche Verbesserung auftritt und so oft, wie es für Sie notwendig ist.

4. Eine weitere Mobilisierungsübung ist, wenn Sie Ihren Kiefer bei nur leicht geöffnetem Mund bewegen. Die Zähne sollten sich bei dieser Übung nicht berühren und der Körper sich in einer aufrechten Sitz- oder Stehhaltung befinden. Der Kopf sollte bei der Übung unbewegt bleiben, um sicherzugehen, dass Sie nur die Mandibula bewegen. Sie können ein Holzstäbchen zu Hilfe nehmen, welches Sie quer im Mund zwischen

Ihren Vorderzähnen halten. Dies hilft Ihnen, den Abstand zwischen den Zähnen zu behalten, ohne diese aneinander zu reiben oder den Abstand zwischen diesen zu sehr zu vergrößern. Damit das Stäbchen nicht verrutscht, können Sie es mit den Fingern festhalten. Wenn Sie sich nun in der Ausgangsposition befinden, bewegen Sie den Unterkiefer sanft zu beiden Seiten. Achten Sie bitte darauf, dass dies keine Schmerzen oder Gelenkgeräusche verursacht, sondern Sie nur den Radius nutzen, der Ihnen problemlos möglich ist. Als zweiter Teil der Übung schieben Sie Ihren Kiefer nach vorn und wieder zurück, ebenfalls mit dem beschriebenen Abstand zwischen den Zahnreihen. Sie können diese Übung bis zu dreimal täglich wiederholen. Bewegen Sie dabei die Kiefer jeweils zehn Mal in die genannten Richtungen.

5. Dehnen Sie Ihren Kiefer: Öffnen Sie Ihren Mund, soweit es Ihnen möglich ist. Massieren Sie nun auf beiden Seiten mit den Fingern Ihren Kiefermuskel. Dazu legen Sie die vier Finger an Ihren Ohransatz und üben in kreisenden Bewegungen Druck auf Ihren Muskel aus. Wandern Sie dabei nach unten in Richtung Ihres Kinns. Nutzen Sie dabei genügend Druck, um Ihren Muskel zu erreichen, ohne dass Ihre Finger oder Ihr Kiefer stark schmerzen, aber auch nicht so leicht, dass Sie nur Ihre Haut massieren.

6. Lockern Sie Ihre Zunge: Nicht nur die Musculi

Masseter und der Temporalis, sondern auch die Flügelmuskeln können etwas Entspannung vertragen. Setzen Sie sich aufrecht hin und stehen Sie gerade, aber bequem. Schließen Sie Ihren Mund, sodass die Zähne nicht aufeinanderliegen. Fahren Sie nun mit der Zunge große Kreise über Ihre Wangeninnenseiten und vor den Zahnreihen entlang, um auch den unteren Mundraum in Bewegung zu halten. Wechseln Sie bei dieser Übung gelegentlich die Richtung. Sie können diese Übung zwei bis drei Mal täglich für circa drei Minuten durchführen.

7. Um Ihre Gesichtsmuskulatur und Ihre Zunge zu entspannen, können Sie entweder häufiger den Mund ausspülen (wirbeln Se das Wasser oder die Mundspülung dabei wenigstens eine Minute gründlich im Mund herum), Sie können aber auch Ihren Atem nutzen, um Entspannung zu erhalten. Diese Übung können Sie entweder allein durchführen oder mit Ihren Kindern oder Enkeln, die freuen sich sicherlich über die lustigen Geräusche, die hierbei entstehen. Bitte lassen Sie sich nicht davon beirren, dass Erwachsene diese Übungen lächerlich finden könnten: Es geht um Ihre Gesundheit. Ahmen Sie das Schnauben eines Pferdes nach, indem Sie die Lippen durch Ihre austretende Atemluft vibrieren lassen. Sie können dieses Geräusch variieren, wodurch Sie unterschiedliche Nerven miteinbeziehen. Entweder machen Sie das „Schnauben" sehr leise oder etwas lauter, Sie können aber auch ein wenig Stimme mit

hineinlegen. So oder so entspannt diese Übung die Muskulatur um den Mund herum, sie macht zudem Spaß und entspannt ein wenig den gestressten Kopf.

8. Koordinieren Sie einmal täglich Ihren Kiefer: Legen Sie die Handfläche seitlich an Ihr Kinn und üben Sie sanft Druck auf Ihren Kiefer aus. Halten Sie mit dem Kiefer etwa fünf Sekunden dem Druck stand und wiederholen Sie die Übung dann auf der anderen Seite. Der Mund ist bei dieser Übung leicht geöffnet.

9. Besonders dann, wenn schon Herausforderungen im Schulter- und Nackenbereich bestehen, hilft es, die Muskelstränge im Halsbereich kontrolliert zu bewegen, um diesen den eigentlichen Bewegungsradius zu zeigen und Entspannung herbeizuführen. Bei dieser Übung zucken Sie quasi übertrieben mit den Schultern: Nehmen Sie eine aufrechte Position ein und atmen Sie tief in den Bauch hinein. Beim Einatmen ziehen Sie die Schultern nach oben zu den Ohren. Achten Sie darauf, dass der Kopf dabei gerade bleibt und die Schultern zu diesem hochgezogen werden und nicht der Kopf zu den Schultern abgesenkt wird, denn dabei würden Sie automatisch den Kopf auch nach vorne bewegen. Das Ausatmen können Sie gerne mit leicht geöffnetem Mund machen, als würden Sie eine Kerze auspusten, gerne auch mit etwas mehr Druck. Während dieses Vorgangs lassen Sie die Schultern entspannt wieder sinken. Wiederholen Sie diese Übung mehrmals

wöchentlich bis zu zehn Mal in einer Runde.

10. Um die gesamte Muskulatur um den Kopf herum zu entspannen, dabei besonders den großen Kopfwender, lassen Sie den Kopf langsam und ohne Anspannung oder Zwang rollen. Beginnen Sie damit, das Kinn auf den Brustkorb zu legen und rollen Sie den Kopf anschließend drei oder vier Mal links- und rechtsherum. Auch, wenn Ihnen diese Bewegung leichte Schmerzen verursacht, können Sie vorsichtig weitermachen, es sollte allerdings nicht zu Geräuschen kommen, dann verringern Sie bitte Ihren Bewegungsradius. Besonders in Fällen von viel sitzender Tätigkeit sollte diese Übung auch vorsorglich getätigt werden, um Haltungsschäden vorzubeugen.

Schlusswort

Wenn wir Menschen von Schmerzen geplagt werden, wird das Leiden durch zahlreiche – vor allem ergebnislose – Arztbesuche nur vergrößert. Ähnlich wie bei dem Monster im Schrank werden der Schrecken und das Elend hingegen verringert, sobald man etwas Licht auf die Angelegenheit leuchten lassen kann. Ich hoffe, dass ich mit diesem Ratgeber einen Beitrag zu Ihrer Heilung leisten konnte, denn wie wir heute wissen, ist Information ein hohes Gut, von dem jeder nur profitieren kann.

Sie können nun Ihrem behandelnden Arzt, den Sie, falls Sie noch keinen haben, auf jeden Fall aufsuchen sollten, sagen, welche Beschwerden Sie haben, sodass eine Untersuchung stattfinden kann, ob bei Ihnen eine craniomandibuläre Dysfunktion vorliegt und wenn ja, wie weit diese vorangeschritten ist. Weiterhin haben Sie eine Übersicht über die Behandlungsmöglichkeiten erhalten, damit Sie selbst entscheiden können, welche der Therapieformen für Sie geeignet ist, oder ob es noch Möglichkeiten gibt, die Sie nicht in Betracht gezogen haben.

Bevor Sie Methoden ablehnen, weil Sie diese für Nonsens halten, sollten Sie noch wissen, dass auch Physiotherapeuten, deren Arbeit nachweislich Heilung herbeiführt, auch einen Faktor in die Behandlung miteinbeziehen, der als Placebo-Effekt bezeichnet wird: Glauben Sie daran, dass etwas helfen kann, dann wird es das in jedem Fall tun. Selbst, wenn Sie sich nur besser fühlen, weil Sie es versucht haben, sich Zeit für sich genommen und Geld in Ihre Gesundheit investiert haben, ist das ein Behandlungserfolg. Sicherlich sollte man Kosten und Nutzen in Form reiner Placebo-Effekte gründlich gegeneinander abwägen und nach dem Ergebnis entscheiden, dennoch können Sie sich der Überraschung gewiss sein, die auch ich nach einigen Wochen PMR und Meditation erlebte, als ich merkte, dass mein Stresslevel deutlich niedriger war.

Gerne können Sie sofort damit beginnen, ein Schmerztagebuch zu führen, auch, wenn Sie nach diesem Buch den Eindruck haben sollten, dass Sie wohl keine craniomandibuläre Dysfunktion haben. Jedes

Detail, welches Sie Ihrem Arzt mitteilen können, wird helfen, Ihre Erkrankung richtig einzustufen und eine schnelle, wirksame und individuelle Therapie für Sie zu finden, damit Sie schon bald wieder das Leben in vollen Zügen genießen können.

Ich wünsche Ihnen, dass Sie, vielleicht auch durch diese Lektüre, nicht nur hinreichendes Wissen über die craniomandibuläre Dysfunktion erlangt haben, sondern für sich auch eine große Portion Mut und Hoffnung mitnehmen. Vergessen Sie nicht: Craniomandibuläre Dysfunktion ist heilbar, auch bei Ihnen!

Bleiben Sie tapfer und gute Besserung!

Weitere Informationsquellen

- Arbeitsgemeinschaft Zahngesundheit: Kiefergelenkerkrankungen (CMD), http://www.agz-rnk.de/agz/content/3/3_3/3_3_6/index.php
- Bartrow, Kay: Physiotherapie am Kiefergelenk: Untersuchung, Therapie, Fallbeispiele, Stuttgart ^{2}2018.
- Bernhardt, Olaf/ Dr. Bernd Schwahn: Kursskript Schienentherapie, http://www.dental.uni-greifswald.de/abteilung/kons/pdf/schienenskript
- Bundeszahnärztekammer: Bruxismus als Risikofaktor einer craniomandibulären Dysfunktion (CMD), https://www.bzaek.de/fileadmin/PDFs/b14/bruxismus_zaehneknirschen_cmd.pdf.
- Carrasco, Birgit Feliz: „Wie Yoga gegen Zähneknirschen hilft", https://www.yogaeasy.de/artikel/verspannte-kiefermuskulatur-wie-yoga-helfen-kann
- Christiansen, Gerd: Das Kiefergelenk verstehen. Physiologie und Pathologie in Bewegung, https://cmd-compact.de/wp/wp-content/uploads/2018/04/Das_Kiefergelenk_verstehen.pdf.
- DocCheck Flexikon: „Infrahyale Muskulatur", https://flexikon.doccheck.com/de/Infrahyale_Muskulatur
- DocCheck Flexikon: „Musculus omohyoideus", https://flexikon.doccheck.com/de/Musculus_omohyoideus
- DocCheck Flexikon: „Musculus masseter", https://flexikon.doccheck.com/de/Musculus_masseter
- DocCheck Flexikon: „Musculus pterygoideus lateralis", https://flexikon.doccheck.com/de/Musculus_pterygoideus_lateralis
- DocCheck Flexikon: „Musculus pterygoideus medialis", https://flexikon.doccheck.com/de/Musculus_pterygoideus_medialis
- DocCheck Flexikon: „Nervus facialis", https://flexikon.doccheck.com/de/Nervus_facialis
- DocCheck Flexikon: „Nervus glossopharyngeus", https://flexikon.doccheck.com/de/Nervus_glossopharyngeus

- DocCheck Flexikon: „Nervus infraorbitalis“, https://flexikon.doccheck.com/de/Nervus_infraorbitalis
- DocCheck Flexikon: „Nervus mandibularis“, https://flexikon.doccheck.com/de/Nervus_mandibularis
- DocCheck Flexikon: „Nervus maxillaris“, https://flexikon.doccheck.com/de/Nervus_maxillaris
- DocCheck Flexikon: „Nervus trigeminus, https://flexikon.doccheck.com/de/Nervus_trigeminus
- DocCheck Flexikon: „Nervus tympanicus“, https://flexikon.doccheck.com/de/Nervus_tympanicus
- DocCheck Flexikon: „Platysma“, https://flexikon.doccheck.com/de/Platysma
- DocCheck Flexikon: „Musculus temporalis“, https://flexikon.doccheck.com/de/Musculus_temporalis
- DocCheck Flexikon: „Suprahyale Muskulatur“, https://flexikon.doccheck.com/de/Suprahyale_Muskulatur
- DocCheck Flexikon: „Viszeromotorisch“, https://flexikon.doccheck.com/de/Viszeroefferent
- DGZMK: Elektroakupunktur nach Voll, https://www.dgzmk.de/patienten/faqs/elektroakupunktur-nach-voll.html
- GFZA: CMD-Statistik – Verbreitung der Craniomandibulären Dysfunktion, https://www.gzfa.de/diagnostik-therapie/cmd-craniomandibulaere-dysfunktion/cmd-symptome/cmd-statistik/
- GFZA: CMD-Therapie – die Ursache behandeln, https://www.gzfa.de/diagnostik-therapie/cmd-craniomandibulaere-dysfunktion/cmd-therapie/
- GFZA: Laserzahnheilkunde: „Was kann die Laserzahnheilkunde?“, https://www. gzfa.de/diagnostik-therapie/laserzahnheilkunde/
- Gujer, Astrid: Klebe und rolle den Kieferschmerz weg: Kinetische Tapes und Faszienmassage bei craniomandibulärer Dysfunktion, Hamburg 2019.
- Homöopathie Online: „Definition der Homöopathie“, https://www.homoeopathie-online.info/definition-der-homoeopathie/
- Igel-Ärger: „Akupunktur: Wann zahlt die Kasse?“, https://www.igel-aerger.de/wissen/gesundheit-pflege/aerzte-und-kliniken/akupunktur-wann-zahlt-die-kasse-12462
- Kieferwissen: „3 Fehler bei Kieferschmerzen, die du unbedingt vermeiden solltest!“, https://www.youtube.com/watch?v=ZTpbPeYgRrI
- Kieferwissen: „Bist du auch von CMD betroffen?“,

https://www.youtube.com/watch?v=qJB5_2Eb3-Y
- Kieferwissen: „CMD (Kieferschmerzen) - Die 5 wichtigsten Übungen“, https://www.youtube.com/watch?v=bBInoTYoHh4
- Kieferwissen: „CMD & Kieferbeschwerden - Warum sind Frauen häufiger betroffen?“, https://www.youtube.com/watch?v=oh00GRSTXSs
- Kieferwissen: „Erste-Hilfe-Kurs bei CMD // 5 Notfalltipps im Akutfall“, https://www.youtube.com/watch?v=u8_jv0DhYWY
- Kieferwissen: „Kieferverspannung lösen mit einer Übung! Dein Kiefergelenk mobilisieren, https://www.youtube.com/watch?v=z-lxuZyQ1zk
- Liebscher & Bracht. Die Schmerzspezialisten: „Kieferschmerzen // Ursachen, Übungen mit der Faszienrolle, Übungen, Kiefer, Kiefergelenk, Faszien“, https://www.youtube.com/watch?v=B7FnT0amuzY
- MGK Kitzingen: Kiefergelenktherapie | Craniomandibuläre Dysfunktion (CMD), https://mkg-chirurgie-kitzingen.de/kieferchirurgie/kiefergelenkbehandlung.html
- Morlok, Stefanie: Krankheitsursache Kiefer- &Zahnfehlstellung: Die besten Behandlungen bei Craniomandibulären Dysfunktionen, Norderstedt 2015.
- Piekartz, Harry von: Kiefer, Gesichts- und Zervikalregion: Neuromuskuloskeletale Untersuchung, Therapie und Management (Physiofachbuch), Stuttgart [2]2015.
- Schöttl, Rainer: Erste Hilfe bei CMD: Effektive Übungen, Selbstmassage und mehr für CMD-Patienten, Unterleinleiter 2019.
- Spektrum: „Parasympathicus“, in: Lexikon der Neurowissenschaft, https://www.spektrum.de/lexikon/neurowissenschaft/parasympathicus/9522
- Spektrum: „Sympathicus“, in: Lexikon der Neurowissenschaft, https://www.spektrum.de/lexikon/neurowissenschaft/sympathicus/12584
- Stelzemüller, Wolfgang/ Jan Wiesner: Therapie von Kiefergelenkschmerzen. Ein Behandlungskonzept für Zahnärzte, Kieferorthopäden und Physiotherapeuten, Stuttgart [2]2010.

1. Auflage

Kontakt: Psiana eCom UG/ Berumer Str. 44/ 26844 Jemgum

Covergestaltung: Fenna Larsson

Coverfoto: depositphotos.com

Printed in Poland
by Amazon Fulfillment
Poland Sp. z o.o., Wrocław

74835985R00099